"十四五"职业教育国家规划教材

国家卫生健康委员会"十四五"规划教材

全国高等职业教育教材

供老年保健与管理专业用

老年人常用照护技术

主　编　单伟颖　郭　飏

副主编　宋艳苹　杨礼芳

编　者（以姓氏笔画为序）

王　晶（毕节医学高等专科学校）　　　　沈　荣（苏州市怡养护理院）

王艾青（河南护理职业学院）　　　　　　宋艳苹（菏泽医学专科学校）

王珊珊（潍坊护理职业学院）　　　　　　林　婕（苏州卫生职业技术学院）

刘一群（福建卫生职业技术学院）　　　　单伟颖（承德护理职业学院）

刘东梅（安徽医学高等专科学校）　　　　郝庆娟（黑龙江护理高等专科学校）

闫学敏（合肥静安养亲春晖养护院有限公司）　类彦妍（黑龙江省鹤岗卫生学校）

李　馨（承德护理职业学院）（兼秘书）　郭　飏（湘潭医卫职业技术学院）

李文平（四川卫生康复职业学院）　　　　郭莎莎（杭州市中策职业学校钱塘学校）

李敏青（石家庄平安医院）　　　　　　　黄素芬（泉州医学高等专科学校）

杨礼芳（广东理工职业学院）　　　　　　康素娴（河北省第八人民医院）

杨晓玲（贵州护理职业技术学院）　　　　谭　庆（重庆三峡医药高等专科学校）

人民卫生出版社

·北京·

图书在版编目（CIP）数据

老年人常用照护技术 / 单伟颖，郭飏主编 . —北京：
人民卫生出版社，2021.11（2025.10重印）
ISBN 978-7-117-32295-9

Ⅰ. ①老…　Ⅱ. ①单… ②郭…　Ⅲ. ①老年人– 护理
学– 高等职业教育– 教材　Ⅳ. ①R473.59

中国版本图书馆 CIP 数据核字（2021）第 217113 号

人卫智网	www.ipmph.com	医学教育、学术、考试、健康，购书智慧智能综合服务平台
人卫官网	www.pmph.com	人卫官方资讯发布平台

老年人常用照护技术
Laonianren Changyong Zhaohu Jishu

主　　编：单伟颖　郭　飏
出版发行：人民卫生出版社（中继线 010-59780011）
地　　址：北京市朝阳区潘家园南里 19 号
邮　　编：100021
E - mail：pmph @ pmph.com
购书热线：010-59787592　010-59787584　010-65264830
印　　刷：人卫印务（北京）有限公司
经　　销：新华书店
开　　本：850×1168　1/16　印张：29　插页：1
字　　数：918 千字
版　　次：2021 年 11 月第 1 版
印　　次：2025 年 10 月第 11 次印刷
标准书号：ISBN 978-7-117-32295-9
定　　价：108.00 元

打击盗版举报电话：010-59787491　E-mail：WQ @ pmph.com
质量问题联系电话：010-59787234　E-mail：zhiliang @ pmph.com

出版说明

随着社会的发展,人们的生活水平不断提高,人口老龄化已经成为世界上大多数国家人口发展过程中的普遍现象。社会迫切需要大批的经过专业教育,具有良好职业素质,具有扎实的老年护理与保健知识,具有较强的操作技能和管理水平的高素质技术技能型人才。

老年保健与管理专业作为培养国家紧缺型养老服务技术技能人才的新专业,于2015年列入教育部《普通高等学校高等职业教育(专科)专业目录》。2019年以来,《国家职业教育改革实施方案》和《国务院办公厅关于推进养老服务发展的意见》等一系列文件的颁布为高等职业教育老年保健与管理专业的发展提出了要求并指明了方向。

为推动老年保健与管理专业的发展和学科建设,规范老年保健与管理专业的教学模式,适应新时期老年保健与管理专业人才培养的需要。在2019年8月教育部公布了《高等职业学校老年保健与管理专业教学标准》以后,人民卫生出版社在全国广泛调研论证的基础上,启动了全国高等职业教育老年保健与管理专业第一轮规划教材编写工作。

本套教材编写紧密对接新时代健康中国高质量卫生人才培养需求,坚持立德树人,德技并修,推动思想政治教育与技术技能培养融合统一,深入贯彻课程思政,在编写内容中体现人文关怀和尊老敬老的中华传统美德。教材遵循技术技能型人才成长规律,编写人员不仅包括开设老年保健与管理专业院校的一线教学专家,还包括来自企业的一线行业专家,充分发挥校企合作的优势,体现"双元"的职业教育教材编写模式。教材编写团队精心组织教材内容,优化教材结构,积极落实卫生职业教育改革发展的最新成果,创新编写模式,从而推动现代信息技术与教育教学深度融合。

本轮教材编写的基本原则:

1. 符合现代职业教育对高素质老年保健与管理专业人才的需求 教材融传授知识、培养能力、提高技能、提升素质为一体,注重职业教育人才德能并重、知行合一和崇高职业精神的培养。重视培养学生的创新、获取信息及终身学习的能力,突出教材的启发性,为建设创新型国家提供人才支撑。

2. 体现衔接与贯通的职教改革发展思路 教材立足高职专科层次学生来源及就业面向,实现教材内容的好教、好学、好用。突出教材的有机衔接与科学过渡作用,并将职业道德、人文素养教育贯穿培养全过程,为中高衔接、高本衔接的贯通人才培养通道做好准备。

3. 与职业技能等级证书标准紧密接轨 职业技能等级证书标准以岗位需求为导向,注重多个学科的交融与交叉,是教学应达到的基本要求。因此教材内容和结构设计与职业技能等级证书考核要求和标准紧密结合,从而促进与1+X证书制度的有效融合,提高学生职业素养和技能水平,提升养老服务与管理人才培养质量。

本套教材共9种,供高等职业教育老年保健与管理专业以及相关专业选用。

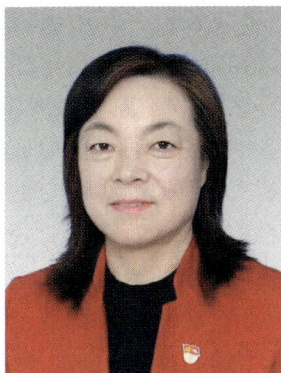

单伟颖，教授，博士，博士生导师，承德护理职业学院校长。河北省护理技术技能大师，中国老年保健协会医养结合人才专业委员会副主委，中国卫生信息及健康医疗大数据学会护理创新与产业化联盟副理事长，京津冀卫生职业教育协同发展联盟副理事长，承德市护理学会理事长，中华护理学会科研工作委员会女科技工作者专家库成员，教育部学科建设、护理学硕士博士研究生学术论文评审及专业学科评审专家库成员。

长期致力于老年护理、妇产科护理、医学教育与管理等方向研究，先后负责国家级、省级课题50余项，公开发表学术论文百余篇，主编、副主编护理专业教材50余部，任《中华护理教育杂志》《解放军护理杂志》《护理研究》《护士进修杂志》等杂志编委和审稿专家。

寄语：

老年人常用照护技术是老年保健与管理专业的核心专业课程。掌握好照护知识和技能，为老年人提供高质量照护服务，提高生活质量，维护生命健康，让所有老年人都能拥有一个幸福美满的晚年，是我们共同的责任和目标。

主编简介与寄语

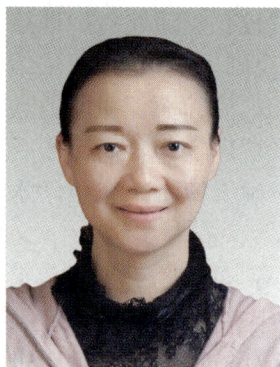

郭飏,教授,湘潭医卫职业技术学院医疗设备与管理学院院长。湖南省青年骨干教师,湖南省职业院校教师教学能力提升、课程思政教学设计与实施培训师资,湘潭市第八批专业技术骨干人才。作为民政部养老服务专家库、中国医养结合与健康管理委员会专家讲师团、健康湘潭老年健康促进行动工作组成员,致力养老健康管理与服务类专业人才的培养。主编、副主编《护理沟通与礼仪》《护理科研设计》《基础护理技术》等多部教材;主持和参与湖南省职业院校重点建设项目和教育规划课题 10 余项;发表学术论文 30 余篇,多篇被北大中文核心期刊和 CSCD 收录并获奖。先后获评湖南省职业院校说专业竞赛一等奖,湖南省职业院校教育教学成果二等奖等。

寄语:

"人们只有为同时代人的完美、为他们的幸福而工作,才能使自己也达到完美"。作为落实积极应对老龄化国家战略的参与者,我们应掌握老年人常用照护技术这门专业核心课程的知识和技能,使自己有能力实现他人的幸福。

前　言

随着老龄化进程的不断加剧,我国已经成为世界上老年人口最多的国家,日益增长的养老服务需求与养老专业化服务质量发展不平衡、不充分的矛盾日益凸显。培养老年照护专业人才,实施积极应对人口老龄化国家战略,事关国家发展全局和百姓福祉。此次我们邀请全国医药卫生类高等职业院校的教育专家及相关医养结合机构的一线养老照护专家,共同为老年保健与管理专业编撰第一版《老年人常用照护技术》规划教材,具有较强的理论和实践指导意义。

《老年人常用照护技术》教材对应老年人身心康复保健服务岗位的典型工作任务和工作流程,设置学习目标,凸显以满足老年群体健康需求,以照护知识和技术为主线,融入"1+X"老年照护技能,有针对性地进行内容的选取、整合和序化。教材分为老年照护和老年照护师认知、老年人生活照护、老年人基础照护、老年人常见慢性疾病照护、安宁疗护共五个模块十六章,覆盖全部老年群体的照护知识和技能,旨在通过教材知识和技能的学习,使学习者具有"以老人为中心"的人文关怀理念,形成积极老龄化和健康老龄化的意识,初步建立临床思维和评判性思维,为后续专业课程的学习、毕业实习及未来从事老年健康照护师等工作和成为复合型技术技能人才奠定基础。

本教材有三个特点:一是突出老年照护的整体性和系统性,教材内容涵盖了自理老年人、半自理老年人、失能失智老年人、临终老年人的全生命周期照护。二是突出技术性和专业性,教材以工作情景导入,以真实的工作任务为主线,以工作过程设计照护流程,对接行业和职业标准,以职业能力为目标确定教材内容。三是教材具有前瞻性和延伸性,除正文外补充了新知识、新技术的知识链接,并贯彻专业课与思政课育人功能同行的理念,有效融入思政元素和素材,还以扫描二维码方式获取教学课件、习题及相关视频等内容。

本教材主要供全国高等职业教育老年保健与管理专业师生使用,也可作为医养结合机构和养老机构岗位管理及工作人员的参考资料。本书在编写过程中得到全国卫生职业教育教学指导委员会及各相关院校领导和同仁的大力支持和帮助,在此深表谢意!

受编写时间及编写团队自身水平和能力所限,错误和疏漏在所难免,敬请各位专家、各位读者及同行批评指正。

单伟颖　郭　飏

2021 年 5 月

目　录

第三篇　老年人基础照护

第四篇　老年人常见慢性疾病照护

第五篇　安 宁 疗 护

第一篇　老年照护和老年照护师认知

第一章　老年照护师岗位职责和核心能力

01章
第一章
数字内容

学习目标

1. 掌握：老年照护、老年长期照护定义；老年照护原则；老年照护服务模式；老年照护中常见伦理问题及干预照护措施；老年照护师职业要求。

2. 熟悉：老年照护服务需求；老年照护工作流程；老年照护师职业定位；老年照护师工作内容；老年照护师岗位职责。

3. 了解：老年照护质量管理的内涵和方法。

4. 具有：社会责任感和职业使命感；严谨的职业要求和行为规范，愿意全心全意为老年照护事业服务。

第七次全国人口普查数据显示：我国 60 岁及以上人口有 26 402 万人，占比达 18.70%，其中 65 岁及以上人口 19 064 万人，占全国人口比例的 13.50%。随着老龄化程度不断加剧，截至 2020 年底，我国 80 岁及以上人口 3 580 万人，独居和空巢老年人 11 800 万人，失能、半失能老年人 4 200 万人，失智老年人近 1 000 万人。这组数据提示我国有照护依赖的老年人增速和规模位居全球首位。按照失能老年人与照护人员 3∶1 的国际标准配置比推算，我国目前至少需要 1 300 万专业照护人员，但目前各类老年照护人员不足 50 万人，老年照护人才紧缺，难以满足老年群体对专业服务提供的迫切要求。如何积极应对人口老龄化，加快老年事业和产业的发展，《中共中央关于制定国民经济和社会发展第十四个五年规划和二〇三五年远景目标的建议》明确提出要实施积极应对人口老龄化国家战略，推动养老事业和养老产业协同发展，健全基本养老服务体系，发展普惠型养老服务和互助性养老，支持家庭承担养老功能，培育养老新业态，构建居家社区机构相协调、医养康养相结合的养老服务体系，健全养老服务综合监管制度。而养老服务中，专业性的照护服务可提高老年人日常活动能力，促进、维护和增进老年人健康，预防和减少因各种疾病、意外等造成的残障，维持老年人的尊严和提供直至生命终结的舒适。

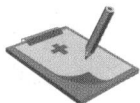

第一节　老年照护工作概述

老年照护工作主要包括针对老年人的供养和生活照料、医疗保健和康复、教育、社会参与以及文体娱乐和其他方面的服务。老年照护概念包含于养老服务体系之中，《社会养老服务体系建设规划（2011—2015年）》将社会养老服务体系界定为："社会养老服务体系是与经济社会发展水平相适应，以满足老年人养老服务需求、提升老年人生活质量为目标，面向所有老年人，提供生活照料、康复护理、精神慰藉、紧急救援和社会参与等设施、组织、人才和技术要素形成的网络，以及配套的服务标准、运行机制和监管制度。"《"健康中国2030"规划纲要》提出要推动居家老年人长期照护服务发展，推动开展老年心理健康与关怀服务，加强老年常见病、慢性病的健康指导和综合干预，加强老年性痴呆等疾病的有效干预，强化老年人健康管理。

> 思政元素：社会责任感和职业使命感
> 思政融入知识点：老年照护师素质要求
> 思政素材："最美养老护理员"郭某：万千平凡织锦绣，我用青春护夕阳
> 　　2012年刚满20岁的她，离开家乡，告别父母，进入上海市某养老机构，走上人们眼中烦琐劳累的老年照护岗位。工作中，她遭受过误解，经历过白眼，虽然也掉过眼泪，却从来没有萌生过退意，仍旧执着坚守在孝老爱老的一线岗位上。她在日记中这样鼓励自己：我还年轻，我想用自己的坚持去告诉所有人，老年照护并不是一份毫无价值的工作。一个有年轻人参与的行业，才有希望，才有将来，在这条养老道路上，我会一直坚持走下去。
> 　　随着老龄化程度加深以及国家对养老事业日益重视，越来越多的具有先进养老服务理念和娴熟专业服务技能的复合型老年照护人才加入养老服务体系建设队伍。他们在生活上给予老人精心照料、在精神上给予老人亲切抚慰，让老人的晚年生活更加有质量、有尊严，帮助老人拥有快乐幸福的晚年时光。

一、老年照护及相关定义

（一）照护

《现代汉语词典》将照护解释为照料、护理，照护是一个综合概念。狭义的照护是指为因高龄、患病导致生活不能自理或部分自理以及生活不便的人提供生活照顾和医疗护理。广义的照护既包括因生理疾病所需要的照护，还包括因健康问题所引起的心理和社会适应性等方面的照护需求。

（二）老年照护

中国老年医学学会2018年发布的《老年照护师规范》将老年照护定义为：为部分或全部功能障碍的老年人提供系列健康护理、个人照料和服务。

（三）老年健康照护

为规范老年照护师职业行为，提升老年照护技能水平，提高老年照护服务的专业化、规范化水平，更好满足老年照护需求，根据人社部发布的相关文件中对"健康照护师"的定义及工作任务要求，结合《老年照护师规范》（2018版）团体标准的应用情况，在充分征求多方专家意见后，中国老年医学学会于2020年对《老年照护师规范》（2018版）进行了修订，更名为《老年健康照护师规范》。该规范新增了"健康"的含义，并将老年健康照护定义为运用基本医学护理与照护技能为老年人提供系列的生活照料、心理支持、营养管理、功能维护、康复服务措施。

二、老年照护需求

随着全球老龄化加剧，老年照护需求日益增加。调查数据显示，受老化和慢性疾病的影响，一方

面老年人身体功能逐渐衰退,部分老年人逐渐丧失独立生活能力。超过四成老年人自述完成某项或多项日常活动存在现实困难,需要他人协助完成。另一方面老年人日常照护需求出现了衣、食、住、行等各个方面多样化特征。同时,受到自然衰老和社会环境变化的影响,老年人较易出现心态失衡或精神紧张,近四成老年人自评存在不同程度的精神抑郁状况。

老年照护需求主要包括三个方面,分别是医疗照护需求、日常照护需求和精神慰藉/社会支持需求。

(一)老年人医疗照护需求

老年人的医疗照护需求主要包括定期健康检查、康复保健、安全用药指导、上门门诊及陪同看病等。

根据老年人医疗照护需求,《"健康中国2030"规划纲要》指出要推动医养结合,为老年人提供治疗期住院、康复期护理、稳定期生活照料、安宁疗护一体化的健康和养老服务,促进慢性病全程防治管理服务同居家、社区、机构养老紧密结合。老年医疗照护工作包括两大类:一是基础照护,包括整理或更换床单位,保持老年人的清洁卫生,测量和记录老年人的生命体征,协助老年人更换体位,协助老年人留取尿、粪等排泄物或呕吐物标本,护送老年人检查和专科治疗等;二是专业照护,包括用药指导、各种慢性疾病的老年患者照护、常见留置管道(如静脉输液通道、引流管、胃管、导尿管、造瘘管等)照护、常见老年综合征照护等。

(二)老年人日常照护需求

老年人的日常照护需求主要包括协助进食、进水,房间整理,协助室内外活动,帮助购物和协助沐浴、更衣等。

根据老年人日常照护需求,照护人员一是为老年人提供生活照料,满足老年人的基本生活需求,包括饮食照料、起居照料、排泄照料、体位转移照料等,例如鼓励老年人自行完成或协助老年人进食、进水和活动,协助翻身或下床、平移和上下楼梯、如厕等;二是为老年人提供生活服务,例如购物、洗衣、理财、备餐,使用交通工具等方面的服务,包括整理、清洁、维护各类护理仪器、设备和用品,参与老年人居住环境的管理,维护生活环境清洁,对环境及常用物品进行消毒,进行垃圾分类和处理,保持老年人房间的整洁、干净与通风,做好接听电话、会诊、复查等的联系工作,协助老年人办理各类入住养老机构或者出院手续等;三是为老年人提供清洁卫生照料,包括口腔清洁照护、头发清洁照护、会阴清洁照护、皮肤清洁照护(含压疮预防和照护)等,例如洗头、洗脸、洗手、刷牙、漱口、口腔擦拭、梳头、剃须、床上洗脚、洗澡、床上擦浴、修剪指(趾)甲、衣服和寝具更换等。

(三)老年人精神慰藉/社会支持需求

老年人由于生理因素和社会角色转变易产生孤独、沮丧、愤怒、抑郁等情绪,因此老年人的精神慰藉/社会支持需求主要包括与老年人聊天解闷(访视与陪伴)、娱乐活动、心理健康维护、心理咨询与指导、临终关怀等。

根据老年人精神慰藉/社会支持需求,照护人员应掌握与老年人及其家属沟通的技巧,提供心理照护,给老年人及家属以心理支持,经常与老年人及家属谈心,及时沟通,促进良好的互动,为老年人创造健康、融洽的生活氛围。在老年人生命最后的时刻,给予其最温情的照护:一是维护临终老年人身体舒适,给予生活照护和心理支持,控制或减轻疼痛;二是维护临终老年人尊严,维护和支持老年人权利,保护其隐私,让老年人参与照护方案制订,并尊重其选择死亡的方式等;三是提高临终老年人生活质量,态度积极,语言温婉轻柔,操作轻巧;四是与临终老年人共同面对死亡,告知死亡是一种自然的生命现象,指导老年人树立正确死亡观,坦然面对死亡,维护生命最后的价值。

三、老年照护原则

(一)整体照护原则

随着社会文明进步,老年人的照护需求日益多样化,不再仅仅局限于生活照料,而是渴望获得身体、心理、社会参与和精神的"全人"照护,即整体照护。整体照护需要照护人员共同协作,从"全人"的角度全面思考老年人的健康问题,协调与整合各方专业力量,共同为老年人制订全面的长期健康照护计划,解决老年人身心健康的各种照护问题,从而使老年人达到较高水平的健康状态。同时,由于老年人在生理、心理、精神、文化和社会适应能力等方面与其他人群有所不同,多种需求并存,因此,照护人员必须树立整体照护的理念,用系统论指导工作,分析多种因素对老年人健康的影响,提供多层次、全方位的照护服务。整体照护原则要求照护人员要以老年人为中心,用精湛的技术为老年人提供舒适的身体照料,还要用人文关怀呵护、理解和尊重老年人,为他们提供有温度的精神心理照护。

（二）持续照护原则

多数老年人身患一种及以上疾病,疾病的康复疗程长、并发症多、后遗症多,导致其日常生活自理能力下降,对照护有较大的依赖性,需要提供持续照护。因此对各年龄段老年人的照护均应做到细致、耐心、持续性照护,以减轻老年人因疾病和残障所遭受的痛苦。对生命末期老年人的照护更要注重照护支持的连续性、完整性,给他们生命的最后阶段提供更系统的照护和社会支持。

把握老年照护的持续性原则,还体现在不同机构间的转换中,要做好老年人医院照护、家庭照护、社区照护等不同机构和场所照护形式与内容的无缝衔接。

（三）重视自我管理原则

绝大多数老年人都有自我照顾的需要,经由自我照顾而满足自身生活需求对其生理、心理及社交的健康意义重大。老年人自我管理并不意味着让老年人独自完成或加之以不合理或过分的需求,而是承认其具有自主能力并能在医务人员、家属和其他照护人员的建议和参与下主导自己的卫生保健服务。传统观念一直把老年人看成衰弱、无价值的社会边缘人群,是家庭和社会的负担。但现代老年照护强调以老年人为主体,从老年人身、心、社会和文化需求出发。因此,老年照护应重视强化老年人个体的自我照顾能力,在尽可能保持个人独立及自尊的情况下提供协助,适时给予高质量、个性化的老年照护,真正提高老年人的生活质量。世界卫生组织《关于老龄化与健康的全球报告》指出,慢性病自我管理项目已被证明能够大范围提升老年人的健康状况,具体体现在身体活动、自我护理、慢性疼痛和自信力等方面。

（四）重视安宁疗护原则

安宁疗护是老年人健康照护的重要组成部分。当老年人的生命走向终结时,其心理需求较健康人更为强烈。安宁疗护强调,临终老年人的个人尊严不应因生命活力的降低而递减,个人的权利也不可因身体衰竭而被剥夺。照护人员应注意维护和保持临终老年人的价值和尊严,在老年人的生命将要到达终点的时刻,密切关注其心理和生理反应,提供身、心、社会、精神全方位照护,尊重老年人的意愿,尽量满足其合理要求,使其能安详、舒适、有尊严地度过人生的最后阶段,提高其生命质量。同时,不忘对临终老年人的亲属提供哀伤辅导,使他们早日从悲伤中得以解脱。

（五）重视健康教育原则

全民健康素养水平监测数据显示,我国老年人群体健康素养偏低,与平均受教育程度偏低,预防保健意识差,科学防病知识缺乏,生活观念传统陈旧,不良生活方式和行为习惯等痼疾持续存在等相关。《"健康中国 2030"规划纲要》提出要推进全民健康生活方式行动,强化家庭和高危个体健康生活方式指导及干预。因此老年照护工作应重视健康教育,给老年人普及健康的基本知识和理念,促进其形成健康的生活方式和行为,指导其学会一些健康的基本技能,包括老年人常见疾病知识、老年人安全用药知识、老年人生活卫生习惯、心理卫生习惯、营养膳食等,引导老年人重视养生保健、家庭自我照顾和体育锻炼,力争达到无病早防、有病早治的目的。

四、老年照护模式

老年照护模式是当今社会老年人实现健康生活的必要保障,且随着全球老龄化问题的日益严重而显示出越来越独特的作用。为了适应不断增长的老年健康服务需求,构建具有中国特色的老年照护模式已是人心所向、大势所趋。

（一）按提供老年照护的场所划分

根据为老年人提供照护服务的场所,老年照护可分为居家式照护、社区式照护及机构式照护三类。

1. 居家式照护　包括为老年人提供生活照料、助餐服务、助浴服务、助洗服务、助行服务、代办服务、医疗保健服务、精神慰藉服务、文化体育服务、安全守护服务、法律援助服务和慈善救助服务等居家养老服务。

2. **社区式照护**　包括日间托老、日间照护、关怀访视、电话问安、送餐服务、中低收入补助、健康促进活动、老年人文体活动、社区关怀站点服务、独居老年人关怀、社区职能治疗、心理指导、康复辅具租借补助、家庭托管、社区安宁疗护等。

3. **机构式照护**　包括慢病病房、安养机构、养护机构、长期照护机构、护理之家、康复机构、重残养护机构、生活单位型机构、福利院、临时收容所、庇护所等。

（二）按提供老年照护的时期划分

根据为老年人提供照护服务的时期,老年照护可分为急性期照护、中期照护和长期照护三类。

1. **急性期照护**　急性期照护指老年患者在疾病急性期治疗期间所得到的照顾与护理。急性期照护的主要目的是帮助老年患者在疾病治疗期间处理现存或潜在的健康问题,促进康复,促使老年患者早日出院。提供急性期照护的照护人员主要为在临床工作的专业照护人员,即提供传统的医疗护理服务。

2. **中期照护**

（1）中期照护定义:指在患者疾病急性期与恢复期之间入住机构后协助其达到最佳舒适状态的照护。中期照护的发展建立在国家老年健康服务架构的基础之上,通过扩大和发展社区健康和社会公共服务,以"贴近家庭照护"为目标。

（2）中期照护模式:中期照护采用多学科跨专业管理的工作模式,以老年人综合能力评估为基础,执业医生按照中期照护的准入、准出标准,将各类病种、各种病情的老年患者纳入、转出中期照护,照护人员对实施中期照护的老年人群进行短期干预,使其保持或重建独立居家生活能力。中期照护模式既可以在老年患者家里进行,也可以在疗养院、医院或社区进行。

在美国,中期照护被称为急性期后照护,指急性期患者出院后的患者照护,以协助患者尽快恢复功能并顺利回到社区,避免短期再入院为目标。美国卫生保健研究与质量机构报道,中期照护在美国住院患者使用率已大幅上涨,超过 1/3 的患者出院后使用中期照护,其中 30% 入驻专业护理机构,17% 进入中间康复设施,53% 进行家庭保健。在加拿大,中期照护作为延续急性医疗的人性化照护,其目标包括疼痛控制、增进日常生活功能、控制并发症及降低死亡率;在日本,中期照护主要采用急性期后医疗体系,重点在急性医疗之后的出院准备,根据患者功能状态以制订适合的后续治疗计划,并以完整的中期照护来衔接长期照护。

3. **长期照护**

（1）长期照护定义:长期照护指在较长的时期内,持续为患有慢性疾病或是处于伤残状态下,即功能性损伤的人提供的照顾和护理服务。主要内容包括为失能、半失能人群提供生活照料、康复护理、精神慰藉、社会交往和临终关怀等综合性、专业化的服务,使其尽可能独立、自主,具有自尊,享受有品质的生活。基本目标是满足那些患有各种疾病,或是身体残疾的人们对于保健和日常生活的需求。服务的方式包括家庭、社区和机构提供的从饮食起居照料到急诊或康复治疗等一系列长期服务。欧洲经济合作与发展组织指出,长期照护的服务内容应包括医疗监测、缓解疼痛、药物管理和康复、疾病预防、基本日常生活活动等,一般由专业机构提供。

（2）长期照护特点:长期照护不同于通常意义上的家庭照料,是在特定的政治、经济、文化、社会背景下,由多个部门构成的一种制度性安排。

1）正规化和专业性:这是长期照护最显著的特征。提供长期照护的场所可以是有专门照护设施的机构,例如医院、护理院和社区护理机构等,也可以是家庭。我国老年患者长期照护的场所主要包括接受照护者的家、接受照护者家庭成员的家和养老机构。以家庭为场所的长期照护服务（家庭病床）应由有组织和经过培训的居家照护服务人员来提供,这是因为仅依靠传统的非专业照护,如一般家庭照护,已经不足以使患病或失能老年人维持正常的生活状态。由于我国老年长期照护服务体系目前不够完善,因此,2020 年《关于扩大长期护理保险制度试点的指导意见》指出,要在 2016 年推行长期护理保险制度试点的基础上,坚持以人为本,重点解决重度失能人员长期护理保障问题;要坚持以人民健康为中心,构建适应我国国情的长期护理保险制度。

2）持续时间长:长期照护是相对于临时照护、短期照护和中期照护而言的,时限暂无统一标准,有观点认为较为合理的长期照护应在 6 个月以上。需要长期照护的失能或残障人员通常患有短期内难以治愈的多种疾患或长期处于残疾和失能状态,因此需要提供的照护持续时间很长,有时数月或数年,有些甚至无期限。

3)连续性:老年人因患病、失能或其治疗的不同而需要不同的照护。例如一位老年人因患病住进了医院,急性期在医院接受外科手术治疗后,还需要到中期照护机构接受综合性医疗、康复和护理服务;有些人恢复较缓慢或者难以完全治愈,在这种情况下,他们可能需要家庭病床服务或住进护理院,接受长期照护服务;长期接受机构照护的老年人,生命末期还需要接受临终关怀与舒缓治疗服务。

4)医疗护理和生活照料相结合:长期照护需要照料、康复和保健相结合。长期照护提供的服务是传统医疗护理和生活照料范畴有机的结合和应用,在护理院和养老院服务中这个特点比较明显。社区服务中的上门服务和对长期住院患者的照护也属于长期照护的范围。有些老年人,特别是高龄老年人,处于患病和日常生活能力退化两种状况同时存在且相互影响的状态,单一的医疗保健服务不能完全满足他们的需求,他们需要的是集医疗和生活照护于一体的综合性服务。

(3)老年长期照护:老年长期照护是介于医疗卫生服务和养老服务之间的一种老年照护服务模式,是涵盖老年人日常生活服务和医疗服务的一种照料服务。具体是指老年人由于生理或心理受损,生活不能完全自理,因而在一定时间内甚至终身都需要他人在日常生活中给予广泛帮助,包括日常生活照料、医疗护理和社会服务。老年患者长期照护服务内容包括健康照顾、个人照顾、精神慰藉、预防、康复、社会支持、临终关怀等。

五、老年照护中常见伦理问题的干预与照护

(一)歧视老年人的干预与照护

由于年龄而对个人或群体产生歧视的现象被称为年龄歧视。当今社会,针对老年人年龄歧视现象或多或少的存在着,部分地区老年人遭受到的年龄歧视甚至比性别或种族歧视更为普遍。

1. 常见歧视类型　对老年人最常见的歧视性成见是认为老年人必须依赖他人或者是一种负担。在政策制定过程中,对老年人的歧视可能会导致人们产生一种臆断,即认为用于老年人的费用仅仅是经济消耗,从而着重限制此项支出。

2. 干预与照护

(1)反对年龄歧视:处理歧视问题需要在所有年龄段人群的思想中植入和建立对老龄化的新认识,摒弃把老年人视为社会负担的旧观念,要了解老年人广泛多样的经验,承认其背后常常存在的不公平因素,并且开诚布公地询问如何能把工作做得更好。可采取的重点行动包括:①开展沟通运动,增加媒体、公众、政策制定者、雇主和服务提供者的老龄化相关知识,增进其对老龄化的了解;②立法反对年龄歧视;③确保媒体能够客观公正的报道老龄化问题,如应减少为追求轰动效应而报道针对老年人的犯罪。

(2)转变观念:要意识到用于老年人口的支出是投资,而不是消费。用于卫生体系、长期卫生保健和广泛的支持性环境方面的支出通常被描绘为一种消费,在"未富先老"的老龄问题上,对待老年人口的医疗照护所产生的消费容易产生分歧。在基于对现实状况的认知上,有人会过分悲观地强调老年人口的庞大基数将会是经济相对不发达社会沉重的负担,从而对老年人的医疗照护支出持消极、回避的态度。《关于老龄化与健康的全球报告》提出应将这些支出视为一种投资,这些投资用以加强老年人的能力,进而促进老年人的福祉和贡献,也有助于社会履行保障老年人的基本权利的义务。在有些情况下,这些投资可以获得直接收益(好的卫生体系可以促进老年人的健康,使其能够更多地参与社会活动、生活更幸福)。而其他投资的收益可能不太明显,但同样值得关注:例如,长期卫生保健方面的投入可以帮助明显失能的老年人尊严地生活,使女性可以继续工作,并通过社区风险共担来培养社会凝聚力。对老年人所关心的自身养老、医疗照料等问题解决的妥当与否也直接影响着政治稳定、经济发展、社会和谐等。因此,解决好老年照护问题是构建和谐社会的基础。

(3)促进健康老龄化的公共卫生体系建设:目前迫切需要针对老龄人群采取综合性的公共卫生行动。促进健康老龄化的干预措施可以有很多切入点,但共同的目标是发挥潜能,改善功能。这可以

通过两种方式达成：一是增强和维护内在能力；二是使功能衰减的个体能够做其认为重要的事情。可以将老年人群分为三类，即能力相对较高、较稳定的人群，能力有所降低的人群和能力严重损失的人群。通过对这些人群的具体需求提供支持，使大多数老龄个体都能获得功能发挥的改善。为此，可以在以下四个方面优先采取行动：①卫生系统应面向老年人群提供有效服务；②建立长期照护系统；③创建关爱老年人的环境；④提高衡量、监测及认识水平。

（4）提供以老年人群为中心的整合性的卫生保健服务：要提供以老年人群为中心的医疗卫生服务，并使之易于获取，就必须建立起面向老龄人群需求和偏好的系统，所提供的服务也应照顾老年人群并与家庭和社区密切合作。不同水平及不同服务类型之间，以及医疗卫生服务与长期保健之间应当实现整合。下列关键措施可以帮助达成上述目标：①确保每一老年个体都能得到综合性评估，并获得旨在改善其能力的全方位卫生保健计划；②在距离老年人住处尽可能近的地方提供服务，包括提供上门服务以及基于社区的服务；③建立覆盖多学科的卫生保健服务体系；④坚持老龄人群自我保健，包括老龄个体之间的相互支持、培训、咨询和建议；⑤保证老龄人群可以获取与能力改善相关的医疗产品、疫苗及技术。

（5）构建老年长期照护系统：老年长期照护系统的主旨是对功能发挥丧失或有严重丧失风险的老年人，维护其功能发挥，这种照护应确保尊重老年人的基本权利、自由与尊严。除了使有照护依赖的老年人获得有尊严的生活之外，长期照护系统还带来诸多潜在的益处，包括减少对急性医疗服务的不当使用，帮助家庭避免高昂的医疗费用，将妇女解放出来去承担更多社会职能，分担长期照护的风险与负担，帮助构建社会凝聚力。长期照护系统的构建包括以下三项主要措施：①建立长期照护系统所需的条件基础；②建设和维护训练有素的、可持续的人力队伍；③保证长期照护的质量。

（二）虐待老年人的干预与照护

虐待老年人是一项严重的公共卫生问题。世界卫生组织于 2017 年对不同区域 28 个国家（包括 12 个低收入和中等收入国家）的 52 项研究项目的分析显示，在过去一年中，估计有 15.7% 的 60 岁以上老年人遭受了某种虐待。许多国家或地区都有关于老年人受虐发生率的数据。虐待老年人一是指由老年人的家庭成员或其他照护者、亲近信赖的人对老年人实施虐待行为，故意造成严重伤害，或者故意或无意导致严重伤害风险。二是指老年人的照护者不能满足老年人维持生存的基本需求或者难以保障老年人的人身安全。这个定义包括两个关键点：①遭受虐待的老年人会出现受伤、剥夺自由或遭遇不必要的危险；②这一行为是施暴者故意伤害所致，并强调对老年人实施的这一行为的持续性及反复性。

1. 导致虐待老年人的因素　　导致虐待老年人可能性升高的因素可以归为个人、亲属关系、社区和社会文化层面。在机构之内，更有可能发生虐待的情况包括：老年人卫生保健、福利服务和护理设施的标准较低；工作人员未经过良好培训、工资低和工作量大；硬件环境不够完备；机构运营政策以利益为主等。

2. 虐待类型　　虐待老年人的实质是对老年人人权的侵犯，包括躯体虐待、精神虐待、性虐待、物质或经济剥夺、遗弃、忽视以及严重缺少尊严和尊重等。机构中的虐待老年人行为可能包括：从身体方面限制老年人；通过诸如给他们穿不洁衣物等方式使他们失去尊严和在日常事务上的选择权；故意不提供足够的护理（对出现的压疮不护理）；过度给药或给药不足，以及扣留老年患者的药物；在情感上加以忽视和虐待。一项对近期关于老年人自报在机构和社区环境中遭受虐待问题研究项目的系统评价和荟萃分析表明，机构中虐待老年人比例远高于社区环境。

3. 虐待老年人的后果　　虐待老年人会导致其身体伤害，从微小的擦伤和淤伤，到骨折及可能会导致残疾的损伤不等，同时还会造成严重甚至是长期的心理后果，包括抑郁和焦虑，甚至导致老年人死亡。一项为期 13 年的随访研究发现，受虐待老年人的死亡概率比未受虐待的老年人高一倍。

4. 干预与照护　　老年人受虐的识别和报道极为困难。首先，因为各种原因，施暴者和受虐者可能隐蔽、淡化甚至否认老年人受虐的存在和严重性；其次，受害者可能由于不知所措、尴尬或者身体的原因不能寻求帮助。而其他组织和机构又难以识别受虐体征，加上对老龄化问题存在根深蒂固的观念，回避处理此类情况。对老年人问题的漠不关心，并很少考虑老年人的权利，均造成老年人受虐难以识别。根据社会生态学分析理论，对老年人受虐的干预可以从宏观（如社会经济发展水平、医疗发展技术和政策等）、社区（如社区服务项目发展状况等）、家庭和个人等几个层次进行。欧美各国已对老年人受虐采取了种种措施，随着各国相继进行老年人受虐待的全国流行病学调查，一些国家和地区开始制定新的政策和应对措施，有的国家政府部门通过以下措施解决老年人受虐的问题：①开启老年人受虐求助热线网络；②支持和保护被孤立的和脆弱的老年人；③招聘和培训服务热线辅导员；④对老年人受虐待工作进行评估和建档；⑤通过大众和专业的媒体进行宣传。

《中华人民共和国老年人权益保障法（2018 年修订）》第三条第二款明确"禁止歧视、侮辱、虐待或者遗弃老年人。"

研究证明：健全的社会网络可以减缓老年人的衰弱过程，因此通过加强老年人和家庭成员、朋友、邻居之间的联系，鼓励其参与适当的社交活动，有利于预防和减少老年人虐待。实际操作中，可以将受虐老年人转移以脱离不安全的家庭环境，住进护理机构或者福利院等庇护处，并做出相关后续安排，必要时提供医学、法律、伦理和心理方面的干预及援助。

（三）忽视的干预与照护

随着经济的发展，社会节奏的加快，生活压力的增大，50 岁以下的人们都忙着各自的小家庭和事业，对老年人的照料减少。据统计，子女在外地工作的，每年能回家看一看父母的不到 60%，每周和父母通电话的不到 50%。另外，孤寡老年人群体容易被忽视，不能得到很好的社会照料。

1. 忽视行为对老年人的心理影响　进入老年期以后，人的工作能力逐渐丧失，经济来源受限，生理功能减弱，体力也逐渐下降，社会交往逐渐减少，如果社会不能给予更多的照顾，子女很少看望，势必影响老年人的身心健康，产生诸多的心理问题。

（1）自卑：很多老年人性格固执，特别喜欢周围人尊敬他、恭顺他，希望得到子女的关怀，也希望得到别人的重视和陪伴。如果缺少他人的尊敬或子女的照料，老年人就可能认为自己已经老了，对家庭、社会没有用处，是儿女的负担，易产生自卑心理。

（2）不安和焦虑：如果长期缺乏照顾，老年人特别是孤寡老年人因长期独居、信息闭塞及与外界联系的减少，易产生不安和焦虑。还有的子女忽视了老年人重大的心理变化，没有给予其及时的关注和爱护，使老年人坐卧不宁，也易产生焦虑。焦虑和不安会给老年人带来精神压力和心灵创伤，导致其社会生活能力下降，对生活失去信心和兴趣。

（3）失落感：有些刚从工作岗位上退下来的老干部，因社会角色发生了重大改变，或突然打破了朝九晚五的规律生活，易致心理失衡，产生很强的失落感。

（4）孤独和恐惧：人进入老年期最怕的就是孤独，特别是丧偶和孤寡老年人。有些老年人考虑到子女忙于工作，害怕说出心中的孤独感而遭受子女嫌弃，被送往养老院或疗养院，更加减少与子女、亲人见面的机会。有些老年人患病后，因惧怕医院环境，怕得不到医护人员的细心照护，宁可勉强自己做家务以示无病也不愿住进医院，长此以往，使老年人对自己年老多病的现状产生恐惧心理。

2. 干预与照护

（1）关心、爱护和尊重老年人：倡导孝道，让每一个身为子女的人，不仅要履行赡养的义务，更要关心、体贴老年人，要主动和老年人谈心，关心他们的生活起居、衣食住行，确保他们平安幸福地度过晚年。发扬尊老爱老的优良传统，劝导不随老年人住的子女抽出时间带上孩子多看望老年人，使老年人享受天伦之乐，时刻让老年人感觉到自己被需要、被关心，感觉到大家庭的温暖。《中华人民共和国老年人权益保障法》第十八条明确规定"家庭成员应当关心老年人的精神需求，不得忽视、冷落老年人。与老年人分开居住的家庭成员，应当经常看望或者问候老年人。用人单位应当按照国家有关规定保障赡养人探亲休假的权利"。

（2）鼓励老年人积极参加集体活动：老年人参加集体活动可以改善心情，转移注意力。因此应该多鼓励老年人培养兴趣爱好，多参加社会活动，例如参加社区的老年之家，从事力所能及的劳动；多引导老年人适应角色，克服自卑、焦虑心理；多倡导老年人看一些老年心理学和美学等方面的书籍，保持平和的、乐观的心态，努力做一个身心健康的人。

（3）开展老年人心理卫生知识教育：照护人员要充分利用一切机会，定期组织和开展老年人心理卫生知识教育，使老年人了解心理健康的重要性。要善于与老年人沟通，取得老年人的信任，及时了解老年人的心理需要，鼓励他们说出心中的不满，及时采取照护措施。鼓励老年人主动与子女沟通，让子女了解自己的心理需要。

（4）建立完整的社会保障体系：党的十九大报告明确指出要健全老年人关爱服务体系，要倡导全社会树立尊老、敬老、爱老、助老的风气，使老年人"老有所养、老有所医、老有所为、老有所学、老有所教、老有所乐"。针对我国老年人剧增的现实，如何使有限的社会资源充分发挥最大的潜能，已成为一个日益严峻的社会问题，完善社区功能，建立完善、配套齐全的老年人养老场所，也是社会重点关注的问题。

（5）加强照护人员队伍的建设：增强照护人员队伍素质，改善老年人就医环境。加强照护人员队伍建设，把"登门求医"变"上门送医"。提高照护人员健康指导能力和沟通能力，提高优质服务水平，建立温馨的机构或医院入住环境，打消老年人的恐惧心理。

六、老年照护工作流程

老年照护工作流程指明具体照护工作开展的顺序、步骤和方法，是规范照护操作、实现机构服务标准化，降低养老服务风险，提高服务品质的重要手段。

结合照护岗位设置和人员配置，制订完善的工作流程对于机构风险管理起着非常重要的作用。在养老机构中，照护工作流程内涵丰富，既包括照护人员每日（表1-1）、每周、每月的服务流程，也包括具体服务项目的操作流程（图1-1），如协助老年人进餐流程、协助老年人穿脱衣物流程等。前者注重时间过程，按照时间轴，梳理老年人一天的生活内容，强调时间节点全覆盖、关键事件无遗漏，且符合老年人生活起居习惯；后者则通常将照护项目的工作任务用图表形式体现，强调实用、科学、可操作性，符合照护组织管理的要求。

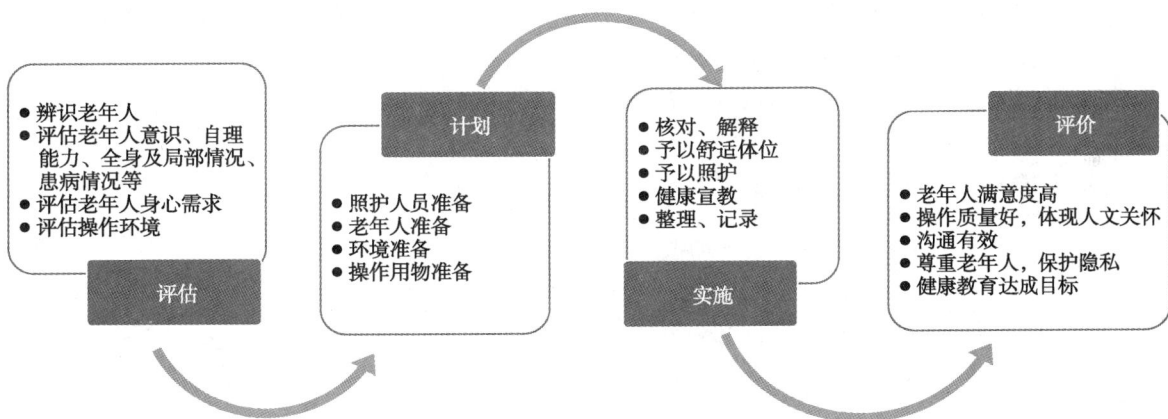

图1-1　老年照护技术工作流程图

表1-1　某养老机构日照护工作流程

时间	照护任务	注意事项
6:00~7:00	协助或督促老年人起床 整理床单位，清扫房间卫生 协助老年人如厕、盥洗、晨起服药等	查看卧床老年人的皮肤状况和患病老年人的病情变化 转运过程中防止跌倒和坠床等意外
7:00~7:15	餐前准备	有餐前服药需求者提早进行用药指导和用药照护
7:15~8:00	协助老年人进早餐	控制速度，避免噎食或误吸
8:00~8:30	晨会交接班	重点老年人要床旁交接
8:30~9:30	按照周计划协助老年人参与活动，如散步、工间操等 协助有沐浴需求者沐浴	协助过程中避免发生老年人跌倒、磕碰等

续表

时间	照护任务	注意事项
9:30~10:00	协助老年人茶歇,进食点心、水果、饮品等	做好监护,控制速度,避免噎食或误吸
10:00~11:00	按照周计划组织机构内外文体活动、康复保健指导活动、健康教育、公益活动、志愿者活动或社工服务等	收集活动过程的照片和视频
11:00~11:15	做好午餐前准备	查看有无家属送餐
11:15~12:00	协助老年人进午餐	控制速度,避免噎食或误吸
12:00~14:00	提供舒适睡眠环境 及时更换纸尿裤及尿袋等 协助老年人午休	定期巡视
14:00~15:00	协助老年人起床、房间整理 协助老年人进零食(含水果)、进水	控制速度,避免噎食或误吸
15:00~16:30	组织文体活动、康复保健指导活动 开展志愿者活动或社工活动 必要时协助老年人外出活动	收集活动过程的照片和视频
16:30~17:00	做好晚餐准备	
17:00~18:00	协助老年人进晚餐	控制速度,避免噎食或误吸
18:00~19:30	协助老年人洗脸、刷牙、如厕 做好老年人个人卫生、洗脚(修剪指甲)、会阴清洁等晚间照护	
19:30~21:00	陪同老年人看书、看电视、听音乐、聊天等 帮助老年人在床上回忆一天的活动及收获 提供舒适睡眠环境,协助老年人翻身侧卧,协助老年人入睡(21:00关电视、熄灯)	打开地灯 提醒老年人夜间起床如厕要避免跌倒
21:00~次日6:00	书写全天照护日记和交班报告 协助起夜老年人的如厕、进水等 加强夜间巡视	

七、老年照护质量管理

质量管理是老年人照护服务管理的核心,好品质是养老机构的生命线,也是机构在市场竞争中屹立不倒的根基,是机构社会效益和经济效益的集中体现。规范照护质量管理,能有效降低照护服务风险,保障老年人生命和财产安全,确保机构的持续经营发展。提供高品质的照护服务不仅关系到老年人晚年的生活质量,还关系到机构的生存发展。

（一）照护质量管理内涵

照护质量管理指为了确保和提高服务品质,依据照护质量方针与目标,开展质量策划、质量控制、质量评价和质量改进的一系列活动。

（二）照护质量管理范围

老年照护质量管理范围包括照护服务环境管理、老年人生活照护、老年人基础照护、老年人心理照护、老年人康复保健指导、老年人医疗护理照护、老年人安全管理等多个方面。

（三）照护质量管理方法

1. 基本方法——PDCA循环法　PDCA循环即plan(计划)、do(执行)、check(检查)和act(处理),指针对品质工作按规划、执行、查核与行动来进行活动,以确保目标达成,并进而促使品质持续改善。它是全面质量管理的思想基础和方法依据,也是企业管理各项工作的一般规律,又称为戴明循环,是全面质量管理的基本方法。以下根据PDCA循环来阐述照护质量管理的基本步骤。

(1)成立质量管理机构:养老机构应成立由机构领导、职能部门和照护部门负责人组成的质量管理领导小组。负责设计和制定照护质量方针和具体目标,建立健全质量管理制度、实施措施和保障机制。常见的照护管理制度包括:老年人入出院管理制度、照护等级评估制度、交接班制度、物品交接与管理制度、药品代保管代发放制度、老年人出入与人身安全管理制度、照护安全管理制度(安全教育制度、安全操作规范或规程、安全检查制度、事故处理与报告制度、突发事件应急预案)等。

(2)拟定质量检查方案:质量检查方案拟定的核心在于形成一套标准化、可操作的质量评价清单(或质控标准)与检查计划。评价清单需要对质控指标进行完整翔实的描述。可依据照护质控目标来选取关键质控点,如照护服务完成率、照护操作合格率、Ⅱ度压疮发生率、不良事故发生率、老年人入住满意度等。检查计划则需要对检查人员、检查时间、检查方法、检查步骤、检查结果分析等进行说明。

(3)动员对标实施:照护服务的实施依托于各级照护单位(院-区域-单元)的具体执行。质量管理领导小组在确定质量检查方案后,应在全院范围内组织会议对质量检查具体要求和质控指标进行解读,部署质量检查任务。此外,需完善照护管理相关制度,如岗位职责、工作流程等,方便执行层对标行动,有章可循。

(4)质量检查与改进:根据质量检查方案组织培训,保证质控员按统一评价标准进行质控检查。对于发现的不良问题及时予以整改,或组织研讨会或形成制度文件。每一次质量检查和处理都应对照护质量持续改进起到真实有效的影响。

2. 照护质量管理工具的应用

(1)因果分析图:该方法特别适合于寻找事物间的因果关系。因为形似鱼骨,又被称为鱼骨图(图1-2)。在鱼骨图中,鱼头就是照护质量要解决的问题,鱼骨即是和问题有关的原因。在归因过程中,可采用头脑风暴法等找出所有可能的原因,再归纳整理,明确原因间的从属关系,画出大鱼骨和小鱼骨。最后用特殊符号标识重要因素。即结合具体情境,分析确认的重要原因。

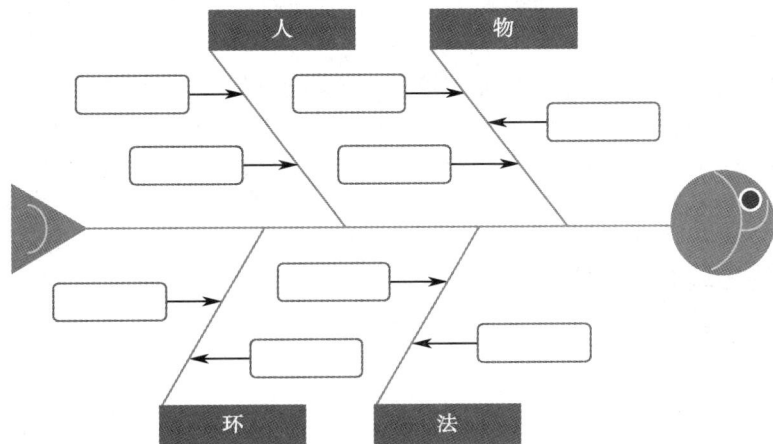

图1-2 鱼骨分析图

(2)信息技术与大数据:各类信息化设备和信息管理软件在照护机构广泛应用,不仅可以优化工作流程,提高管理效率,减少沟通延时,对于照护质量管理而言,其优势更体现在实现了服务过程的标准化、透明化及可溯源;同时信息化管理依托服务大数据进行统计分析,对于照护质量管理实施、监督、追踪与改进等都大有益处。

第二节　老年照护师工作岗位认知

一、老年照护师职业定位

（一）老年照护师

1. 老年照护师定义　老年照护师指经过老年照护知识和技能培训,了解老年人特点及相关的法律法规,熟悉老年医疗护理知识,掌握老年照护技能,经考试或考核取得合格证书的照护人员。

2. 老年照护师分级　老年照护师依据能力分为三级,分别为初级、中级、高级。

（1）初级老年照护师:指能够为老年人提供饮食、排泄、睡眠、清洁等基本日常生活照护服务,并且能够应用基本照护技能进行安宁、转运、应急救护等专门技术照护服务的初级技术人员。经过初级老年照护师培训并考核合格,具备老年基本照护技能和能力的照护人员。

（2）中级老年照护师:指能够对老年照护服务全流程提供服务与管理,提供保持老年人人生的连续性和个体特征性的健康照护,在维护老年人生命尊严、提升生命质量方面具有较丰富的理论研究与实践经验的技术人员。经过中级老年照护师培训并考核合格,具备较高照护能力和较多照护经验的照护人员。

（3）高级老年照护师:指经过高级老年照护师培训并考核合格,具备全面照护能力和丰富照护经验的照护人员。

（二）老年健康照护师

1. 老年健康照护师定义　老年健康照护师指经过老年健康照护知识和技能培训,了解老年人特点及相关的法律法规,熟悉老年医疗照护知识,掌握老年健康照护技能,经考试或考核取得合格证书的老年健康照护人员。

2. 老年健康照护师分级　老年健康照护师依据能力分为初级、中级、高级。

（1）初级老年健康照护师:经过初级老年健康照护师培训,具备基本老年健康照护知识和技能并考核合格的照护人员。

（2）中级老年健康照护师:有一定的照护经验,经过中级老年健康照护师培训,具备较高老年健康照护知识和技能并考核合格的照护人员。

（3）高级老年健康照护师:有较丰富的照护经验,经过高级老年健康照护师培训,具备较全面照护知识和技能并考核合格的照护人员。

二、老年照护师职业要求

（一）岗位能力要求

1. 老年照护师岗位能力要求

（1）掌握《中华人民共和国老年人权益保障法》《中华人民共和国劳动法》等法律、法规知识,及其他相关法律、法规。

（2）掌握老年人综合评估的方法,能配合医疗护理人员进行主动观察、记录照护对象的身体状况,及时发现异常情况,并及时与专业人员沟通。

（3）掌握老年照护技能,负责老年人进餐、排泄、洗漱、更衣、清洁、翻身、助行等日常起居,引导老年人参与康复和健康锻炼;负责与老年人交流沟通,协助实施心理健康计划及心理疏导。

（4）熟悉老年人常见病和慢性病的表现,有一定基础医疗照护知识,能为老年人提供基本生活照护、心理照护、饮食照护、服药照护、康复照护等服务。

（5）熟悉老年人常见病的用药知识,了解被照护老年人的用药种类、名称、剂量和副作用,严格遵照医嘱协助老年人用药。

（6）掌握老年人常见健康问题及疾病（危急）症状的照护及急救技能。

（7）掌握老年照护工作的应急预案，包括但不限于消防安全、食品安全、设施设备安全、服务风险等。

2. 老年健康照护师的岗位能力要求

（1）掌握相关法律、法规知识，如《中华人民共和国老年人权益保障法》《中华人民共和国劳动法》的有关知识，及其他相关法律、法规。

（2）熟悉老年健康综合评估内容，正确使用评估工具，制订健康照护计划。

（3）熟悉老年人照护基础知识，如老年人生理、心理特点，老年人常见疾病照护重点等。

（4）掌握老年人健康照护的应急预案，包括但不限于：消防安全、食品安全、设施设备安全、服务风险等。

（5）掌握老年健康照护技能，如生活照料、基础照护、康复照护、心理支持、营养照护、功能维护、健康指导等照护技能。

（6）掌握老年人常见健康问题及疾病（危急）症状的照护及急救技能。

（二）素质要求

1. 举止端庄，文明礼貌，遵纪守法。

2. 具有社会责任感和职业使命感，热爱老年照护服务工作、忠于职守、履行岗位职责。

3. 以人为本，尊老、爱老、孝老。根据老年人生理、心理、社会等方面的需求为老年人提供优质照护服务，具有积极老龄化和健康老龄化的理念。

4. 永远视人的生命和健康为首位，树立正确的生死观。

5. 具有法律安全意识，尊重老年人的人身权利，维护老年人合法权益，保护照护对象秘密和隐私。

6. 认真学习专业技术，在工作中精益求精，不断提高专业服务能力。

7. 对同事以诚相待、互敬互让、取长补短、助人为乐，具备良好的沟通协调能力。

8. 廉洁奉公、严于律己，不接受老年人及其家属馈赠，不言过其实，不弄虚作假。

9. 自尊自爱，自信自强，自觉为老年照护事业奉献力量。

三、老年照护师工作内容

（一）生活照护

独立完成老年人一般生活起居的照护工作，例如：协助老年人进餐、排泄、身体清洁、环境清洁、休息和睡眠等。

（二）基础照护

1. 观察和测量老年人生命体征。

2. 遵医嘱或根据药物说明书指导和协助老年人服药。

3. 指导老年人使用热水袋和冰袋，对老年人进行安全防护和压力性损伤预防指导等。

4. 指导老年人使用居家常用医疗仪器（如：血压计、制氧机等），指导老年人使用简易康复器材进行活动或训练。

5. 为失能、失智老年人提供安全环境，观察失智老年人的异常行为，协助失能、失智老年人进行体位移动、使用辅助器具等。

6. 进行老年人常见健康问题及风险的识别，及时报告并提供风险预防措施。

7. 观察老年人的情绪和行为变化，及时与老年人及家属进行有效沟通。

（三）照护评估

对老年人一般状况、照护需求、日常生活能力、精神状态、社会参与等项目进行评估，并根据评估结果提供照料服务。

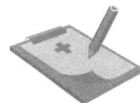

（四）康复服务

协助及指导失能老年人进行个人清洁、穿衣、进食及站立、坐起、行走、平衡等日常康复训练基本技能的训练。

（五）基本救护与意外处理

1. 意外及突发状况下为老年人实施心肺复苏、外伤处置、烫伤初步处理等常见基础急救技能。

2. 及时识别或发现老年人跌倒、压疮、噎食、误吸等问题，进行老年人的常见风险防控。

3. 及时发现老年人常见急症，并进行基本处置。

（六）健康指导

1. 观察老年人用药后的不良反应，对老年人进行常用口服用药基本知识及副作用的指导。

2. 协助或指导老年人正确测量血糖、管理体重与血压等，对老年人进行常见慢性病的预防管理知识宣教。

3. 协助或指导老年人正确应对失眠、便秘、压疮等问题，对老年人进行老年综合征相关知识的宣教。

（七）康复评估与训练

1. 协助和指导老年人进行体能训练或康复训练，做好安全保护。

2. 协助和指导老年偏瘫患者肢体功能训练、转移训练、呼吸功能训练等。

3. 协助和指导失智老年人应用音乐、绘画、游戏等进行认知功能康复训练。

（八）营养评估与支持

1. 评估老年人身高、体重、口腔疾病等，收集影响老年人营养状况的因素。

2. 评估老年人的热量、蛋白质、脂肪、水量、微量元素等，确认老年人的营养需求。

3. 指导老年人合理饮食。

（九）心理照护

1. 及时发现老年人常见异常情绪及行为变化表现，例如烦躁、谵妄、激越行为等。

2. 正确执行老年人常见心理问题照护计划。

3. 通过生活、饮食、运动、陪伴等方式应对老年人的心理危机。

（十）专科照护

1. 协助和指导老年慢性疾病患者进行有效排痰、吞咽功能训练、失智照护技能等。

2. 根据照护对象的个体情况，完成科学、合理、有效的照护方案并提供照护。

3. 为老年人及其家属提供心理疏导及哀伤辅导。

（十一）风险防控

1. 根据照护对象个体情况，完成跌倒、压疮等老年人安全防控计划。

2. 对老年人居住环境采取基础消毒隔离措施，正确消毒老年人常用物品及用具，指导老年人进行常见传染性疾病的有效防护。

3. 采取有效防护措施，应对老年健康照护师职业风险。

（十二）健康维护

1. 为老年人建立健康档案、开展健康教育、实施健康维护措施等。

2. 评估老年人营养状况，制订科学合理、个性化的膳食方案，适应照护对象的饮食习惯。

3. 综合评估老年人的躯体功能、精神心理、社会状况和生活质量等，根据评估结果制订照护计划并实施。

四、老年照护师岗位职责

岗位职责指的是特定岗位的工作范畴及承担的责任。老年照护师岗位职责的制订有助于照护人员明确自己的照护任务，履行照护职责和上下级关系，规范操作行为，提高照护效率和质量，提高老年人的满意度（表1-2）。

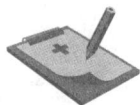

表 1-2　老年照护师岗位职责

岗位名称	岗 位 职 责
初级 老年照护师	1. 为老年人提供相关生活照护 （1）饮食照护：帮助老年人科学合理进食、进水，为进食困难的老年人进行鼻饲等饮食照护服务 （2）排泄照护：协助老年人如厕、使用便器、更换尿垫及纸尿裤；人工取便；帮助呕吐的老年人 　　　变换体位；能够为留置导尿管的老年人更换一次性尿袋，为肠造瘘的老年人更换粪袋等 （3）睡眠照护：为老年人提供睡眠帮助，保证老年人充足睡眠 （4）清洁照护：为老年人整理更换床单、清洁口腔、清洁与梳理头发、清洁身体、沐浴更衣； 　　　为卧床老年人预防压疮；房间消毒 （5）冷热应用：帮助老年人安全使用热水袋，进行湿热敷，使用冰袋或温水拭浴为高热老年 　　　人进行物理降温 2. 配合上一级照护师提供专业照护 （1）转运照护：帮助老年人使用助行器进行活动，使用轮椅或平车转运行动困难的老年人 （2）应急救护：协助医生护士进行老年人外伤的初步止血应急处理、跌倒摔伤后的初步处 　　　理、骨折的初步固定及搬运、氧气吸入操作等；配合医生护士为老年人提供烫伤、异物 　　　卡喉、痰液堵塞、心搏骤停的现场复苏等 （3）日常生活训练：组织老年人进行穿脱衣物训练和站立、行走等训练 3. 其他工作 （1）配合组织老年人的康乐活动 （2）积极参加岗位的各类培训 （3）认真完成上级交办的其他任务
中级 老年照护师	1. 为老年人提供清洁卫生、睡眠、饮食等生活照护及管理 2. 协助医生护士为老年人进行给药、病情观察、消毒、护理记录、急救处理以及常见病的技 　　术照护 3. 配合医生、护士为特殊老年人进行肢体被动运动、作业治疗，开展小型闲暇活动的康复指 　　导和专业照护 4. 观察老年人的情绪变化，能与老年人进行心理沟通，开展疏导和心理照护 5. 依据行业标准组织开展老年人能力评估 6. 依据标准对老年人进行照护服务等级划分并确定工作流程 7. 能协助解决临终老年人的心理与社会需求
高级 老年照护师	1. 对老年照护服务全流程服务进行管理和监督 2. 能够制订照护团队个人和组织职业发展规划。依据行业标准对失能失智老年人、临终老 　　年人组织开展评估，制订专业照护计划并组织实施，进行照护服务质量评估 3. 组织开展老年人健康教育，制订个性化健康管理计划 4. 组织初级、中级老年照护师的培训与业务指导 5. 组织开展对老年人照护服务质量管理 6. 开展对老年人照护服务的研究，并撰写论文和研究报告

本章小结

　　1. 本章讲述了老年照护的定义、需求、原则、模式、工作流程、质量管理和老年照护中常见伦理问题的干预与照护，以及老年照护师的职业定位、职业要求、工作内容和岗位职责等相关知识。

　　2. 重点是老年照护原则、老年照护模式和老年照护师职业要求。

　　3. 难点是老年照护中常见伦理问题的干预与照护。

　　4. 学习过程中应结合导入情景理解老年人的照护需求和老年照护原则，在今后的实践过程中逐渐认同"积极老龄化""健康老龄化"的理念，形成社会责任感和职业使命感。

（郭　飏）

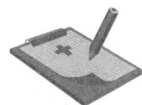

第二篇 老年人生活照护

第二章 老年人居住环境及睡眠照护

第二章
数字内容

休息与睡眠能够促进人的精力和体力恢复，是人体基本生理需要、人类生存的必要条件、获得健康的必要因素。老年人对居住环境和睡眠质量较其他人群有更高的要求，照护人员掌握老年人居住和睡眠环境的相关要求，适时予以老年人睡眠照护，可以促进老年人身心健康，提升老年人生活质量，增加老年人生活满意度。

导入情景

莫爷爷，72岁，在某养老公寓入住已有半年。莫爷爷经常在睡眠中剧烈打鼾，鼾声在公寓楼道内就可听见，且伴有呼吸停顿，常常是其老伴推醒他。老人自述昨日朦朦胧胧刚入睡，突然自己被憋醒，憋醒后伴有阵发性剧咳，今日晨起感觉舌头、喉咙明显干燥，伴浑身酸痛。检查发现莫爷爷双侧扁桃体肥大。

工作任务：

1. 明确莫爷爷的异常睡眠类型。

2. 对莫爷爷实施睡眠照护。

3. 对莫爷爷进行睡眠促进的健康指导。

第一节　老年人居住环境布置

老年人居住环境需要落实无障碍设计理念,创造条件鼓励老年人生活自理、自由活动,维护老年人尊严,实现积极老龄化和健康老龄化目标。

一、适宜老年人居住的家庭环境

(一)老年人居室设计的总体要求

1. 宽敞明亮　老年人居室要有足够的空间,行动无须绕行,例如,应留有轮椅回转空间,轮椅可自如活动,可供轮椅通行的门宽度建议在 80cm 以上,户外走廊宽度则建议在 85cm 以上,所有的通道都不要堆放报纸、书籍、衣服和鞋子等杂物。视野开阔能让老年人及时发现任何可能的危险,增加其安全感,例如,老年人坐在客厅的沙发上即能看到大门口,可以观察到入户门是否关好,进门的人是谁等。

2. 无安全隐患　尽可能保证老年人在居室内不因为居室设施而受到伤害。可采取的措施有:①地面平整,门槛、台阶要低,尽可能消除地面高度差;②地板使用防滑材料,避免使用小地毯,如必须使用则须用双面胶把地毯粘住,在浴缸周围和淋浴处使用防滑垫;③屋内整洁,尽量避免东西随处摆放,电线要收好或固定在角落,不要将杂物放在经常行走的通道上;④尽量不使用有轮子的家具,家具棱角避免突出、尖锐;⑤楼梯严禁采用弧形楼梯和螺旋楼梯,应安装扶手,所有踏步上的防滑条、警示条等附着物均不应突出踏面,台阶上可安装小灯或荧光条,以起到提示功能;⑥如若家中养宠物,建议给宠物系上铃铛,以防宠物无声无息吓到或绊倒老年人。

3. 便利舒适　屋内设施方便使用,做到以下几点:①色彩平和,舒适幽雅,如墙壁油漆或窗帘建议使用米黄或橘色等较明亮的颜色,噪声昼夜不应超过 50dB;②门窗易开关、拉手高度合适,床及椅子高矮合适、软硬适中,椅子应有靠背和扶手;③卫生间最好使用坐厕而非蹲厕,浴室可安装木质、不锈钢、塑胶等材质的扶手以保证手感舒适,一般采用水平或垂直方向安置,便于助力,浴室应有防滑区;④入户门内应设更衣、换鞋空间并设置坐凳,以便老年人坐位穿、脱鞋子。

4. 便于应急处置　居室设计需要考虑意外发生时的黄金抢救时机,方便快速施救、转运。为防止老年人突发疾病或意外倒地时身体可能堵住门口,老年人的卧室以及卫生间不宜采用内开门,建议采用无轨推拉门或外开门。卫生间内最好设有紧急求助装置。

5. 个性化　居室设计和改造时应该尊重老年人的习惯和喜好,在保证安全、便利、舒适的前提下,提倡个性化设计。

(二)不同自理程度老年人的家居环境特殊要求

随着年龄增长和疾病发展,老年人的自理能力呈下降趋势。为适应不同自理程度老年人的要求,家居环境也需要做相应的改造。

1. 自理期　此期老年人能完成基础性日常生活活动和工具性日常生活活动。针对此类老年人家庭,可以适当调整各种设施的高度,将平滑的地板改为防滑地板。随着年龄增长,可逐步增加扶手和提高居家设备的便利性。

2. 部分自理期　此期老年人无法完成工具性日常生活活动,但基础性的日常生活活动可以通过器具或者人工协助完成。部分自理的老年人居家环境要全面进行适老化改造,重点是在浴室的淋浴处、浴缸、马桶、水盆处增加扶手,调整水盆、马桶等的高度,以方便老年人安全地使用。

3. 照护期　此期老年人的基础性日常生活活动都需要在他人帮助下完成。建议将普通床改为可升降的医用护理床或增加床挡和床旁扶手,加装呼叫设施。居室卫生间设盥洗、便溺、洗浴等设施时,应留有助洁、助厕、助浴等操作空间。

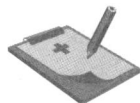

适老化改造

适老化改造是指对老年人居住环境中的设备、设施进行改造及配备辅助器具，帮助缓解老年人由于生理功能衰退所造成的生活不适，提升老年人的居家自理能力，提高老年人的安全性与舒适性，提升老年生活质量。在理想的老年宜居环境中，老年人可以安度晚年，使他们在保持自主能力和健康的同时，可以继续融入所在社区并做出贡献。

二、适宜老年人居住的社区及城市环境

户外环境和公共建筑物在老年人发挥自主能动性和改善生活质量方面起到很大的作用，影响老年人居家养老的能力。《全球老年友好城市建设指南》指出，老年友好城市的室外空间和建筑物应按如下标准来设置：

1. 环境　市容整洁，设立强制执行条例，限制噪声级别及公共场所难闻或有害气体的释放。

2. 绿化带和走道　有安全的、维护良好的绿化带，提供随处可见的小亭子、卫生间和供人们休息的座椅。走道上没有障碍物，路面平整，附近有公共厕所且易于到达。

3. 户外休息区　在室外尤其是公园、车站等公共场所，隔一定距离就应放置供人们休息的座椅，座椅应保持完好并经常检查以确保安全。

4. 人行道　要经常保养，路面平整、防滑、足够宽，有延续到马路上的低斜坡以方便轮椅的通行。人行道上没有障碍物（如小商贩、车辆、树、动物排泄物、积雪等），行人具有优先使用权。

5. 马路　有充足的防滑且规则排列的人行横道线以确保行人过马路时的安全；有合理的物理结构规划，如交通岛、天桥、地下通道来帮助行人穿过拥挤的马路；十字路口处的信号灯应有充足的时间来保证老年人从容通过，并且应同时具有视觉信号和听觉信号。

6. 交通　机动车司机要为行人让路；有单独的自行车车道。

7. 安全性　建立良好的街道照明系统，加强警察巡逻。

8. 服务　所提供的服务应尽量集中于靠近老年人居住的地方，以方便老年人随时得到服务（如楼宇的第一层）。有专门针对老年人安排的客户服务，如单独的队列或者服务柜台。

9. 建筑物　应方便出入并具备下列设施：电梯、坡道和随处可见的指示牌，有扶手的楼梯、高度适中的座椅、防滑地板，配备座椅舒适的休息区和数量足够的卫生间。

10. 公共卫生间　干净、维护良好，方便各种行动能力的老年人到达，有明显的指示牌。

三、适老化环境要求

适老化设计是指在住宅中，或在商场、医院、学校等公共建筑中充分考虑到老年人的身体功能及行动特点做出相应的设计，包括实现无障碍设计，引入急救系统等，以满足已经进入老年生活或以后将进入老年生活的人群的生活及出行需求。《中华人民共和国老年人权益保障法》明确提出了"老年宜居环境建设"的要求，内容包括公共服务设施、工程建设标准体系、城市环境无障碍建设、老年宜居社区建设四个方面，首次以法律条文的形式提出建设老年宜居社区的要求。老年宜居建筑 / 社区的标准、规范也逐渐得到完善，近年来，住房和城乡建设部标准定额司编制完成了《家庭无障碍建设指南》，对家庭无障碍建设与改造提出了具体的设计要求，还发布了一系列老年宜居建设标准，包括老年养护院、老年人日间照料中心、城市社区服务站的建设标准等，并于 2018 年修订了《城镇老年人设施规划规范》（GB 50437—2007），出台了《老年人照料设施建筑设计标准》（JGJ 450—2018）等标准规范。

（一）家庭适老化环境要求

1. 空气新鲜　老年人居室要经常通风换气，以保持室内空气新鲜。特别是当老年人不能去厕所而在室内排便或大小便失禁时，应及时清理排泄物及被污染的衣物，打开门窗通风，或应用空气清新剂去除异味，以维护老年人自尊。

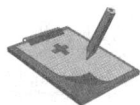

2. 湿度适中　居室的湿度对人体健康是有影响的。室内保持一定的湿度,有助于维持呼吸道的正常功能。空气湿度低于 30% 时,上呼吸道黏膜的水分会大量散失,使人感到咽喉干燥,并导致呼吸道的防御功能减低。空气湿度达到 80% 以上时,又会使人感到沉闷。一般老年人的居室湿度以 50%~60% 为宜。

3. 温度适宜　室温对人体的生理平衡有重要影响。室温过高,人会因散热不良而引起体温升高,血管扩张,脉搏加快,情绪烦躁,出汗,血容量减少,甚至发生循环障碍;室温过低,血液会从皮肤流向内脏,周身寒战,以及必须用力收缩才能保持身体温暖,增加心脏负担,对老年人尤为不利。因此,老年人的居室要特别注意室温恒定,避免忽高忽低。在湿度、气流都正常的情况下,夏季居室的适宜温度在 21~32℃,以 24~26℃ 为最理想的温度。冬季适宜室温为 16~24℃,以 18~22℃ 为最理想的温度。有条件的情况下,室内应有冷暖设备。冬天有暖气的房间较舒适,但容易造成室内空气干燥,可应用加湿器或放置水培植物以保持一定的湿度,并注意经常通风换气。夏天则应保持室内通风,使用空调时应注意避免冷风直吹在身上,温度不宜太低。

4. 布局合理

(1)卧室:老年人居室内的设备和陈设不要太多,一般有床、柜、桌、椅即可。因老年人行动不便,如屋内家具杂乱,容易磕碰、绊倒。室内家具摆设应简单整齐,美观大方,以使用方便为原则。家具的转角处应尽量用弧形,以免碰伤老年人。床铺要平坦,硬度适中,以木板铺 5cm 左右的棉褥为好,不宜使用弹簧床、席梦思软床。被褥以棉布包裹棉絮最为适宜,不宜用化纤混纺材质的被套、被单,因为化纤容易刺激皮肤,引起瘙痒或过敏。对于能离床活动的老年人来说,床的高度应便于老年人上下床及活动,其高度应使老年人膝关节成直角坐在床沿时两脚足底全部着地,一般以从床褥至地面 50cm 为宜,这也是老年人的座椅应选择的高度,如有能调节高度的床或座椅则更好。床上方应设有床头灯。对于不能离床活动的老年人,床上方应设有呼唤铃,床的两边均应有活动的护栏。

(2)厕所:为方便老年人生活,厕所应尽量设在卧室附近,从卧室至厕所之间的通道不要有台阶。夜间应有灯光以看清便器的位置,并应设扶手以防跌倒。对于使用轮椅的老年人,应将厕所改造成适合其需要的样式。

(3)浴室:浴室是老年人使用频率较高而又容易发生意外的地方,其设计一定要注意安全,并考虑到不同老年人的需要。老年人身体的平衡感下降,因此浴室周围应设有扶手,地面铺以防滑砖。如使用浴盆,应带有扶手或放置浴板,浴盆底部应放置防滑橡胶垫。对于不能长时间站立的老年人,可建议其使用淋浴椅坐着洗浴。沐浴时浴室温度应保持在 24~26℃,并设有排气扇以便将蒸汽排出,以免湿度过高而影响老年人的呼吸。洗脸池的设置应方便老年人自己洗漱。

5. 美化绿化　在阳台或室内摆放几盆花卉、盆景、绿草等,不但能点缀环境,给人以浓厚的生活气息,还会使居室内外充满生机和活力,对老年人的身心健康起到良好的促进作用。

6. 色彩协调　老年人对色彩感觉的残留较强,故可将门涂上不同的颜色以帮助其识别不同的房间。居室内的色彩对人的心理活动有一定影响。老年人的房间宜使用暖色调,因为暖色调可以使人心情开朗,精神振奋,有助于延缓衰老,保持青春活力。

7. 清洁卫生　老年人免疫力降低,抗病能力减弱,更应注意居室的清洁卫生。除了要经常开窗通风外,还要经常打扫,定期消毒。

8. 光线充足　老年人的居室要特别注意采光和照明。①居室应向阳,窗户朝南开,可增加日照;②住宅之间特别是高层建筑之间应保持一定的距离,以便采光;③墙壁和天花板应保持洁白,提高室内高度;④选择好照明灯,在不妨碍睡眠的情况下可安装地灯;⑤白天最好不要挂窗帘,使阳光容易透入室内。

(二)社区适老化改造

各城市均应致力于打造集居家生活、美食餐饮、医疗护理、文化娱乐、健身运动等全方位的服务与功能于一体的"医养活力社区",提供安全可及的步行环境。社区的公共设施应该安全,公共设施和配置应符合老年人的交际要求,服务要及时,其设计必须符合老年人的生理和心理的需要。比如:具备简单易行的预报和呼叫系统、设置通廊便于服务和交流,加强无障碍设计、光照设计,设置防滑、防撞设施,如扶手等。

思政元素:"中国方案"提升人民的获得感、幸福感和安全感

思政融入知识点:适老化改造

思政素材:积极应对人口老龄化国家战略

习近平总书记强调:"有效应对我国人口老龄化,事关国家发展全局,事关亿万百姓福祉。""十四五"时期是我国积极应对人口老龄化的关键"窗口期",实施积极应对人口老龄化国家战略是我国在实践中不断探索出的中国方案,是新发展阶段推动高质量发展的必然要求,对"十四五"时期和更长时期我国经济社会持续健康发展具有重大和深远的意义。

人口老龄化是挑战也是机遇。满足人民美好生活需要的一个重点就是要关注庞大的老年人口的生活需要,以多种渠道满足人民群众的养老的多样化需求,围绕"老有所养、老有所依、老有所安、老有所乐、老有所为"的目标,通过完善政策扶持体系、强化项目资金保障、提升行业服务水平、培育专业服务人员,让老年人生活更加有质量、有尊严。一方面,整体公共政策体系和各部门具体行动都应有积极应对人口老龄化的视角,要充分调动老年人参与社会发展和建设的积极性,让老年人分享社会发展成果;另一方面,要构建养老、孝老、敬老的社会环境,完善老年人关爱服务体系。作为新时代"青春养老人",我们要善于应用专业知识和技能,积极投身到应对人口老龄化国家战略中,为中国的养老事业奉献青春和智慧,从而提升人民的获得感、幸福感和安全感。

第二节　老年人睡眠照护

充足的睡眠可以消除疲劳,保护大脑神经细胞生理功能,稳定神经系统平衡,延缓衰老。老年人的睡眠质量随着年龄的增长和身体功能的衰退而下降,异常睡眠严重危害老年人的身心健康和安全,长期的不良睡眠还会降低其生活质量,导致精神疾病和跌倒的发生,进而直接或间接增加医疗资源的消耗,甚至影响老年人的寿命。照护人员根据老年人的睡眠特点调整其睡眠习惯,营造适宜的睡眠环境,协助老年人满足睡眠条件,将有效改善老年人睡眠质量,有助于促进老年人身心健康和疾病的康复,因此掌握老年人睡眠的相关知识,做好老年人的睡眠照护工作有着非常重要的意义和必要性。

一、老年人正常睡眠

(一)正常睡眠生理

正常睡眠是指正常的睡眠节律和时间,睡眠结构通常是白天清醒,黑夜睡眠。正常的睡眠节律往往是由个人生活、工作习惯所养成的,这也是通常讲的"生物钟"。

1. **睡眠的发生机制**　睡眠是由位于脑干尾端的睡眠中枢控制的。睡眠中枢向上传导冲动,作用于大脑皮质(或称上行抑制系统)使人入睡,而位于脑干上端的网状结构上行激动系统则控制觉醒。睡眠与觉醒的控制取决于大脑这两个机制的相互作用,调节着睡眠与觉醒的相互转化。中枢神经递质研究的进展,也把睡眠的发生机制与不同的中枢神经递质系统功能联系了起来。研究表明,慢波睡眠可能与脑干内5-羟色胺递质系统有关,异相睡眠可能与脑干内5-羟色胺和去甲肾上腺素递质系统有关。

2. **睡眠的生理特点**　睡眠是一种周期现象,一般每天一个周期,循环发生。睡眠与觉醒都是生理活动所必要的过程,睡眠与觉醒相比,主要的特点在于睡眠时一般表现出:①视、触、嗅、听等感觉功能暂时减退;②骨骼肌反射运动和肌张力减弱;③自主神经功能可出现一系列改变,如血压下降、心率减慢、呼吸变慢、瞳孔缩小、尿量减少、代谢率降低、胃液分泌增多、唾液分泌减少等。

3. **睡眠时相**　是睡眠状态中的特定生理过程。根据人在睡眠中的脑电图、肌电图、心电图和眼动电图以及血压和呼吸等的变化,生理学家把睡眠过程分为两大时相,即慢波睡眠和快波睡眠。这两大时相周期性交替,一夜中大约交替6次。

（1）慢波睡眠：又称为正相睡眠或非快速动眼睡眠，入睡后所发生的睡眠多属于此种。根据人脑电波的特征，一般将此时相区分为Ⅰ、Ⅱ、Ⅲ和Ⅳ期，相应于睡眠由浅入深的过程（表 2-1）。

表 2-1　慢波睡眠脑电波特征

分期	脑电波特点	意义
Ⅰ期	低振幅脑电波。频率快慢混合，以 4~7 次 /s 的 θ 波为主	常出现于睡眠开始和夜间短暂苏醒之后
Ⅱ期	较低振幅脑电波。中间常出现短暂的 12~14 次 /s 的睡眠梭形波和一些复合波	浅睡过程
Ⅲ期	短暂的高振幅脑电波。振幅超过 50μV，频率为 1~2 次 /s 的 δ 波	熟睡状态
Ⅳ期	高振幅脑电波，以 δ 波为主	深睡状态

其中，Ⅲ期与Ⅳ期仅有量的差别，而无质的不同。通常认为，Ⅳ期慢波睡眠具有促进体力及精力恢复的功能。因为观察到在长时间的体力劳动或不睡后，在恢复睡眠中此期持续时间最长。随着睡眠由浅入深，逐步丧失意识、血压稍降、心率及呼吸减慢、瞳孔缩小、体温及基础代谢率降低、尿量减少、胃液增多、唾液分泌减少、发汗功能增强，上述生理变化都较稳定。

（2）快波睡眠：又称为异相睡眠或快速动眼睡眠，此阶段睡眠特点是眼球快速转动约 60 次 /min 左右，脑电图活跃，与清醒时极为相似，而肌电图反映肌张力极低，伴有类似瘫痪时大肌肉所具有的那种不活动的状态。在快波睡眠中，肌肉几乎完全松弛，但体温、血流及脑的耗氧量均有增加，心率、血压和心排血量也有增加，经常接近清醒水平。研究认为快波睡眠有利于精力的恢复，同时对保持精神和情绪上的平衡十分重要。这一时期 80% 以上的人在做梦，梦境都是生动的、充满感情色彩的，梦境可减轻、缓解精神压力，使人将忧虑的事情从记忆中消除，故最好不要在此期打断睡眠。

慢波睡眠和快波睡眠都是人的正常生理需要，对于人的生长发育和体力的恢复有重要的意义。在慢波睡眠中，机体的耗氧量下降，但脑的耗氧量不变；同时腺垂体分泌生长激素增多，可以促进机体的生长发育，有利于体力恢复。而快波睡眠中，脑的耗氧量增加，脑血流量增多，且脑内蛋白质合成加快，但生长激素分泌减少。有人认为，剥夺慢波睡眠不利于个体体力的恢复，而剥夺快波睡眠，则会破坏个体的智力和知觉，还可导致感觉混乱和猜疑，常表现出精神不振、焦虑、沮丧、不安等心理表现。某些疾病容易在夜间发作，如心绞痛、哮喘、阻塞性肺气肿缺氧发作等，可能与快波睡眠期出现间断的阵发性表现有关。

4. 睡眠周期　人的睡眠是周期发生的，是慢波睡眠与快波睡眠不断交替重复的一种主动的过程。成人平均每晚出现 5~7 个睡眠时相周期（图 2-1），每一睡眠周期都含有从 60~120min 不等的有顺序的睡眠时相，每个周期平均历时 80~90min，包括 60min 的慢波睡眠和 20~30min 的快波睡眠。

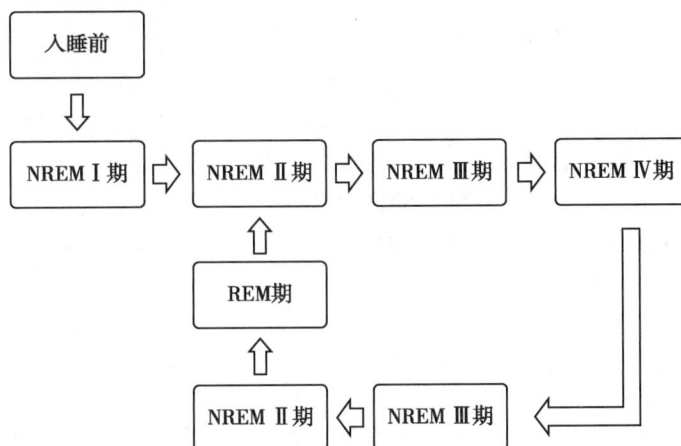

图 2-1　睡眠时相周期

（二）老年人睡眠特点

老年人由于神经元脱失和突触减少等中枢神经系统结构和功能的变化,睡眠周期节律功能受到影响,导致睡眠调节功能下降,主要表现为睡眠时间改变和睡眠结构变化。60~80岁健康老年人虽就寝时间平均为7.5~8h,但睡眠时间平均为6~6.5h,觉醒次数及时间增加,睡眠潜伏期延长,总睡眠时间及睡眠效率降低。Ⅰ期睡眠(浅睡眠)时间延长,而Ⅲ、Ⅳ期睡眠(深睡眠)随增龄而缩短,60岁以上老年人的慢波睡眠占总睡眠时间的10%以下,75岁以上老年人的非快速眼动期及Ⅳ期睡眠基本消失。老年人睡眠特点主要表现为以下几点:

1. **睡眠间断** 随年龄增加,50岁以上的人夜间睡眠间断更易出现,大约50%的老年人会出现>30min的睡眠间断。

2. **床上时间延长** 65岁以上的老年人床上时间逐渐延长。睡眠的生理节律分布发生变化,睡眠能力降低,使老年人花更多的时间躺在床上,非常容易受到声、光、温度等外界因素以及自身老年病症状的干扰,使夜间睡眠变得断断续续,醒后难以再入睡或出现早醒,实际睡眠减少。

3. **总睡眠时间变化** 随年龄增加总睡眠时间减少,80岁之后逐渐轻微增加。特别明显的是夜间睡眠时间减少,夜间睡眠肢体活动频率增加,大多睡眠处于NREM睡眠的Ⅰ期,Ⅳ期睡眠减少,更容易被叫醒;睡眠模式也由单向性的睡眠回归到婴儿时期的多项性睡眠模式,它的具体机制还不是很清楚。

除老年痴呆患者的睡眠时间变化非常明显外,健康老年人睡眠时间减少并不明显。相关研究发现老年人睡眠变化主要是缺乏维持整夜睡眠的能力。一是因为对睡眠的需求量减少,睡眠反应减弱;另一个就是生物节律控制系统作用减低。因此,老年人不必对睡眠时间减少产生恐惧,更不要把失眠或睡觉少看成负担,应该把睡眠少、浅当成是一个正常的生理现象。人的睡眠并不是睡得越多越好,每天6~8h就可以满足,老年人可能5h就足够了,中午再午睡0.5~1h,可以促使晚上睡得更好一些。而且,大多数老年人失眠是心理因素造成的,长时间卧床追求这种睡眠时间,反而使焦虑加重,形成心理障碍,形成恶性循环,加重失眠。早晨苏醒以后就要起床,不计较睡眠时间,消除心理负担。

4. **浅睡眠期增多** 老年人浅睡眠期增多,深睡眠期减少,年龄越大,睡眠越浅。表现为夜间睡眠肢体活动频率增加,大多睡眠处于非快速动眼睡眠的第一阶段,第四阶段睡眠减少,更容易被叫醒。由于浅睡眠时大脑未充分休息,导致老年人白天频繁出现小睡,以补充晚上的睡眠不足,睡眠趋向早睡早起。

二、老年人异常睡眠

老年人由于退行性变,神经系统功能的适应性明显降低,对睡眠时间改变及时差的耐受性较差。不良的睡眠习惯、情绪失调、社会心理因素、不适的睡眠环境或睡眠环境的变化均可影响老年人的正常睡眠。老年人常见的异常睡眠有:

（一）睡眠障碍

1. **概述** 睡眠障碍是指入睡、睡眠保持及睡眠时相出现障碍或者出现异常的睡眠行为。

2. **病因** 可由多种因素引起,常与躯体疾病有关,包括睡眠失调和异态睡眠。

3. **临床表现** 通常可表现为:①睡眠量异常:一类是睡眠量过度增多,另一类是睡眠量不足的失眠;②睡眠中的发作性异常:指在睡眠中出现一些异常行为,如睡行症(梦游症)、梦呓(说梦话)、夜惊(在睡眠中突然骚动、惊叫、心跳加快、呼吸急促、全身出汗、定向错乱或出现幻觉)、梦魇、磨牙、不自主笑、肌肉或肢体不自主跳动等。这些发作性异常行为不是出现在整夜睡眠中,而多是发生在一定的睡眠时期。

（二）失眠症

1. **概述** 失眠症通常指尽管有充分的睡眠条件和环境却存在对睡眠时间和质量不满足,并影响到白天社会功能的一种主观体验。

2. **病因** 导致失眠症的原因可由外界环境因素(室内光线过强、周围过多噪声、值夜班、坐车船、陌生环境),躯体因素(疼痛、瘙痒、剧烈咳嗽、睡前饮浓茶或咖啡、夜尿频繁或腹泻等),或心理因素

（焦虑、恐惧、过度思念或兴奋）引起。老年神经变性疾病、焦虑、抑郁症等疾病也常伴有失眠。

3. 临床表现　主要表现为入睡困难、睡眠中间易醒及早醒、睡眠质量低下、睡眠时间明显减少,严重者可彻夜不眠等。长期失眠易引起心烦意乱、疲乏无力,甚至出现头痛、多梦、多汗、记忆力减退,还可引起一系列临床症状,导致白天身体功能下降,常表现为醒后疲乏、日间警觉性降低、精力减退、认知功能以及行为情绪等方面的功能障碍,从而降低了生活质量。根据失眠持续时间的长短,可分为三种类型:①短暂性失眠（少于 1 周）;②短期性失眠（1 周～1 个月）;③慢性失眠（大于 1 个月）。

（三）嗜睡症

1. 概述　嗜睡症是指白昼睡眠过度（并非由于睡眠量的不适）或醒来时达到完全觉醒状态的过渡时间延长的一种状况。

2. 病因　常见原因如各种脑病、内分泌障碍、代谢异常引起的嗜睡状态或昏睡,以及因脑病变所引起的发作性睡病等。

3. 临床表现　主要表现为白天或夜间过度的睡眠,经常出现短时间（一般不超过 15min）不可抗拒性的睡眠发作,往往伴有摔倒、睡眠瘫痪和入睡前幻觉等症状。

（四）不宁腿综合征

1. 概述　不宁腿综合征是指老年人在夜间睡眠中出现不愉快的躯体感觉。

2. 病因　不宁腿综合征常见病因为尿毒症、缺铁性贫血、叶酸缺乏、妊娠、风湿性关节炎、帕金森病、多灶性运动神经病、代谢疾病和药物所致等。

3. 临床表现　表现为双侧下肢难以描述的虫蠕动感、刺痛感、麻木感、肿胀感或深部发痒,并引起全身不安的感觉,致使老年患者需要通过不停地移动肢体来缓解不适。不宁腿综合征通常是双侧性的,但可以表现为一侧较重,极少数患者的不愉快感觉位于上臂、躯干或泛化到整个身体。由于有不愉快的躯体感觉易导致患者不能启动或保持睡眠,从而引起夜间失眠和白天嗜睡。同时,患者睡眠时还可出现重复的、阵发性的运动,有时这种运动非常强烈,可致睡伴被惊醒。

（五）睡眠呼吸暂停综合征

1. 概述　睡眠呼吸暂停综合征是指在每夜 7h 睡眠中呼吸暂停反复发作 30 次以上,每次 10s 以上;或全夜睡眠期平均每小时呼吸暂停和低通气次数 >5 次。

2. 病因　常见病因包括鼻中隔偏曲、鼻息肉、鼻甲肿大、鼻腔肿瘤、腺样体肥大和鼻咽肿瘤等,其他如舌体肥大、颌骨畸形、会厌后肿瘤、喉部或颈椎畸形等,均可引起呼吸暂停症状。另外,肥胖致颈咽喉组织拥挤,甲状腺功能减退也可导致阻塞性睡眠呼吸暂停。

3. 临床表现　通常睡眠呼吸暂停综合征可分为中枢性、阻塞性和混合性等三种类型,老年人以阻塞性睡眠呼吸暂停综合征尤为多见。睡眠呼吸暂停综合征的临床主要表现为日间嗜睡、打鼾、睡眠时观察到的呼吸暂停等。打鼾是最有特征性的症状之一,大约 75% 的老年睡眠呼吸暂停综合征患者的呼吸暂停症状是由配偶或睡伴发现其高声打鼾后继之以呼吸暂停。此外,还有夜尿增多、口干、男性可有射精问题和性欲减退,在早晨或夜间头痛以及精力不充沛、反应迟钝、认知功能减退等症状。

三、老年人睡眠照护

睡眠是人的生理需要,老年人的睡眠异常受多种因素影响,睡眠不好可以严重危害老年人的身心健康和安全。照护人员在了解老年人睡眠特点和常见睡眠问题基础上,依据适当的照护原则,可以有效帮助睡眠障碍者拥有高质量的睡眠,有助于老年人身心健康和疾病的康复。

（一）老年人睡眠评估

为更好地帮助老年人提高睡眠质量,照护人员应积极掌握评估老年人异常睡眠的内容和方法,指导老年人在日常生活中更好、更快地进入睡眠状态,从而提高睡眠质量。

1. 评估内容

（1）睡眠史评估:包括询问有关入睡、睡眠保持及睡眠时出现障碍或者出现异常的睡眠行为,例如询问是入睡困难还是时睡时醒,或早醒,或醒后无清醒感;是每周超过 2~3 个晚上还是持续时间超过 1 个月;有无诱发因素、缓解或加重因素;睡眠中有无噩梦、惊恐发作、梦游、头痛、慢性疼痛、

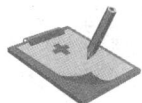

夜尿、盗汗、潮热等夜间症状;询问睡前相关行为:上床前是否有剧烈运动、情绪波动、饱食或服用药物、饮茶、喝咖啡或喝酒,白天是否午睡或长时间躺在床上等;是否使用包括支气管扩张剂、皮质激素、利尿剂、兴奋剂(如咖啡因)、抗高血压药、抗抑郁药或安眠药等药物;是否存在躯体疾患如慢性疼痛、夜间头痛、夜间心绞痛、胃食管反流、慢性肺部疾病、充血性心力衰竭、终末期肾病、癌症、艾滋病、围绝经期综合征、认知症和脑卒中等;是否存在精神疾患如焦虑、抑郁或其他情感、精神障碍等。

(2)临床心理学和神经心理学评估:评估内容主要包括:既往和现在的精神病史、精神症状主诉、以往精神科治疗和结果、物质滥用、精神病家族史,以及生长发育史、职业史及精神状态检查等。抑郁症是老年人失眠最常见原因之一。老年抑郁症与认知症相关的睡眠障碍如阿尔茨海默病、血管性神经认知障碍等,表现为每到傍晚或夜间症状加重,而白天症状减轻甚至完全消失。

(3)医学评估:老年人异常睡眠与其心血管、呼吸道、胃肠道、肾脏和肌肉骨骼系统的障碍发生密切相关,异常睡眠会引起相关疾病,而疾病又会加重异常睡眠。研究表明,睡眠时间与各种原因所致死亡率、2型糖尿病和心血管疾病之间遵循U形曲线,即睡眠时间过长或过短都会增加心血管疾病的发生率。阻塞性睡眠呼吸暂停、失眠和睡眠时间与糖代谢的关系更为突出。

2. 评估方法

(1)睡眠日记:睡眠日记是最实用、最经济和应用最广泛的评估方法。睡眠日记可能是反映老年人睡眠紊乱主观感受的最好指标,可以在较长时间里追踪老年人睡眠模式,更能准确反映老年人的睡眠情况。内容包括:上床时间、起床时间、睡眠潜伏期、夜间醒来次数和持续时间、打盹、使用帮助睡眠的物质或药物、各种睡眠质量指数和白天的功能状况。

(2)多导睡眠图:多导睡眠图又称睡眠脑电图,能对睡眠障碍做出全面评定,是睡眠检测的"金标准"。指利用脑电图、眼动电图、肌电图、心电图、胸腹部呼吸张力、口鼻气流量、血氧饱和度及体位、体动等多通道指标用来综合评估睡眠障碍的检测手段。通过综合分析处理各通道生理信号,多导睡眠图能够得出与睡眠结构相关的具体数据,如总睡眠时间、睡眠潜伏期、睡眠效率、觉醒时间及次数、非眼球快速运动各期比例等;另外,多导睡眠图还能鉴别诊断睡眠呼吸事件类型(如打鼾、阻塞性睡眠呼吸暂停、不宁腿综合征等)和持续时间。

(3)体动记录仪:体动记录仪可模拟与"睡眠-觉醒周期"相类似的"休息-运动周期",由于进入睡眠后肢体活动度减少和肌肉张力降低,其通过测量肢体的休息-运动情况而间接反映睡眠-觉醒情况。体动记录仪主要包括传感器、储存器及数据分析系统,通过内置的三轴加速从3个方位轴记录肢体的轻微移动,每秒数次采样、实时连续记录的数据先保存于存储器,然后通过数据分析整合,得出包括总睡眠时间、睡眠开始时间、睡眠延迟时间、觉醒时间、觉醒次数、睡眠效率等最终的监测结果。

(4)阿森斯失眠量表:阿森斯失眠量表是临床常用的睡眠障碍的评估量表之一。它要求对被测者过去1个月的睡眠情况进行评估,包含被测者入睡时间、夜间苏醒、早醒、总睡眠时间、总睡眠质量、白天情绪、白天身体功能及白天嗜睡8个因子进行评估,各因子以0~3分进行4级评分。如果总分<4分,则无睡眠障碍;如果总分在4~6分,为可疑失眠;如果总分>6分,为失眠。得分越高,表示睡眠质量越差。

(5)匹兹堡睡眠质量指数量表:是一种广泛应用评价睡眠质量的工具,具有良好的信度和效度。该量表从主观睡眠质量、入睡障碍、睡眠时长、睡眠效率、睡眠连续性、是否应用安眠药以及日间功能七个维度评价睡眠质量。各个维度的得分相加即为睡眠质量的得分,总分为21分,得分越高,代表睡眠质量越差。

(6)Epworth嗜睡量表:Epworth嗜睡量表记录了受试者在8种不同情况下出现打盹的可能性,并按0~3分4级打分。总分相加即可反映老年人一般睡眠倾向,正常人群的平均分在7.6分左右,得分超过10分为异常。

(7)评估睡眠卫生状态的量表:老年人睡眠自我评估量表可用来了解其与睡眠相关的信念、态度、卫生和行为习惯等方面的情况。常用的睡眠卫生状态量表有美国弗吉尼亚医学院睡眠专家Morin教授编制的睡眠信念和态度量表,在临床上用来辨别老年人入睡前出现在大脑中严重影响情绪的非理性想法;还有美国睡眠专家Lacks和Robert编制的睡眠卫生意识和习惯量表,包括睡眠卫生知识、睡眠卫生习惯、咖啡因知识3个部分,用来了解老年人的活动和食物对睡眠的影响以及环境因素对睡眠的破坏程度和老年人的不良睡眠活动。

(二)老年人睡眠环境布置

1. 室内温、湿度 老年人体温调节能力差,夏季室内温度保持在24~26℃,冬季室温保持在18~22℃,相对湿度50%~60%为宜。

2. 声光及色彩 居室环境应保持安静。老年人视觉适应力下降,光线过暗会造成看不清周围景物而发生跌倒、坠床等安全问题,夜间应有夜灯或地灯等适当的照明设施。墙壁颜色淡雅,可避免老年人情绪兴奋或焦虑。

3. 通风 居室要经常通风以保证室内空气新鲜,建议每日开窗通风2次,每次30min以上。

4. 居室内设备 室内设备应简单实用,靠墙摆放,家具的转角应尽量选择弧形,以免夜间碰伤起夜的老年人。对于不能自理的老年人,睡前将所需物品放置于合适位置,如水杯、痰桶、便器等。

5. 卫生间 卫生间应靠近卧室,卫生间内设置坐便器并设有扶手,地面铺防滑砖。叮嘱老年人上床前排空大小便,避免和减少起夜对睡眠造成的影响。

6. 整理床铺 检查老年人床铺有无渣屑,按压床铺硬度,展开被褥平整铺床,被褥松软适中。铺好被窝,拍松枕头,枕头高度为6~9cm,或按照老年人的习惯选择高度。冬天可使用热水袋或其他方法温暖被窝。

(三)老年人睡眠照护措施

1. 注重环境调适,创设良好睡眠氛围

(1)营造温馨环境,增加舒适度:加强居室管理,保持居室的安全、安静、舒适、整洁、空气清新、温湿度适宜、夜间光线柔和,建议老年人穿着宽松舒适且纯棉材质的服装为好,以利于睡眠。

(2)增加交流,减少陌生感:老年人入住机构后,照护人员应以热情亲切的态度与之交流,主动介绍居室环境、同室老年人,使其能够迅速消除不安,减少寂寞感;鼓励老年人向照护人员及家人倾诉内心想法,疏泄郁闷,从而消除陌生感和紧张、恐惧心理。尽量按其年龄、病情、文化程度、嗜好、睡眠有无鼾声等情况安排床位,鼓励老年人积极参加日间活动,教会老年人心理调适的技巧。

(3)合理调配照护项目和时间:统筹安排照护时间与照护项目,尽量减少医源性的睡眠干扰,为老年人创设安静、舒适且持续性的睡眠休养环境。

2. 讲究睡眠卫生,养成良好饮食习惯

(1)强化饮食教育:照护人员对老年人特别是某些老年患者进行健康宣教时要着重说明饮食的要求,帮助其知晓对睡眠有一定影响的食物。

(2)保证营养均衡:注重一日三餐食物的合理搭配,控制总热量,满足每日所需,减少脂肪和糖类的摄入,尽量以清淡饮食为主。在病情允许的情况下,宜多食高蛋白、高维生素食物,如鱼、瘦肉、奶、蛋等优质蛋白,少吃油炸、高糖类食物。

(3)睡前谨慎进食:告知老年人睡前可饮少量热牛奶,不宜大量饮水或浓茶、咖啡、含酒精类饮品,以防夜间频繁如厕而影响睡眠。

3. 维持规律作息,建立良好的睡眠行为

(1)建立正常睡眠活动周期:照护人员应为老年患者创造安静、舒适的睡眠环境,消除各种不良刺激,指导并帮助老年患者制订合理的作息计划,养成良好的睡眠习惯。照护人员可以与老年人共同制订活动、休息与睡眠时间表,并督促其进行有规律的生活作息,增加日间活动量,注重效果评价,帮助老年人逐步建立正常的睡眠活动周期。

(2)限制床上活动:睡前应调整老年人轻松愉快的睡眠情绪,不多想令人压抑和焦虑的事情。建议老年人尽量不要在床上做非休息运动,督导老年人按时上床,睡前不看紧张刺激性的电视节目、不吸烟,不在床上玩手机、玩电脑等。

(3)教会正确睡姿:老年人右侧卧位有利于血液循环。

4. 积极治疗原发病,减轻躯体不适 照护人员通过查体与评估,细致观察病情变化,系统分析老年人躯体不适的原因,为其提供合理化、个性化的照护措施,最大程度减少疾病给老年人机体带来的

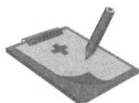

不适感,减轻对睡眠的影响,例如:为呼吸道感染的老年患者进行雾化吸入,可降低夜间咳嗽带来的睡眠不适;为频繁发作的心绞痛老年患者安排专人照护,备好急救用物,减轻其因担心病情不敢入睡的焦虑感;嘱咐左心功能不全的老年患者夜间取半坐卧位以减轻呼吸困难;给予顽固性头痛的老年患者适度的镇痛药物,以减轻其头痛,促进睡眠。

5. 合理用药　对于去除外源性因素后仍无法入睡的老年人,可以遵医嘱在其睡前给予药物辅助睡眠。用药前,照护人员应严格查对,做好用药宣教:①告诉老年人合理用药在于帮助其重建正常的睡眠规律,不会产生依赖性,减轻老年人的心理负担;②告知老年人服药依从性的重要性,服药的最佳时间及方法,常见的不良反应等,避免老年人私自停药或改变药量,从而提高老年人药物治疗的安全性、依从性及有效性;③对于肿瘤引起的疼痛,应给老年患者定时、定量使用止痛药,做好健康宣教,并按世界卫生组织制定的三阶梯止痛疗法,及时有效地控制疼痛,促进睡眠。

6. 加强心理照护　开展心理照护的前提是建立和谐融洽的人际关系,这需要照护人员要有良好的沟通技巧,要用热情真诚的态度与老年人沟通,耐心倾听他们的心理诉求,设身处地为老年人着想,给他们以安全感、信任感,引导其宣泄内心深处的压抑和不良情绪。协助老年人获得必要的社会支持,协调家庭关系,动员其家属给予老年人精神上和生活上的大力支持,以消除老年人的顾虑与担忧,帮助其尽快摆脱心理因素而造成的睡眠障碍。

四、老年人睡眠照护技术

【操作目的】

布置良好的睡眠环境,协助行动困难的老年人上床睡觉,改善老年人的睡眠质量。

【操作程序】

1. 评估

(1)辨识老年人,与老年人沟通交流。

(2)评估老年人的性别、年龄、体重、病情、用药史、睡眠习惯等。评估老年人肢体活动度,身体有无留置管道;有无睡前用药;有无身体不适;评估床铺、被褥是否适合。

(3)评估老年人睡眠环境。

2. 计划

(1)环境准备:整洁、安静、舒适、安全,关闭门窗,拉好窗帘。

(2)老年人准备:洗漱、排大小便完毕,做好睡前心理准备。

(3)照护人员准备:着装整洁,洗手,戴口罩。

(4)用物准备:根据季节备床褥、棉被、毛毯等,必要时备 3~5 个软枕或体位垫。

3. 实施

操作流程	操作步骤	要点说明
1. 核对解释	(1)核对老年人,与老年人解释操作的目的、方法;询问老年人睡眠习惯,对床铺及环境温湿度有无特殊要求 (2)解释操作过程中老年人的注意事项	
2. 铺被调整	(1)关闭门窗,闭合窗帘 (2)检查床单位 (3)展开被褥平铺 (4)拍松枕头 (5)展开盖被,呈"S"形折叠至对侧	• 检查床铺有无渣屑,按压并检查床铺及被褥软硬度 • 检查有无皱褶 • 枕头高度随老年人习惯适当调整
3. 布置环境	(1)调节室内空调或暖气开关 (2)调整适宜睡眠的温湿度 (3)物品布局合理	• 便器、水杯、拐杖置于触手可及之处

操作流程	操作步骤	要点说明
4. 椅 - 床转移	（1）搀扶老年人站立：照护人员的双膝抵住老年人的双膝，两手臂环抱老年人腰部夹紧；老年人身体前倾于照护人员肩部 （2）搀扶老年人坐在床沿：照护人员以自己的身体为轴转动，将老年人移到床沿并坐稳	
5. 协助睡眠体位	（1）协助老年人脱鞋、脱裤子 （2）将老年人的双腿先后移至床上 （3）协助老年人脱衣服 （4）协助老年人取舒适的体位（以健侧卧位为宜） （5）盖好盖被，拉好床挡，询问老年人有无其他需求	• 注意下肢保暖 • 如老年人有患肢，脱上衣时先脱健肢，再脱患肢 • 垫上软枕或体位垫
6. 关门退出	（1）开启地灯、关闭大灯 （2）轻步退出房间，轻轻关门	
7. 整理用物	整理物品，将物品放回原处	
8. 洗手记录	（1）用七步洗手法洗手 （2）记录老年人睡眠时间、睡眠质量、有无异常睡眠	
9. 观察巡视	每 2h 巡视一次老年人房间，观察老年人睡眠情况	• 做到走路轻、开（关）门轻；发现异常情况应及时汇报或建议老年人尽快就医

4. 评价

（1）老年人自述睡眠质量较好，对睡眠照护措施满意度高。

（2）老年人了解引发睡眠问题的常见原因、临床表现和照护措施，了解所患疾病防治知识等。

（3）尊重老年人，沟通及时有效。

（4）操作过程中注重老年人的安全及隐私保护，体现人文关怀。

（5）照护人员在操作中运用节力原则。

【注意事项】

1. 心理压力常会导致出现异常睡眠，照护人员应注意观察，及时与老年人谈心，多陪伴、多倾听，使其心理压力得以疏导，减轻对健康的影响。

2. 睡眠习惯影响睡眠质量，起床与就寝的时间应有规律。照护人员可根据老年人常年养成的习惯，为其安排睡眠环境，纠正不健康的睡眠习惯，使老年人养成良好的生活习惯。对痴呆和睡眠形态紊乱（昼夜颠倒）的老年人，应给予特殊照顾，设法调整睡眠，以保证夜间睡眠。

3. 净化空气时要注意保暖，避免老年人受凉，可以在室内无人时开窗通风。如果室内有不能起床的老年人，可以用被单、毛毯或屏风等物遮挡老年人，避免对流风直接吹在老年人身上。

4. 协助老年人翻身、改变体位或更换热水袋时，注意动作轻稳，不要惊醒老年人。

5. 冬季在老年人被褥中放置热水袋时，注意温度不要太高，水温控制在 50℃左右，避免烫伤。

6. 对服用安眠药的老年人要密切注意观察药物反应，发现异常及时报告医生，并注意对老年人日常生活的安全照顾，以防发生意外。

7. 注意安全风险因素

（1）着凉、感冒：操作过程中未适时保暖，或老年人入睡后未及时关闭门窗，导致对流风直接吹在老年人身上而着凉、感冒。

（2）烫伤：未考虑老年人对温度敏感性较差，热水袋温度太高，造成烫伤。

（3）药物副作用：未及时发现药物副作用，或未及时观察安眠药等药物反应，未发现异常及时报

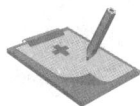

告医生。

（4）给药差错：未核对辅助睡眠的药物,造成药物、剂量、浓度、方法、时间等错误,产生相应严重后果。

（5）跌倒和损伤：协助老年人适度运动时未注意环境安全,造成跌倒和意外损伤。

（6）坠床：睡眠照护过程中未及时抬起床挡,造成老年人坠床。

【健康指导】

1. 睡眠习惯指导

（1）指导老年人每天（包括节假日）按时起床和就寝,建议晚 21：00 就寝至次日清晨 5：00 起床,午睡时间不宜过长,一般 30~60min。

（2）睡前温水洗漱,排空大小便,穿宽松睡衣。

（3）睡前避免阅读有刺激易引发不适的书刊,避免看情节刺激、激烈的电视节目,建议把不愉快或未完成的事情用笔记录下来,减少就寝后惦念。

（4）睡前可热水泡脚,温度在 40℃左右,水中浸泡 10~15min,按摩足背和足底涌泉穴,双侧各 100次,直至脚底发热。

（5）睡前可适当开展有身体放松和镇静作用的活动,如按摩推拿、气功、静坐等。

2. 饮食指导

（1）饮食有规律,营养均衡,控制总热量,食物应营养丰富、清淡、易消化,多食新鲜水果、蔬菜,忌油腻、厚味、辛辣等刺激性食物,减少诱发失眠的因素。

（2）晚餐不宜过饱,晚餐后或睡前不食用或饮用对中枢神经系统有兴奋作用的食物、饮料,如咖啡、浓茶和白酒等,减少饮水量。

（3）根据老年人具体情况配制合理的膳食。

（4）每晚睡前可喝热牛奶促进睡眠。

3. 活动指导　鼓励老年人规律锻炼,指导其非睡眠时间进行轻度的运动,如打拳、舞剑、骑车、打球、散步、游泳、练气功等。

（1）散步：一般 2 次 /d,安排在早餐后 1h 及午休后 1h,1 次 30~60min,行走路程 300~500m,由老年人自由决定运动间歇,以感到轻度疲劳为终点。

（2）医疗体操及器械锻炼：如原地自行车、运动平板等,主要提供给因病情需要不宜远离病房者,或气候变化不宜户外活动者。运动强度与时间也由老年人自由控制,但每次不少于 30min,2 次 /d,运动间歇由老年人自主决定,以感到轻度疲劳为终止点。

（3）人工辅助躯体被动运动：由照护人员进行大、小关节活动等床上被动肢体锻炼。

4. 用药指导

（1）不自行购买和服用镇静催眠药物,若确有需求,必须在医师指导下服用。

（2）对于去除外源性因素后仍无法入睡的老年人,需在医生指导下选择合适的药物帮助睡眠。

（3）对于抑郁、焦虑程度严重的老年人,可遵医嘱给予抗抑郁、焦虑药物治疗。

5. 心理指导

（1）老年人常存在抑郁、焦虑、恐惧、紧张等情绪,并伴有躯体不适感,应尊重和关心老年人,理解老年人的痛苦,稳定老年人的情绪,耐心开导和安慰,耐心倾听其倾诉。

（2）多与老年人交谈,以通俗易懂的语言为其讲解老年常见疾病的发生、发展、治疗、护理等内容,使其消除不良情绪,树立战胜疾病的信心。

（3）密切观察老年人的心理变化,有抑郁和焦虑的老年人,采取音乐疗法和冥想法,在傍晚播放轻音乐,让老年人联想音乐中所传达的美好意境,使其身心放松。

（4）鼓励老年人多参与社会活动,保持正常社交,增加生活乐趣,避免产生轻生情绪。

（5）指导家庭成员主动参与改善老年人睡眠的工作,帮助老年人妥善处理各种引起不良心理刺激的事件。指导家属常给老年人按摩表达关心,使老年人感觉温暖。

本章小结

1. 本章讲述了老年人居住环境布置和老年人睡眠照护的相关知识。

2. 重点是老年人睡眠照护的原则、改善老年人睡眠的照护措施和老年人睡眠照护技术。

3. 难点是正常睡眠生理与老年人的异常睡眠。

4. 学习过程中应明确老年人居住环境和睡眠与积极老龄化、健康老龄化的关系,理解城市和家庭环境适老化改造的意义,认识到积极应对人口老龄化国家战略带给人民的幸福感、满足感和获得感,从而认真实践老年人居住和睡眠环境的布置并协助老年人安全舒适入睡。

（郭 飔）

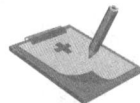

第三章　老年人清洁照护

第三章
数字内容

学习目标

1. 掌握：老年人口腔清洁；床上洗头；卧有老年人床整理及更换床单法；衣物更换的操作要点。
2. 熟悉：老年人常用漱口溶液；老年人义齿的护理方法；老年人压疮照护与预防管理；仪容修饰的主要内容。
3. 了解：老年人的卫生需求；适合老年人特点的服装、鞋袜。
4. 学会：口腔照护、头发护理、卧有老年人床整理及更换床单法和衣物更换等照护技术。
5. 具有：辛勤劳动、诚实劳动、创造性劳动的劳动精神；人文关怀，对老年人关心体贴，敬老、孝老、爱老。

清洁卫生是人类最基本的生理需要之一。正常人都能满足自己的清洁卫生需求，但是老年人由于身体各功能的退化，活动能力下降，自我照护能力出现不同程度的降低或丧失，无法满足自身的清洁需要。为了满足老年人身体清洁需要；维持皮肤健康，减少感染的机会；促进舒适、睡眠及肌肉放松；维护老年人的自尊及自我形象，照护人员应及时评估老年人日常生活活动能力、健康及清洁状况，尊重老年人习惯，保护老年人隐私，督促、协助或帮助老年人完成口腔、头发、皮肤等清洁卫生工作。

导入情景

邓奶奶，76岁，失能老年人，既往高血压史，思维清楚，因为高血压、脑梗死后遗症导致右侧肢体偏瘫而卧床多年，自己能够在床上翻身，精神欠佳。今日查房，老年人诉头皮发痒、头发油腻，嘴巴很苦，舌头疼，不能吃饭，医护人员查看时检查口腔，发现口腔内有多处白色斑点和溃疡，并且有异味。

工作任务：
1. 请为邓奶奶制订照护计划。
2. 请照护人员改善邓奶奶的头发清洁情况与口腔问题。
3. 请照护人员书写照护工作反思报告。

第一节　老年人口腔清洁照护

口腔由颊、硬腭、软腭及舌等组成。口腔具有辅助说话、咀嚼食物、水解淀粉及分泌唾液等重要功

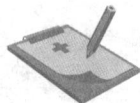

能。由于口腔的温度、湿度和食物残渣适宜微生物的生长繁殖,使口腔内存在大量微生物。口腔与外界相通,也是病原微生物侵入人体的主要途径之一。口腔清洁不及时可引起口臭,并影响食欲和消化功能。对于老年人来说口腔清洁能预防误吸、预防口腔内细菌引起的肺炎等。因此,实施口腔照护是维持老年人整体健康的重要环节。

一、口腔清洁

口腔是消化道的起始部分,口腔内有牙、舌等器官。正确进行口腔清洁,能够有效地保持口腔湿润、减少病菌、预防口腔炎症、口臭及其他并发症。

(一)老年人口腔卫生指导

1. 口腔卫生状况评估 评估老年人的口腔卫生状况,根据老年人的具体情况提出有针对性的照护计划及措施,有利于老年人维持最佳的口腔健康状态(表 3-1)。

表 3-1 老年人口腔评估内容及照护要点

评估内容	照护要点
老年人全身自主活动能力	失能者可在床上,头偏向一侧协助护理 半失能者可协助床边或洗漱台前刷牙 可自主活动者鼓励独立完成口腔清洁
老年人口腔清洁情况	口腔是否有食物残渣、牙齿有无牙菌斑
观察口唇颜色、有无干裂、出血	口唇干燥时可以涂唇膏或液状石蜡
观察口腔黏膜的颜色和完整性	选择对症的漱口液,有溃疡要及时处理
观察牙的数量是否齐全,有无义齿	有可摘除的义齿,口腔清洁前要摘除
观察牙龈的颜色	是否有红肿、出血等情况
观察舌的颜色、湿润度,有无溃疡	可用刮舌器清洁舌苔;有溃疡等对症治疗
观察口腔气味	发现烂苹果、臭味等异味时,立即通知医生进行诊治
清洁过程中观察老年人变化	及时清除口腔内分泌物及液体,防止误吸、呛咳

2. 养成良好的口腔卫生习惯 照护人员通过对老年人的评估,了解老年人对口腔照护的认知情况,对口腔清洁重要性认识不足的老年人进行健康宣教,使其了解口腔清洁的有关知识,指导其养成良好的饮食习惯和口腔卫生习惯。如每日晨起、晚上睡前刷牙,餐后漱口,少食甜食等。

> **知识链接**
>
> **老年人口腔健康标准**
>
> 世界卫生组织认为老年人口腔里应保证有 20 颗以上牙齿,才能够维持口腔健康功能的需要。世界卫生组织制定的牙齿健康标准是:牙齿清洁、没有龋齿、没有疼痛感、牙龈的颜色呈正常的粉红色、没有出血的现象。

3. 正确选择和使用口腔清洁用具 牙刷应选用刷头较小、表面平滑、刷毛质地柔软的牙刷,使用期间保持清洁和干燥,一般每 3 个月更换一次。牙膏应选择无腐蚀性的牙膏,以免损伤牙齿。药物牙膏能抑制细菌生长,起到防止龋齿和治疗牙齿过敏的作用;含氟牙膏具有抑菌及保护牙齿的作用;水果香型的牙膏具有爽口和清新口气的作用。但牙膏不宜常用一个品牌,应经常更换。

(二)正确保持口腔健康的方法

1. 采用正确的刷牙方法 刷牙可清除食物残渣,有效减少牙齿表面与牙龈边缘的牙菌斑,而且具有按摩牙龈的作用,有助于减少口腔环境中的致病因素,并增强组织抗病能力。刷牙通常于晨起和就

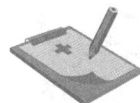

寝前进行,每次餐后也建议刷牙。目前提倡的刷牙方法有颤动法和竖刷法。颤动法刷牙时,牙刷毛面与牙齿成45°,刷头指向牙龈方向,使刷毛进入牙龈沟和相邻牙缝内,作短距离的快速环形颤动。每次只刷2~3颗牙齿,刷完一个部位后再刷相邻部位。对于前排牙齿内面,可用牙刷毛面的顶部以环形颤动方式刷洗;刷牙齿咬合面时,将刷毛压在咬合面上,使毛端深入裂沟区做短距离的前后来回颤动。竖刷法是将牙刷刷毛末端置于牙龈和牙冠交界处,沿牙齿方向轻微加压,并顺牙缝纵向刷洗,分别对牙齿的外侧面(图3-1A)、内侧面(图3-1B)、咬合面(图3-1C)进行刷洗。需要注意的是,避免采用横刷法,即刷牙时作左右方向拉锯式动作,此法可损害牙体与牙周组织。每次刷牙时间不应少于3min。

刷完牙齿后,再由内向外刷洗舌面(图3-1D),以清除食物碎屑和减少致病菌。当协助老年人刷牙时,可嘱其伸出舌头,握紧牙刷并与舌面呈直角,用较小力量先刷向舌面尖端,再刷舌的两侧面。之后嘱老年人彻底漱口,清除口腔内的食物碎屑和残余牙膏。必要时重复刷洗和漱口,直至口腔完全清洁。之后用清水洗净牙刷,甩去多余水分后控干,待用。

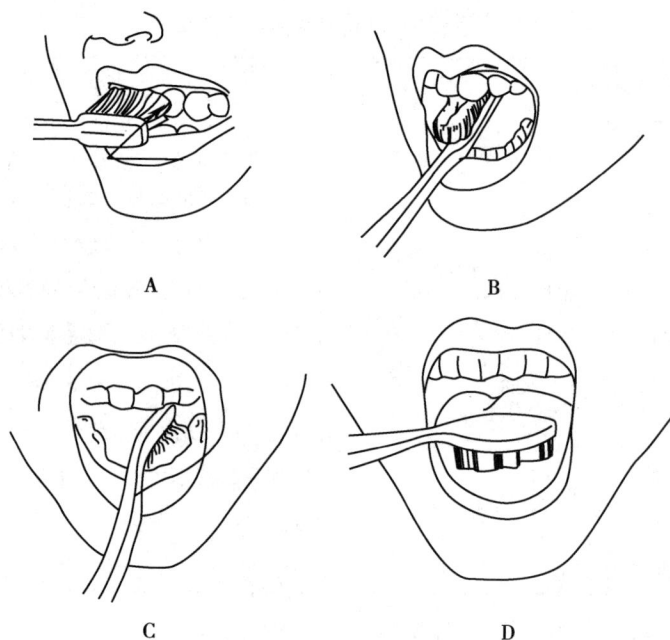

图3-1　刷牙方法

A. 外侧面牙齿刷法;B. 内侧面牙齿刷法;C. 咬合面牙齿刷法;D. 舌面刷洗法。

2. **正确使用牙线**　若刷牙不能彻底清除牙齿周围的牙菌斑和碎屑,可使用牙线(图3-2A)清除牙间隙食物残渣,去除齿间牙菌斑,预防牙周病。尼龙线、丝线及涤纶线(图3-2B)均可作牙线材料,建议每日使用牙线剔牙两次,餐后立即进行效果更佳。

具体操作方法是将牙线两端分别缠于双手示指或中指,以拉锯式将其嵌入牙间隙(图3-2C、D)。拉住牙线两端使其呈"C"形,滑动牙线至牙龈边缘,绷紧牙线,沿一侧牙面前后移动牙线以清洁牙齿侧面,然后用力弹出(图3-2E),再换另一侧,反复数次直至牙面清洁或将嵌塞食物清除。使用牙线后,需彻底漱口以清除口腔内的碎屑。操作中注意对牙齿侧面施加压力时,施力要轻柔,切忌将牙线猛力下压,以免损伤牙龈。

二、义齿的清洁

老年人常有牙齿缺失者,为保持良好的形象和维持正常的口腔功能,可合理佩戴义齿(假牙)。义齿可促进食物咀嚼,便于交谈。日间佩戴义齿,因其会聚集食物碎屑、牙菌斑及牙石,所以义齿需要清洁护理。自理或意识清醒的老年人使用活动性义齿时,白天佩戴有利于增进咀嚼功能、说话与保持面部形象;晚间摘下,减少对软组织与骨质的压力,使牙龈得到充分休息,防止细菌繁殖,并按摩牙龈。不能自理者或意识障碍者,照护人员应协助其做好义齿的清洁护理。操作时,照护人员操作前洗净双手,帮助老年人先取上腭再取下腭的义齿。用牙刷刷洗义齿的各面,用冷水冲洗干净,漱口后再戴上

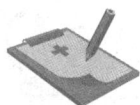

义齿。白天佩戴，晚上摘下。义齿取下后和佩戴前均应做口腔照护。取下的义齿浸泡在贴有标签的加盖冷开水（30℃以下）杯中，每天换水一次。不可用热水或乙醇浸泡，以免义齿变色、变形和老化。如遇义齿松动、脱落、破裂、折断，但未变形时，应将损坏的部件保存好（图3-3）。

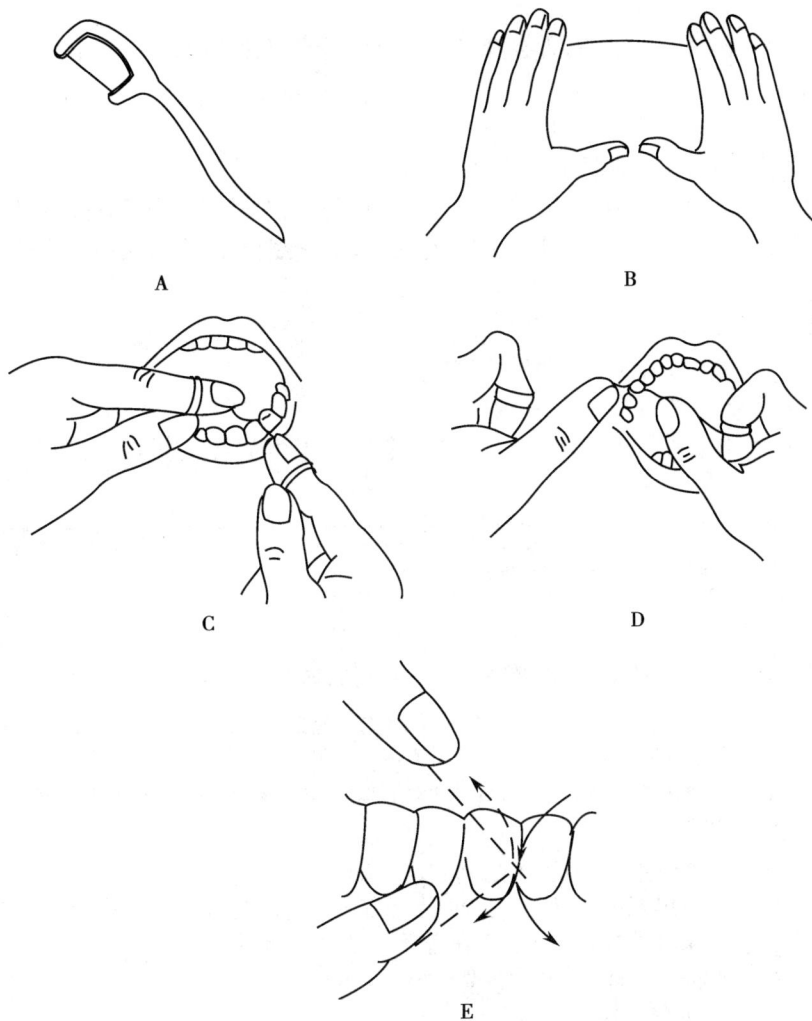

A

B

C

D

E

图 3-2　牙线剔牙法

A. 牙线；B. 使用丝线或尼龙线作牙线；C. 拉锯式将牙线嵌入牙间隙，清洁下牙；
D. 拉锯式将牙线嵌入牙间隙，清洁上牙；E. 将牙线用力弹出，每个牙缝反复数次。

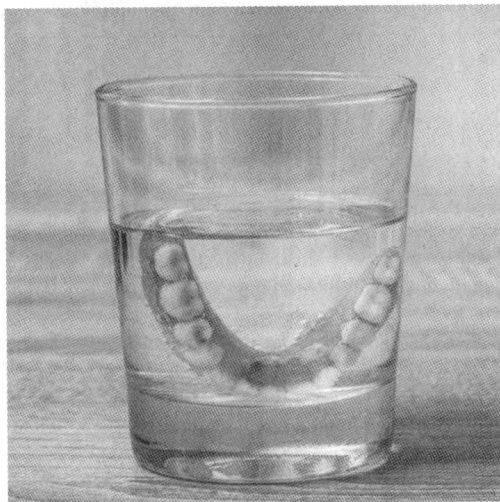

图 3-3　浸泡义齿

三、口腔照护技术

（一）协助老年人漱口

【操作目的】

协助老年人漱口,保持口腔清洁、无异味,促进食欲,观察口腔情况,预防疾病。

【操作程序】

1. 评估

（1）辨识老年人,与老年人沟通交流。

（2）评估老年人的性别,年龄,病情,意识状态,合作程度,对漱口操作的认知程度。

（3）评估老年人有无口腔疾患,溃疡、义齿、牙齿松动、牙龈出血,食管疾患,有无呕吐,吞咽障碍。

2. 计划

（1）环境准备:整洁、安静、舒适、安全。

（2）老年人准备:能配合操作,了解操作目的。

（3）照护人员准备:着装整洁,洗手,戴口罩。

（4）用物准备:水杯1个、吸管1根、弯盘或小碗1个、毛巾1条、必要时备润唇膏1支。

3. 实施

操作步骤	操作程序	要点说明
1. 准备	核对老年人房间号、床号、姓名,备齐用物携至老年人床旁	
2. 沟通	向老年人解释操作目的及注意事项,取得老年人配合	
3. 摆放体位	（1）协助老年人侧卧位,抬高头胸部或半坐卧位,使其面向照护人员 （2）将毛巾铺在老年人颌下及胸前部位,弯盘置于口角旁	• 卧床老年人漱口时,口角边垫好毛巾 • 避免污染被服
4. 协助漱口	（1）水杯内盛2/3满漱口液,递到老年人口角旁,直接含饮或用吸管吸入漱口液至口腔后闭紧双唇,用一定力量鼓动颊部,使漱口液在牙缝内外来回流动冲刷 （2）吐漱口水至口角边的弯盘或小碗中,反复多次直至口腔清洁 （3）用毛巾擦干口角水痕,必要时涂擦润唇膏	• 每次含漱口水的量不可过多,避免发生呛咳或误吸
5. 整理用物	撤去用物,协助老年人摆好体位	
6. 洗手记录	（1）按七步洗手法洗手 （2）记录执行时间和效果	• 预防交叉感染

4. 评价

（1）老年人了解口腔清洁的相关知识,漱口后达到预期效果。

（2）照护人员做到安全、正确、无差错,无不良反应发生。

（3）老年人主动配合,与老年人的沟通顺畅。

【注意事项】

1. 昏迷老年人禁止漱口,以免引起误吸。

2. 协助老年人漱口时,注意听取老年人主诉,观察老年人口腔时,对长期使用抗生素的老人,应注意观察口腔有无真菌感染。

3. 注意安全风险因素

（1）呛咳:漱口水量过多,造成呛咳窒息。

（2）误吸:头未偏向一侧,漱口时容易引发误吸。

（3）感染:照护人员未洗手,给老年人使用了未清洁消毒的水杯等用具,造成老年人消化道感染。

（4）口腔气管异物：未摘取义齿清洗,义齿遗漏在口腔、气管。

（5）烫伤：未测水温,造成老年人烫伤。

（6）坠床：过程中未及时抬起床挡,造成老年人坠床。

【健康指导】

1. 告知老年人口腔清洁的重要性。

2. 指导老年人正确刷牙的方法。

3. 指导家属学会协助老年人口腔照护。

4. 指导老年人定期做口腔检查,早发现早治疗。

（二）协助老年人刷牙

【操作目的】

协助老年人刷牙,保持口腔清洁、无异味,促进食欲,观察口腔情况,预防疾病。

【操作程序】

1. 评估

（1）辨识老年人,与老年人沟通交流。

（2）评估老年人的性别、年龄、病情、意识状态、合作程度、对刷牙操作的认知程度。

（3）评估老年人有无口腔疾患,溃疡、义齿、牙齿松动、牙龈出血,有无食管疾患,有无呕吐、吞咽障碍。

2. 计划

（1）环境准备：整洁、安静、舒适、安全。

（2）老年人准备：能配合操作,了解操作目的。

（3）照护人员准备：着装整洁,洗手,戴口罩。

（4）用物准备：牙刷1把、牙膏1支、漱口杯1个、毛巾1条、一次性治疗巾1块、脸盆1个、必要时备润唇膏1支。

3. 实施

操作步骤	操作程序	要点说明
1. 准备	核对老年人房间号、床号、姓名,备齐用物携至老年人床旁	
2. 沟通	向老年人解释操作目的及注意事项,取得老年人配合	
3. 摆放体位	协助老年人取坐位,将一次性治疗巾铺于老年人胸前,放稳脸盆	• 脸盆放稳,避免打湿床铺,如果打湿及时更换床铺
4. 指导刷牙	（1）在牙刷上挤好牙膏,水杯中盛2/3满漱口水 （2）递给老年人水杯及牙刷,嘱老年人身体前倾,先漱口,刷牙齿的内、外面时,上牙应从上向下刷,下牙应从下向上刷;咬合面应从里向外旋转着刷。刷牙时间不少于3min	• 刷牙时嘱老年人动作轻柔,以免损伤牙龈
5. 协助漱口	刷牙完毕后协助老年人漱口。用毛巾擦净老年人口角水痕	
6. 整理用物	撤去用物,协助老年人摆好体位。必要时涂擦润唇膏	
7. 洗手记录	（1）按七步洗手法洗手 （2）记录执行时间和效果	• 预防交叉感染

4. 评价

（1）老年人了解口腔清洁的相关知识,刷牙后达到预期效果。

（2）照护人员做到安全、正确、无差错,无不良反应发生。

（3）老年人主动配合,与老年人的沟通顺畅。

【注意事项】

1. 刷牙过程中应用一次性治疗巾铺于胸前,避免浸湿衣服。

2. 刷牙时嘱老年人按照一定顺序刷,保证所有部位都刷到、刷干净。

3. 注意安全风险因素

（1）呛咳：漱口水量过多,造成呛咳窒息。

（2）误吸：头未偏向一侧,刷牙时容易引发误吸。

（3）感染：照护人员未洗手,给老年人使用了未清洁消毒的水杯等用具,造成老年人消化道感染。

（4）口腔气管异物：未摘取义齿清洗,义齿遗漏在口腔或气管。

（5）烫伤：未测水温,造成老年人烫伤。

（6）坠床：过程中未及时抬起床挡,造成老年人坠床。

【健康指导】

1. 告知老年人口腔清洁的重要性。

2. 指导老年人学会手动刷牙或电动刷牙的步骤及注意事项。

3. 介绍义齿的护理方法。

4. 建议每年至少做 1 次口腔检查。

（三）特殊口腔照护

特殊口腔照护是根据老年人的病情和口腔情况,运用特殊的护理工具,采用恰当的清洁液,为老年人清洁口腔的方法。常用于昏迷、禁食、鼻饲、高热、口腔疾患、术后及生活不能自理的老年人。一般每日 2~3 次,如病情需要,可酌情增加次数。

【操作目的】

1. 保持口腔清洁、湿润,预防口腔感染等并发症。

2. 去除口臭、口垢,促进食欲,保持口腔正常功能,促进老年人舒适。

3. 观察口腔黏膜和舌苔的变化及特殊的口腔气味,为病情变化提供动态信息。

【操作程序】

1. 评估

（1）辨识老年人,与老年人沟通交流。

（2）评估老年人的病情、自理能力、口腔卫生状况。

（3）评估老年人意识状态,合作程度。

2. 计划

（1）环境准备：整洁、安静、舒适、安全。

（2）老年人准备：了解口腔照护的目的、方法、注意事项及配合要点。

（3）照护人员准备：着装整洁,洗手,戴口罩。

（4）用物准备：①治疗盘内：治疗碗（盛漱口溶液浸湿的无菌棉球若干）、杯子、吸水管、弯血管钳、镊子、压舌板,必要时备开口器;②治疗盘外：外用药（按需要准备,如液体石蜡、冰硼散、锡类散、西瓜霜、金霉素甘油、制霉菌素甘油等）、漱口液、棉签、手电筒、手消毒液、治疗巾、弯盘（表 3-2）。有活动义齿者备盛冷开水的杯子、纱布。如用一次性口腔照护包,另准备漱口溶液、棉签、杯子、吸水管和手电筒。

表 3-2　常用口腔照护溶液的浓度及作用

溶液名称	浓度	作用
氯化钠溶液	0.9%	清洁口腔,预防感染
过氧化氢溶液	1%~3%	遇有机物时,放出新生氧,抗菌除臭
硼酸溶液	2%~3%	酸性防腐剂,抑菌
碳酸氢钠溶液	1%~4%	碱性药剂,用于真菌感染
呋喃西林溶液	0.02%	清洁口腔,广谱抗菌
氯己定（洗必泰）	0.02%	清洁口腔,广谱抗菌
醋酸溶液	0.1%	用于铜绿假单胞菌感染等
甲硝唑溶液	0.08%	用于厌氧菌感染

3. 实施

操作流程	操作步骤	要点说明
1. 核对解释	备齐用物,携至床旁;核对老年人床号、姓名;解释操作目的及配合要点	• 确认老年人,取得合作
2. 安置体位	协助老年人侧卧位或仰卧头偏向一侧,使其面向照护人员	• 便于分泌物及多余水分从口腔内流出,防止误吸
3. 铺巾置盘	铺治疗巾于老年人颌下,弯盘置于老年人口角旁	• 避免床单、枕头、老年人衣服被浸湿
4. 润唇检查	湿润口唇后,嘱老年人张口,一手持压舌板撑开颊部,一手持电筒观察口腔情况,观察口腔有无出血、炎症、溃疡及特殊气味,对长期用抗生素者,注意观察有无真菌感染	• 有活动义齿者,取下义齿用冷水清洗,浸没于冷开水中备用
5. 协助漱口	协助老年人用吸水管漱口	
6. 擦洗口腔	用弯血管钳夹取浸有漱口溶液的棉球,拧干擦拭 (1)牙齿外侧面:嘱老年人咬合上、下齿,用压舌板轻轻撑开左脸颊部,擦洗左侧牙齿外面,由磨牙向门齿纵向擦洗,同法擦洗右侧 (2)牙齿内侧面、咬合面、颊部:嘱老年人张口,按左上内侧面→左上咬合面→左下内侧面→左下咬合面→左颊部的顺序擦洗。同法擦洗右侧 (3)硬腭、舌:按硬腭→舌面→舌下的顺序擦洗(图3-4)	• 棉球应包裹血管钳头端,防止损伤口腔黏膜 • 棉球不可过湿,以防老年人误吸入呼吸道 • 按照正确顺序擦洗,保证所有部位不遗漏 • 勿过深,以免触及咽部引起恶心
7. 再次漱口	协助老年人漱口,擦净口唇及面部	
8. 观察涂药	再次观察口腔情况,如有溃疡、真菌感染者酌情涂药,口唇干裂者可涂液状石蜡或润唇膏	• 确定口腔清洁有效,无损伤;防止口唇干燥、破裂
9. 整理用物	(1)撤去治疗巾及弯盘 (2)协助老年人取舒适卧位并整理床单位	• 确保老年人安全、舒适 • 用物按规定分类处理
10. 洗手记录	(1)按七步洗手法洗手 (2)记录执行时间和效果	• 预防交叉感染

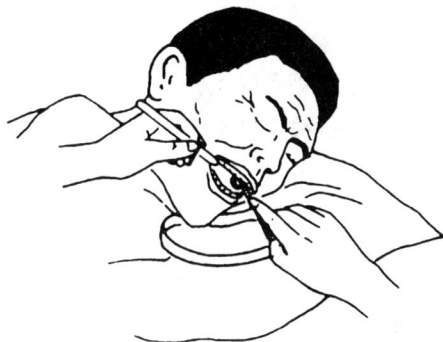

图 3-4　特殊口腔照护

4. 评价

(1)老年人感觉舒适,口腔清洁,口唇润泽。

(2)照护人员操作规范,老年人口腔问题得以及时处理,擦洗时无口腔黏膜及牙龈损伤。

(3)沟通有效,老年人能积极配合操作,同时获得口腔卫生保健的知识与技能,对服务满意。

【注意事项】

1. 擦洗时动作要轻柔,以免损伤口腔黏膜及牙龈,特别是凝血功能差的老年人。

2. 昏迷老年人禁忌漱口;需用开口器应从臼齿处放入,牙关紧闭者不可使用暴力,以免造成损伤;擦洗时应夹紧棉球,每次一个,操作前后必须清点、核对棉球数量,防止遗留在口腔;棉球不宜过湿,以防溶液吸入呼吸道;如有义齿者,做好义齿的处理。

3. 长期应用抗生素者,应注意观察口腔黏膜有无真菌感染。操作中避免清洁物、污染物的交叉混淆;传染病老年人用物按消毒隔离原则处理。

4. 注意安全风险因素

（1）呛咳:棉球蘸水量过大,液体流入气道,造成呛咳窒息。

（2）误吸:头未偏向一侧,漱口时容易引发误吸。

（3）损伤牙龈、口腔黏膜:操作粗暴,清洗时动作草率、鲁莽,太过用力,引起老年人口腔不适,甚至损伤。

（4）烫伤:未测水温,造成老年人烫伤。

（5）口腔气管异物:未摘取义齿清洗,未清点棉球,义齿、棉球遗漏在口腔气管。

（6）感染:棉球反复使用,一个棉球没有做到只使用一次。

（7）坠床:过程中未及时抬起床挡,造成老年人坠床。

【健康指导】

1. 向老年人解释保持口腔卫生的重要性。

2. 解释口腔照护的相关知识,并根据老年人存在的问题进行有针对性的指导。

第二节　老年人头发清洁照护技术

头发清洁是老年人清洁照护中的一项重要内容,经常梳理和清洗头发,可及时清除灰尘、头屑及异味,使头发清洁并易于梳理,经常梳头还能按摩头皮,促进头部血液循环,促进头发生长,预防感染发生。良好的头发外观对维护个人形象,保持良好心态及增强自信十分重要。当老年人无法自行进行头发照护时,照护人员应积极主动给予帮助,满足老年人的身心需要。

一、头发梳理

老年人可以在每天早晨起床和晚上睡觉前各梳发一次,每次 5~10min。其顺序是从额头往脑后梳 2~3min,从左鬓往右鬓梳 1~2min,从右鬓往左鬓梳 1~2min,最后低下头从枕部发根处往前梳 1~2min,以头皮有热胀感为止。

【操作目的】

1. 去除头皮屑和污秽,保持头发清洁和整齐,减少感染机会。

2. 按摩头皮,促进头部血液循环,促进头发的生长和代谢。

3. 维护老年人自尊,增加老年人自信,建立良好的关系。

【操作程序】

1. 评估

（1）辨识老年人,与老年人沟通交流。

（2）评估老年人的性别,年龄,病情,意识状态,合作程度及梳洗习惯。

（3）评估老年人有无头虱和头蚧。

2. 计划

（1）环境准备:整洁、安静、舒适、安全,光线充足。

（2）老年人准备:了解操作目的、方法、注意事项及配合要点。

（3）照护人员准备:着装整洁,修剪指甲,洗手,戴口罩。

（4）用物准备:治疗盘内备梳子、治疗巾、纸袋。必要时备发夹、橡皮圈（套）、30% 乙醇。治疗盘外备手消毒液。治疗车下层备生活垃圾桶、医用垃圾桶。

3. 实施

操作步骤	操作程序	要点说明
1. 核对解释	备齐用物,携至床旁;核对老年人床号、姓名,解释操作目的及配合要点	• 确认老年人,取得合作
2. 安置体位	协助老年人取坐位或半坐卧位	• 病情较重者,可协助其取侧卧或平卧位,头偏向一侧
3. 铺治疗巾	铺治疗巾于老年人肩上或枕上	• 避免碎发、头屑落于床上和老年人衣服上
4. 正确梳发	将头发从中间分成两股,一手握住一股头发,由发根梳至发梢,遇到长发或头发打结时,可将头发绕在示指上梳理。一侧梳好再梳对侧,长发可编成发辫或扎成发束	• 如头发已打结成团,可用30% 乙醇湿润后再慢慢梳顺;发辫或发束不宜太紧,以免造成疼痛
5. 整理用物	取下治疗巾,将脱落的头发缠紧包于纸袋中,协助老年人取舒适卧位并整理床单位,处理用物	• 按要求分类处理用物
6. 洗手记录	（1）按七步洗手法洗手 （2）记录执行时间和效果	• 预防交叉感染

4. 评价

（1）沟通有效,老年人头发整洁,感觉舒适,获得头发护理的相关知识和技能。

（2）操作轻稳节力,老年人满意。

【注意事项】

1. 动作轻柔,避免强行梳拉,编好的发辫每天至少松开 1 次。

2. 操作过程中,通过与老年人交流了解其喜好,尊重其习惯。

3. 梳发过程中,可用指腹按摩老年人头皮,促进头部血液循环。

4. 梳发过程中注意观察老年人头发、头皮情况,发现异常及时处理。

5. 注意安全风险因素

（1）感染:照护人员未洗手、给老年人使用了未清洁消毒用具,造成老年人感染。

（2）坠床:过程中未及时抬起床挡,造成老年人坠床。

【健康指导】

1. 指导老年人了解经常梳理头发的重要性及掌握正确梳理头发的方法,促进头部血液循环和头发生长代谢,保持头发整齐和清洁。

2. 维持良好的个人外观,改善心理状态,保持乐观心情。

二、床上洗头

洗头频率取决于个人日常习惯和头发卫生状况。对于出汗较多或头发上粘有各种污渍的老年人,应酌情增加洗头次数。根据老年人健康状况、体力和年龄,可采用多种方式为老年人洗头。身体状况好的老年人,可在浴室内采用淋浴方法洗头;不能淋浴的老年人,可协助老年人坐于床旁椅上行床边洗头;失能老年人可行床上洗头。照护人员可根据现有条件进行床上洗头,如采用马蹄形垫、扣杯法或洗头车等方法。

【操作目的】

1. 去除皮屑和污物,使老年人感觉清洁、舒适、美观。

2. 按摩头皮,促进血液循环,促进头发生长。

3. 维持老年人良好形象,增进身心健康,建立和谐关系。

4. 预防和灭除头虱、头虮,防止疾病传播。

【操作程序】

1. 评估

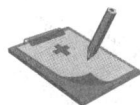

（1）辨识老年人，与老年人沟通交流。

（2）评估老年人的性别、年龄、病情、意识状态、自理能力及合作程度。

（3）评估老年人梳洗习惯及头发卫生状况。

2. 计划

（1）环境准备：整洁、安静、舒适、安全，光线充足，必要时拉上围帘或用屏风遮挡，调节室温。

（2）老年人准备：了解操作目的、方法、注意事项及配合要点。

（3）照护人员准备：着装整洁，修剪指甲，洗手，戴口罩。

（4）用物准备：治疗盘内备橡胶单及大毛巾（或一次性中单）、毛巾、纱布或眼罩、耳塞或棉球2个（以不脱脂棉为宜）、量杯、洗发液、梳子、纸袋；治疗盘外备橡胶马蹄形垫或洗头车、脸盆、水壶（内盛40~45℃的热水）、手消毒液。扣杯式洗头法另备搪瓷杯和橡胶管，必要时备电吹风。治疗车下层备污水桶、生活垃圾桶、医用垃圾桶。

3. 实施

操作步骤	操作程序	要点说明
1. 核对解释	备齐用物，携至床旁；核对老年人床号、姓名，解释操作目的及配合要点	● 确认老年人，取得合作
2. 调节环境	根据情况关好门窗、拉上围帘，调节室温22~26℃，移开床旁桌椅	● 防止受凉
3. 安置体位	（1）马蹄形垫床上洗头法（图3-5） 协助老年人取仰卧位，上半身斜向床边，移枕垫于老年人肩下。将马蹄形垫置于老年人后颈下，使其颈部枕于马蹄形垫的突起处，老年人头部置于水槽中，马蹄形垫的下端置于脸盆或污水桶中 （2）扣杯式床上洗头法（图3-6） 协助老年人取仰卧位，移枕垫于老年人肩下，将橡胶单和浴巾铺于老年人头部位置。取脸盆一只，盆底放一条毛巾，再将杯子倒扣于盆底，杯上垫毛巾，毛巾需四折并外裹防水薄膜。将老年人头部枕于该毛巾上，脸盆内置一根橡胶管，下接污水桶 （3）洗头车床上洗头法（图3-7） 协助老年人取仰卧位，上半身斜向床边，头部枕于洗头车的头托上，老年人头下接水盘	● 如无马蹄形垫，可自制马蹄形卷替代 ● 使老年人呈肩高头低位，防止水倒流；利用虹吸原理将污水引入桶内
4. 松领围巾	将衣领松开向内折，将毛巾围于颈下，别针固定	● 避免老年人衣服被浸湿
5. 铺橡胶单	将橡胶单、大毛巾置于枕上，将枕垫于老年人肩下	● 避免床上物品被浸湿
6. 保护眼耳	用棉球塞好双耳，纱布盖好双眼	● 防止水流入眼睛和耳朵
7. 正确洗发	（1）松开头发，用少量热水试温，询问老年人感受后，将头发全部淋湿 （2）取适量洗发液用手掌搓开后均匀涂遍头发、按摩头皮 （3）揉搓完毕后用温水冲净头发 （4）注意抬起老年人头部，洗净脑后头发	● 确保水温合适 ● 按摩力度以老年人感觉舒适为宜
8. 擦干头发	取下纱布、棉球，解下颈部毛巾，为老年人擦干头发	● 避免着凉
9. 撤物梳发	撤去洗发用物，协助老年人取舒适卧位；用电吹风吹干头发，梳理成老年人喜欢的发型	● 确保老年人舒适、整洁
10. 整理用物	整理床单位，收拾用物	
11. 洗手记录	（1）按七步洗手法洗手 （2）记录执行时间和效果	● 防止交叉感染

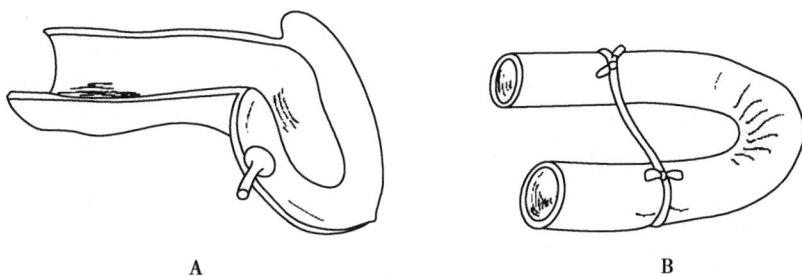

图 3-5 马蹄形垫床上洗头法

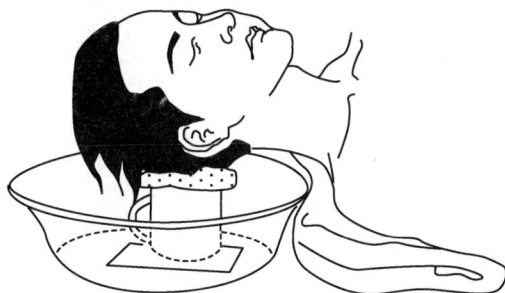

图 3-6 扣杯式床上洗头法

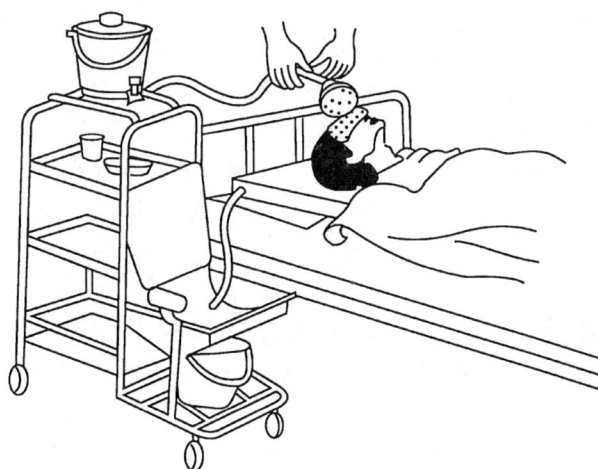

图 3-7 洗头车床上洗头法

4. 评价

（1）老年人感觉清洁、舒适，心情愉快。

（2）照护人员操作轻稳，正确运用节力原理。

（3）沟通有效，老年人及家属获得头发卫生保健的知识和技能。

【注意事项】

1. 洗发过程中注意调节水温与室温，以免着凉。防止污水溅入眼、耳内。

2. 注意观察病情，如发现面色、脉搏、呼吸等异常时应停止操作，必要时通知医生进行相应处理。身体虚弱者不宜床上洗头。

3. 洗发时间不宜过长，以免引起老年人头部不适及疲劳。

4. 照护人员为老年人洗头时，注意与老年人交流，关心体贴老年人，了解老年人的心理情况。

5. 注意安全风险因素

（1）烫伤：未检查水温，造成烫伤。

（2）感染：照护人员未洗手、给老年人使用了未清洁消毒的用具，造成老年人感染。

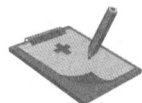

（3）坠床：过程中未及时抬起床挡,造成老年人坠床。

【健康指导】

1. 告知老年人经常清洁头发可保持头发卫生,防止产生虱。经常洗头还可促进头部血液循环和头发生长,并能保持良好的外观形象,维护自信。

2. 指导家属掌握卧床老年人洗头的知识和技能。

三、头虱、头虮除灭法

虱子是一类体形很小的昆虫,其产生与卫生不良、环境拥挤或接触感染者有关,可通过衣服、床单、梳子及刷子等传播。根据生长部位的不同,可分为头虱、体虱和阴虱。头虱生长于头发和头皮,呈卵圆形,浅灰色。其卵外观似头屑,实为固态颗粒,紧粘于头发,不易去掉。虱寄生于人体后导致皮肤瘙痒,抓伤后可导致感染,同时还可传播疾病,如流行性斑疹伤寒、回归热等。若发现老年人感染头虱、头虮,应立即采取消灭虱、虮的措施。

【操作目的】

灭除头虱、头虮,防止老年人间传染和疾病传播。

【操作程序】

1. 评估

（1）辨识老年人,与老年人沟通交流。

（2）评估老年人的性别,年龄,病情、意识状态、自理能力、合作程度及头虱、头虮情况。

2. 计划

（1）环境准备：整洁、安静、舒适、安全,光线充足,必要时拉上围帘或用屏风遮挡,调节室温。

（2）老年人准备：了解灭头虱、头虮目的、方法、注意事项及配合要点。

（3）照护人员准备：穿好隔离衣,修剪指甲,洗手,戴口罩、手套。

（4）用物准备：治疗盘内备：洗头用物、治疗巾 2~3 块、篦子（齿内嵌少许棉花）、治疗碗（内盛灭虱药液）、纱布数块、塑料帽子、隔离衣、布口袋（或枕套）、纸袋、清洁衣裤、清洁大单、被套、枕套。治疗盘外备：常用灭虱药液、手消毒液。治疗车下层备生活垃圾桶、医用垃圾桶。

1）30% 含酸百部酊剂：取百部 30g 放入瓶中,加 50% 乙醇 100ml,再加入纯乙酸 1ml,密封,48h后方可使用。

2）30% 百部含酸煎剂：取百部 30g,加水 500ml 煎煮 30min,以双层纱布过滤,将药液挤出。将药渣再加水 500ml 煎煮 30min,再以双层纱布过滤,挤出药液。将两次药液合并浓缩至 100ml,冷却后加入纯乙酸 1ml,即制得 30% 百部含酸煎剂。

百部酊剂外用有杀虫、止痒、灭虱的功能。其有效成分为多种生物碱,游离的生物碱一般不溶或难溶于水,同乙酸生成的盐能溶于水及含水乙醇。将乙酸或醋加入百部酊剂和煎剂中,能提高百部的溶解度,破坏虮的黏附性,并可使虮蛋白变性。

3. 实施

操作步骤	操作程序	要点说明
1. 核对解释	备齐用物,携至床旁;核对老年人床号、姓名,解释操作目的及配合要点	● 确认老年人,取得合作
2. 擦拭药液	按洗头法做准备。将头发分成若干小股,用纱布蘸灭虱药液,按顺序擦遍头发,并反复揉搓 10min,使之湿透全部头发	● 彻底挥发,保证作用
3. 戴帽包发	用一次性帽子或毛巾包住头发	● 避免挥发,保证作用
4. 篦虱和虮	24h 后取下帽子,用篦子篦去死去的虱和虮卵,并清洗头发	● 如发现仍有活虱须重复用药

续表

操作步骤	操作程序	要点说明
5. 消毒	灭虱完毕,协助老年人更换衣裤、被服,将污衣裤和被服放入布口袋,扎好袋口,按隔离原则处理	• 防止虱和虮传播
6. 操作后处理	除去篦子上的棉花,用火焚烧,将梳子和篦子消毒后用刷子刷净	• 彻底消灭虱和虮,避免传播
7. 整理用物	整理床单位,收拾用物	
8. 洗手记录	(1)按七步洗手法洗手 (2)记录执行时间和效果	• 防止交叉感染

4. 评价

(1)老年人感觉清洁、舒适,心情愉快。

(2)照护人员操作轻稳,正确运用节力原理。

(3)沟通有效,老年人及家属获得头发卫生保健的知识和技能。

【注意事项】

1. 操作中应注意防止药液溅入老年人面部及眼部。

2. 用药过程中注意观察老年人局部及全身反应。

3. 照护人员在操作过程中,应注意保护自己,避免受传染。洗发时间不宜过长,以免引起老年人头部不适及疲劳。

4. 注意安全风险因素

(1)感染:照护人员未洗手、给老年人使用了未清洁消毒的用具,造成老年人感染。

(2)坠床:过程中未及时抬起床挡,造成老年人坠床。

【健康指导】

1. 指导老年人经常检查头部卫生,观察头发有无虱和虮,如有应采用灭虱、虮法去除。

2. 指导老年人日常生活中应避免与感染虱、虮者接触。如本身有虱、虮,用物应单独使用,并经常洗头,注意自身用物的清洁消毒,搞好个人卫生。

第三节　老年人皮肤清洁照护技术

皮肤是人体最大的器官,由表皮、真皮、皮下组织和附属器组成。皮肤的面积 1.5~2.0m^2,重量占人体体重的 5%~15%,厚度 0.5~4mm。完整的皮肤具有保护机体、调节体温、分泌、吸收、排泄、感觉等功能,并具有天然的屏障作用,可防止微生物入侵。

皮肤新陈代谢迅速,其代谢的废物如皮脂、汗液、脱落的表皮碎屑等,可以与外界细菌及尘埃结合成脏物,黏附于皮肤表面,如不及时清除,可刺激皮肤,破坏其屏障作用,将会引起皮肤炎症等,给人体带来不适。

随着年龄的增长,老年人的面部皮肤出现皱纹、松弛和变薄,下眼睑出现所谓的"眼袋"。皮脂腺组织萎缩、功能减弱,导致皮肤变得干燥、粗糙。皮肤触觉、痛觉、温觉的浅感觉功能也减弱,表面的敏感性减低,对不良刺激的防御能力削弱,免疫系统的损害也往往伴随老化而来,以致皮肤抵抗力全面降低,发生各种不适。因此,皮肤的清洁照护对老年人来说是非常重要的。

通过对身体表面的清洗及揉搓,可以达到消除疲劳,促进血液循环,改善睡眠,提高皮肤新陈代谢和增强抗病能力的目的,还可以维护老年人的自我形象,提高自信。沐浴是保持老年人皮肤清洁最有效的方法,老年人沐浴的种类主要包括三种:淋浴、盆浴、床上擦浴。

一、淋浴和盆浴

适用于有自理能力,全身情况良好,病情较轻的老年人。

【操作目的】

1. 去除污垢,保持皮肤清洁、干燥,使老年人舒适。
2. 促进皮肤血液循环,增强其排泄功能,预防皮肤感染及压疮等并发症。
3. 观察全身皮肤有无异常,为临床诊治提供依据。
4. 使肌肉放松,保持良好的精神状态。

【操作程序】

1. 评估

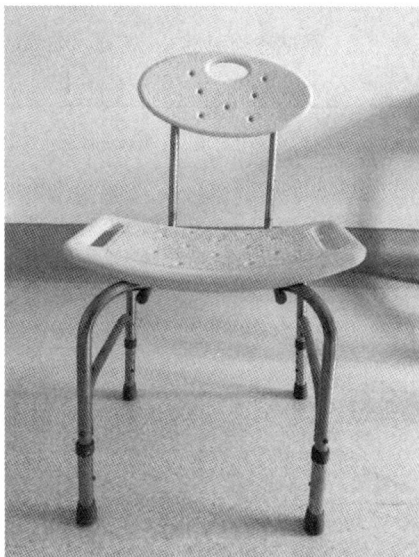

图 3-8　洗澡椅

（1）辨识老年人,与老年人沟通。

（2）评估老年人意识状态、自理能力、疾病情况、心理状态及合作程度。

（3）评估老年人的皮肤清洁度及皮肤健康状况。

2. 计划

（1）环境准备:关闭门窗,调节室温为 24~26℃,浴室内有信号铃、扶手,地面、浴盆防滑。

（2）老年人准备:明确操作目的,了解操作过程,能积极配合操作。

（3）照护人员准备:着装整洁,洗手,戴口罩。

（4）用物准备:

沐浴液或浴皂（弱酸性）、洗发液、梳子、毛巾、浴巾、清洁衣裤、拖鞋（防滑）、洗手液、洗澡椅（图3-8）、座椅,必要时准备吹风机。

3. 实施

（1）淋浴

操作流程	操作步骤	要点说明
1. 准备交代	（1）核对老年人信息并做好解释 （2）向老年人交代有关事项:老年人单独淋浴时,叮嘱老年人入浴室后不宜闩门,可在门外挂牌示意,告知信号铃使用法,水温调节法,勿用湿手接触电源开关等,照护人员应经常询问老年人是否需要帮助	• 出现意外时便于抢救
2. 护送入浴	（1）备齐用物,分别放置在浴室适宜位置 （2）协助老年人穿着防滑拖鞋 （3）搀扶或使用轮椅运送老年人进入浴室	• 防滑倒 • 若老年人不能自行完成沐浴时,照护人员一起进入浴室,协助完成沐浴
3. 调节水温	避开老年人身体调节水温,先开冷水开关,再开热水开关（单把手开关由冷水向热水方向调节）,调节水温40℃左右为宜（伸手触水,温热不烫手）	• 防受凉、烫伤
4. 脱衣坐稳	（1）协助老年人脱去衣裤 （2）搀扶老年人在洗澡椅上坐稳,叮嘱老年人双手握住洗澡椅扶手	• 偏瘫老年人脱衣时,应先脱健侧,再脱患侧
5. 清洗身体	（1）手持淋浴喷头淋湿老年人下肢,询问老年人水温是否合适 （2）手持淋浴喷头淋湿老年人身体,由上而下涂抹沐浴液,涂擦面部、耳后、颈部、双上肢、胸腹部、背臀部、双下肢,最后擦洗会阴、双脚,轻轻揉搓肌肤。手持淋浴喷头将全身冲洗干净	• 根据老年人感受需求,避开身体调节水温 • 淋浴过程中随时观察,如有不适,应迅速停止操作,立即报告;老年人淋浴时间不可过久,水温不可过高,以免引起头晕等不适

操作流程	操作步骤	要点说明
6. 清洗头发	（1）叮嘱老年人身体靠紧椅背,头稍后仰,一手持淋浴喷头,一手遮挡耳郭并揉搓头发至全部淋湿 （2）取适量洗发液,双手指腹揉搓头发、按摩头皮,力量适中,由四周发际向头顶部揉搓 （3）一手持淋浴喷头,另一手遮挡耳郭揉搓头发至洗发液全部冲净	
7. 清洗脸部	取少量沐浴液为老年人清洁面部,打开淋浴开关,以手接水洗净面部沐浴液	
8. 清洗会阴部及臀部	取少量沐浴液,一手搀扶老年人站立,另一手擦洗会阴部及臀部,随后冲净会阴部及臀部。协助老年人坐下,再次从颈部向下冲洗全身,关闭淋浴开关	
9. 擦干更衣	（1）用浴巾包裹老年人身体,用毛巾迅速擦干老年人面部及头发。用浴巾擦干老年人身体 （2）协助老年人穿好清洁衣裤 （3）搀扶或使用轮椅运送老年人回房间休息	• 偏瘫的老年人穿衣时,应先穿患侧,再穿健侧
10. 整理用物	（1）开窗通风,擦干浴室地面 （2）用物放回原处,清洗毛巾、浴巾、老年人换下的衣裤	
11. 洗手记录	（1）按七步洗手法洗手 （2）记录执行时间和效果	• 预防交叉感染

（2）盆浴

操作流程	操作步骤	要点说明
1. 准备交代	"同淋浴"	• 老年人单独洗浴时,"同淋浴"
2. 护送入浴	（1）"同淋浴" （2）"同淋浴" （3）搀扶或使用轮椅运送老年人进入浴室,坐在座椅上	• "同淋浴" • "同淋浴" • 浴盆内放置防滑垫,以防老年人身体下滑
3. 调节水温	浴盆中放水 1/3~1/2 满,调节水温 40℃左右为宜（伸手触水,温热不烫手）	• 防受凉、烫伤
4. 脱衣洗浴	（1）协助老年人脱去衣裤 （2）搀扶老年人进入浴盆坐稳泡浴,叮嘱老年人双手握住扶手或盆沿	• 偏瘫老年人脱衣时,应先脱健侧,再脱患侧
5. 清洗头发	（1）叮嘱老年人头稍后仰,遮挡耳部,手持淋浴喷头淋湿头发 （2）取适量洗发液,双手指腹揉搓头发、按摩头皮,力量适中,由四周发际向头顶部揉搓 （3）遮挡耳部,手持淋浴喷头将洗发液冲干净。用毛巾擦干并包裹头发	• 观察并询问老年人有无不适
6. 清洗脸部	取少量沐浴液为老年人清洁面部及耳后,打开淋浴开关,以手接水洗净面部沐浴液,用毛巾擦干面部及耳后的水渍	

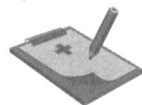

续表

操作流程	操作步骤	要点说明
7. 清洗身体	（1）浸泡身体后放尽浴盆中的水,自颈部由上至下冲淋老年人身体 （2）取适量洗浴液涂擦老年人颈部、胸腹部、双上肢、背部、会阴部、臀部、双下肢、双脚,轻轻揉搓肌肤 （3）手持淋浴喷头将全身冲洗干净	
8. 擦干更衣	（1）用毛巾迅速擦干老年人面部及头发 （2）用浴巾包裹老年人身体,搀扶老年人出浴盆,坐在浴室座椅上,擦干老年人身体 （3）协助老年人穿好清洁衣裤 （4）搀扶或使用轮椅运送老年人回房间休息	• 偏瘫的老年人穿衣时,应先穿患侧,再穿健侧
9. 整理用物	（1）开窗通风,擦干浴室地面 （2）用物放回原处,清洗毛巾、浴巾、老年人换下的衣裤,刷洗浴盆	
10. 洗手记录	（1）按七步洗手法洗手 （2）记录执行时间和效果	• 预防交叉感染

4. 评价

（1）老年人淋浴或盆浴后感到清洁、舒适,安全无意外发生。

（2）照护人员能协助老年人沐浴,确保老年人安全。

（3）老年人与照护人员沟通有效,老年人获得了有关皮肤护理方面的知识。

【注意事项】

1. 饱食或空腹均不宜沐浴,以免影响食物的消化吸收或引起低血糖、低血压等不适。

2. 衰弱、创伤和患有心脏病需要卧床休息的老年人,不宜淋浴或盆浴。

3. 调节水温时,喷头不可朝向老年人身体。

4. 老年人沐浴时间不可过长,水温不可过高,以免引起不适。

5. 沐浴过程中,随时询问和观察老年人的反应,如有不适,应迅速停止操作并报告。

6. 注意安全风险因素

（1）受凉:未关窗、室温、水温过低,造成老年人受凉。

（2）晕厥:沐浴时间过长,造成老年人晕厥。

（3）烫伤:水温太高,造成老年人烫伤。

（4）滑倒:未使用防滑拖鞋或地面太滑,造成老年人滑倒。

二、床上擦浴

适用于长期卧床、活动受限、不能自理、病情较重的老年人。

【操作目的】

1. 去除污垢、保持皮肤清洁,使老年人舒适,满足老年人需要。

2. 促进皮肤血液循环,增强其排泄功能,预防皮肤感染及压疮等并发症。

3. 观察全身皮肤有无异常,提供疾病信息。

4. 活动肢体,使肌肉放松,防止关节僵硬和肌肉挛缩等并发症,保持良好的精神状态。

【操作程序】

1. 评估

（1）辨识老年人,与老年人沟通。

（2）评估老年人意识状态、自理能力、疾病情况、个人沐浴习惯、心理状态及合作程度。

（3）评估老年人皮肤状况。

1）完整性：有无破损、出血、皮疹、水疱、硬结等。

2）颜色：有无苍白、发绀、发红、黄疸、色素沉着等。

3）温度：皮温是否正常，有无发热或冰冷。

4）弹性：是否良好，有无水肿、干燥、皱纹等。

5）感觉：对冷、热、触、痛的感觉是否正常，有无皮肤瘙痒等。

6）清洁度：出汗及皮脂分泌情况、体表散发出来的气味等。

2. 计划

（1）环境准备：关闭门窗，调节室温为 24~26℃，屏风遮挡或拉上隔帘。

（2）老年人准备：明确操作目的，了解操作过程，能积极配合操作。

（3）照护人员准备：着装整洁，修剪指甲，洗手，戴口罩。

（4）用物准备：脸盆 3 个（分别用于清理身体、臀部、脚）、毛巾 3 条（分别用于擦拭身体、臀部、脚）、浴巾、小方毛巾、沐浴液或浴皂、橡胶手套、暖瓶（盛 40~45℃的温水）、护理垫、清洁衣裤和被单、污水桶、洗手液，必要时备屏风或隔帘、50% 乙醇或按摩油 / 乳 / 膏、护肤用品（爽身粉、润肤剂）。

3. 实施

操作流程	操作步骤	要点说明
1. 核对解释	携用物至老年人床旁，核对老年人信息并做好解释	
2. 浴前准备	（1）关闭门窗，调节室温 24~26℃ （2）用屏风或隔帘遮挡老年人，按需给便盆 （3）协助老年人脱去衣裤，盖好被子 （4）脸盆内倒入温水，浸湿小方毛巾	• 防受凉 • 保护老年人自尊 • 先脱近侧，后脱远侧，偏瘫的老年人先脱健侧，后脱患侧
3. 擦洗面部	（1）将浴巾覆盖在枕巾及胸前被子上 （2）将小方毛巾拧干，横向对折，再纵向对折。用小方毛巾的四个角分别擦拭双眼的内眼角和外眼角 （3）洗净小方毛巾，包裹于手上，洒上沐浴液 （4）由额中间分别向左，再向右擦洗额部 （5）由鼻根向鼻尖擦洗，由鼻翼一侧向下至鼻唇部横向擦，沿一侧唇角向下，再横向擦拭下颌 （6）由唇角向鬓角方向擦拭一侧面颊，同法擦拭另一侧 （7）由中间分别向左，再向右擦洗颈部 （8）由上向下擦拭耳及耳后 （9）洗净小方毛巾，同法擦净脸上沐浴液，再用浴巾沾干脸上水渍	• 擦拭顺序为眼、额、鼻翼两侧至唇周、面颊、颈、耳及耳后 • 操作时动作要迅速、轻柔 • 耳郭、耳后及颈部皮肤褶皱处要仔细擦洗
4. 擦拭手臂	（1）暴露老年人近侧手臂，将浴巾半铺半盖于手臂 （2）小方毛巾包手（图 3-9），涂上沐浴液，打开浴巾由前臂向上臂擦拭，擦手，擦拭后用浴巾遮盖 （3）洗净小方毛巾，同法擦净上臂沐浴液，再用浴巾包裹沾干手臂上的水渍。同法擦拭另一侧手臂	• 擦浴过程中，身体暴露部位要及时遮盖，以防受凉 • 由远心端向近心端擦洗，促进静脉血回流 • 擦洗时动作快捷，可适当用力，但不宜过重
5. 擦拭胸部	（1）将老年人盖被向下折叠，暴露其胸部，用浴巾遮盖胸部 （2）将清洁的小方毛巾包裹于手上，倒上沐浴液，打开浴巾上部，环形擦拭老年人胸部，擦拭后用浴巾遮盖 （3）洗净小方毛巾，同法擦净胸部沐浴液，再用浴巾沾干胸部水渍	• 注意擦净皮肤褶皱处，如女性乳房下垂部位的清洁 • 女性老年人乳房应环形擦洗

操作流程	操作步骤	要点说明
6. 擦拭腹部	（1）将盖被向下折至大腿根部,用浴巾遮盖胸腹部 （2）将清洁的小方毛巾包裹在手上涂上沐浴液,掀开浴巾下角向老年人胸部反折,暴露老年人腹部,顺时针螺旋形擦拭腹部,由上向下擦拭腹部两侧,擦拭后用浴巾遮盖 （3）洗净小方毛巾,同法擦净腹部沐浴液,再用浴巾沾干腹部水渍	• 注意顺时针螺旋形擦拭腹部
7. 擦洗背臀	（1）协助老年人翻身侧卧,使其面部朝向照护人员 （2）将被子向上折起暴露老年人背部和臀部。将浴巾一侧边缘铺于老年人背臀下,向上反折遮盖背部和臀部 （3）将清洁的小方毛巾包裹于手上倒上沐浴液,打开浴巾,由老年人腰部沿脊柱向上擦至肩颈部,再螺旋向下擦洗背部一侧,同法擦洗另一侧,用清水擦洗干净后再用浴巾沾干水渍 （4）打开浴巾,先用沐浴液再用清水分别环形擦洗臀部两侧,擦拭后用浴巾擦干 （5）撤去浴巾,协助老年人取平卧位,盖好被子	• 注意做好床旁保护 • 酌情在骨骼隆突部位用50%乙醇或按摩油/乳/膏进行按摩,预防压疮的发生
8. 擦拭下肢	（1）暴露一侧下肢,浴巾半铺半盖 （2）将清洁的小方毛巾包裹于手上涂上沐浴液,打开浴巾,一手固定老年人下肢踝部呈屈膝状,另一手由小腿向大腿方向擦拭,擦洗后用浴巾遮盖 （3）洗净小方毛巾,同法擦净下肢沐浴液,再用浴巾沾干下肢水渍 （4）同法擦洗另一侧下肢	• 由远心端向近心端擦洗,可促进静脉回流
9. 擦拭会阴	（1）使用专用水盆,盛装温水 1/3 盆 （2）协助老年人侧卧,臀下垫护理垫后呈平卧位。暴露近侧下肢及会阴部,展开浴巾盖在近侧下肢上 （3）戴好橡胶手套,将专用毛巾浸湿后拧干进行擦拭。随时清洗毛巾,直至局部清洁无异味 　1）老年女性擦洗顺序：由阴阜向下至尿道口、阴道口、肛门,边擦洗边转动毛巾,清洗毛巾后分别擦洗两侧腹股沟 　2）老年男性擦洗顺序：尿道口、阴茎、阴囊、腹股沟、肛门,边擦洗边转动毛巾,清洗毛巾后分别擦洗两侧腹股沟 （4）盖好被子,撤下浴巾,撤去护理垫	• 清洗会阴部的水盆和毛巾要单独使用 • 擦洗方向为从污染最小部位至污染最大部位,防止细菌向尿道口传播 • 注意擦净腹股沟
10. 足部清洗	（1）更换脚盆,盛装半盆温水 （2）将老年人被尾向一侧打开,暴露双足 （3）将浴巾卷起垫在老年人膝下支撑,足下铺护理垫,将水盆放在上面 （4）将老年人一只脚浸没在水中搓洗 （5）抬起老年人的这只脚,涂沐浴液,并揉搓脚掌、足背、足跟、趾缝、脚踝 （6）将老年人的脚再次浸没在水中,洗净沐浴液 （7）用专用脚巾擦干足部,放入被子中,同法清洗另一只脚 （8）撤去水盆、护理垫和膝下浴巾,盖好被子 （9）协助老年人更换清洁衣裤,盖好被子	• 清洗足部的水盆和毛巾要单独使用 • 脚盆也可放置床旁椅泡足 • 必要时在足跟、内外踝用50%乙醇或按摩油/乳/膏按摩,再抹上护肤用品 • 必要时更换床单

续表

操作流程	操作步骤	要点说明
11. 整理用物	（1）撤去屏风，开窗通风 （2）整理用物，倾倒污水桶，刷洗水盆、污水桶，清洗浴巾、毛巾、污衣裤	
12. 洗手记录	（1）按七步洗手法洗手 （2）记录执行时间和效果	● 预防交叉感染

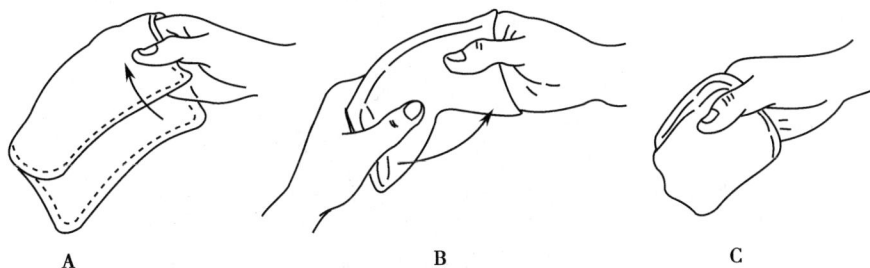

图 3-9　小毛巾包手法

4. 评价

（1）老年人感觉清洁、舒适、身心愉快，无不良反应。

（2）照护人员动作轻巧，确保老年人安全。

（3）老年人主动配合，与老年人沟通有效。

【注意事项】

1. 操作时，动作轻柔、敏捷，并注意遮挡，减少身体不必要的暴露，以保护老年人自尊。

2. 操作过程中应遵循节力原则，两脚分开，降低身体重心。端水盆时，水盆尽量靠近身体，以减少体力消耗。

3. 尽量减少对老年人的翻动，注意床旁保护，防止老年人坠床。

4. 避免在老年人空腹和进食后立即进行擦拭。

5. 掌握擦洗的步骤，及时更换热水，腋窝、腹股沟等皮肤皱褶处应擦洗干净。

6. 擦浴过程中，观察老年人反应，如出现寒战、面色苍白等变化，应立即停止擦洗并报告。

7. 清洗会阴部、足部的水盆和毛巾要分开，单独使用。

8. 注意安全风险因素

（1）受凉：未关窗，未及时更换热水，被子掀开，暴露时间太长，造成老年人受凉。

（2）烫伤：照护人员未试水温，水温太高，造成老年人烫伤。

（3）感染：照护人员未洗手、未及时更换污水，清洗会阴部、足部的水盆和毛巾未分开单独使用，造成老年人皮肤感染。

（4）皮肤损伤：照护人员动作草率，出现拖、拉、拽的现象，造成老年人皮肤损伤。

（5）骨折：照护人员动作鲁莽暴躁，太过用力，造成老年人骨折。

（6）坠床：卧床时未将床挡拉上，造成坠床。

三、老年人压疮照护与预防管理

（一）压疮的概念

压疮也称压力性溃疡，是指身体局部组织长期受压，血液循环障碍，局部组织持续缺血、缺氧、营养缺乏而致的局限性组织损伤。

老年人一旦发生压疮，不仅给他们带来痛苦，加重病情，严重时还可继发感染，引起败血症而危及生命。因此，预防老年人压疮是照护人员工作的一项重要任务，照护人员必须加强对老年人的皮肤照护,预防和减少老年人压疮的发生。

（二）老年人压疮发生的原因

老年人压疮的形成是一个复杂的病理过程,是局部和全身因素综合作用所引起的皮肤组织的变性和坏死。

1. 力学因素　导致老年人压疮的力学因素主要是垂直压力、摩擦力和剪切力,通常是 2~3 种力联合作用所致（图 3-10）。

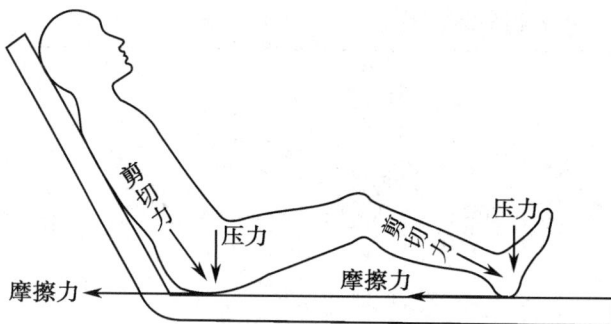

图 3-10　老年人压疮产生的力学因素

（1）垂直压力:对局部组织的持续性垂直压力是引起压疮的最重要原因。当持续性垂直压力超过毛细血管压（正常为 16~32mmHg）时,可阻断毛细血管对组织的灌注,致使氧和营养物质供应不足,代谢废物排泄受阻,导致组织发生缺血、溃烂或坏死。组织单位面积承受的压力越大,老年人发生压疮所需时间越短。此外,老年人压疮的发生与组织耐受性有关,肌肉和脂肪组织因代谢活跃,比皮肤对压力更为敏感,因此最先受累且较早出现变性和坏死。垂直压力常见于长时间采用某种体位,如卧位、坐位者。

（2）摩擦力:是指相互接触的两物体,在接触面上发生的阻碍相对运动的力。当老年人卧床或坐轮椅时,皮肤随时都可受到床单或轮椅垫表面的逆行阻力摩擦,导致皮肤擦伤。擦伤的皮肤一旦受到汗、尿、粪的浸渍,更易发生压疮。

（3）剪切力:是由两层组织相邻表面间的滑行而产生的进行性相对移位所引起,由压力和摩擦力协同作用而成,与体位有密切关系。如老年人靠坐在轮椅上时,身体会向下滑,与髋骨紧邻的组织随骨骼向下移动,但皮肤与椅面间存在摩擦力,皮肤和皮下组织无法移动,加上皮肤垂直方向的压力,从而导致剪切力的产生。此时,组织毛细血管被牵拉、扭曲、撕裂,阻断血液供应,引起血液循环障碍而发生深层组织坏死。

2. 理化因素刺激　皮肤经常受到汗液、大小便等排泄物、分泌物以及各种引流渗出液的刺激使皮肤酸碱度改变,皮肤组织极易受损。潮湿的皮肤有利于微生物滋生,还使皮肤松软,削弱其屏障作用,皮肤耐受性降低。此外,过度擦洗可进一步清除保护皮肤的天然润滑剂,致使皮肤易损性增加。在潮湿环境下老年人发生压疮的危险性会增加 5 倍。

3. 活动受限　活动受限是指老年人自主改变体位的能力受损。活动或移动受限使老年人局部受压时间延长,增加压疮发生机会。脊髓损伤、年老体弱、外科手术后制动的老年人都是压疮发生的高危人群。使用石膏、夹板或牵引时,松紧不适宜、衬布不当,使局部血液循环不良,也会导致组织缺血、缺氧坏死。

4. 营养状况　是影响压疮形成的重要因素。老年人全身出现营养障碍时,皮下脂肪减少、肌肉萎缩,一旦受压,骨隆突处皮肤要承受外界压力和骨隆突本身对皮肤的挤压力,受压处因缺乏肌肉和脂肪组织保护而容易引起缺血、缺氧而发生压疮。

5. 其他　机体感觉障碍、体温过高、急性应激因素等也是导致老年人压疮发生的原因。

（三）老年人压疮的评估

及时、动态、客观、综合、有效地进行结构化风险评估,判断危险因素、识别老年人压疮发生及好发部位,从而采取有效预防措施是预防压疮的关键。

1. 危险因素　目前常用的危险因素评估表有 Braden 危险因素评估表、Norton 压疮风险因素评估量表。

（1）Braden 危险因素评估表：是用来预测压疮发生的较为常用的方法，该量表评估简便、易行（表 3-3）。评估内容包括感觉、潮湿、活动力、移动力、营养、摩擦力和剪切力 6 个部分。总分值范围为 6~23 分，分值越少，提示发生压疮的危险性越高。评分≤18 分，提示老年人有发生压疮的危险，建议采取预防措施。

表 3-3　Braden 危险因素评估表

项目 / 分值	1	2	3	4
感觉	完全受限	非常受限	轻度受限	未受损
潮湿	持续潮湿	潮湿	有时潮湿	很少潮湿
活动力	限制卧床	坐位	偶尔行走	经常行走
移动力	完全无法移动	严重受限	轻度受限	未受限
营养	非常差	可能缺乏	充足	丰富
摩擦力和剪切力	有问题	有潜在问题	无明显问题	—

（2）Norton 压疮风险因素评估量表：也是目前公认用于预测压疮发生的有效评分量表，特别适用于老年人的评估（表 3-4）。评估内容包括身体状况、精神状态、活动能力、灵活程度及失禁情况 5 个方面。总分值范围为 5~20 分，分值越少，提示发生压疮的危险性越高。评分≤14 分，提示老年人有发生压疮的危险，建议采取预防措施。由于此评估表缺乏营养状态的评估，故实际使用时需补充相关内容。

表 3-4　Norton 压疮风险因素评估量表

项目 / 分值	4	3	2	1
身体状况	良好	一般	不好	极差
精神状态	思维敏捷	无动于衷	不合逻辑	昏迷
活动能力	可以走动	需协助	坐轮椅	卧床
灵活程度	行动自如	轻微受限	非常受限	不能活动
失禁情况	无失禁	偶有失禁	经常失禁	二便失禁

2. 高危老年人

（1）神经系统疾病的老年人：昏迷、瘫痪的老年人需长期卧床，自主活动丧失，身体局部组织长时间受压。

（2）身体肥胖或瘦弱的老年人：肥胖的老年人机体过重，承受的压力过大；瘦弱的老年人营养不良，受压处缺乏肌肉组织和脂肪组织保护。

（3）水肿的老年人：水肿时皮肤抵抗力降低，同时也增加了承重部位的压力。

（4）疼痛的老年人：为避免疼痛而处于强迫体位，机体活动减少，局部组织受压过久。

（5）使用医疗器械的老年人：如石膏固定、牵引及应用夹板的老年人，翻身和活动受限，固定不恰当致受压部位血液循环不良。

（6）大小便失禁的老年人：皮肤经常受潮湿、摩擦的刺激。

（7）发热的老年人：体温升高可致排汗增多，皮肤经常受潮湿的刺激。

（8）使用镇静剂的老年人：自身活动减少，局部组织受压过久。

（9）老年人持续手术时间 >2h。

3. 好发部位 长期受压及无肌肉包裹或肌层较薄、缺乏脂肪组织保护的骨隆突处。卧位不同,受压点不同,好发部位也不同。

（1）仰卧位:好发于枕骨、肩胛部、肘部、脊椎体隆突处、骶尾部及足跟部（图 3-11A）。

（2）侧卧位:好发于耳郭、肩峰、肋部、髋部、膝关节的内外侧及内外踝处（图 3-11B）。

（3）俯卧位:好发于面颊部、耳郭、肩峰、女性乳房、男性生殖器、髂嵴、膝部及足尖部（图 3-11C）。

（4）坐位:好发于坐骨结节（图 3-11D）。

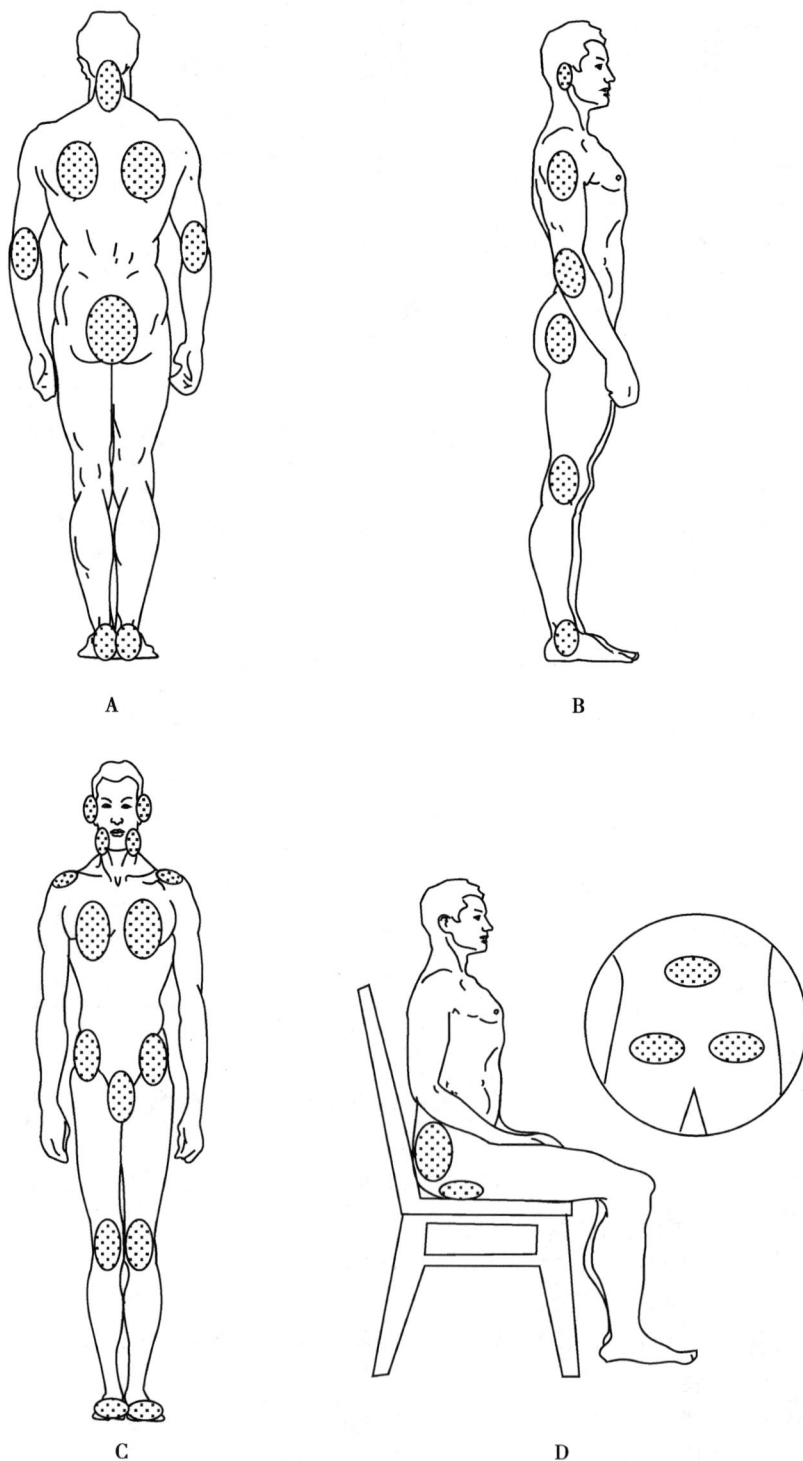

图 3-11 老年人压疮的好发部位

A. 仰卧位;B. 侧卧位;C. 俯卧位;D. 坐位。

（四）老年人压疮的分期

老年人压疮的发生是一个渐进性过程,目前依据病理、发展过程和严重程度,可分为四期（图 3-12）。

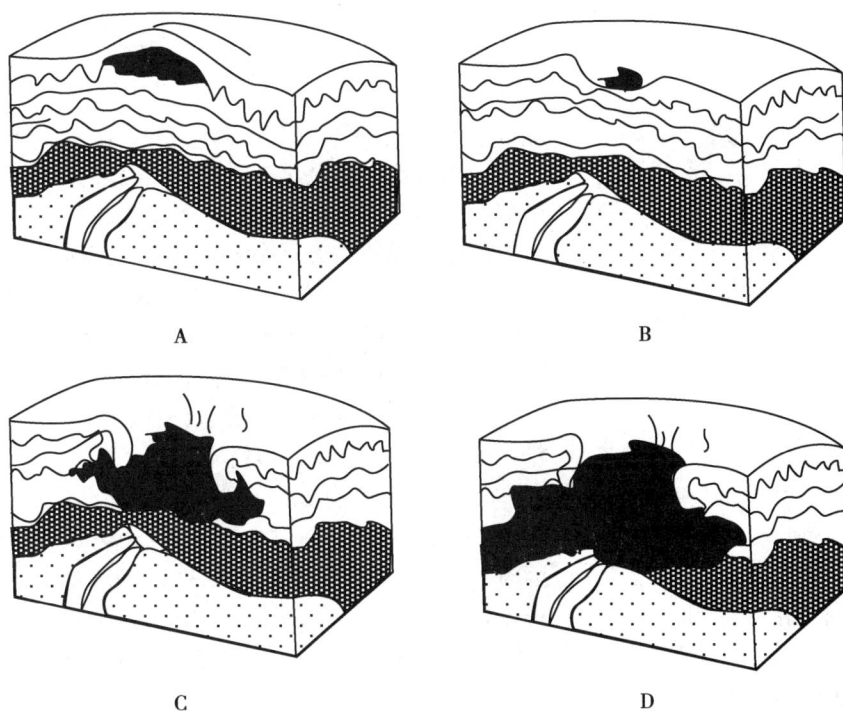

图 3-12　老年人压疮的病理分期
A. 淤血红润期; B. 炎性浸润期; C. 浅度溃疡期; D. 坏死溃疡期。

1. Ⅰ期　淤血红润期,此期为压疮初期,局部皮肤出现暂时性血液循环障碍,表现为红、肿、热、痛或麻木,出现压之不褪色红斑。此期皮肤完整性未破坏、为可逆性改变,如及时去除诱因,加强预防措施,可阻止压疮的发展。

2. Ⅱ期　炎性浸润期,红肿部位继续受压,血液循环仍得不到改善,静脉回流受阻,局部静脉淤血,皮肤的表皮和真皮层之间发生损伤或坏死。受压部位呈紫红色,皮下产生硬结,常有水疱,极易破溃,水疱破溃后表皮脱落显露潮湿、红润的创面,老年人有疼痛感。此期若及时解除受压,改善血液循环,清洁创面,仍可防止压疮进一步发展。

3. Ⅲ期　浅度溃疡期,全层皮肤破坏,损伤可达皮下组织,但肌肉、肌腱和骨骼尚未暴露。主要表现为表皮水疱逐渐扩大、破溃,真皮层创面有黄色渗出液,感染后表面有脓液流出,浅层组织坏死,形成溃疡,老年人疼痛感加重。

4. Ⅳ期　坏死溃疡期,为压疮严重期。主要表现为坏死组织侵入真皮下层和肌肉层,脓性分泌物增多,坏死组织发黑,有臭味,感染向周围及深部组织扩展,可深达骨骼,严重者细菌及毒素侵入血液循环,可引起败血症,危及老年人生命。

（五）老年人压疮的预防管理

控制老年人压疮发生的关键是预防,预防压疮的关键是加强管理,消除危险因素,对老年人经常观察其受压部位皮肤情况,以有效地照护措施预防和减少老年人压疮的发生。

1. 系统、全面地评估老年人皮肤情况　老年人皮肤的评估对于压疮的预防、分类及照护至关重要。评估老年人皮肤温度,检查皮肤有无红斑、局部热感、水肿、硬结、硬化、疼痛等。若有红斑需鉴别红斑范围和分析红斑产生的原因,判断皮肤发红区域指压变白情况。

2. 采取预防性皮肤照护措施

（1）摆放老年人体位时避免红斑区域受压。

（2）保持老年人皮肤清洁干燥,对大小便失禁、出汗及分泌物多的老年人,及时洗净擦干,使用 pH 平衡的皮肤清洁剂。为失禁老年人制订并执行个体化失禁管理计划。

（3）进行局部或全背按摩,促进血液循环,可以选择手法按摩或电动按摩器按摩,但禁止按摩或用力擦洗压疮易已部位的皮肤,防止造成皮肤损伤。以手法按摩为例:

1）全背按摩:协助老年人俯卧或侧卧,暴露背部;先用温水进行擦洗,再将少许 50% 乙醇（或按摩油 / 乳 / 膏）倒入手掌内做按摩。由骶尾部开始,沿脊柱旁向上按摩,至肩部后环形向下至尾骨止,如此反复有节奏地按摩数次。再用拇指指腹由骶尾部开始沿脊柱按摩至第 7 颈椎处（图 3-13）。

2）局部按摩:蘸少许 50% 乙醇（或按摩油 / 乳 / 膏）,以手掌大小鱼际肌紧贴老年人皮肤,做压力均匀的环形按摩,压力由轻到重,再由重到轻,每次 3~5min。

（4）保持床单及被褥清洁、干燥、平整、无碎屑,严禁让老年人直接卧于橡胶单或塑料布上。

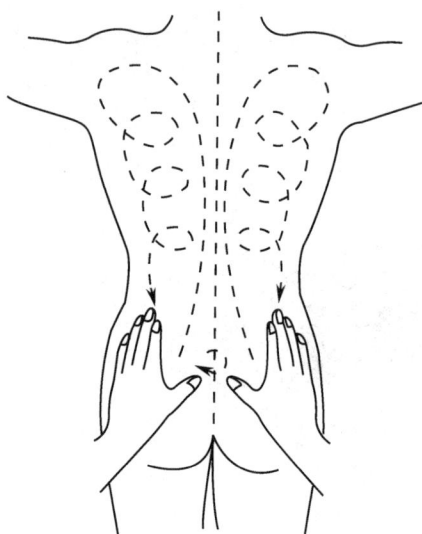

图 3-13　背部按摩

（5）使用皮肤保护用品或采取隔离防护措施,避免皮肤暴露于过度潮湿的环境。

3. 进行营养筛查与营养评估　营养不良既可导致老年人发生压疮,也是影响其压疮进展和愈合的重要因素。因此,必须对老年人进行营养筛查判断营养不良风险,协助医护人员为营养不良的老年人制订个性化营养治疗计划。在老年人身体状态允许情况下,给予高热量、高蛋白、高维生素饮食,补充维生素 C 和矿物质锌,增强机体免疫力和组织修复能力,促进创面愈合。对于不能进食的老年人,可通过鼻饲照护达到营养需求。

4. 正确进行体位更换　鼓励和协助卧床老年人经常更换体位,经常翻身是预防老年人压疮最有效的方法,它可使骨骼突起部位交替受压。翻身的间隔时间根据老年人的组织耐受度、活动能力、病情及受压处皮肤情况决定,一般每 2h 翻身一次,必要时每 30min 翻身一次,建立床头翻身记录卡,另外还可使用电动翻转床帮助老年人变换卧位（表 3-5）。在协助老年人更换体位时,应避免推、拉、拽等动作。

表 3-5　翻身记录卡

居室房间号:　　　　　　　　　床号:　　　　　　　　　姓名:			
日期 / 时间	卧位	皮肤情况及备注	执行者

体位更换后需合理摆放体位。长期卧床的老年人,可用 30° 斜侧卧位,避免使压力加大的姿势,如 90° 侧卧或半坐卧位。为了避免剪切力的产生,床头抬高角度限制于 30° 内,老年人需采取合适的体位和有效措施,防止身体下滑及局部减压。天然羊皮垫有助于老年人压疮的预防。

5. 选择和使用合适的支撑面　支撑面是指压力再分布的装置,可调整组织负荷和微环境情况,如泡沫床垫、气垫床、减压坐垫等。选择支撑面时需考虑老年人制动的程度、对微环境控制和剪切力降低的需求、老年人的体型和体重、压疮发生的危险程度等因素。

6. 鼓励老年人尽量做力所能及的活动　如下床、关节自主运动等。适当活动可降低因长期卧床造成老年人发生压疮的风险,活动频率和强度根据老年人耐受程度和发生压疮危险程度决定。长期卧床的老年人,在身体状态允许的情况下,可协助其进行肢体功能练习,预防压疮的发生。

7. 实施健康宣教 向老年人宣教压疮的相关知识,使其了解压疮的危害,掌握压疮预防的知识和技能,如翻身的技巧、营养知识等,鼓励老年人参与压疮的预防活动。

（六）老年人压疮的照护

1. 全身照护 良好的营养是创面愈合的重要条件,因此应给予平衡饮食,增加蛋白质、维生素及微量元素的摄入。加强心理护理,消除不良心境,促进身体早日康复。

2. 局部照护 评估、测量并记录压疮的部位、大小（长、宽、深）、创面组织的形态、渗出液、有无潜行或窦道、伤口边缘及周围皮肤状况等,对压疮的发展进行动态监测,根据压疮各期创面的特点和伤口情况,采取针对性的照护措施。

（1）淤血红润期:此期照护的重点是去除致病因素,保护局部皮肤,防止局部继续受压,促进局部血液循环,防止压疮继续发展。除加强压疮预防措施外,可协助医护人员对老年人局部使用半透膜敷料或水胶体敷料加以保护。

（2）炎性浸润期:此期照护的重点是保护皮肤,预防感染。除继续加强预防压疮的各项措施外,协助医护人员加强创面水疱内渗液的保护和处理。对未破的小水疱减少和避免摩擦,防止破裂感染,让其自行吸收,协助医护人员按伤口消毒标准消毒后,粘贴透气性薄膜敷料,待水疱吸收后将敷料撕掉。大水疱需在无菌操作下处理,照护人员协助医护人员先消毒局部皮肤,在水疱的边缘用注射器抽出疱内液体或用针头刺破水疱,用无菌棉签挤压干净水疱内的液体或用无菌纱布吸干水疱内渗液,粘贴透气性薄膜敷料,水疱吸收后才将敷料撕掉。每天观察,如水疱又出现,重复上述处理。

（3）浅度溃疡期:此期照护的重点是协助清洁创面,消除坏死组织,处理伤口渗出液,促进肉芽组织生长,并预防和控制感染。创面无感染时协助医护人员用生理盐水冲洗伤口及周围皮肤,去除残留在伤口上的表皮破损组织;创面有感染、疑似感染时立刻报告医生,并协助进行清洗。清洗时需要避免交叉感染,并注意窦道、潜行或瘘管的处理。

（4）坏死溃疡期:此期照护的重点是去腐生新。除继续加强浅度溃疡期的照护措施外,并及时报告,由医护人员采用清创术清除压疮创面或创缘无活力的坏死组织,处理伤口潜行和窦道以减少无效腔,并保护暴露的骨骼、肌腱和肌肉。

对无法判断的压疮和怀疑深层组织损伤的压疮需进一步全面评估,根据组织损伤程度选择相应的照护方法。

此外,压疮会产生痛感,因而,需做好老年人压疮相关性疼痛的评估、预防和管理,减少因照护所致的疼痛。

知识链接

老年人压疮预防的新兴措施

随着对老年人压疮研究的不断深入,目前提出有关老年人压疮预防的新兴疗法包括:

1. 控制微环境 选择支撑面时,考虑微环境温湿度控制的能力,忌将加热装置（热水袋、电热毯等）直接置于皮肤表面或压疮创面。

2. 使用预防性敷料 预防性敷料性质各异,需根据老年人个体情况进行选择。选择时应考虑敷料控制微环境的能力、贴敷及去除的容易程度、能否定期反复打开以评估皮肤、能否形成符合贴敷的解剖部位以及是否具有合适的尺寸。

3. 使用纺织面料 使用丝质面料或非棉质或棉类混纺面料以降低剪切力与摩擦力。

4. 采用肌肉电刺激 对脊髓损伤的老年人,在压疮易患部位采用电刺激以诱发间歇性强制肌肉收缩,从而降低压疮发生风险。

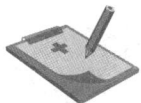

四、卧有老年人床整理及更换床单法

一个整洁舒适的床单位可以让老年人更好地休息生活,同时保证居室环境的干净整洁,定期为老年人更换床单,可以使床单位保持平整、干净、无褶皱,使老年人睡卧舒适。对于长期卧床的老年人而言,可以观察病情,协助其变换卧位,预防压疮等并发症的发生。

卧有老年人床整理及更换床单法主要适用于长期卧床、活动受限、生活不能自理、疾病情况较重的老年人。

【操作目的】

1. 保持床单位和居室整洁、美观、舒适。

2. 保持床铺平整,预防压疮等并发症。

【操作程序】

1. 评估

(1)辨识老年人,与老年人沟通。

(2)评估老年人意识状态、自理能力、心理状态及合作程度、疾病情况。

(3)评估老年人身上有无伤口,肢体活动度。

(4)评估床单位的清洁程度。

2. 计划

(1)环境准备:居室内无老年人进餐或治疗;调节好室温;关闭门窗,必要时遮挡屏风。

(2)老年人准备:明确操作目的,了解操作过程。

(3)照护人员准备:着装整洁,洗手,戴口罩。

(4)用物准备

1)整理法:扫床车(图 3-14)、床刷、床刷套(略湿)。

2)更换床单法:扫床车、清洁床单、被罩、枕套、床刷、床刷套(略湿)、洗手液,需要时备清洁衣裤。

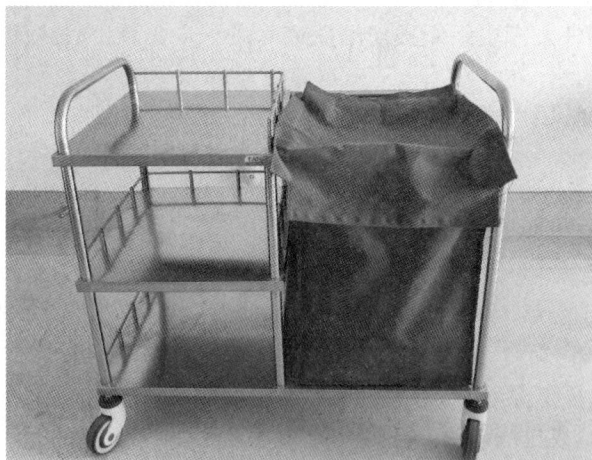

图 3-14　扫床车

3. 实施

(1)卧有老年人床整理法

操作流程	操作步骤	要点说明
1. 核对解释	携用物至老年人床旁,核对老年人信息并做好解释	• 取得老年人配合
2. 移开桌椅	移开床旁桌离床约 20cm,移床旁椅至床尾	• 便于操作
3. 松被翻身	放下近侧床挡,松开床尾盖被,协助老年人翻身至对侧,背向照护人员,移枕,盖好被子	• 防止老年人坠床;注意保暖

操作流程	操作步骤	要点说明
4. 清扫床单	（1）取床刷,套好一只清洁潮湿刷套	• 刷套每床一个,不可重复使用
	（2）轻抬近侧枕头,从床头纵向至床尾,靠近床中线清扫床单上的渣屑,每一刷要重叠上一刷的 1/3,避免遗漏	• 注意扫净枕下及老年人身下的渣屑
	（3）将近侧床尾部床单打开,拉平反折于床褥下,将近侧床单边缘平整塞于床褥下	• 注意中线对齐
	（4）协助老年人翻身侧卧于铺好的一侧,拉起近侧床挡,转至对侧同法清扫并铺平床单,协助老年人平卧	• 观察皮肤;注意床单要铺平整
5. 整理盖被	整理好盖被叠成被筒,被尾内折与床尾齐	
6. 整理枕头	取下枕头,拍松后放入老年人头下	
7. 拉起床挡	拉起床挡,确认两侧床挡已拉起且牢固	
8. 整理用物	整理床单位,移回床旁桌、椅,清理用物	• 床刷及床刷套清洗、消毒
9. 洗手记录	（1）按七步洗手法洗手 （2）记录执行时间和效果	• 预防交叉感染

（2）卧有老年人床更换床单法

操作流程	操作步骤	要点说明
1. 核对解释	携用物至老年人床旁,核对老年人信息并做好解释	• 关闭门窗,必要时遮挡屏风;取得老年人配合
2. 移开桌椅	移桌距床约 20cm,移椅至床尾,将物品按使用顺序放在床尾椅上（上层床单,中层被罩,下层枕套）	• 注意物品摆放顺序
3. 松被翻身	（1）照护人员站在床右侧,放下近侧床挡 （2）一手托起老年人头部,一手将枕头平移向床的对侧,协助老年人卧于床的对侧,背向照护人员,盖好被子	• 注意防止坠床 • 不宜过多翻动和暴露老年人,以免疲劳、受凉
4. 松单扫床	（1）从床头至床尾松开近侧床单,将床单向上卷入老年人身下 （2）将床刷套套在床刷外面,从床头扫至床尾,靠近床中线清扫近侧床褥上的渣屑,每扫一刷要重叠上一刷的 1/3,避免遗漏	• 使污染面向内 • 从床头至床尾扫净渣屑;注意扫净枕下及老年人身下的渣屑;一床一刷套,不可重复使用
5. 铺近侧单	取清洁床单,床单的纵向中线对齐床中线,展开近侧床单平整铺于床褥上,余下的一半床单向上卷起塞于老年人身下,分别将近侧床单的床头、床尾部分反折于床垫下,绷紧床单,将近侧下垂部分的床单平整塞于床垫下	• 注意床单纵向中线与床中线对齐;塞于身下的床单正面向内;使床单平整、不易松散;注意省力、节力
6. 移枕翻身	将枕头移至近侧,协助老年人翻转身体侧卧于清洁床单上（面向照护人员）,盖好被子,拉起近侧床挡	• 注意防止坠床;观察、询问老年人有无不适
7. 铺对侧单	（1）照护人员转至床对侧,放下床挡 （2）从床头至床尾松开床单,将床单向上卷起,再将污染床单分别从床头、床尾向中间卷起放在污衣袋内 （3）清扫床褥上的渣屑（方法同上）,取下床刷套放于污衣袋内 （4）拉平老年人身下的清洁床单,平整铺于床褥上（方法同上）,协助老年人平卧于床中线上,盖好被子	• 污单不要丢在地上 • 扫床时,每扫一刷要重叠上一刷的 1/3,避免遗漏 • 使床单平整、不易松散

操作流程	操作步骤	要点说明
8. 更换被罩	（1）照护人员站在床右侧，将盖于老年人身上的被子两侧及被尾展开 （2）打开被罩被尾开口端，一手揪住被罩边缘，另一手伸入被罩中分别将两侧棉胎向中间对折 （3）一手抓住被罩被头部分，另一手抓住棉胎被头部分，将棉胎呈S形从被罩中撤出，折叠置于床尾。被罩仍覆盖于老年人身上 （4）取清洁被罩平铺于污被罩上，被罩中线对准床中线。清洁被罩的被头部分置于老年人颈肩部 （5）打开清洁被罩被尾开口端，一手抓住棉胎被头部分将棉胎装入清洁被罩内，棉胎被头处充满被罩被头部分 （6）在被罩内将棉胎侧边分别向两侧展开铺平，棉胎四角充实于被罩四角，系好床尾侧被罩系带 （7）从床头向床尾方向翻卷撤出污染被罩，放在污衣袋内 （8）将棉胎两侧向内反折，与床沿平齐，被尾向内反折，与床尾平齐	• 取出的棉胎不能接触污被罩的外面 • 注意被罩中线对齐床中线；更换被罩时，避免遮住老年人口鼻 • 棉胎装入被罩内，被头部分应充满，不可有虚沿 • 操作动作轻稳，不要过多暴露老年人身体并注意保暖 • 床尾多余盖被向内反折，便于老年人足活动，防止足部受压导致足下垂
9. 更换枕套	（1）照护人员一手托起老年人头颈部，另一手取出枕头 （2）在床尾处将枕芯从枕套中撤出，将污枕套放在污衣袋内 （3）在床尾处，取清洁枕套反转内面朝外，双手伸进枕套内撑开揪住两内角 （4）抓住枕芯两角，反转枕套套好 （5）将枕头从老年人胸前放在左侧头部旁边，照护人员右手托起老年人头部，左手从老年人头下方将枕头拉至头下适宜位置。枕套为侧开口时，开口端应背向门	• 照护人员需在被尾处更换枕套 • 套好的枕头四角充实，枕套开口背门
10. 整理用物	（1）协助老年人取舒适卧位 （2）移回床旁桌椅，开窗通风，清理用物，污被单送洗	• 床刷及床刷套清洗、消毒
11. 洗手记录	（1）按七步洗手法洗手 （2）记录执行时间和效果	• 预防交叉感染

4. 评价

（1）老年人感觉安全、舒适。

（2）照护人员操作时动作轻稳，节力。

（3）照护人员和老年人沟通有效，老年人满意。

【注意事项】

1. 及时更换床单、被罩，一般每周更换1~2次，如被尿、便、呕吐物、汗液等污染，应及时更换。

2. 注意安全风险因素

（1）坠床：过程中未及时拉起床挡，造成老年人坠床。

（2）受凉：过程中过多翻动和暴露老年人，或未盖被，造成老年人受凉。

（3）窒息：更换被罩时，被罩遮住老年人口鼻时间过久，造成老年人窒息。

第四节　老年人晨晚间清洁照护技术

老年人晨晚间清洁照护是根据老年人的日常生活习惯,为满足老年人日常清洁和舒适需要而在晨起和睡前执行的照护措施。晨间清洁照护包括洗脸、口腔照护、修整胡须、头发梳理等仪容修饰,晚间清洁照护内容除了洗脸外,还包括为老年人洗脚等。对面部、手、足等进行清洁,可以清除相应部位的脱落皮屑、污物和微生物,减少感染机会,增进健康。晚间洗脚后更有益于老年人入眠。

鼓励自理的老年人在保障安全的前提下自己做晨、晚间清洁梳洗,照护人员离手不离眼;对自理能力受限的老年人,需要照护人员根据老年人身体状况协助其进行晨晚间清洁照护,以满足身心需要,促进舒适。

一、仪容修饰

仪容是指人的外观、外貌,是一个人精神面貌的外观体现,良好的仪容能使人身心愉悦。仪容修饰的基本原则是美观、整洁、卫生、得体。

保持老年人仪容的整洁和得体不仅可以满足老年人基本需求,还可以缓解老年人的被遗弃感和无助感,满足其自尊需求。仪容修饰主要包括保持老年人面部清洁,老年男性应每日剃须;头发清洁整齐;经常修剪指(趾)甲;口腔清洁,身体清洁无异味;穿着得体,衣裤整洁;保持良好心态,面部常带笑容。

(一)洗脸的照护

晨起穿衣后,洗脸往往是仪容修饰的第一个环节,这能让老年人每天的生活从清爽、轻松开始。洗脸前,应主动征询老年人的意愿,鼓励老年人尽可能到洗手间独立进行清洁整理。根据老年人的皮肤和感触觉特点,选用柔软、轻薄的纯棉毛巾或纱布毛巾洗脸,洗脸毛巾不可与洗脚毛巾混用。对无法独立洗脸的老年人,可协助或指导他们完成力所能及的工作(如戴上围裙、解开衣领、挽起衣袖等);对卧床的老年人,可将脸盆和毛巾等洗脸用具放到床旁,帮助老年人擦拭脸部,擦拭时注意皮肤褶皱、耳朵以及颈部周围的清洁,具体操作方法同床上擦浴－擦洗面部。

老年人眼睛容易因眼眵、眼泪等分泌物过多而引起炎症,也可能会因异物进入而受伤,所以应注意清洁。清洁时可用质地柔软的湿热毛巾或棉球进行擦拭,由内眦到外眦,擦完一侧再擦另一侧,避免交叉感染。患有白内障的老年人要注意用眼卫生,防止用眼过度及疲劳,注意劳逸结合。

洗脸过程中,如发现老年人鼻腔分泌物干结,可先用湿热毛巾湿敷片刻,待其软化后再慢慢擤出,操作时动作要轻柔,不可通过挖鼻的方式处理,避免引发鼻出血或海绵窦血栓性静脉炎。老年人的居室要经常通风且保持温湿度适宜,平时加强老年人营养摄入,可遵医嘱适当补充维生素。

若老年人耳内分泌物较多引起不适时,可帮助其清除,但需提前征得其同意。操作时为防止老年人头部突然转动,照护人员可用手固定其头面部,使用细小的棉棒或者圆润的挖耳勺,在视野清晰的情况下进行清洁,手法要轻柔、缓慢,切勿自行强行掏出。若发现耵聍栓塞,立即报告。耳郭、耳后使用湿热毛巾轻轻擦拭干净。

洗脸过程中,照护人员指导和提醒老年人时应有耐心,尽可能遵循老年人的清洁习惯,使洗脸过程保持轻松和愉快。如果老年人拒绝洗脸,可待其情绪稳定后再进行,并经常鼓励他们保持干净的状态;对患有阿尔茨海默病的老年人要尽量陪伴其洗脸,以防烫伤或跌倒等意外发生,洗脸过程中尽量简化清洗步骤;为插有口腔或鼻腔管道的老年人清洁面部时,应注意固定管道并保持通畅;如插有鼻饲管,除做好鼻孔周围的清洁外,还应观察鼻孔周围及鼻翼处皮肤有无发红、破损,必要时更换固定的胶布,清洁洗漱完毕后整理管道,确认管道无反折、受压、扭曲、脱落等情况;对因肾脏疾病、心脏疾病、睡眠不足等原因出现面部水肿的老年人,洗脸时注意力度适宜,避免太过用力而擦伤皮肤;对面部有疣状赘生物或色斑的老年人,洗脸时细心擦洗,并注意观察其变化,如面部皮肤逐渐粗糙、增厚或有痂皮出现,应及时报告,并叮嘱老年人勿用指甲或剃刀随意刮掉。

（二）修整胡须

修整胡须可以使老年人仪容更端庄、精神更饱满。修整或剃须前应征询老年人的意愿,最好于晨起清洁面部后进行。

【操作目的】

保持面部清洁、舒适,预防和减少感染。

【操作程序】

1. 评估

（1）辨识老年人,与老年人沟通。

（2）评估老年人的意识状态、自理能力、疾病情况、心理状态及合作程度。

（3）评估老年人的面部皮肤清洁度及口腔周围皮肤健康状况。

2. 计划

（1）环境准备:环境整洁,温湿度适宜。

（2）老年人准备:明确操作目的,了解操作过程,能积极配合操作。

（3）照护人员准备:着装整洁,洗手,戴口罩。

（4）用物准备:电动剃须刀或安全剃须刀、毛巾、护肤用品（润肤油）、洗手液。

3. 实施

操作流程	操作步骤	要点说明
1. 核对解释	携用物至老年人床旁,核对老年人信息并做好解释	• 取得老年人配合;对能独立剃须的老年人,指导其自行进行
2. 剃前准备	（1）老年人取坐位或卧位 （2）为老年人颌下铺垫毛巾 （3）剃须前用湿热毛巾敷面	• 便于操作 • 使胡须变软,易于刮除
3. 剃去胡须	（1）照护人员一只手绷紧皮肤,另一只手拿电动剃须刀或安全剃须刀,以从左到右、从上到下的顺序进行 （2）剃须后用毛巾擦拭剃须部位 （3）涂擦润肤油护肤	• 保持老年人头部稳定;尽量不逆刮,以免损伤皮肤;动作轻柔 • 注意检查是否刮净,有无遗漏部位
4. 整理用物	整理用物,清洗毛巾	• 剃须刀消毒备用
5. 洗手记录	（1）按七步洗手法洗手 （2）记录执行时间和效果	• 预防交叉感染

4. 评价

（1）老年人剃须后感到清洁、舒适、身心愉快。

（2）照护人员动作轻巧,确保老年人安全。

（3）老年人主动配合,与老年人沟通有效。

【注意事项】

1. 剃须时,要绷紧皮肤,动作轻柔。

2. 胡须较为坚硬时,可用温热毛巾热敷 5~10min。

3. 若不慎刮破皮肤,应立即清洗伤口后用无菌创可贴覆盖伤口。

4. 注意安全风险因素

（1）刮伤:操作过程中老年人突然转动头部,或照护人员逆刮胡须,造成老年人皮肤刮伤。

（2）感染:照护人员未洗手,或剃须刀未消毒,造成老年人皮肤及血液感染。

（三）头发梳理

同本章第二节 老年人头发清洁照护 头发梳理中相关内容。

（四）口腔照护

同本章第一节　老年人口腔清洁照护　口腔清洁及口腔照护中相关内容。

（五）洗脚照护

【操作目的】

1. 保持双足清洁、舒适。

2. 促进老年人入眠。

【操作程序】

1. 评估

（1）辨识老年人,与老年人沟通。

（2）评估老年人的意识状态、自理能力、疾病情况、心理状态及合作程度。

（3）评估老年人的双足清洁度及皮肤健康状况。

2. 计划

（1）环境准备:环境整洁,温湿度适宜。

（2）老年人准备:明确操作目的,了解操作过程,能积极配合操作。

（3）照护人员准备:着装整洁,洗手,戴口罩。

（4）用物准备:洗脚盆（内盛半盆38~40℃的温水）、毛巾、香皂、护肤用品（润肤油）、洗手液。

3. 实施

操作流程	操作步骤	要点说明
1. 核对解释	携用物至老年人床旁,核对老年人信息并做好解释	● 取得老年人配合;对能独立洗脚的老年人,指导其自行进行
2. 洗脚	（1）将老年人的双脚放于洗脚盆中,询问老年人有无不适,泡脚10min （2）抬起老年人一只脚,在脚底、脚面涂擦香皂,揉搓脚底、脚背、趾缝及脚踝 （3）将脚浸没在脚盆中,反复多次洗净皂液并抬起擦干 （4）用同样方法洗净另一只脚	● 注意水温,避免过冷过热;浸泡时间不宜过久
3. 擦润肤油	为老年人双脚涂抹润肤油,按从脚跟至脚趾的顺序涂抹	● 注意保护皮肤
4. 整理用物	整理用物,倾倒污水,清洗毛巾	
5. 洗手记录	（1）按七步洗手法洗手 （2）记录执行时间和效果	● 预防交叉感染

4. 评价

（1）老年人洗脚后感到清洁、舒适、身心愉快。

（2）照护人员动作轻巧,确保老年人安全。

（3）老年人主动配合,与老年人沟通有效。

【注意事项】

1. 做到一人一盆,避免交叉感染,有真菌感染的老年人,注意做好消毒隔离措施及用药指导。

2. 洗脚过程中,随时询问和观察老年人的反应,如有不适,应迅速停止操作并报告。

3. 注意安全风险因素

（1）烫伤:水温太高,造成老年人烫伤。

（2）受凉:未关窗、室温、水温过低,造成老年人受凉。

（3）感染:照护人员未洗手、未及时更换污水,造成老年人皮肤感染。

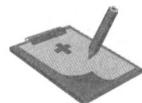

二、修剪指(趾)甲

【操作目的】

保持指(趾)甲清洁、舒适,预防和减少感染。

【操作程序】

1. 评估

(1)辨识老年人,与老年人沟通。

(2)评估老年人的意识状态、自理能力、疾病情况、心理状态及合作程度。

(3)评估老年人的指(趾)甲清洁度及指(趾)甲健康状况。

2. 计划

(1)环境准备:环境整洁,温湿度适宜。

(2)老年人准备:明确操作目的,了解操作过程,能积极配合操作。

(3)照护人员准备:着装整洁,洗手,戴口罩。

(4)用物准备:指甲刀、纸巾、洗手液。

3. 实施

操作流程	操作步骤	要点说明
1. 核对解释	携用物至老年人床旁,核对老年人信息并做好解释	• 取得老年人配合;对能独立修剪指甲的老年人,指导其自行进行
2. 修剪指甲	(1)在老年人手(或足)下铺垫纸巾 (2)一手握住老年人一只手(或足)的手指(脚趾),另一手持指甲刀修剪指(趾)甲,保留指(趾)甲长度1~1.5mm 为宜,逐一修剪 (3)手指甲可圆剪,脚趾甲应平剪 (4)先修剪手指甲,后修剪脚趾甲	• 老年人尽量保持不动;避免剪伤皮肤
3. 锉平指甲边缘	用指甲锉逐一修理锉平指(趾)甲边缘毛刺	• 保持指(趾)甲边缘光滑、无毛刺
4. 整理用物	整理用物,用纸巾包裹指(趾)甲碎屑,放入垃圾桶	
5. 洗手记录	(1)按七步洗手法洗手 (2)记录执行时间和效果	• 预防交叉感染

4. 评价

(1)老年人修剪指(趾)甲后感到清洁、舒适、身心愉快。

(2)照护人员动作轻巧,确保老年人安全。

(3)老年人主动配合,与老年人沟通有效。

【注意事项】

1. 老年人指(趾)甲较硬时,可用温水浸泡或温热湿毛巾包裹 5min,再进行修剪。

2. 修剪完毕的指(趾)甲边缘应光滑、无毛刺。

3. 注意安全风险因素

(1)剪伤:老年人身体突然晃动,或指甲刀太靠近皮肤,造成老年人剪伤。

(2)感染:照护人员未洗手,或指甲刀未消毒,造成老年人皮肤及血液感染。

三、衣物更换

清洁、合体的着装是老年人人际交往和满足自尊的基本需求,老年人着装不仅要美观、保暖,而且要舒适、健康。能自理的老年人衣着可自行选择和穿戴,失能、半失能老年人的衣物更换则需要不同程度的帮助,照护人员掌握穿脱不同类型衣物的方法,可更好地为老年人服务,避免老年人受凉,同时减轻照护工作强度。

（一）适合老年人特点的服装

老年人穿着合适的服装,不仅可以让自己感觉舒适,对健康有益,还可以给人以良好的印象,满足老年人自尊需要。棉质服装是最佳选择。老年人穿着服装应具有实用舒适、整洁美观、个性便利的特点。

1. 实用舒适　衣物有保暖防寒的作用。老年人对外界环境的适应能力相对较差,冬季畏寒,夏季怕风,加之可能存在一定的疾病困扰。因此,老年人应选择冬季保暖、夏季消暑、春秋防风的服装,便于诊疗、如厕、运动等活动。同时,老年人服装应力求宽松舒适、柔软轻便、利于活动。在面料选择上,四季适宜选用纯棉制品,夏季适宜选择凉爽透气的棉质、真丝、棉麻类服装。

2. 整洁美观　衣着整洁美观不仅使老年人显得神采奕奕,可以增加他们参加社交活动的信心与热情,也有利于身体健康。老年人内衣及夏季衣服应常洗常换,保持整洁。根据老年人文化素养、品味、习惯选择符合老年人自身气质的服装,宜款式简洁、剪裁美观、穿着方便,大多以素雅、沉稳、大方的色彩为主。

3. 个性便利　追求个性是这个时代的特点,对老年人也不例外。老年人可以选择自己喜欢的、让自己愉悦的服装。对自理能力差的老年人,最好选择便于穿脱的衣物,如纽扣大一些,裤腰有松紧带等。

（二）适合老年人特点的鞋袜

1. 适合老年人特点的鞋子　老年人应选择大小合适,且具有排汗、减震、防滑、安全、柔软、轻巧、舒适等特点的鞋。因老年人脚跟脂肪垫变薄,缓冲能力减弱,因此选择鞋子时注意鞋跟要有一定的硬度和高度,才有助于分散脚底的压力。一般建议老年人在下午 4~6 点试穿新鞋,因为这个时间段是脚部最胀的时候,且两只脚都要试穿,多走动以判断新鞋是否合适。

日常行走时,宜选择舒适、轻便、透气,具有减震、防滑设计的布底鞋,并适当垫高后跟。体型肥胖的老年人,可适当垫高后跟 2cm 左右,避免足弓退化带来的不良影响,有利于足部的血液循环。老年人运动时,最好选择鞋底硬度适中、有点后跟、前部翘一点的运动鞋,宜采用粘扣、鞋扣等方式固定,避免因鞋带松开而绊倒,不穿拖鞋或凉鞋。在居室内,最好选择长度和高度刚好能将双足塞满的整块鞋面的拖鞋。

2. 适合老年人特点的袜子　为方便老年人穿脱,避免因袜口过紧而导致不适,老年人应选择袜口相对宽松的棉质袜子。袜子应勤换洗,以利于足部健康。

（三）为老年人更衣

老年人大多喜欢按照自己长期以来形成的生活习惯穿、脱衣,照护人员应该尊重老年人的生活习惯,为老年人进行更衣。

【操作目的】

1. 保持身体清洁、舒适。

2. 满足老年人自尊的需求,利于人际交往。

【操作程序】

1. 评估

（1）辨识老年人,与老年人沟通。

（2）评估老年人的意识状态、自理能力、疾病情况、心理状态及合作程度。

（3）评估老年人衣物污染部位及污染物的情况。

2. 计划

（1）环境准备:环境整洁,温湿度适宜。

（2）老年人准备:明确操作目的,了解操作过程,能积极配合操作。

（3）照护人员准备:着装整洁,洗手,戴口罩。

（4）用物准备:清洁衣物、鞋袜、洗手液。

3. 实施

（1）为老年人更换开襟式上衣

操作流程	操作步骤	要点说明
1. 核对解释	携用物至老年人床旁,核对老年人信息并做好解释	• 取得老年人配合;对能独立更换衣物的老年人,指导其自行进行
2. 更换开襟式上衣	（1）协助老年人取坐位或摇起床头,使老年人呈半坐位 （2）为老年人解开衣扣,衣领向下拉,露出双肩。脱去一侧衣袖,将衣服从背后绕到另一侧,褪下衣袖 （3）展开清洁的开襟式上衣,辨别衣身、衣袖 （4）从一侧袖口端套入手臂,握住老年人手部套入衣袖,提拉至肩部。让老年人身体稍前倾,捏住衣领将衣身从背后展开,将另一侧手臂向斜下方或斜上方伸入衣袖	• 便于更换衣物;必要时拉起床挡 • 注意保暖;偏瘫或有外伤的老年人脱衣时,先脱健侧,再脱患侧 • 辨别好衣身、衣袖,避免套错衣袖 • 偏瘫或有外伤的老年人穿衣时,先穿患侧,再穿健侧
3. 整理衣服	拉平老年人上衣的衣身,整理衣领	• 注意拉平衣身,避免褶皱
4. 洗手记录	（1）按七步洗手法洗手 （2）记录执行时间和效果	• 预防交叉感染

（2）为老年人更换套头式上衣

操作流程	操作步骤	要点说明
1. 核对解释	携用物至老年人床旁,核对老年人信息并做好解释	• 取得老年人配合;对能独立更换衣物的老年人,指导其自行进行
2. 脱下套头衣服	（1）协助老年人取坐位或摇起床头,使老年人呈半坐位 （2）将老年人套头上衣的下端向上拉至胸部,一手扶住老年人肩部,另一手从背后向前脱下衣身部分 （3）拉住近侧衣袖袖口,脱下衣袖,用同样的方法脱下另一侧衣袖	• 便于更换衣物;必要时拉起床挡 • 注意保暖
3. 穿上套头衣服	（1）辨别套头衣服前后面 （2）一只手从袖口处伸入衣身开口处,握住老年人手腕,将衣袖套入老年人手臂,用同样的方法穿好另一侧衣袖 （3）双手握住衣身前后片下沿至领口开口处,套过老年人头部	• 辨别好套头衣服前后面,避免穿反
4. 整理衣服	将衣身向下拉至平整	• 注意拉平衣身,避免褶皱
5. 洗手记录	（1）按七步洗手法洗手 （2）记录执行时间和效果	• 预防交叉感染

（3）为老年人穿脱裤子

操作流程	操作步骤	要点说明
1. 核对解释	携用物至老年人床旁,核对老年人信息并做好解释	• 取得老年人配合;对能独立穿脱裤子的老年人,指导其自行进行
2. 脱裤子	（1）协助老年人呈仰卧位,为老年人松开裤带、裤扣。协助老年人身体左倾,将裤子右侧部分向下拉至臀下,再协助老年人身体右倾,将裤子左侧部分向下拉至臀下 （2）协助老年人屈膝,两手分别拉住老年人两侧裤腰向下褪至膝部以下,分别抬起左右下肢,逐一褪出裤腿	• 注意保暖 • 偏瘫或有外伤的老年人脱裤时,先脱健侧,再脱患侧
3. 穿裤子	（1）取清洁裤子,辨别正反面 （2）一手从裤管口套入至裤腰开口处,轻握老年人脚踝,另一手将裤管向老年人大腿提拉。同法穿上另一条裤管 （3）协助老年人屈膝,两手分别拉住两侧裤腰部分向上提拉至老年人臀部 （4）协助老年人身体左倾,将右侧裤腰部分向上拉至腰部,再协助老年人身体右倾,将裤子左侧部分向上拉至腰部。系好裤带、裤扣	• 辨别好裤子正反面,避免穿反 • 偏瘫或有外伤的老年人穿裤时,先穿患侧,再穿健侧
4. 整理裤子	将裤子拉至平整	• 注意拉平裤子,避免褶皱
5. 洗手记录	（1）按七步洗手法洗手 （2）记录执行时间和效果	• 预防交叉感染

（4）为老年人穿脱鞋袜

操作流程	操作步骤	要点说明
1. 核对解释	携用物至老年人床旁,核对老年人信息并做好解释	• 取得老年人配合;对能独立穿脱鞋袜的老年人,指导其自行进行
2. 脱鞋袜	（1）为老年人解开鞋带,握住鞋的足跟部分脱下鞋子,同法脱下另一只鞋子 （2）两手分别拉住脚踝两侧袜口向下脱下袜子	• 注意保暖 • 注意检查老年人脚部有无破损及脚部疾患
3. 穿鞋袜	（1）取清洁袜子并辨别正反面及袜子的足跟位置 （2）双手分别捏住袜子开口至袜头处,套入脚趾,向脚踝方向提拉。 （3）一手握住鞋跟部分,另一手托起老年人足跟,将脚趾部分套入鞋内,直至脚掌、脚跟与鞋底内面贴合 （4）系好鞋带	• 辨别好袜子正反面,避免穿反 • 袜子应穿着平整,与脚部完全贴合 穿鞋前注意检查鞋子内部是否平整,有无异物
4. 洗手记录	（1）按七步洗手法洗手 （2）记录执行时间和效果	• 预防交叉感染

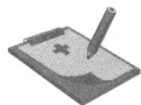

4. 评价

（1）老年人更换衣物后感到清洁、舒适、身心愉快。

（2）照护人员动作轻巧，确保老年人安全。

（3）老年人主动配合，与老年人沟通有效。

【注意事项】

1. 室温合适，避免对流风。

2. 帮助偏瘫或有外伤的老年人更衣时，遵守"患穿健脱"的原则，即穿衣服先从患侧开始，脱衣服先从健侧开始。

3. 对长期卧床的老年人，更衣后应立即整平背后衣服的褶皱，防止发生压疮。

4. 照护人员动作要轻稳，避免老年人因过度伸展而引起疼痛。

5. 操作时辨别好衣服或鞋袜的前后、正反，以免穿错。

6. 穿脱衣服时不可硬拽，以免损伤老年人皮肤。

7. 更衣时注意保护老年人的隐私。

8. 注意安全风险因素

（1）受凉：因室温过低，或未关闭门窗而发生对流，或暴露时间过长，造成老年人受凉。

（2）压疮：为老年人更衣后未整平背后衣服的褶皱，造成老年人发生压疮。

（3）关节痛、脱臼：为老年人更衣时强行伸展老年人的关节，或使老年人挛缩的手指被衣服的袖子挂住，造成老年人关节痛甚至脱臼。

（4）跌倒、坠床：照护人员操作时未将床挡拉上或现场离人，或站位错误，造成老年人跌倒、坠床。

（5）皮肤损伤：照护人员动作草率、鲁莽暴躁、拖、拉、拽现象，造成老人皮肤损伤。

思政元素：辛勤劳动，诚实劳动，创造性劳动的劳动精神

思政融入技能点：清洁照护

思政素材：优秀养老护理员蒲某：用真情劳动打动人心

四川省某养老康复中心照护员蒲某，43岁，已在养老康复中心工作了6年，她六年如一日，把养老康复中心当成自己的家，像老年人的儿女一样撑起百余名年迈老人的晚年幸福，每日早晨六点她开始为老年人进行洗脸擦身，换纸尿裤，全身更衣，喂饭，为老年人理发、剃胡须、剪指甲等，细心照料每一位老年人的日常生活。在老年照护岗位上的1 800余天里，蒲某热爱着这份在别人眼里脏、苦、累的工作，用她的爱心、耐心、关心换来老年人、家属的高度认同，为入住的老年人奉献自己的劳动，让老年人感受到照护人员的挚爱和温暖。为此，蒲某荣获四川省"优秀养老护理员"。

养老护理员不仅仅为老年人提供基本生活照顾，更要用专业化、精细化的服务满足老年人的生理和精神需求。养老护理是一个平凡的岗位，但平凡意味着责任、关爱，蕴含着真情，蕴藏着奉献。2020年11月24日，习近平总书记在全国劳动模范和先进工作者表彰大会上指出，新形势下，我国工人阶级和广大劳动群众要继续学先进赶先进，自觉践行社会主义核心价值观，用劳动模范和先进工作者的崇高精神和高尚品格鞭策自己，焕发劳动热情，厚植工匠文化，恪守职业道德，将辛勤劳动、诚实劳动、创造性劳动作为自觉行为。

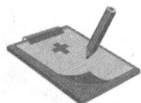

本章小结

　　1. 本章讲述了老年人口腔清洁照护,老年人头发清洁照护,老年人皮肤清洁照护,老年人晨晚间清洁照护。

　　2. 重点是老年人的口腔照护、老年人床上洗头、卧有老年人床整理及更换床单法、老年人衣物更换。

　　3. 难点是老年人口腔照护、老年人床上洗头、卧有老年人床整理及更换床单法、为老年人更衣的实践。

　　4. 学习过程中应注意老年人口腔清洁照护及老年人皮肤清洁照护为重要考点,同时应培养学生辛勤劳动,诚实劳动,创造性劳动的劳动精神。

（谭　庆　王珊珊　李　馨）

第四章　老年人饮食照护

第四章
数字内容

学习目标

1. 掌握：老年人饮食原则；不良饮食习惯的干预；治疗饮食和试验饮食的适用范围；确认胃管在胃内的方法。

2. 熟悉：吞咽困难及进食呛咳老年人的照护；过食和拒食老年人的照护；噎食和误吸老年人的照护。

3. 了解：老年人营养需求；老年人营养摄取影响因素；老年人进食的观察；要素饮食。

4. 学会：为老年人摆放进食体位；协助老年人进食、进水技术；为老年人发放治疗饮食；老年人鼻饲饮食照护技术。

5. 具有：健康老龄化的理念；对老年人关心体贴，敬老、孝老、爱老，确保饮食照护安全。

饮食是人类生存的必备条件，能为机体提供营养，是维持机体各种正常生理功能、促进组织修复、提高机体免疫力等的基本手段。科学饮食对老年人在预防疾病和保持健康方面起着重要作用。老年人身体器官功能减退，咀嚼消化能力降低，食物中的营养素吸收减少，抵抗力下降，进食、进水困难易引起老年人误吸、窒息等危险情况的发生，不良饮食习惯会影响老年人健康。因此，给予老年人全面周到的饮食照护显得尤为重要，合理饮食，平衡膳食，协助老年人进食，避免意外发生，是老年人日常生活护理中的一项重要工作。

导入情景

秦奶奶，女，78岁，高血压脑梗后，左侧肢体活动不便，卧床，大便干结，可以从床上转移到轮椅上坐位进餐，爱吃肉，右手能拿食物，需要协助喂菜、喂汤。今天，午餐是素包子，秦奶奶吃了一口，把包子放在一边，不想吃了。

工作任务：

1. 劝说老年人形成正确的饮食习惯。

2. 识别老年人进食困难的原因并采取照护措施。

3. 正确协助老年人进食。

第一节　老年人饮食与营养

科学的饮食与营养是维持生命活动的基本需要,是维持和恢复健康的基本手段。随着老年人各器官功能的退行性变化,饮食的消化和吸收也发生着改变。在老年照护工作过程中,学习和了解老年人营养需求、营养摄取影响因素、饮食原则及常见饮食种类,能更好地指导老年人合理饮食及饮食照护过程。

一、老年人营养需求

食物中的营养素包括蛋白质、脂肪、碳水化合物、矿物质和微量元素、维生素和水。老年人器官老化,功能衰退,户外活动及运动量减少,基础代谢降低,热能消耗减少,对各种营养素的需求与其他人群有所不同,其饮食中所含的营养素要做到种类齐全,数量适宜,比例适当,营养均衡。

(一)合理控制饮食总热能

热能是一切生物维持生命和生长发育及从事各种活动所必需的能量,由食物内的化学潜能转化而来。首先,老年人的饮食营养要合理,荤素、粗细、干稀搭配符合营养要求,老年人的全天热量供给约 2 400kcal,蛋白质、脂肪、碳水化合物比例适当,三者的热能比分别是 10%~15%,20%~25%,60%~70%,早、中、晚餐的能量分配分别占总能量的 30%、40%、30%,老年人尤其是高龄老人,消化吸收功能下降,其糖耐量也有程度不一的减退,提倡少食多餐,可改为一日 5 餐。其次,老年人饮食热量是否合适可通过观察体重变化来衡量。一般可以通过以下公式来粗略衡量老年人饮食热能供给量是否合适:

$$男性老年人体重标准值(kg) = [身高(cm)-100] × 0.9$$
$$女性老年人体重标准值(kg) = [身高(cm)-105] × 0.92$$

(二)老年人营养素需求

营养素是能够在生物体内被利用,具有供给能量、构成机体组织及调节和维持生理功能的物质,对维持老年人健康非常重要。人体所需的六大营养素有蛋白质、脂肪、碳水化合物、矿物质和微量元素、维生素和水,各种营养素的生理功能,主要来源及每日供给量如下:

1. 蛋白质　蛋白质具有构成、更新及修复人体组织,构成人体内的酶、激素、抗体、血红蛋白等,以调节生理功能,维持血浆渗透压,提供热能等功能。主要存在于肉、蛋、乳及豆类中。老年人的体内代谢以分解代谢为主,对蛋白质的吸收利用率降低,体内蛋白质储备量减少,故老年人原则上需摄入较为丰富和优质的蛋白质。其摄入标准应略高于成年人,即每天的摄入量为 1.2g/kg,蛋白质供给能量占到总热量的 10%~15%。瘦肉、牛奶、蛋、鱼等动物性食品以及各种大豆制品等都富含优质蛋白质,容易被人体消化吸收,但对于肝肾功能不全者,豆类蛋白质的摄入应控制在蛋白质摄入总量的 1/3 以下。

2. 脂肪　脂肪具有为人体提供及储存热能,构成身体组织,供给必需脂肪酸,促进脂溶性维生素的吸收,维持体温,保护脏器和增加饱腹感的作用。主要存在于动物性食品,食用油,坚果类食物当中。老年人胆汁酸的分泌减少,脂酶活性降低,对脂肪的消化功能下降。因此要限制脂肪摄入量,脂肪供给能量不超过总热量的 20%~25%,并应尽量选用含不饱和脂肪酸较多的植物油,而减少膳食中饱和脂肪酸和胆固醇的摄入,脂肪含量高的食物如猪油、牛油、奶油等过多摄入可导致高血脂、动脉粥样硬化等疾病。

3. 碳水化合物　又称为糖类化合物。具有提供热能,参与构成机体组织,保肝解毒,抗生酮的作用。食物中的碳水化合物分为人可以吸收利用的有效碳水化合物(如单糖、双糖、多糖)和人不能消化的无效碳水化合物,主要存在于谷类和根茎类食物(如粮食和薯类)以及各种食糖(蔗糖、麦芽糖等)食物当中。碳水化合物供给能量应占总热能的 60%~70%,老年人中应减少单糖及双糖的食物,放宽对主食类食物的限制。单糖和双糖在肠道不需要消化酶,可被直接吸收入血液,使血糖迅速升高,而且过多摄入含单糖和双糖类食物,会导致体内甘油三酯合成增多并使血脂升高。食

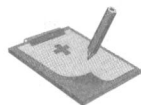

物中最常见的双糖是蔗糖,在点心面包、饼干、水果罐头、软饮料、巧克力等食物中含量较多,因此要减少此类食物的摄入量。老年人摄入的糖类以多糖(主要是淀粉)为宜,如谷类(全谷米、大麦、小麦、燕麦),薯类(芋头、土豆、白薯、山药等)含较为丰富的淀粉,同时能获得其他营养素及膳食纤维。

4. 矿物质　矿物质亦称无机盐,是构成人体组织,维持生理功能、生化代谢所必需的元素,在体内不能合成,必须从食物中摄取。其中,钙是构成骨骼和牙齿的主要成分,具有调节心脏和神经的正常活动,维持肌肉的紧张度等作用,主要存在于奶制品、海带、芝麻酱、豆类、绿色蔬菜,骨粉和蛋壳粉当中。磷是构成骨骼、牙齿、软组织的重要成分,具有促进物质活化,参与多种酶、辅酶的合成等作用,广泛存在于动植物食品当中,如瘦肉、禽、蛋、鱼、坚果、海带、紫菜、豆类,小麦、燕麦、糯米等。镁是多种酶的激活剂,具有维持骨骼生长和神经肌肉的兴奋性,影响胃肠道功能,影响甲状腺分泌等作用,主要存在于大黄米、大麦、黑米、麦皮、黄豆等食物当中。铁是组成血红蛋白与肌红蛋白的重要物质,参与氧的运输,构成某些呼吸酶的重要成分,具有促进生物氧化还原反应等作用,主要存在于动物肝脏、动物全血、肉蛋类、豆类、绿叶蔬菜当中。锌可以促进机体发育和组织再生,参与构成多种酶,促进食欲,促进维生素 A 的正常代谢和生理功能等作用,主要存在于动物食品、海产品、奶蛋和坚果类食物当中。碘主要参与甲状腺素的合成,广泛存在于海产品和海盐当中,如海带、紫菜、海鱼等含量较高。

5. 维生素　维生素是维持人体生命活动,保持人体健康的重要营养物质,在人体生长、代谢、发育过程中发挥着重要作用,包括脂溶性维生素(维生素 A、D、E、K)和水溶性维生素(维生素 B_1、维生素 B_2、维生素 B_6、维生素 B_{12}、维生素 C 等)。

6. 水　水是生命非常重要的营养物质之一,水可保持肾脏对代谢产物的清除功能;有足够量的水可清除泌尿道细菌,预防感染;水能够维持消化液的正常分泌量,促进食物消化和营养吸收,同时预防便秘;水还有防止皮肤干燥,调节体温的作用。老年人每日饮水量一般以 1 500ml 左右为宜,饮食中适当地增加汤类食品,既能补充营养,又可补充相应的水分。

知识链接

第七营养素　膳食纤维

膳食纤维是指能抵抗人体小肠消化、吸收,并在大肠内全部或部分发酵的可食用的植物性成分以及多糖类为主的大分子物质的总称,包括纤维素、木质素、半纤维素、果胶及果胶类食物的膳食纤维,虽然不能被人体消化吸收,也不能产生能量,但膳食纤维在体内具有重要的生理作用,其吸水溶胀性能有利于刺激胃肠道的蠕动并软化粪便,防止便秘;能够降低血胆固醇和血糖水平,预防心脑血管疾病以及糖尿病;能够抗氧化,清除自由基;能够改善肠道菌群,维持体内的微生态平衡,有利于某些营养素的合成。在预防人体胃肠道疾病和维护胃肠道健康方面的功能突出,因而有"肠道清洁夫"之称,由于其与人体健康密切相关,因此又有"第七营养素"的美誉。含膳食维素多的食物包括蔬菜中的白菜、油菜、菠菜、笋类等,水果中的苹果、鸭梨、小枣等,谷类中的麦片、红薯、玉米、高粱等。

二、老年人营养摄取影响因素

合理的营养是减少疾病发生和延长人类寿命的一个重要条件。饮食则是提供营养的最主要途径,但当人进入老年期后,随着人体生理功能的衰退,新陈代谢变慢以及社会、心理等因素会影响老年人营养的摄取。

(一)生理因素

老年人味觉功能下降,特别是苦味和咸味,感觉功能显著丧失,同时多伴有嗅觉功能低下,不能或很难嗅到饮食的香味,所以老年人嗜好味道浓重的菜肴;多数老年人食欲下降,部分老人还可由于关节病变和脑血管障碍等引起关节挛缩变形以及肢体的麻痹震颤而加重自行进食的困难;牙齿缺失,以及咀嚼肌群的肌力低下可影响老年人的咀嚼功能,甚至严重限制其进食;老年人吞咽反射能力下降,食物容易误噎而引起肺炎,甚至发生窒息;对食物的消化吸收功能下降,导致老年人所摄取的食物不能有效的被机体所利用,特别是大量的蛋白质和脂肪容易引起腹泻;老年人由于消化功能减退、饮食结构改变和活动量减少容易发生便秘,而便秘又可引起腹部的饱胀感,对其饮食摄取造成负性的影响。

（二）病理因素

1. 疾病及药物影响　许多疾病可影响老年人对食物和营养的摄取、消化、吸收及代谢。口腔、胃肠道疾患可直接影响食物的摄取、消化和吸收;当患有高代谢疾病,如发热、烧伤、甲状腺功能亢进、慢性消耗性疾病时,机体对热量的需求量较正常增加;伤口愈合与感染期间老年患者能对蛋白质的需求较大;若老年患者从尿液或引流液流失大量的蛋白质、体液和电解质,则需要增加营养素的摄入。

患病后的用药也会影响老年患者的饮食及营养。有的药物可增进老年患者食欲,如胰岛素、类固醇类药物;有的药物可降低食欲,如非肠溶性红霉素、氯贝丁酯等;有的药物可影响营养素的吸收,如长期服用苯妥英钠可干扰叶酸和维生素 C 的吸收、考来烯胺可阻止胆固醇的吸收、利尿剂及抗酸剂容易造成矿物质的缺乏;有的药物可影响营养素的排泄,如异烟肼使维生素 B_6 排泄增加;有的药物可杀灭肠内正常菌群使一些维生素的来源减少,如磺胺类药物可使维生素 B 及维生素 K 在合成时发生障碍。

2. 食物过敏　某些老年人对特定的食物,如牛奶、海产品等过敏,可能会出现腹泻、哮喘、荨麻疹等过敏反应,从而影响营养的摄入和吸收。

（三）心理因素

一般情况下,焦虑、忧郁、恐惧、悲哀等不良情绪可引起交感神经兴奋,抑制胃肠道蠕动以及消化液的分泌,使人食欲降低,引起进食过少、偏食、厌食等。愉快、轻松的心理状态,则会促进食欲;丧偶、独居、入住养老机构而感到不适应的老年人,往往会因负性情绪而导致饮食摄入异常;排泄功能异常而又不能自理的老年人有时会考虑到照护者的需求,往往自己控制饮食的摄入量;对于痴呆老年人如果照护者不加控制,将会导致饮食过量、过少或者异食行为。

（四）社会因素

1. 经济状况　经济状况会直接影响老年人对食物的选择,从而影响其营养状况。经济状况良好的老年人应注意有无营养过剩,而经济状况较差的老年人,应防止营养不良。

2. 饮食习惯　每个老年人都会有自己的饮食习惯,包括食物的选择、烹调方法、饮食方式、饮食嗜好、进食时间等。独居老年人或者高龄老年人,即使没有经济方面的困难,在食物的采购或烹饪上也可能因不方便而影响食物的摄入;饮食习惯受民族、宗教信仰、社会背景、文化习俗、地理位置、生活方式等的影响,不同民族及宗教的人可能有不同的饮食禁忌,如佛教徒很少摄入动物性食物,可能会引起特定营养素的缺乏;价值观对饮食的影响也同样重要,人们对饮食的观念及要求有着许多不同之处,如有的老人不想不劳而获,由于自己丧失了劳动能力,有可能在饮食上极度的限制自己的需求而影响健康;饮食习惯不佳,如偏食、吃零食等可造成某些营养素的摄取量过多或过少导致不平衡,嗜好饮酒者,长期大量饮酒可使食欲减退导致营养不良。

3. 饮食环境　进食时周围的环境、餐具的清洁、食物的色香味、有无家人陪同等都可能会影响老年人对食物的选择及摄入。

4. 营养知识　正确的理解和掌握营养知识有助于老年人摄入的营养均衡,如果老年患者或其家属不了解营养素的每日需要量和食物的营养成分等基本知识,生活中存在关于营养知识方面的误区,就可能造成不同程度的营养失调。

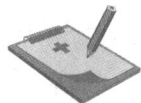

知识链接

老年人的膳食指导

中国老年人膳食指南提出食物要粗细搭配,松软易于消化吸收,应用膳食宝塔,可把营养与美味结合起来,按照同类互换多种多样的原则调配一日三餐,可概括为"一二三四五,红黄绿白黑"。

一:每天一袋鲜牛奶,补充每日摄取 800mg 钙质的需要。

二:每天二两米和面及每日 250g 碳水化合物。

三:每天三四份高蛋白食物,一份高蛋白相当于 50g 瘦肉或 100g 豆腐,或一个大鸡蛋或 25g 黄豆或 100g 鸡鸭鹅肉或 100g 鱼、虾,其中以鱼虾豆类最为理想。

四:有粗有细,不咸不淡,三四五顿,七八分饱。

五:每天不少于 500g 蔬菜和水果。

红:每天二两红葡萄酒,每日饮 50~100ml 红葡萄酒能升高密度脂蛋白,减轻中老年人动脉粥样硬化。

黄:黄色蔬菜如玉米,胡萝卜,红薯,番茄,南瓜等这类食物中含有丰富的类胡萝卜素在体内可转化为维生素。

绿:指绿茶和绿叶蔬菜,茶叶中除含有维生素、微量元素及咖啡因外,最主要的是含有茶多酚,具有较强的抗氧自由基的作用,抗动脉粥样硬化作用以及防癌作用。绿茶对降血脂,降血黏度改善心血管供血都有明显的益处。

白:指白燕麦片或者燕麦粉,每日服用 50g 优质的燕麦,能使血胆固醇平均下降 39mg/L,三酰甘油下降 76mg/L。

黑:指香菇,紫菜,黑木耳,黑米,黑面,黑芝麻等。临床观察证实,每天 10~15g 黑木耳有抗凝和降胆固醇的作用。

三、老年人饮食原则及不良饮食习惯干预

(一)老年人的饮食原则

1. 食物选择要合理 食物的选择应适合老年人的特点,种类应多样化,营养丰富,注意 4 个搭配:荤素搭配、以素为主,粗细搭配、多吃粗粮,干稀搭配、混合使用,生熟搭配、多进生食。做到"三高一低四少":高蛋白质、高维生素、高纤维素、低脂肪、少盐、少油、少糖、少辛辣调味品。

2. 饮食易消化吸收 老年人由于消化功能减弱,咀嚼功能也因牙齿松动或脱落而受到一定影响,因此食物加工要做到细软松,既给牙齿咀嚼的机会又便于消化,少吃油炸、油腻或过黏的食品。

3. 饮食应合理分配 老年人保持合理的体重很重要,应适当限制热量的摄入,食量分配上提倡早晨吃好,中午吃饱,晚上吃少的原则,根据老年人的生理特点少吃多餐较为合适,要避免暴饮暴食或过饥过饱;膳食内容的改变,不宜过快,要照顾到个人爱好,由于老年人肝脏中储存肝糖原的能力较差,对低血糖的耐受能力不强,容易饥饿,可在两餐之间适当增加点心;由于夜间的热能消耗较少,如果多吃富含热能而又难消化的蛋白质和脂肪会影响睡眠,晚餐可吃一些蔬菜和含糖类较多而又容易消化的食物。

4. 食物温度应适宜 老年人消化道对食物的温度较为敏感,饮食宜温偏热,两餐之间或者入睡前可加用温热饮料,以解除疲劳、温暖身体而利于睡眠。

思政元素：健康老龄化

思政元素融入知识点：老年人饮食原则

思政素材：健康四大基石之合理膳食

78 岁的王爷爷有着 20 年的高血压病史,平时偏爱肉食,很少食用蔬菜和水果,平日每顿饭都有饮酒习惯。上个月住进某养老机构后,照护员小月针对王爷爷的情况对他进行了"合理膳食、适量运动、戒烟限酒、心理平衡"健康四大基石的知识讲解,耐心劝解老人改变饮食习惯,并提议老人家戒酒。老人认为自己的生活方式被干预,非常不高兴,经常与小月闹矛盾。小月没有生气,反而常常抓住老人家心情好的时候做工作,循序善诱,她给老人家列举了一些因不良饮食习惯和长期饮酒而致健康受损的老人例子。功夫不负有心人,经过一个多月的努力,王爷爷逐渐接受了小月合理膳食的观点,他的"三高"指标也得到了有效控制。

健康是人全面发展的基础,是经济社会发展的必要保障和重要目标,也是人民群众生活质量改善的重要标志。"健康老龄化"是指在不同年龄段患有多种疾病的状态下,同样能够让其机体最大限度地发挥作用,维持现有的功能。做自己健康的第一责任人,老年人群的健康素养就显得尤为重要,老年照护人员应高度重视提高老年人健康素养,大力开展健康教育与健康促进工作,在传播健康知识的同时,更加关注老年人群维护健康的内在动力和基本能力,注重发挥老年人促进健康的潜能,积极研究和探索健康素养对健康相关知识、态度和生活方式的影响,努力提高老年人应对健康问题的能力。

（二）老年人不良饮食习惯的干预

照护人员应根据老年人不良饮食习惯的具体表现,告知其危害与不妥的原因,并为其提出相应改善方法,以下介绍生活中较为实用的改善建议:

1. 创造舒适就餐环境　就餐区域宽敞明亮,有暖色的吸顶灯,餐具尽量选用可爱卡通或者是单一色以暖色为主(如:暖黄色、粉色、天空蓝等),餐桌铺上家庭式的桌布,每个餐桌上放置一份小绿植,就餐过程中播放柔缓的轻音乐。

2. 将老年人食物做细　大多数老年人因牙齿不好,粗食未完全咀嚼便吞咽下去,从而影响消化,因此食物要做细,例如,肉要做成肉泥,带叶蔬菜应切细等。

3. 美化老年人饮食　老年人味觉、食欲较差,若食物单一,烹饪简单,老年人容易出现挑食、偏食现象,因此老年人的饭菜要注意色、香、味俱全,可促进老年人进食多样食物,而改善饮食习惯。

4. 少食多餐　告知老年人增加进餐次数,减少每餐的饮食量,每餐合理搭配易消化的水果及蔬菜,以减轻胃肠负担,并缩短空腹时间。

5. 选用优质食物　老年人体内代谢以分解代谢为主,需要较多的蛋白质来补偿组织蛋白的消耗,故多为老年人准备鸡肉、鱼肉、兔肉、羊肉、牛肉、瘦猪肉以及豆类制品,这些食品所含蛋白质均属优质蛋白,营养丰富,易消化。

6. 丰富老年人食谱　蛋白质、脂肪、碳水化合物、维生素、矿物质和水是人体所必需的六大营养素,这些营养素广泛存在于各种食物中。为平衡吸收营养,保持身体健康,各种食物合理搭配,如有可能,每天主副食品应保持 10 种左右。新鲜蔬菜不仅含有丰富的维生素 C 和矿物质,还有较多的纤维素,对保护心血管和防癌、防便秘有重要作用,每天的蔬菜摄入量应不少于 250g。

7. 控制脂肪、碳水化合物、盐的摄入　控制老年人脂肪、碳水化合物、盐的摄入,脂肪日摄入量应占饮食日总量的 15%,碳水化合物日摄入量占饮食日总量的 10%,食盐每日摄入量的上限为 6g。

8. 控烟、控酒　对老年人进行健康宣教,建议老年人控烟、控酒,并帮助老年人寻找新兴趣,转移老年人注意力,适当增加老年人活动。

9. 规范吃水果时间　告知老年人在饭前 1h 或饭后 2h 食用水果。

10. 餐后稍事活动后休息　餐后可以采取散步、简单整理房间等方式活动,活动 20~30min 再卧床休息,一般午睡时间不宜过久,30min 左右,时间过长会引起夜间睡眠质量差。

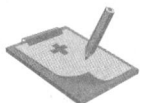

四、老年人常见饮食种类

（一）按食物有无治疗或试验的目的分

1. 基本饮食　根据老年人的咀嚼消化能力及身体状况，基本饮食分为4类：

（1）普通饮食

1）适用人群：病情较轻，疾病恢复期，无发热、无消化道疾患，以及不需要限制饮食的老年人。

2）饮食原则及注意事项：老年人可根据自己的喜好选择可口容易消化且营养素平衡的食物，饮食中热量要充足，各种营养素种类要齐全，以保持饮食的平衡及满足机体对营养素的需要；应注意多样化及烹调方法以保持色、香、味、形美观可口；对于无咀嚼能力和不能吞咽大块食物的老年人，可将普通饮食加工剁碎或者用粉碎机进行破碎后食用，避免辣椒、芥末、生姜、胡椒、咖喱等刺激性食物；少吃煎炸、过分坚硬的难以消化的食品。

（2）软质饮食

1）适用人群：轻度发热，消化不良，咀嚼不便，患胃肠疾病，进行肛门、结肠及直肠手术后的老年人。

2）饮食原则及注意事项：软质饮食适用于消化不良，低热，疾病恢复期的老年人，烹饪时要将食物切碎、煮烂，食物要以软烂为主，如软米饭，面条，菜肉应切碎煮烂，容易咀嚼消化；蛋白质、脂肪、碳水化合物按照正常需求供给，每日三餐，平衡膳食；肉类及蔬菜剁碎后烹饪会丧失许多维生素及矿物质，应注意补充蔬菜汁、果汁等维生素及矿物质；禁用煎炸的食物，禁用刺激性较强的辛辣调味品。

（3）半流质饮食

1）适用人群：口腔及消化道疾病，中等发热，体弱，手术后病人，咀嚼能力较差和吞咽困难的老年人。

2）饮食原则及注意事项：食物应该软、稀、烂，纤维少，营养丰富，呈半流质状态，尽量做到色、香、味俱全；宜少食多餐，每天4~5次，24h总量不超过300g；食物温度要适度，避免过冷或者过热；胃肠功能紊乱者禁用含纤维素或易引起胀气的食物，身患痢疾的老年患者禁用牛奶豆浆及过甜食物。常用的半流质食物有肉松粥、汤面、馄饨、肉末、菜泥、蒸蛋羹、芝麻糊等。

（4）流质饮食

1）适用人群：进食困难或采用鼻饲管喂食的老年人，极度衰弱无力咀嚼食物的重症老年人。

2）饮食原则及注意事项：此种膳食只能短期应用，作为过渡期的膳食，应选用营养均衡，质地细嫩，易消化的食品；因为所供营养素均不足，通常辅以肠外营养以补充热能和营养，少食多餐，每2~3h一餐；流质饮食供给机体的热量及蛋白质较少，不可长期食用。常见的食物有：稠米汤、稀藕粉、蛋花汤、鲜果汁、清鸡汤等。

2. 治疗饮食　治疗饮食是指在基本饮食的基础上，根据病情的需要适当调整总热量和某些营养素，以达到治疗目的的饮食。在基本膳食的基础上，治疗饮食通过增加或减少某种营养素可以促进老年人疾病的康复，延缓疾病的发展，避免或减少并发症的发生。常见的老年人治疗饮食有：

（1）高热量饮食：在基本饮食基础上加餐2次，可提供含有热量的饮料或点心，如牛奶、豆浆、鸡蛋、藕粉、蛋糕、巧克力等。每日供给总热量为3 000kcal/d左右，高热量饮食适用于有甲状腺功能亢进、高热、胆道疾患、结核等热能消耗较高的老年人。

（2）高蛋白饮食：在基本饮食基础上增加含蛋白质丰富的食物，如肉类、鱼类、蛋类、乳类、豆类等，蛋白质供给量为1.5~2.0g/（kg·d），但总量不超过120g/d，总热量2 500~3 000kcal/d，高蛋白饮食适用于患有慢性消耗性疾病、严重贫血、肾病综合征或处于癌症晚期等的老年人。

（3）低蛋白饮食：应多补充蔬菜和含糖高的食物，维持正常热量，每日饮食中的蛋白质不超过30~40g/d，低蛋白饮食适用于限制蛋白质摄入者，如患有急性肾炎、尿毒症、肝性脑病等的老年人。

（4）高纤维素饮食：选择含纤维多的食物，如芹菜、韭菜、卷心菜、新鲜水果、粗粮、豆类、竹笋等高纤维素饮食，适用于患有便秘、肥胖症、高脂血症、糖尿病、心血管疾病等的老年人。

（5）低纤维素少渣饮食：吃含纤维少的食物，且少油，忌纤维多的蔬菜、水果、油炸食物，应多吃菜泥、果汁等,适用于腹泻的老年人。

（6）低盐饮食：每日可用食盐不超过 2g(含钠 0.8g),但不包括食物内自然存在的氯化钠低盐饮食,禁用腌制食品,如咸菜、皮蛋、火腿、香肠、咸肉等。适用于患有心脏病、肾脏病（急性、慢性肾炎）、肝硬化腹水、重度高血压但水肿较轻等的老年人。

（7）低脂肪饮食：饮食清淡、少油,禁用肥肉,蛋黄,动物脑等食材。高脂血症及动脉硬化病人,不必限制植物油（椰子油除外）,每日脂肪摄入量不超过 50g/d,患有肝胆胰疾病的老年患者少于 40g/d,尤其应限制动物脂肪的摄入。低脂肪饮食适用于有肝胆疾患、高脂血症、动脉硬化、冠心病、肥胖及腹泻等的老年人。

（8）低胆固醇饮食：膳食中胆固醇含量在 300mg/d,禁用或少用含胆固醇高的食物,如动物内脏、脑、鱼子、蛋黄、肥肉、动物油等。适用于患有动脉硬化、高胆固醇血症、冠心病、高血压等的老年人。

（9）无盐低钠饮食：饮食中无盐,即除食物内自然含钠量外,不放食盐烹调的饮食,饮食中含钠量 <0.7g/d；低钠饮食,即除无盐外还需控制摄入食物中自然存在的钠量,每天控制 <0.5g/d,不仅禁食腌制食品,还应禁食含钠的食物和药物,如发酵粉（油条、挂面）、汽水（含小苏打）和碳酸氢钠药物等。

无盐低钠饮食的适用人群同低盐饮食,但一般用于水肿较重的病人。如心脏病、肾脏病、急性慢性肾炎、肝硬化有腹水、重度高血压等的老年人。

（10）少渣饮食：饮食中应少含食物纤维,不用强刺激调味品以及坚硬带碎骨的食物,肠道疾患少用油脂。适用于伤寒、痢疾、腹泻、肠炎、食管 - 胃底静脉曲张、咽喉部及消化道手术的老年人。

3. 试验饮食　试验饮食是指在特定的时间内,通过对饮食内容的调整,来协助诊断疾病和确保实验室检查结果正确性的一种饮食。常见的老年人试验饮食有：

（1）肌酐试验饮食：适用于协助检查、测定肾小球的滤过功能。饮食原则及用法：试验期为 3d,试验期间禁食肉类、禽类、鱼类、忌饮茶和咖啡,全天主食在 300g 以内,限制蛋白质的摄入（蛋白质供给量小于 40g/d ）,以排除外源性肌酐的影响；蔬菜、水果、植物油不限,热量不足可添加藕粉或含糖的点心等,第 3 天测内生肌酐清除率及血肌酐含量。

（2）尿浓缩功能试验饮食：适用于检查肾小管的浓缩功能。饮食原则及用法：试验期为 1d,控制全天饮食中的水分总量在 500~600ml,可进食含水分少的食物,如米饭、面包、馒头、土豆等,烹调时尽量不加水或少加水,避免食用过甜、过咸或含水量高的食物,蛋白质供给量为 1g/(kg·d)。

（3）甲状腺 ^{131}I 试验饮食：适用于协助测定甲状腺功能。饮食原则及用法：试验期为 14d,试验期间禁用含碘的食物,比如海带、海蜇、紫菜、海参、虾、鱼、加碘食盐等；禁用碘做局部消毒；14d 后做 ^{131}I 功能测定。

（4）胆囊 B 超检查饮食：适用于需要 B 超检查有无胆囊、胆管、肝胆管疾病老年患者。饮食原则及用法：检查前 3 日,最好禁食牛奶、豆制品、糖类等易于发酵产气的食物,检查前 1 日晚上应进食无脂肪、低蛋白、高碳水化合物的清淡饮食。检查当日早晨禁食,若胆囊显影良好,还需要了解胆囊收缩功能,则在第 1 次 B 超检查后,进食高脂肪餐（如油煎荷包蛋 2 只或高脂肪的方便餐）,脂肪含量为 25~50g, 30~45min 后第 2 次 B 超检查观察,若效果不明显,可再等 30~45min 后再次检查。

（5）葡萄糖耐量试验饮食：适用于糖尿病的诊断。饮食原则及用法：试验前使用碳水化合物 ≥300g 的饮食共 3d,同时停用一切能升降血糖的药物。试验前晚餐后禁食（禁食 10~12h）,直至第 2 天早晨,试验日晨间采血后将葡萄糖 75g 溶于 300ml 水中,顿服糖水后 0.5h、1h、2h 和 3h 分别采血测定血糖值。

（二）按老年人不同自理程度分

1. 自理老年人饮食　适宜普通饮食,食物种类多样,荤素搭配合理,烹饪时应该少盐、少油；为了保持食物营养成分及适宜老年人消化吸收,尽量采用蒸、煮的方式；餐后水果应选择易咀嚼、易消化、含糖量低的水果。

2. 轻度失能伴有进行性吞咽困难的老年人饮食　此类老年人因慢性疾病导致轻度吞咽困难或者

因脑部疾病导致上肢活动障碍无法进食等,为了保证机体营养的供给,需要将普通食物进行细加工,便于老年人吞咽,比较好的方法是提供烂、黏稠、汤羹性质、没有骨刺的高营养食物,食物加工程度介于液体和固体之间,具体如下:

（1）碎状饮食:将食物加工成细小的颗粒状,有骨头的肉类食物先将骨头剔除再加工,加工过程注意将小骨渣处理干净,避免出现卡伤的风险。

（2）糊状饮食:根据营养配比,按照比例将食物放于破壁机内进行搅拌成嫩滑糊状,去除颗粒状食物,糊状食物便于消化。为了促进老年人多进食糊状食物以增强营养,制作膳食的时候应该优先选择老年人喜欢的、多样化的食材,再根据老年人的口味进行调味,也可以借助模具制作成各种形状以刺激食欲。还可以根据老年人机体营养需求,早晚选择配方米糊、黑芝麻糊或藕粉等。

3. 失能失智无法经口进食的老年人饮食　适宜流质饮食,如牛奶、豆浆、米汤、藕粉等,其特点是食物来源丰富,价格低,鼻饲饮食中普遍采用。因老年人身体功能较正常人身体功能差,消化吸收功能也在逐渐下降,正常的食物到达胃内无法进行消化,进而加重胃部负担,流质食物在保证营养的基础上便于消化吸收。因流质饮食消化快,一般按照每 2~3h 进食一次,每次进食量约为200ml。

（三）要素饮食

要素饮食是一种化学组织明确的精制食品,进入人体消化道后,即使没有消化液的作用也可以全部、直接的被消化吸收。其饮食成分主要为游离氨基酸、蛋白质水解物、葡萄糖、麦芽糊精、必需脂肪酸、脂溶性维生素、无机盐、电解质以及微量元素等,是人体正常的生理营养需要,能改善机体营养状况,增加机体抵抗力,促进疾病的恢复。

第二节　老年人一般饮食照护技术

随着老年人机体老化,调节功能降低以及体弱多病,会出现咀嚼、吞咽、消化、吸收等功能较正常人弱,为了保障老年人营养和热量的摄入,维持老年人生命活动正常运行,除了保证食物的色香味符合老年人的口味外,在饮食照护过程中,帮助老年人保持安全的进食体位,方便进食,照护人员需要熟悉和掌握老年人进食、进水操作技术,做好安全防护,给予老年人全面周到的饮食照护。

一、为老年人摆放进食体位

老年人进食体位是根据老年人病情及自理程度,照护人员按照要求,协助老年人摆放的安全进餐姿势。

（一）老年人进食体位摆放的目的

1. 安全舒适的就餐体位可以让老年人通过食物的色、香、味刺激人的视觉、嗅觉、味觉引发食欲。

2. 利于进食,利于增进老年人的食欲和进食量,增加老年人营养的摄入,提高机体抵抗力。

3. 避免进食进水过程中因不良的体位引发呛咳、误吸、噎食、窒息等意外。

（二）协助老年人取进食体位

【操作程序】

1. 评估

（1）辨识老年人,与老年人沟通交流。

（2）评估老年人的性别、年龄、体重、病情。

（3）评估老年人意识状态,合作程度,肢体活动情况。

2. 计划

（1）环境准备:整洁、安静、舒适、安全。

（2）老年人准备:根据老年人需求帮助排便、帮助戴好义齿、清洁双手。

（3）照护人员准备:着装整洁,七步洗手法洗手,戴口罩。

（4）用物准备:免洗消毒液、软枕、靠垫、毛毯、翻身记录卡。

3. 实施

操作流程	操作步骤	要点说明
1. 准备	核对老年人信息,备齐用物携至老年人床旁	
2. 摆放体位	（1）核对老年人,与老年人沟通,向老年人解释 （2）协助老年人清洁双手、漱口,必要时清洁口腔,根据老年人需要协助排便 （3）协助老年人摆放舒适、安全的进食体位 　　1）床上坐位（适用于上肢活动自如,下肢功能障碍能坐起不能离床的老年人）：摇高床头至脊柱直立位,将枕头置于后背支撑,肩关节处垫软枕,上肢垫软枕或置于移动餐桌上,肘关节放松伸直,膝关节下垫一软枕保持膝关节屈曲 　　2）轮椅坐位（适用于下肢功能障碍或行走无力能坐轮椅的老年人）：轮椅与床尾成30°夹角,固定刹车,抬起脚踏板,照护人员帮助老年人坐起,双腿垂于床下,双脚踏稳地面,用膝部抵住老年人的膝部,老年人双手环抱照护人员头颈部,带动老年人站立并旋转身体,使老年人坐在轮椅中间,后背贴紧椅背,腰部系安全带,双脚放于脚踏板上,双腿盖好毛毯,双手自然搭放于毛毯上 　　3）半坐卧位（适用于完全不能自理或因疾病被迫采取卧位的老年人）：协助老年人平卧,先摇起床头支架使上半身抬高,与床成30°~50°,膝关节处垫软枕,防止下滑,床尾置于一软枕,垫于足底,防止足底触及床尾栏杆 　　4）侧卧位（适用于完全不能自理及意识模糊的老年人）：协助老年人侧卧,面向照护人员,臀部稍后移,两臂屈肘,一手放在枕旁,一手放在胸前,下腿稍伸直,上腿弯曲。必要时在两膝之间、胸腹部、后背部放置软枕,以扩大支撑面,增加稳定性,保证老年人的舒适和安全	• 卧床不能自行进食,需喂饭、喂水或管饲饮食的老年人
3. 整理用物	整理物品,物品放回原处	
4. 洗手记录	（1）按七步洗手法洗手 （2）记录老年人姓名、体位、照护人员签名	• 预防交叉感染 • 老年人体位不适时,应及时改变体位并做好记录

4. 评价
（1）老年人了解摆放进食体位的目的。
（2）老年人进食体位安全舒适。
（3）老年人主动配合,与老年人的沟通顺畅。
（4）无摆放体位过程的意外事故发生。
【注意事项】
1. 操作前应该做好评估。
2. 操作过程照护人员动作轻柔,预防因操作不当造成意外事故发生。
3. 使用轮椅、拐杖等辅具前,应检查是否完好处于备用状态。

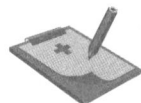

4. 注意安全风险因素

（1）意外伤害：照护人员操作不当、责任心不强等情况，造成严重后果。

（2）坠床：对于躁动的老年人操作过程中未做好约束措施，造成老年人坠床。

（3）骨折：摆放体位用力不当，人为造成老年人身体部位的骨折。

（4）受凉：给失能老年人翻身、摆放体位时不注意保暖，引起受凉，引发各种疾病。

【健康指导】

1. 向老年人讲解摆放进食体位的目的、需要配合程度等。

2. 根据老年人身体情况，告知所采取的进食体位。

3. 告知老年人体位摆放后的相关注意事项。

二、协助老年人进食、进水

维持人类生命的基础是水和食物，它们为人体生长发育提供营养素及热能。有些老年人因身体特殊性或者疾病原因无法自行进行进食、进水，加之吸收功能的减退，导致营养供给得不到有效保障，照护人员应该为他们提供进食、进水照护技术，确保老年人从食物和水中获得必要的营养物质供给。

（一）老年人进食的观察

1. 进食的量　因个体差异老年人所需食物的量是有差异的，每天进食量应根据上午、下午、晚上的活动量均衡地分配到一日三餐中。主食"宜粗不宜细"：老年人每日进食谷类 200g 左右并适当地增加粗粮的比例。蛋白质宜"精"：每日由蛋白质供给的热量，应占总热量的 10%~15%；可按每千克体重 1~1.5g 供给。脂肪宜"少"：老年人应将由脂肪供给的热量控制在 20%~25%。每日用烹调油 20g 左右，而且以植物油为主。老年人要多吃新鲜瓜果、绿叶蔬菜，每天不少于 300g 这是维生素和无机盐的主要来源。适宜的进食量有利于维持正常的代谢活动，增强机体的免疫力，提高防病抗病能力。当老年人的饮食量有明显增多或减少的变化时，要观察并询问老年人，查找原因。

2. 进食的时间　根据老年人生活习惯，合理安排进餐时间。一般早餐时间为 7：00~8：00，午餐时间为 11：00~12：00，晚餐时间为 17：00~18：00。对于慢性消耗性疾病的老年人，在两餐之间及临睡前需要加餐，一般为牛奶、果汁、奶昔、配方奶等。

3. 进食的温度　由于老年人唾液分泌减少，口腔黏膜抵抗力低，对冷热的敏感度较正常人弱，因此不宜进食过热食物；进食过冷，容易伤脾胃，影响食物消化及吸收。食物温度为 38~40℃，如果是半流质、流质饮食，一般以前臂掌侧下缘不烫为宜。

4. 进食的速度　老年人进食速度宜慢，有利于食物的消化和吸收，一般一口吃完再喂下一口，进食过快会影响老年人的消化，也容易在进食过程中发生呛咳或噎食。当老年人出现明显的进食速度过快或者减慢的情况，应该加强观察并告知医生，及时就诊，检查有无功能或器质性病变。

（二）吞咽困难及进食呛咳老年人的照护

1. 定义　吞咽困难是指食物从口腔至胃、贲门运送过程中受阻而产生咽部、胸骨后或食管部位的梗阻停滞感觉。进食呛咳是指异物（水、食物或刺激性气体等）误入气管而引起的咳嗽。

2. 照护措施

（1）老年人进食量减少，应检查口腔、身体情况，排除相关疾病。

（2）进食呛咳、下咽费力或者将食物含在口中不吞咽，一般发生于口腔疾病或者癌症晚期，应及时告知医护人员，必要时进行静脉营养支持。

（3）进食后老年人出现流涎、食物反流，应立即平卧将头偏向一侧，防止异物阻塞引起窒息。

（4）进食过程中，突然剧烈咳嗽，将食物喷出，应该立即停止进食，清除口腔食物，防止误吸导致呼吸困难、面色苍白或发绀。

（三）过食和拒食老年人的照护

1. 过食老年人照护　部分有认知障碍的老年人没有饱腹感，不记得刚刚已经吃的饭或者此时不是就餐点，看见食物就要吃。照护人员可通过让老年人少食多餐，多吃蔬菜水果、肉类以鱼和鸡肉来取代高脂肪的猪肉等，控制食物总热量，还可以通过转移老年人注意力的方式，如让老年人做自己喜欢的小游戏等，避免反复进食。

2. 拒食老年人照护 针对失能失智的老年人出现牙关紧闭、拒绝进食时,在排除口腔及食管疾病而致的拒绝进食后,可以替换其他食物。如果老年人坚持拒绝,可稍等片刻后再继续尝试,或者带老年人做一些自己喜欢做的活动,然后再慢慢过渡到吃饭这件事。若老年人坚持不吃,需详细记录文档,可在两餐之间增加点心及其他食物。如老年人下一餐继续拒食,需要进行身体检查,明确是否因为身体不适而造成拒食。

（四）噎食和误吸老年人的照护

1. 噎食老年人照护

（1）噎食:是指食物误咽堵塞咽喉部或气管引起的窒息,是老年人猝死的原因之一。表现为进食时突然不能说话,出现痛苦表情（呼吸困难、面色苍白）;用手按住颈部或胸前,并用手指着口腔,说不出话来;如为部分气道阻塞,可出现剧烈的咳嗽,咳嗽间歇有哮鸣音。如老年人意识清醒,也可询问是否噎食了,如果点头则确认为噎食,应争分夺秒就地抢救。引起噎食的常见食物有馒头、包子、汤圆、麻糍、年糕、水煮蛋黄、红薯等。进食速度过快、食物过干是造成老年人噎食常见的原因。

（2）噎食的急救方法

1）如果食物阻塞在咽喉部,可采取拍背法,照护人员站于老年人后侧位,一手放于老年人胸部做好保护,另一手掌根部对准老年人肩胛区脊柱,用力连续多次急促拍击,拍击时应注意老年人头部低于胸部水平,利用重力作用将食物排出。

2）如果食物阻塞在食管内,可采取海姆立克急救法:①老年人意识清醒时,立即让老年人站立,照护人员站在老年人的背后,双臂环抱老年人,一手握举头,将虎口顶住老年人脐部以上、剑突以下的上腹部中央,另手从前方握住拳头,用虎口快速向内、向上冲击挤压老年人的腹部,反复操作,直至异物排出;②自理老年人可采取自救:一手握拳头,另一只手握住该拳头,用虎口快速冲击肚脐以上、剑突以下的上腹部中央;或靠在椅子的背部顶端、桌子边缘,快速挤压腹部,直至异物排出;③对于失能无意识的老年人,先将老年人安置为仰卧位,然后面向老年人,骑跨在其大腿上,双手十指交叉、两掌重叠,置于老年人肚脐上方,用掌根向前下方冲击挤压其腹部,反复操作,直至异物排出。

2. 误吸老年人照护 误吸是指食物、胃内容物、口水或鼻腔内的分泌物被吸入气道或肺部。表现为剧烈的呛咳、气急,继而出现吸气时呼吸困难,声音嘶哑等,严重者可出现面色苍白、口唇青紫等缺氧症状。若老年人出现反复发热、食欲减退、体重减轻等,照护人员应警惕老年人可能发生吸入性肺炎,需及时送医院进行治疗。

（五）协助老年人进食技术

【操作目的】

协助老年人进食,保证老年人从食物中摄入足够的营养和水分,增加食欲,维持生命的基本需要。

【操作程序】

1. 评估

（1）辨识老年人,与老年人沟通交流。

（2）评估老年人的性别,年龄,体重,病情,身体活动能力,生活居住地。

（3）评估老年人意识状态,合作程度,对食物需求的量。

（4）评估老年人有无口腔疾患,食管疾患,有无呕吐,吞咽障碍。

2. 计划

（1）环境准备:整洁、安静、舒适、安全、适合进食。

（2）老年人准备:协助排便、摆放合适的进食体位、协助佩戴义齿、清洁双手、带好围裙（或者毛巾、纸巾等）。

（3）照护人员准备:着装整洁,七步洗手法清洗双手,戴口罩。

（4）用物准备:免洗消毒液、餐前口服药、食物、餐具（碗、筷、汤匙）、围裙、毛巾或纸巾,移动餐桌、漱口杯、吸管、温开水（38~40℃）、记录卡等。

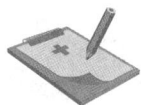

3. 实施

操作流程	操作步骤	要点说明
1. 备餐	核对老年人信息,备齐用物携至老年人床旁	• 严格按照饮食单取餐,避免出现错拿
2. 协助进食	（1）核对老年人,与老年人沟通,向老年人解释进食的时间、食物的种类及量,有无身体不适等情况 （2）协助老年人清洁双手、漱口,必要时清洁口腔,根据老年人需要协助排便 （3）协助老年人采取舒适、安全的进食体位 　　1）身体无特殊,可自行下床进食 　　2）特殊老年人进食可采取的体位:床上坐位、轮椅坐位、半坐卧位、侧卧位 （4）协助老年人进食:检查食物温度合适后,协助老年人进食 　　1）鼓励自理老年人自行进食,照护人员准备好用餐餐具,将食物摆放于餐桌上 　　2）上肢功能较好坐轮椅的老年人,将食物放于轮椅餐板上或者将轮椅推至餐桌前就餐 　　3）帮助失能老年人进食:测试食物温度（前臂掌侧下缘测温不烫为宜）,使用汤匙帮助进食,每次一口,食物量为汤匙的1/3为宜,等老年人完全吞下后,再喂食下一口 　　4）协助视力障碍的老年人进食:如果老年人要求自行进食,可按照时钟平面图放置食物（12点钟放汤、6点钟放饭、3点钟和9点钟放菜）,并告知指定方向食物的名称,老年人按顺序摄取。有骨头的食物,备餐时将骨头剔除 （5）进食结束协助老年人漱口,清洁口腔,保持进食体位20~30min后,取舒适的体位 （6）用餐后观察有无不适,发现异常情况立即报告医生	• 按照三餐的时间点协助进食 • 根据老年人身体状况采取合适的体位 • 避免饮食物过热引起烫伤 • 对于咀嚼吞咽困难的老年人,可将食物加工成碎状或是糊状,便于吞咽 • 如果在吞咽过程中出现呛咳、噎食等现象应立即停止进食,进行急救并通知医护人员 • 立即仰卧会引起食物反流
3. 整理用物	整理餐具,清理食物残渣,将进食物品放回原处	
4. 洗手记录	（1）按七步洗手法洗手 （2）记录老年人姓名、用餐时间、种类、量、照护人员签名	• 预防交叉感染 • 老年人未进食时,应及时报告并做好记录

4. 评价

（1）老年人了解进食的时间、种类、量等。

（2）照护人员应协助做到安全进食,避免烫伤、呛咳等不良情况发生。

（3）安全舒适的进食体位。

（4）老年人主动配合,与老年人的沟通顺畅。

【注意事项】

1. 食物的温度适宜,避免过冷或过热。

2. 进食过程中照护人员保持沟通,有针对性的解答老年人提出的问题,逐渐纠正老年人不良的饮食习惯。

3. 饭和菜,固体和液体食物应轮流喂,避免连续喂一种食物。

4. 注意安全风险因素

（1）餐具问题:餐具未消毒,造成老年人因餐具不卫生出现消化系统疾病;餐具出现小范围破损,造成被划伤的严重后果。

（2）食材的新鲜度：食材不新鲜或者变质,引起老年人胃肠道反应及食物中毒等后果。

（3）烫伤：进食前未测试食物温度（尤其是汤类）,造成烫伤。

（4）呛咳：协助进食速度过快或是进食过程中出现呛咳仍继续进食,造成窒息。

（5）坠床：协助进食过程中未做好保护措施,未拉起床挡,造成老年人坠床。

【健康指导】

1. 向老年人讲解协助进食的目的、需要配合程度、食物的种类等。

2. 根据老年人身体情况,告知所采取的进食体位。

3. 告知老年人进食后的相关注意事项。

（六）协助老年人进水技术

【操作目的】

协助老年人进水,提高呼吸道黏膜的湿润度,能够维持体温在恒定范围内,增加排便次数,使体内的新陈代谢更加顺畅。

【操作程序】

1. 评估

（1）辨识老年人,与老年人沟通交流。

（2）评估老年人的性别,年龄,体重,病情,身体活动能力,生活居住地,缺水程度。

（3）评估老年人意识状态,合作程度,对饮品需求量。

（4）评估老年人有无口腔疾患,食管疾患,有无呕吐,吞咽障碍。

2. 计划

（1）环境准备：整洁、安静、舒适、安全。

（2）老年人准备：协助排便、摆放合适体位、清洁双手、带好围裙（或者毛巾、纸巾等）。

（3）照护人员准备：着装整洁,七步洗手法清洗双手,戴口罩。

（4）用物准备：免洗消毒液,喝水杯或者小水壶盛有 1/2~2/3 的温开水,吸管,汤匙,小毛巾（或纸巾）。

3. 实施

操作流程	操作步骤	要点说明
1. 备水	核对老年人信息,备齐用物携至老年人床旁	
2. 协助进水	（1）核对老年人,与老年人沟通,向老年人解释进水的时间、量,有无身体不适等情况 （2）协助老年人清洁双手,必要时清洁口腔,根据老年人需要协助排便 （3）协助老年人采取舒适、安全的进水体位 　1）身体无特殊,可自行下床进水 　2）特殊老年人进水可采取的体位：床上坐位、轮椅坐位、半坐卧位、侧卧位 （4）协助老年人进水：将小毛巾围在老年人颌下,检查水温合适后,协助老年人进水 　1）鼓励自理老年人自行进水,照护人员将盛有温开水的水杯交于老年人手中自饮,嘱咐老年人小口饮用 　2）帮助失能老年人进水：测试水的温度（前臂掌侧下缘测温不烫为宜）,照护人员可以帮助采用吸管进水;使用汤匙进水时,水装至汤匙的 1/2~2/3 为宜,等老年人完全吞下后,再喂下一口 （5）进水结束帮助老年人撤下小毛巾,保持进水体位 20~30min 后,取舒适的体位 （6）观察有无不适,发现异常情况立即报告医生	● 根据老年人身体状况采取合适的体位 ● 水的温度应适宜,温度太高会发生烫伤,温度太低会引起胃部不适 ● 进水过程中出现呛咳等现象,应立即停止进水,进行急救并通知医护人员

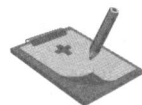

续表

操作流程	操作步骤	要点说明
3. 整理用物	整理用物,将物品放回原处	
4. 洗手记录	（1）按七步洗手法洗手 （2）记录老年人姓名、进水时间、量、照护人员签名	• 预防交叉感染 • 老年人长时间未进水时,应及时报告并做好记录

4. 评价

（1）老年人缺水改善程度。

（2）照护人员应做到协助老年人安全进水,避免烫伤、呛咳等不良反应发生。

（3）老年人愿意主动配合,与老年人的沟通顺畅。

【注意事项】

1. 水的温度以温热不烫嘴为宜,不宜过热或过冷。

2. 老年人每日所需水的总量为 2 000~2 500ml,除去饮食中的水分,摄入纯水量以 1 500ml/d 为宜。

3. 根据老年人身体情况指导日间摄取足够的水分,晚饭后控制饮水,少喝咖啡及茶水,以免夜尿增多影响老年人睡眠。

4. 对于失能失智的老年人每日分次定时喂水。

5. 注意安全风险因素

（1）严重缺水:卧床无意识的老年人拒水,出现口唇干裂、皮肤无弹性、眼睑凹陷、无尿等严重缺水表现。

（2）坠床:协助进水过程中未做好保护措施,未拉起床挡,造成老年人坠床。

（3）烫伤:进水前未测试水温度,造成烫伤。

（4）呛咳:对于吞咽困难的老年人进水时出现严重的呛咳,造成窒息。

【健康指导】

1. 向老年人讲解协助进水的目的、需要配合程度、进水的量等。

2. 根据老年人身体情况,告知所采取的进水体位。

3. 告知老年人进水后的相关注意事项。

三、为老年人发放治疗饮食

治疗饮食适用于不同病情的老年人,根据老年人疾病的特点,提供能满足老年人机体所需的营养。照护人员应该根据老年人的病情,按照医生、营养师及护士的要求,合理安排老年人的饮食,满足老年人营养需求,预防疾病发生,达到维持身体健康的目的。

（一）发放治疗饮食前的照护

1. 饮食教育　由于知识的缺乏及饮食习惯的不同,老年人对治疗饮食不理解,难以接受。照护人员应根据老年人的治疗饮食种类进行解释及指导进食,明确治疗饮食的种类及进餐次数,根据具体情况指导老年人摄取合理的治疗饮食,尽量用一些老年人容易接受的食物代替限制的食物,使老年人适应饮食习惯的改变,并愿意遵循治疗饮食的计划。例如,高血压、冠心病的老年人适合给予低热量、低盐、低脂、低胆固醇、高纤维素的治疗饮食。脑卒中的老年人适合给予低盐、低脂、低胆固醇、高蛋白、高纤维素的治疗饮食。糖尿病的老年人适合给予低热量、低糖、低盐、低脂、低胆固醇、高纤维素的治疗饮食。肝硬化腹水的老年人适合给予低盐、低脂的治疗饮食。肾病综合征的老年人适合给予高蛋白的治疗饮食。尿毒症的老年人适合给予低蛋白的治疗饮食。全身水肿的老年人适合给予无盐低钠的治疗饮食。消化系统溃疡性疾病的老年人适合给予少渣、高热量的治疗饮食。便秘的老年人适合给予高纤维素的治疗饮食,如芹菜,菠菜等。

2. 进食环境　舒适安全的进食环境可使老年人心情愉悦,增进食欲,进食的环境应光线明亮、空气清新、清洁整齐、气氛轻松愉悦。

3. 老年人准备　进餐前照护人员应协助老年人做好相应的准备工作,老年人自身感觉舒适有利于进食。

（1）协助老年人取舒适、安全的进食体位：自理无身体不适的老年人可下床进食；不便下床的老年人可采取坐位或半坐位；卧床老年人可侧卧位或仰卧位（头偏向一侧）。

（2）改善老年人不良的心理状态：对因饮食特殊性而产生的焦虑、抑郁者给予心理指导，可允许照护人员陪同老年人一起进餐。

（3）协助老年人清洁双手、清洁口腔：对于病情较重的老年患者给予口腔清洁，以促进食欲。

（二）发放治疗饮食时的照护

1. 及时分发治疗饮食　照护人员清洁双手，按照治疗饮食单上的要求协助配餐员将食物准确无误分发给指定的老年人。

2. 检查治疗饮食的实施情况，并适时给予督促，征求老年人对治疗饮食的意见，并及时向医生及营养师反馈。

3. 进食期间，照护人员可及时地、有针对性地解答老年人在治疗饮食方面的问题，逐渐适应有规律的饮食计划。

4. 老年人进食的治疗饮食，应与医嘱规定的时间、营养师要求的食物种类保持一致。

5. 了解老年人食用治疗饮食的依从性，避免自行增加或减少食物、更改进食频次等。

6. 完全不配合进食治疗饮食的老年人应及时报告医生及营养师，采取干预措施，避免出现营养失衡状况。

7. 特殊问题的处理　在巡视时应及时处理进食过程中出现的特殊问题。

（1）恶心：若老年人在进食过程中出现恶心，指导老年人做深呼吸并暂停进食。

（2）呕吐：若在进食过程中出现呕吐，应立即停止进食，平卧，将老年人头偏向一侧，清除口腔呕吐物，防止呕吐物进入气管内；尽快清理呕吐物并更换衣物及被服，防止着凉；帮助老年人漱口、清洁口腔，去除口腔异味；询问老年人是否继续进食，对不愿意进食的老年人，可将剩下的食物进行保存待其愿意进食时给予；观察呕吐物的颜色、性质、量和气味并做好记录。

（三）发放治疗饮食后的照护

1. 撤去餐具，清理食物残渣，督促和协助老年人饭后洗手、漱口或做好口腔清洁，以保持餐后的清洁和舒适。

2. 餐后根据需要做好记录，如进食的量、时间、次数、进食过程中和进食后的反应等，以评价老年人进食是否满足营养需求。

3. 对暂需禁食或延迟进食的老年人应做好交接班。

4. 注意事项

（1）了解治疗饮食的相关知识，通过治疗饮食达到预期效果。

（2）照护人员做到安全准确帮助老年人发放治疗饮食，无差错，无不良反应发生。

（3）发餐时要认真核对治疗饮食的种类及量，避免发放错误，影响饮食的治疗效果。

（4）流质的治疗饮食应该密封，放置于4℃冰箱内备用，若存放超过24h，则不宜再使用。

（5）饮食温度适宜，奶类食物宜温热食用，应注意保温。

（6）注意安全风险因素

1）腹痛、腹泻：治疗饮食存放时间过久、存放温度过高引起食物变质，食用后引起消化系统不适。

2）呛咳、误吸：采取不合适的就餐体位或进食不当，导致老年人进食发生呛咳或误吸。

3）烫伤：未监测食物温度，因食物温度过高引起老年人口腔及食管的烫伤。

第三节　老年人特殊饮食照护

一、老年人鼻饲照护概述

鼻饲指将胃管经鼻腔插入胃内，从管内灌注流质食物、水分和药物的方法。对于昏迷、意识障碍不能经口进食的老年人、口腔疾病或者口腔手术后的老年人、上消化道肿瘤、脑血管意外引起吞咽困难的老年人或其他疾病引起的进食困难,导致严重营养不良,水、电解质紊乱,酸碱平衡失调的老年人,为了保证其营养的摄取、消化、吸收,维持细胞代谢,保持组织器官结构与功能,维持并改善老年人的营养状态,常采用鼻饲照护的方式提供能量,维持生命。

二、老年人鼻饲饮食照护技术

【操作目的】

为不能经口进食的老年人从鼻饲管注入流质食物,保证老年人摄入足够的营养、水分和药物,以维持生命。

【操作程序】

1. 评估

（1）辨识老年人,与老年人沟通交流。

（2）评估老年人的性别,年龄,病情,对食物温度的要求。

（3）评估老年人意识状态,合作程度,鼻饲管是否有脱出,鼻饲管是否固定完好。

2. 计划

（1）环境准备:整洁,安静,舒适,安全。

（2）老年人准备:询问是否需要排便,摆放安全舒适的进食体位,盖好盖被,拉好床挡。

（3）照护人员准备:着装整洁,七步洗手法清洗双手,戴口罩。

（4）用物准备:鼻饲食物（温度38~40℃）200ml,水杯（内有温水）,无菌纱布一块,毛巾及纸巾,胶布,软枕,笔和记录表。

鼻饲管:鼻饲管由聚氯乙烯（PVC）材料制成,由导管和带帽接头组成,成人鼻饲管长度为120cm,并在鼻饲管上标有刻度,鼻饲管插入的长度一般为鼻尖经耳垂至胸骨剑突的距离（或前额发际至胸骨剑突）,为45~55cm。

灌注器:用来将鼻饲饮食推注到鼻饲管内的工具,鼻饲时将鼻饲管的末端与灌注器的前端乳头紧密连接。

3. 实施

操作流程	操作步骤	要点说明
1. 备餐	核对老年人信息,鼻饲食物的种类、量和温度,备齐用物携至老年人床旁	● 认真检查核对食物,保证准确无误
2. 帮助进食	（1）在规定时间内将鼻饲食物携至老年人床旁 （2）核对老年人,与老年人沟通,向老年人解释鼻饲进食的目的、方法、注意事项、鼻饲食物的种类、量和温度,取得配合 （3）帮助老年人取安全舒适的进餐体位 　1）坐位:摇高床头至脊柱直立位,将枕头置于后背支撑,肩关节处垫软枕,上肢垫软枕或置于移动餐桌上,肘关节放松伸直,膝关节下垫一软枕保持膝关节屈曲 　2）半坐卧位:协助老年人平卧,先摇起床头支架使上半身抬高,与床成30°~50°,膝关节处垫软枕,防止下滑,床尾置于一软枕,垫于足底,防止足底触及床尾栏杆 （4）检查鼻饲管 　1）照护人员检查老年人鼻饲管固定是否完好,插入的长度是否在与标记的长度一致,如果出现松动或者管道滑脱,立即告知医护人员进行处理	● 根据老年人身体状况及意愿采取合适体位 ● 按照鼻饲管上的刻度,插入的长度范围为45~55cm

操作流程	操作步骤	要点说明
2. 帮助进食	2）查看老年人的鼻饲管是否在胃内 验证鼻饲管在胃内的方法：①在鼻饲管末端连接注射器抽吸，能抽出胃液。②置听诊器于老年人胃部，快速经胃管向胃内注入10ml空气，听气过水声。③将胃管末端置于盛水的碗中，无气泡逸出。 （5）进食 　1）测试鼻饲液的温度，一般为38~40℃，照护人员取少量鼻饲食物滴在自己前臂掌侧下缘，感觉温热不烫为宜 　2）照护人员用灌注器从水杯中抽取20ml的温开水，连接鼻饲管末端缓慢注入，盖好盖帽，确定鼻饲管通畅 　3）照护人员用灌注器抽取20~50ml的鼻饲液，打开鼻饲管末端并连接，缓慢推注，推注后立即盖好盖帽，再次抽吸鼻饲饮食，同法至鼻饲饮食推注结束 　4）鼻饲过程中，观察老年人表现，发现有恶心、呕吐、胃液中混有咖啡样物等异常，立即停止操作及时报告医护人员 　5）鼻饲推注结束后，再次抽吸20ml温水推注鼻饲管内 （6）鼻饲管末端反折，用无菌纱布包好，固定老年人枕边或衣领上 （7）帮助老年人撤走颌下毛巾，保持现有体位30min	● 速度10~13ml/min为宜，速度过快会引起呛咳，食物反流等 ● 有利于食物的消化和吸收，以防进食后食物反流引发误吸
3. 整理用物	整理床单位，灌注器及餐具清洗、消毒、晾干备用	
4. 洗手记录	（1）按七步洗手法洗手 （2）记录老年人姓名、鼻饲食物的种类和量、照护人员签名	● 预防交叉感染 ● 老年人未进食，或者进食过程中出现意外情况应如实记录

4. 评价

（1）老年人及亲属了解鼻饲饮食的相关知识，达到鼻饲饮食预期效果。

（2）照护人员做到安全正确给予老年人鼻饲进食，无差错无不良反应发生。

（3）老年人主动配合，与老年人的沟通顺畅。

【注意事项】

1. 每次鼻饲饮食前应证实胃管在胃内且通畅，并用少量温水冲管后再进行喂食。

2. 已配制好的鼻饲饮食应放在4℃以下的冰箱内保存，保证24h内用完，防止放置时间过长而变质。

3. 注入鼻饲液的速度不宜过快或过慢，速度10~13ml/min为宜，速度过快会引起呛咳，食物反流等。

4. 配制鼻饲饮食时，新鲜果汁与奶液应分别注入，防止产生凝块；药片应研碎溶解后注入。

5. 长期鼻饲的老年人应每日早晚进行口腔护理，并定期更换鼻饲管。普通鼻饲管每周更换一次，聚氨酯鼻饲管每月更换一次。

6. 对需要吸痰的老年人,应在鼻饲前 30min 给予吸痰;鼻饲前后 30min 内禁止吸痰,避免引起老年人胃液或食物反流及误吸。

7. 每次鼻饲量为 200ml,间隔时间大于 2h,温度为 38~40℃。

8. 注意安全风险因素

(1)鼻饲液质量问题:未检查鼻饲液,质量出现变质等问题,造成严重后果。

(2)给药差错:未核对药物,剂量、浓度、方法、时间等出现错误,造成给错药物,产生相应的严重后果。

(3)烫伤:进食前未测试鼻饲饮食和水的温度,造成烫伤。

(4)呛咳:推注食物速度过快,或者鼻饲饮食结束后就恢复仰卧体位,造成食物反流,进而造成呛咳窒息。

(5)感染:照护人员未用七步洗手法清洗双手,给老年人使用了未清洁消毒水杯等用具,造成老年人消化道感染。

(6)坠床:进食结束后,未拉起床挡,造成老年人坠床。

(7)黏膜损伤:对于躁动的老年人鼻饲饮食后未进行适当的约束,老年人自行拔出鼻饲管,造成鼻腔、食管等黏膜损伤。

【健康指导】

1. 向老年人解释鼻饲饮食的目的、适应证,缓解焦虑。

2. 向老年人讲解鼻饲液的温度、量、种类及时间。

3. 鼻饲管固定处的皮肤,出现红、肿、痒等现象时,应及时告诉医护人员。

4. 向老年人讲解按时更换鼻饲管的好处,并取得配合。

5. 插入的鼻饲管不适时,及时告诉照护人员。

本章小结

1. 本章讲述了老年人营养需求、老年人营养摄取影响因素、老年人饮食原则及饮食种类、协助老年人进食进水技术、为老年人发放治疗饮食的护理、特殊饮食种类、老年人鼻饲饮食照护等。

2. 重点是老年人饮食原则及饮食种类。

3. 难点是老年人进食体位摆放、安全进食、进水及鼻饲照护的实践。

4. 学习过程中应注意老年人饮食特点及技能实践为重要考点,应该具有健康老龄化理念,注意技能操作的安全性。

(杨晓玲 闫学敏)

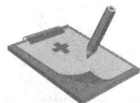

第五章　老年人排泄照护

第五章
数字内容

学习目标

1. 掌握：老年人异常排尿活动、排便活动评估及照护措施。
2. 熟悉：老年人排尿活动、排便活动的观察。
3. 了解：老年人排尿特点、排便特点。
4. 学会：尿垫的更换、纸尿裤的更换、一次性集尿袋的更换、如厕照护、便器的使用、开塞露的使用及造口袋的更换等照护技术。
5. 具有：高度的责任心；关心、体贴老年人，尊老、敬老、孝老、爱老，确保老年人的安全。

排泄是机体将新陈代谢所产生的终极产物排出体外的生理过程，是人体的基本生理需求之一，也是维持生命活动的必要条件之一。人体排泄的途径有皮肤、呼吸道、消化道及泌尿道，其中消化道和泌尿道是主要的排泄途径。许多因素可直接影响人体的排泄活动和形态，而且不同个体的排泄形态及影响因素也不尽相同，特别是具有明显生理、心理特点和疾病特征的老年人。因此，照护者要掌握与排泄有关的照护知识及技术，帮助或指导老年人维持正常的排泄功能，满足其排泄的需要，使老年人获得最佳健康，保持舒适状态。

导入情景

刘奶奶，78岁，有轻度失智，不能控制大小便，且排便后不自知，刘奶奶卧床时需要使用尿垫，起床活动时穿上纸尿裤。照护人员小王定时过来照护刘奶奶，现发现尿垫已经浸湿，马上为刘奶奶更换尿垫。傍晚时分，照护人员小王要陪刘奶奶去散步，她要先为刘奶奶穿上纸尿裤。

工作任务：

1. 正确、熟练地为刘奶奶更换尿垫。
2. 正确、熟练地为刘奶奶穿纸尿裤。
3. 保持刘奶奶的皮肤清洁、干燥，未发生湿疹、压疮等并发症。

第一节　老年人排尿照护

一、老年人排尿的特点

老年人的泌尿系统包括肾脏、输尿管、膀胱和尿道,无论在形态结构上还是在生理功能上都会发生变化,并随着年龄的增长而加重。

（一）老年人泌尿器官的形态结构改变

1. 肾脏体积缩小、重量减轻。

2. 肾小管长度、容积及肾小球表面积均有所减少或变短。

3. 肾内脂肪增加与间质内纤维增生,替代了部分肾实质。

4. 肾小球硬化或瘢痕组织形成,肾小管细胞脂肪变性,肾小球被透明物质代替,进而萎缩,同时入球小动脉也有萎缩。

5. 肾脏中与肾小球无关的小动脉(废弃血管丛)数目增多。

6. 膀胱逼尿肌肥大,弹性支持组织丧失。

7. 膀胱壁呈慢性炎症性改变,少数有纤维化病变。

8. 膀胱容量减少,出现失抑制性膀胱收缩。

9. 老年人尿道的改变,男性多因前列腺病变(炎症、良性增生或新生物)压迫尿道导致梗阻;女性则因长期缺乏雌性激素,外阴萎缩、黏膜变薄、出现裂纹,尿道口充血肥大,尿道黏膜出现褶皱或狭窄等而致梗阻。

（二）老年人泌尿器官生理功能的改变

1. 肾血流量减少,导致肾小球滤过率、内生肌酐和尿酸的清除率均下降,表明肾脏功能减退。

2. 肾小管排泄及再吸收功能减退,肾脏的尿浓缩能力减弱,肾脏生成的尿液中水分含量增加,造成水钠潴留、代谢产物蓄积,肾脏调节人体水代谢平衡的功能下降。

3. 肾脏分泌功能下降,影响红细胞的生成与钙磷代谢,致使老年人发生贫血和骨质疏松症。

4. 输尿管收缩与松弛能力降低,推动尿液到膀胱的速度变慢,易致尿液反流而引起逆行感染,导致膀胱炎和肾盂肾炎的发生率增高。

5. 老年人膀胱缩小,容量减少,膀胱不能正常排空,残余尿增多。

6. 控制排尿能力下降,易造成尿液外溢、夜尿增多、感染、结石甚至诱发膀胱癌等。

7. 老年男性前列腺增生,前列腺液分泌减少,排尿不畅,因尿道梗阻而排尿困难致尿潴留。

8. 老年女性因尿道粗短,腺体分泌减少,盆底肌肉松弛,常引起压力性尿失禁和尿路感染。

二、老年人排尿活动的观察

排尿活动是受大脑皮质控制的反射活动,对调节水、电解质及酸碱平衡,维持人体内环境的相对稳定起着非常重要的作用。泌尿系统由肾脏、输尿管、膀胱及尿道组成。血液通过肾小球滤过作用生成原尿,再通过肾小管的重吸收和分泌作用而生成终尿,经肾盂排向输尿管,输尿管通过平滑肌的蠕动和尿液的重力作用,将尿液不断输送到膀胱。肾脏生成尿液是一个连续不断的过程,而排尿则是间歇进行的,只有膀胱内尿液储存达一定量时,才能引起反射性排尿,使尿液经尿道排出体外。

（一）尿液的观察

1. 尿量和次数　尿量是反映肾脏功能的重要指标之一。一般成人白天排尿 3~5 次,夜间排尿 0~1 次,每次尿量 200~400ml;正常成人 24h 尿量 1 000~2 000ml,平均 1 500ml 左右。尿量和排尿次数的多少与液体摄入量和肾外排泄量有关。老年人由于膀胱括约肌收缩无力,使膀胱既不能充满也不能排空,容易出现尿频、夜尿增多、残余尿等。

2. 颜色　正常新鲜尿液呈淡黄色或深黄色,是由于尿胆原和尿色素所致。当尿液浓缩时,量少则色深。此外,还受某些食物和药物的影响,如进食大量胡萝卜、服用核黄素等药物时,尿液呈深黄色。病理情况下,尿液的颜色有以下变化:

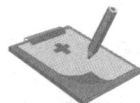

（1）血尿：尿液内含有一定量的红细胞,其颜色的深浅与尿液中所含红细胞量多少有关,呈红色或棕色。常见于急性肾小球肾炎、输尿管结石、泌尿系统肿瘤、结核及感染等。

（2）血红蛋白尿：尿液中含有一定量的血红蛋白,呈浓茶色、酱油色,隐血试验阳性。主要是由于大量红细胞在血管内被破坏,血红蛋白经肾脏排出形成血红蛋白尿。常见于溶血、恶性疟疾和阵发性睡眠性血红蛋白尿。

（3）胆红素尿：尿液含有胆红素,呈黄褐色或深黄色,振荡后尿液泡沫亦呈黄色,常见于阻塞性黄疸和肝细胞性黄疸。

（4）乳糜尿：尿液中含有淋巴液,呈乳白色,常见于丝虫病。

3. 透明度　正常新鲜尿液澄清透明,久置后可因尿中磷酸盐析出而发生轻度混浊,出现微量絮状沉淀物,但加热、加酸或加碱后,尿盐溶解,尿液即变澄清。泌尿系统感染时尿液中含大量脓细胞、红细胞、上皮细胞、细菌或炎性渗出物,排出的新鲜尿液即呈白色絮状混浊,在加热、加酸或加碱后,其混浊度不变。老年人尿液中含蛋白时不影响其透明度,但振荡时可产生较多且不易消失的泡沫。

4. 酸碱度　正常成人尿液呈弱酸性,pH4.5~7.5,平均为6。尿液酸碱性受饮食种类的影响。老年人进食大量蔬菜水果时,尿液呈碱性；进食大量肉类时,尿液则呈酸性；酸中毒、痛风老年患者其尿液呈酸性,而严重呕吐、碱中毒、膀胱炎老年患者的尿液呈碱性。

5. 尿比重　正常情况下成人的尿比重波动于1.015~1.025,尿比重高低主要取决于肾脏的浓缩功能,一般情况尿比重与尿量成反比。老年人因肾脏浓缩功能减弱,所以尿量多时尿比重偏低。高比重尿可见于脱水、蛋白尿、糖尿,低比重见于尿崩症。若尿比重经常为1.010左右,提示肾功能严重障碍。

6. 气味　正常尿液气味来自尿液内的挥发性酸,尿液久置后因尿素分解产生氨而出现氨臭味。老年人如果新鲜尿液即有氨臭味,见于泌尿系感染,原因是尿未排出即已被细菌分解所致；当糖尿病酮症酸中毒时,因尿中含有丙酮,故有烂苹果气味。

（二）影响排尿因素的评估

1. 生理因素　老年人因膀胱肌肉张力减弱,肾脏浓缩尿液的功能降低,摄入少量水分即可产生一定量的尿液,易出现尿频；此外,老年人盆底部肌肉放松、膀胱括约肌萎缩、容积减少,较少的尿量即可引起较强的尿意,而引起排尿次数增多。

2. 心理因素　心理因素可影响会阴部肌肉和膀胱括约肌的放松或收缩,引起排尿活动异常。当老年人处于紧张、焦虑、恐惧的情绪时,可出现尿频、尿急或排尿困难等。排尿还受暗示的影响,任何听觉、视觉或其他身体感觉的刺激均可诱发老年人出现不自主排尿,如听见流水声就会产生尿意。

3. 气候因素　外界环境温度也会影响老年人排尿活动,夏季炎热,身体出汗较多,机体水分减少,血浆晶体渗透压增高,引起抗利尿激素分泌增多,促进肾脏重吸收功能,致尿液浓缩和尿量减少；冬季寒冷,外周血管收缩,循环血量增加,机体水分相对增多,反射性抑制抗利尿激素分泌,而使尿量增加。因此,气候变化是通过影响体内抗利尿激素的分泌进而影响尿量。

4. 社会文化因素　大多数老年人在日常生活中会建立起自己的排尿习惯,如清晨起床后及睡前排尿,这与日常作息时间有关。文化教育使人们形成了一种社会规范,即排尿应该在隐蔽的场所进行,当缺乏隐蔽的环境时,就会产生压力从而影响正常排尿。此外,排尿姿势的更换、时间不够充裕和环境不适宜时也会影响老年人排尿活动的完成。

5. 液体和饮食摄入　尿量的多少与摄入体内的液体量及种类有密切关系,如果液体摄入量少则尿量少,反之亦然；咖啡、茶、酒类饮料有利尿作用,可使尿量增加,排尿次数也增多。摄入的食物也会影响排尿,含水量多的水果蔬菜可增加液体摄入量,使尿量增多；饮用含盐较高的饮料或食物则会引起水钠潴留,使尿量减少。

6. 疾病、药物、治疗与检查

（1）疾病因素：神经系统的损伤和病变会使排尿反射的神经传导和排尿的意识控制发生障碍,出现尿失禁；肾脏的病变会使尿液的生成发生障碍,出现少尿或无尿；泌尿系统的肿瘤、结石或狭窄也可导致排尿障碍,出现尿潴留。老年男性因前列腺肥大压迫尿道,可出现排尿困难。泌尿系统的感染可

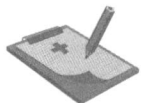

引起尿频、尿急和尿痛。

（2）药物因素：老年人在使用某些药物时可直接影响排尿，如利尿剂可使尿量增加，而止痛剂、镇静剂与麻醉剂等可影响神经传导，对排尿造成干扰。

（3）治疗与检查：外科手术、外伤可导致失血、失液，若补液不足，机体处于脱水状态，尿量减少。手术中使用麻醉剂可干扰排尿反射，改变排尿形态，导致尿潴留。因外科手术或外伤使输尿管、膀胱、尿道肌肉损伤而失去正常功能，不能控制排尿，发生尿潴留或尿失禁。某些诊断性检查前要求禁食、禁水，使体液减少而影响尿量。有些检查（如膀胱镜检查）可能造成尿道损伤、水肿与不适，导致排尿形态的改变。

三、老年人异常排尿活动评估及照护措施

（一）老年人异常排尿活动评估

1. 多尿 24h 尿量超过 2 500ml。原因：正常情况下饮用大量液体；病理情况下多由于内分泌代谢障碍或肾小管浓缩功能不全引起，见于糖尿病、尿崩症、急性肾功能不全（多尿期）等。

2. 少尿 指 24h 尿量少于 400ml 或每小时尿量少于 17ml。原因：发热、液体摄入过少、休克等，引起体内血液循环不足。老年人的某些疾病也可发生少尿，如心脏、肾脏、肝脏功能衰竭等。

3. 无尿或尿闭 指 24h 尿量少于 100ml 或 12h 内无尿液产生者。原因：严重血液循环不足，肾小球滤过率明显降低，见于严重休克、急性肾功能衰竭及药物中毒等。

4. 膀胱刺激征 主要表现为尿频、尿急、尿痛，三者同时出现，称为膀胱刺激征。常伴有血尿。常见原因为膀胱及尿道感染或机械性刺激。

（1）尿频：单位时间内排尿次数增多，严重时几分钟排尿 1 次，每次尿量仅几毫升。主要是由于膀胱炎症或机械性刺激引起。

（2）尿急：老年人突然有强烈尿意，不能控制需立即排尿，每次尿量很少，常与尿频同时存在。由于膀胱三角或后尿道的刺激，造成排尿反射活动异常强烈而引起。

（3）尿痛：排尿时膀胱区及尿道感到疼痛，可以发生在排尿初、中、末期或排尿后。疼痛呈烧灼感，与膀胱、尿道或前列腺感染有关。男性老年人多发生于尿道远端，女性老年人则发生于整个尿道。

5. 尿潴留 指尿液大量存留在膀胱内而不能自主排出。当尿潴留时，膀胱容积可增至 3 000~4 000ml，膀胱高度膨胀，可达脐部。老年人主诉下腹胀痛，排尿困难。体检可见耻骨上膨隆，可扪及囊样包块，叩诊呈实音，有压痛。产生尿潴留的常见原因有：

（1）机械性梗阻：指参与排尿的神经及肌肉功能正常，但在膀胱颈部至尿道外口的某一部位存在梗阻性病变，造成排尿受阻。①膀胱颈梗阻：如前列腺增生、肿瘤，膀胱内结石、血块，子宫肌瘤等膀胱颈邻近器官病变；②尿道梗阻：如炎症或损伤后的尿道狭窄，尿道结石、结核、肿瘤等。

（2）动力性梗阻：指排尿困难主要是由于各种原因造成控制排尿的中枢或周围神经受损害，导致膀胱逼尿肌无力或尿道括约肌痉挛。常见的原因有：①神经系统病变：如颅脑或脊髓肿瘤、脑炎等引起控制排尿的周围神经损害；②手术因素：如麻醉、中枢神经手术或骨盆手术导致控制排尿的骨盆神经损伤或功能障碍；③药物作用：如抗胆碱药、抗抑郁药、抗组胺药和阿片制剂等。

（3）其他因素：包括某些心理因素，如焦虑、窘迫使得排尿不能及时进行，由于尿液存留过多，膀胱过度充盈，致使膀胱收缩无力，造成尿潴留。

6. 尿失禁 指排尿失去意识控制或不受意识控制，尿液不自主地流出。根据临床表现，尿失禁一般分为四种类型：

（1）完全性尿失禁（真性尿失禁）：即尿液持续地从膀胱或尿道中流出，膀胱处于空虚状态，常见的原因为：①脊髓初级排尿中枢与大脑皮质之间的联系受损，如昏迷、截瘫，因排尿反射活动失去大脑皮质的控制，膀胱逼尿肌出现无抑制性收缩；②由于手术分娩造成膀胱括约肌损伤或支配括约肌的神经损伤，致膀胱括约肌功能障碍；③膀胱与阴道之间有瘘管；④先天性尿路畸形导致的先天性尿失禁。

（2）充溢性尿失禁（假性尿失禁）：由于各种原因使膀胱排尿出口梗阻或膀胱逼尿肌失去正常张力，膀胱内的尿液充盈达到一定压力时，即可不自主溢出少量尿液，当膀胱内压力降低时，排尿立即停

止,但膀胱仍呈胀满状态,而尿液不能排空,常见原因有:①神经系统病变:如脊髓损伤早期的休克阶段,脊髓初级排尿中枢活动受抑制,使膀胱充满尿液,颅内压增高,引起少量尿液溢出;脊髓肿瘤等导致的神经性排尿功能障碍等;②下尿路梗阻:如前列腺增生、膀胱颈梗阻及尿道狭窄等所致。查体常有膀胱充盈,神经系统有脊髓病变或周围神经炎的体征,排尿后膀胱残余尿量增加。

（3）压力性尿失禁（不完全性尿失禁）:膀胱逼尿肌功能正常,但由于尿道括约肌张力减低或骨盆底部尿道周围肌肉和韧带松弛,导致尿道阻力下降,老年人平时尚能控制排尿,但当腹内压突然增高（如咳嗽、喷嚏、大笑、举重等）时,使膀胱内压超过尿道阻力,少量尿液不自主地由尿道口溢出,常见于多次分娩或绝经后的妇女,原因为:①膀胱逼尿肌功能正常,而尿道括约肌张力减低、骨盆底部尿道周围肌肉及韧带松弛,当腹压突然增高时,膀胱内压超过尿道阻力所致。②见于根治性前列腺切除术的男性老年人,因该手术可能会损伤尿道外括约肌。这类尿失禁多在直立体位时发生。

（4）急迫性尿失禁:由于膀胱局部炎症、出口梗阻的刺激,使老年人反复的低容量不自主排尿,常伴有尿频和尿急;或由于大脑皮质对脊髓排尿中枢抑制减弱,引起膀胱逼尿肌不自主收缩或反射亢进,使膀胱收缩不受限制,主要原因包括:①膀胱局部炎症或激惹导致膀胱功能失调:如下尿路感染、前列腺增生症及子宫脱垂等;②中枢神经系疾病:如脑血管意外、脑瘤及帕金森病等。

（二）老年患者异常排尿活动的照护措施

1. 尿潴留老年患者的照护　评估尿潴留原因,如属机械性梗阻,须在治疗原发病基础上给予对症处理;如属非机械性梗阻,可采用以下照护措施:

（1）心理照护:与老年患者加强沟通,建立良好的照护关系,及时发现老年患者的心理变化,安慰老年患者,消除其焦虑和紧张情绪,以减轻其心理压力。

（2）提供适当的排尿环境:为老年患者创造有利于排尿的环境,关闭门窗,隔帘或屏风遮挡,请无关人员回避。适当调整照护时间,使其安心排尿。

（3）调整体位和姿势:酌情协助老年患者取适当体位,如帮助卧床的老年人抬高上身或坐起,尽量使其以习惯姿势排尿。对需要绝对卧床休息或某些手术的老年患者,应事先有计划的训练床上排尿,以免因不适应排尿姿势的改变而导致尿潴留。

（4）诱导排尿:排尿活动易受暗示影响,如听流水声或用温水冲洗会阴部,可诱导排尿反射。亦可采用针刺中极、曲骨、三阴交穴或艾灸关元、中极穴等方法,刺激排尿。膀胱过度充盈时,下腹部穴位应斜刺或横刺。

（5）热敷、按摩:热敷、按摩下腹部可使肌肉放松,促进排尿。如病情允许,可配合用手掌自膀胱底部向尿道方向推移按压,逐渐加力,协助排尿,但不可强力按压,以防膀胱破裂。

（6）药物治疗:必要时根据医嘱协助护理人员肌内注射卡巴胆碱等。

（7）导尿术照护:如经上述处理仍不能解除尿潴留时,可遵医嘱协助护理人员采用导尿术并做好照护措施。

（8）健康教育:帮助老年患者和家属了解维持正常排尿的重要性,指导老年患者养成定时排尿的习惯,学会正确的自我放松方法。对需要绝对卧床休息或某些手术的老年患者应事先有计划地训练床上排尿,以免因为不适应排尿姿势的改变而导致尿潴留。

2. 尿失禁老年患者的照护

（1）心理照护:任何原因引起的尿失禁都会造成很大的心理压力,如心情忧郁、精神苦闷、丧失自尊等,同时尿失禁也给生活带来许多不便,老年患者期望得到理解和帮助。照护人员应尊重和理解老年患者,给予安慰和鼓励,使其树立信心,积极配合治疗和照护。

（2）皮肤照护:注意保持皮肤清洁干燥,减少异味。床上铺一次性尿垫或橡胶单和中单,也可使用一次性纸尿裤等。经常用温水清洗会阴部皮肤,勤换尿垫、衣裤、床单;经常翻身,定时按摩受压部位,防止压疮的发生。

（3）指导重建正常的排尿功能

1）摄入适量液体:老年患者的饮水量或进食量影响其排尿量及次数,甚至会影响肾功能,如病情

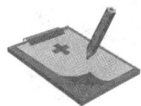

允许,指导老年患者每天日间摄入 2 000~3 000ml 液体,增加对膀胱的刺激,促进排尿反射的恢复,同时还可预防泌尿系统的感染。入睡前应限制饮水,以减少夜间尿量,以免影响老年患者休息。

2)训练膀胱功能:向老年患者及家属解释膀胱训练的目的,并介绍训练的方法以及所需时间,以取得老年患者和家属的配合。观察掌握老年患者的排尿反应,定时使用便器,帮助建立规律的排尿习惯。开始白天每隔 1~2h 使用便器一次,夜间 4h 一次,以后逐渐延长间隔时间,如此持续训练以促进排尿功能的恢复。使用便器时,用手按压膀胱,以促进排尿,但按压力度要适宜。

3)盆底肌的锻炼:指导老年患者进行盆底肌肉锻炼,以增强控制排尿的能力。具体方法是老年患者取立、坐或卧位,试做排尿(排便)动作,先慢慢收紧盆底肌肉,再缓慢放松,每次 10s 左右,连续10 次,每日进行 5~10 次,以不感觉疲乏为宜。如病情许可,可做抬腿运动或下床活动,增强腹部肌肉的力量。

(4)留置导尿照护:对长期尿失禁的老年患者,可协助护理人员采用留置导尿,避免尿液浸渍皮肤而发生破溃。根据老年患者的情况定时夹闭或排放尿液,达到锻炼膀胱壁肌肉张力的目的,重建膀胱储存尿液的功能。

(5)健康教育:对老年患者及家属进行有目的、有计划的健康教育,促进老年患者及家属了解疾病知识、治疗训练方法,提高其自我护理能力,减少并发症,最大限度地提高老年患者的生存质量。

四、老年人排尿照护技术

(一)老年人尿垫、纸尿裤更换

【操作目的】

协助老年人更换尿垫、纸尿裤,避免因尿失禁引起臀部压疮。

【操作程序】

1. 评估

(1)辨识老年人,与老年人沟通。

(2)评估老年人的性别,年龄,体重,病情,治疗史等。

(3)评估老年人意识状态,合作程度,对疾病的态度,对所患疾病的认知程度、生活自理能力。

(4)评估老年人尿失禁类型,会阴部皮肤有无破损。

2. 计划

(1)环境准备:整洁、安静、舒适、安全、温度适宜、屏风遮挡。

(2)老年人准备:能配合操作,了解尿垫、纸尿裤的更换。

(3)照护人员准备:着装整洁,洗手,修剪指甲,戴口罩。

(4)用物准备:尿垫(图 5-1,规格有两种 60cm×60cm 和 80cm×60cm),纸尿裤(图 5-2,规格70cm×60cm)、手纸、屏风、水盆、毛巾、温热水(水温 38~40℃)、洗手液。

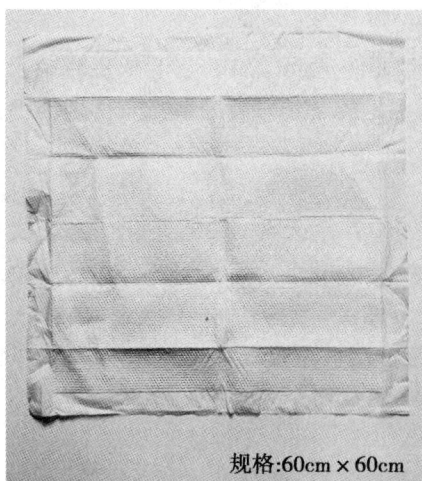
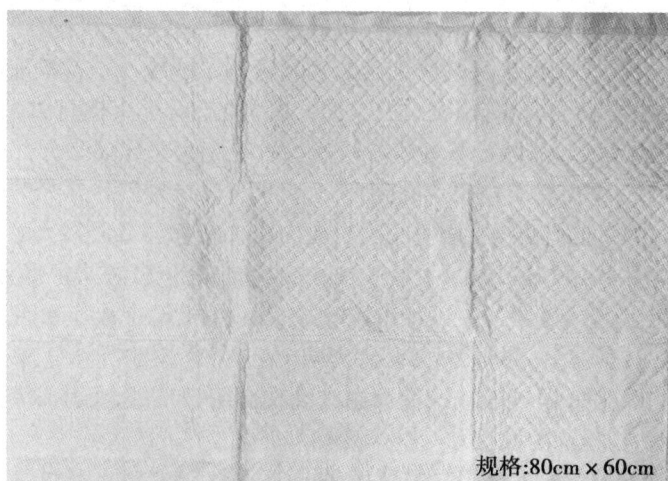

规格:60cm×60cm   规格:80cm×60cm

图 5-1 尿垫

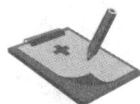

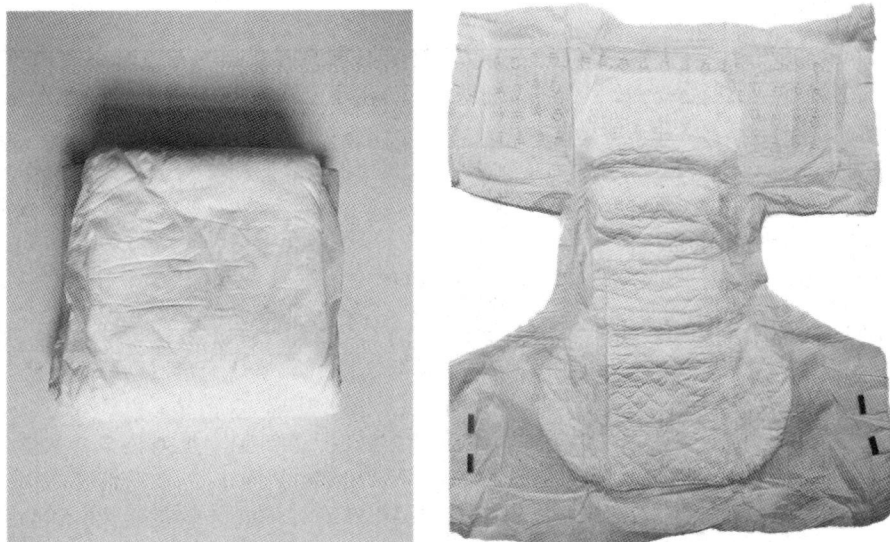

图 5-2 纸尿裤

3. 实施
（1）更换尿垫

操作流程	操作步骤	要点说明
1. 评估沟通	（1）核对老年人信息 （2）评估环境及老年人的意识状态、自理能力及心理需求，皮肤状况 （3）备齐用物携至老年人床旁，照护人员向老年人解释更换尿垫目的，取得老年人的配合	• 更换尿垫时注意皮肤有无湿疹、压疮等情况 • 关注老年人的心理状况
2. 更换尿垫	（1）关闭门窗，用屏风遮挡，拉上左侧床挡 （2）协助老年人取左侧卧位 （3）观察会阴部及臀部皮肤情况，在水盆内倒入少许温水，用掌面手腕测试水温适宜，将专用毛巾沾湿、拧干，以不滴水为宜，手套样包裹于右手上，用温热毛巾由外向内环形擦拭右侧臀部和会阴部皮肤 （4）将污染的一次性尿垫向内折叠，塞于老年人身体下面，然后将清洁的尿垫一半卷起来塞于老年人身下，另一半向自己一侧打开 （5）协助老年人翻身至右侧卧位，如果是规格较小的尿垫，可以直接从对侧撤下污染的一次性尿垫，如果是规格较大的尿垫，需要转至对侧。撤下污染的尿垫时，需拉起右侧床挡，再转至对侧撤下污染的尿垫，放入污物桶内 （6）同法擦拭老年人左侧臀部 （7）将清洁尿垫另一半拉平铺好，协助老年人翻转身体至平卧位	• 协助翻身时动作应轻柔，避免引起不适 • 擦拭皮肤时手法应轻柔，不可用力，以免引起不适 • 观察老年人臀部及会阴部皮肤情况，避免发生尿布皮炎 • 更换尿垫时，观察排泄物的性状、量、颜色、气味，如有异常及时报告医生
3. 整理用物	（1）整理床单位，为老年人盖好被子 （2）开窗通风	
4. 洗手记录	（1）按七步洗手法洗手 （2）记录老年人姓名、更换尿垫时间，臀部及会阴部皮肤情况、排泄物情况等	• 预防交叉感染

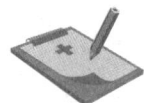

（2）更换纸尿裤

操作流程	操作步骤	要点说明
1. 评估沟通	（1）核对老年人信息 （2）评估环境及老年人的意识状态、自理能力及心理需求，皮肤状况 （3）备齐用物携至老年人床旁，照护人员向老年人解释更换纸尿裤目的，取得老年人的配合	• 更换纸尿裤时注意皮肤有无湿疹、压疮等情况 • 关注老年人的心理状况
2. 更换纸尿裤	（1）关闭门窗，用屏风遮挡，放下近侧床挡 （2）协助老年人取平卧位，解开污染纸尿裤粘扣，揭开两翼放至老年人身体两侧，将前片折叠于臀下 （3）观察会阴部及臀部皮肤情况，水盆内倒入少许温水，用掌面手腕测试水温适宜，将专用毛巾沾湿、拧干，以不滴水为宜，手套样包裹于右手上，自上向下轻轻擦拭会阴部，再用干毛巾沾干 （4）协助老年人向近侧侧卧，用同样的方法由外向内环形擦拭臀部，再用干毛巾沾干；将污染的纸尿裤从对侧向近侧内面对折反卷于老年人右侧臀下 （5）将卷好的清洁纸尿裤（贴皮肤面朝内）由对侧向近侧平铺于老年人臀下，协助老年人翻身至另一侧，撤下污染的纸尿裤，放入污物桶内 （6）打开身下的清洁纸尿裤铺平，协助老年人取平卧位 （7）从两腿间向前向上兜起纸尿裤前端，整理大腿内侧边缘，将前片覆盖在腹部，两翼与前片粘贴、固定 （8）将腹股沟两侧防侧漏折翻出，检查松紧适宜 （9）盖好盖被，拉起床挡	• 注意保护老年人隐私 • 协助翻身时动作应轻柔，避免引起不适 • 观察老年人臀部及会阴部皮肤情况，擦拭皮肤时手法应轻柔，不可用力，以免引起不适 • 更换纸尿裤时，观察排泄物的性状、量、颜色、气味，如有异常及时报告医生 • 更换纸尿裤时，将纸尿裤大腿内、外侧边缘展平，防止侧漏
3. 整理用物	（1）整理床单位 （2）开窗通风	
4. 洗手记录	（1）按七步洗手法洗手 （2）记录老年人姓名、更换纸尿裤时间、臀部及会阴部皮肤情况、排泄物情况等	• 预防交叉感染

知识链接

成人纸尿裤结构作用特点

1. 成人纸尿裤结构组成　成人纸尿裤常常应用于长期卧床伴尿失禁的老年人，大体由六层结构组成：

（1）底膜：为尿裤的底层材料，有防漏的作用，有的还具有尿湿显示作用。

（2）前腰贴：分网面和绒面两种，可反复粘贴调节松紧度。

（3）左右贴：左右贴与前腰贴要配合使用，起到固定的作用。

（4）导流层：可帮助尿液扩散，保持表面干爽。

（5）吸收芯体：吸收芯体是纸尿裤的核心，也是纸尿裤的主要材料，尿液就是全部储存在芯体之中。

（6）表层：充当表层材料，有干爽的作用。

2. 吸收芯体的特点　目前市面上纸尿裤的吸收芯体基本由纸浆和吸水高分子颗粒组成：

（1）纸浆芯体：纸浆储存尿液量较大，吸收速度较快，但受外力挤压后容易反渗。其吸水量为500~800ml，价格较便宜。

（2）高分子颗粒芯体：高分子颗粒是一种新型功能高分子材料。它具有吸收比自身重几百到几千倍水的高吸水功能，并且保水性能良好，一旦吸水膨胀会成为水凝胶，即使加压也很难把水分离出来。其吸水量高达2 000ml，价格比较贵。

照护人员可以根据老年人正常尿量和经济情况，帮助选择纸尿裤种类和计划每日使用数量。

4. 评价

（1）老年人了解一次性尿垫、纸尿裤的使用相关知识。

（2）照护人员做到安全规范更换尿垫、纸尿裤，更换过程顺利，老年人无不适反应。

（3）照护人员与老年人的沟通有效，老年人主动配合。

（4）应用纸尿裤后，老年人皮肤保持干燥，无压疮发生。

【注意事项】

1. 更换尿垫、纸尿裤时，避免过多暴露老年人身体，保护隐私。

2. 注意观察老年人局部皮肤情况，保持局部皮肤清洁干燥，避免压疮。

3. 随时与老年人沟通，如有不适及时停止并给予处理。

4. 操作过程中动作轻柔、快捷、节力，体现人文关怀。

5. 注意安全风险因素

（1）尿垫、纸尿裤质量问题：未检查尿垫、纸尿裤质量，造成老年人出现不良反应，造成严重后果。

（2）受凉：为老年人擦洗会阴部位时，暴露时间长而引起受凉。

（3）皮肤损伤：未及时更换尿垫、纸尿裤，造成尿液长期刺激局部皮肤而致皮肤损伤；动作粗暴，出现拖、拉、拽现象；未仔细观察尿垫的正反面，使反面紧贴老年人皮肤，皮肤损伤。

（4）烫伤：未测试水温、未以感觉不烫手为宜进行擦拭造成烫伤。

（5）感染：照护人员未洗手、未及时给老年人更换被排泄物污染的尿垫和纸尿裤、使用不合格的尿垫和纸尿裤，未擦拭会阴部或擦洗会阴和肛门顺序错误，造成泌尿系统感染。

（6）坠床：更换尿垫、纸尿裤过程中未及时拉起床挡，造成老年人坠床。

【健康指导】

1. 鼓励老年人多饮水，如病情允许，可嘱其每日饮水量1 500ml（除去饮食中的水）左右为宜，以预防泌尿系统感染并能促进排尿反射。

2. 训练膀胱功能，初起每隔1~2h让老年人排尿，以手掌用柔力自膀胱上方持续向下按压，使膀胱内尿液排出，以后逐渐延长排尿间隔时间，以促进排尿功能恢复。

3. 锻炼盆底肌肉，根据老年人情况，指导其取坐、立或卧位，试做排尿动作，先慢慢收紧盆底肌肉，再缓慢放松，每次10s左右，连续10次，每日锻炼5~10次，以不感觉疲劳为宜。

（二）老年人留置导尿导管照护

【操作目的】

为老年人进行留置导尿导管照护，避免泌尿系统感染。

【操作程序】

1. 评估

（1）辨识老年人，与老年人沟通。

（2）评估老年人的性别，年龄，体重，病情，治疗史等。

（3）评估老年人意识状态，对疾病的态度，对所患疾病的认知程度、生活自理能力。

（4）评估老年人留置导尿管留置时间,会阴部皮肤有无破损。

2. 计划

（1）环境准备:整洁、安静、舒适、安全,温度适宜,屏风遮挡。

（2）老年人准备:能配合操作,了解留置导尿管的有关照护措施。

（3）照护人员准备:着装整洁,洗手,修剪指甲,戴口罩。

（4）用物准备:一次性手套、治疗巾、弯盘、碘伏棉球、止血钳、污物碗、便盆、口罩、洗手液。

3. 实施

操作流程	操作步骤	要点说明
1. 评估沟通	（1）核对老年人信息 （2）评估环境及老年人的意识状态、自理能力及心理需求,皮肤状况 （3）备齐用物携至老年人床旁,照护人员向老年人解释留置导尿管的目的,取得老年人的配合	• 照护留置导尿管前注意观察老年人臀部及会阴部皮肤情况,避免发生尿布皮炎
2. 留置导尿管照护	（1）关闭门窗,用屏风遮挡,放下近侧床挡 （2）协助老年人平卧位,照护人员站在床右侧中间,打开盖被,暴露留置导尿管和引流管,臀部铺治疗巾,弯盘放在治疗巾上 （3）女性老年人用消毒棉球擦拭外阴及尿道口,顺序尿道口、小阴唇、尿道口,再从尿道口沿导尿管向外擦拭消毒 （4）男性老年人用消毒棉球擦拭尿道口、龟头及包皮,每天 1~2 次 （5）排空及更换集尿袋,并记录尿量,必要时留取尿标本 （6）定期更换导尿管,一般导尿管每周更换 1 次,硅胶导尿管可一月更换 1 次 （7）老年人如离床活动时要妥善固定引流袋及导尿管,引流袋不能高于膀胱,以防尿液反流 （8）膀胱功能训练,留置导尿管期间采用间歇性夹管方式,阻断引流,一般每 3~4h 开放 1 次 （9）每周查尿常规 1 次,若发现尿液混浊、沉淀或出现结晶时,及时报告医生 （10）协助老年人取舒适卧位,盖好盖被,拉起床挡	• 注意保护老年人隐私 • 碘伏棉球消毒时方向由内向外消毒 • 更换集尿袋时注意避免导尿管和引流管扭曲受压
3. 整理用物	（1）整理床单位 （2）用过的治疗巾、棉签、尿袋按医疗垃圾处理,脱去手套,按医疗垃圾处理 （3）开窗通风	• 床单位保持干净整洁
4. 洗手记录	（1）按七步洗手法洗手 （2）记录留置导尿管消毒时间、尿袋更换时间,臀部及会阴部皮肤情况等	• 预防交叉感染

4. 评价

（1）老年人留置导尿管期间,导尿管固定良好,尿液引流通畅,未发生泌尿系统感染等并发症。

（2）照护人员无菌观念强,程序正确,操作规范、熟练。

（3）照护人员与老年人的沟通顺畅,老年人主动配合,无不适反应。

（4）操作中注意关心老年人、保护老年人隐私,体现人文关怀。

【注意事项】

1. 严格遵照无菌技术操作原则,预防泌尿系统感染。

2. 操作环境要遮挡,保护老年人隐私,采取适当的保暖措施防止着凉。

3. 保持引流通畅,避免导尿管受压、扭曲、堵塞等导致泌尿系统感染。

4. 如为气囊导尿管,固定时注意不能过度牵拉导管,以防膨胀的气囊卡在尿道内口,压迫膀胱壁或尿道,导致黏膜组织损伤。

5. 注意安全风险因素

(1)感染:照护人员未严格无菌操作、未及时更换一次性集尿袋、使用不合格的一次性集尿袋,或离床活动时集尿袋高于膀胱导致尿液反流,造成老年人泌尿系统感染。

(2)尿管脱出:固定导尿管时过度牵拉,造成导管脱出。

(3)坠床:消毒会阴和导尿管,以及更换一次性集尿袋过程中未及时拉起床挡,造成老年人坠床。尤其注意做好对烦躁的失智老年人的安抚工作,必要时给予适当保护性约束或请其他照护人员协助操作。

【健康指导】

告知老年人及家属留置导尿管、集尿袋的目的及重要性,留置导尿管注意事项。

其余同尿垫、纸尿裤更换的健康指导。

> **知识链接**
>
> **导尿管相关尿路感染**
>
> 导尿管相关尿路感染是最常见的医疗保健相关感染,大约70%的感染与留置导尿有关。高达16%老年患者在住院期间有留置导尿管史,感染者主要是女性,其发病率和复发率高,导尿管相关尿路感染的并发症引起老年人不适,延长住院时间,增加额外医疗成本和死亡率。所以限制不必要的导尿和及时拔除导尿管是预防此类感染最有效的措施。同时,导尿管的替代方案、间歇导尿技术、保证引流系统的密闭性等多项预防措施都能降低此类感染的发生。此外,新型抗菌导尿管的使用备受关注,电子拔管提醒系统也是一种新的预防导尿管相关尿路感染的有效措施。

(三)老年人一次性集尿袋的更换

【操作目的】

为老年人更换一次性集尿袋,避免泌尿系统感染。

【操作程序】

1. 评估

(1)辨识老年人,与老年人沟通。

(2)评估老年人的性别,年龄,体重,病情,治疗史等。

(3)评估老年人意识状态,对疾病的态度,对所患疾病的认知程度、生活自理能力。

(4)评估老年人尿失禁的时间长短,会阴部皮肤有无破损。

2. 计划

(1)环境准备:整洁、安静、舒适、安全,温度适宜,屏风遮挡。

(2)老年人准备:能配合操作,了解尿失禁的有关照护措施。

(3)照护人员准备:着装整洁,洗手,修剪指甲,戴口罩。

(4)用物准备:一次性手套,一次性集尿袋(图5-3),如条件较好可以使用一次性防逆流型集尿袋(图5-4)、治疗巾、弯盘、碘伏、止血钳、棉签、别针、污物碗、便盆、口罩、洗手液。

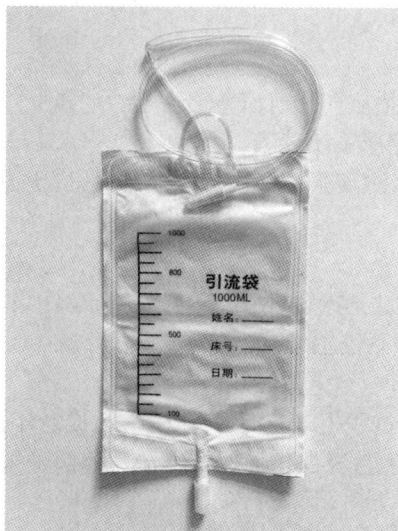

图 5-3 一次性集尿袋

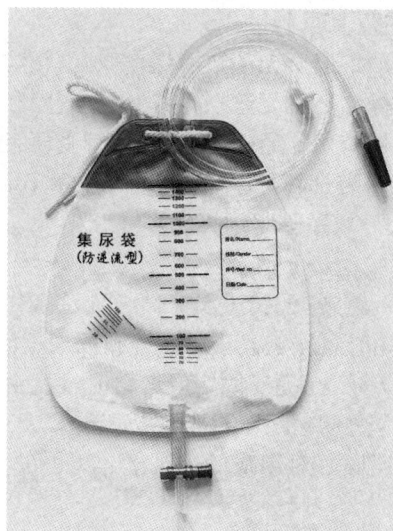

图 5-4 一次性防逆流型集尿袋

3. 实施

操作流程	操作步骤	要点说明
1. 评估沟通	（1）核对老年人信息 （2）评估环境及老年人的意识状态、自理能力及心理需求，皮肤状况 （3）备齐用物携至老年人床旁，照护人员向老年人解释更换一次性集尿袋的目的，取得老年人的配合	• 更换集尿袋前注意观察老年人臀部及会阴部皮肤情况，避免发生尿布皮炎
2. 更换尿袋	（1）关闭门窗，用屏风遮挡，放下床挡 （2）协助老年人平卧位，照护人员站在床右侧中间，打开盖被，暴露尿管和引流管接口，在尿管和引流管接口处铺治疗巾，弯盘放在接口下 （3）检查集尿袋有效期，撕开外包装，平铺在治疗巾上 （4）关闭集尿袋放尿端口，打开引流管开关，观察尿液引流通畅 （5）用止血钳夹住留置导尿管开口上端 3~5cm 处，夹闭集尿袋引流管开关 （6）取棉签袋打开，抽出两支，棉签头部分在棉签袋内。戴手套 （7）断开尿管和引流管接口，尿管末端向上，用左手中指和无名指夹住，拇指和示指捏住新集尿袋引流管接口处，右手取下引流管端口蓝色盖帽，放在治疗巾上 （8）右手取棉签蘸碘伏，从尿管外口由内向外螺旋消毒 2 次。用过的棉签放入弯盘内。右手拿起新引流管端口与尿管相连，旋紧 （9）将新引流管盖帽套在换下引流管端口上，引流管放在床边 （10）松开止血钳，观察尿液引流通畅后，关闭尿袋引流管开关 （11）用别针将新集尿袋固定在床旁，取下治疗巾和弯盘，放在治疗车下层	• 注意保护老年人隐私 • 注意避免导尿管和引流管扭曲受压 • 注意无菌操作，防止尿路感染 • 碘伏消毒时，顺时针方向从内向外旋转消毒 • 更换集尿袋时无牵拉、无渗漏，尿管引流通畅

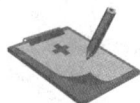

续表

操作流程	操作步骤	要点说明
2. 更换尿袋	（12）协助老年人取舒适卧位,盖好盖被,拉起床挡。 　　每2h松开集尿袋引流管开关放尿一次 （13）提起换下的尿袋,观察尿液颜色、性状、尿量后, 　　打开尿袋底部开关,将尿液放入便盆内	
3. 整理用物	（1）整理床单位 （2）用过的治疗巾、棉签、尿袋按医疗垃圾处理,脱去 　　手套,按医疗垃圾处理 （3）开窗通风	● 床单位保持干净整洁
4. 洗手记录	（1）按七步洗手法洗手 （2）记录尿液颜色、性状、尿量、尿袋更换时间,臀部及 　　会阴部皮肤情况等	● 预防交叉感染

4. 评价

（1）老年人了解一次性集尿袋使用的相关知识,能进行相应预防感染的措施。

（2）照护人员操作方法正确,动作轻柔,无菌观念强。无牵拉及渗漏,尿管引流通畅。

（3）照护人员操作方法熟练,动作轻稳、节力、安全,体现人文关怀。

（4）照护人员与老年人的沟通顺畅,老年人主动配合,无不适反应。

【注意事项】

1. 更换集尿袋过程中,物品摆放合理,要使用无齿止血钳夹紧尿管,以防尿液漏出及因多次更换时夹损尿管。操作规范,遵守无菌技术操作原则。

2. 正确连接尿管和引流袋,保持整个引流系统连接紧密。分离集尿袋时注意用力的方向,防止拔出尿管。分离接口前要夹紧尿管,以防尿液漏出。

3. 老年人离床活动时,如使用的是一次性集尿袋不得超过膀胱高度并避免挤压,防止尿液反流,避免感染的发生。如果使用的是防逆流型集尿袋,引流管与尿管接口处有防逆流瓣膜,离床活动时可不受限制,即使尿袋高于耻骨联合,也不会逆流引起感染。

4. 防止泌尿系统感染

（1）当集尿袋尿液量超过1 000ml或尿袋的2/3时,应及时排掉,排尿时要避免尿袋出口处污染。

（2）保持引流通畅,防止尿管受压、扭曲、折叠。

（3）保持尿道口清洁,每日用碘伏棉球对会阴部进行消毒1~2次。注意消毒导尿管管口时要由内向外消毒。

（4）严格执行无菌操作,按集尿袋使用期限定期更换,一次性集尿袋每天更换1次,橡胶导尿管每周更换1次,硅胶材质气囊导尿管,每月更换1次。

5. 为保护老年人膀胱功能,对引流管应采用间歇性夹管,使膀胱定时充盈、排空,应根据尿量情况每3~4h放尿1次。

6. 观察膀胱功能,有无尿频、尿急、尿痛和腹痛,如果是失智老年人注意观察有无烦躁、痛苦不适表情、发热等症状。

7. 观察尿液颜色、性状、尿量、透明度、气味。发现尿液混浊、沉淀、有结晶或絮状物时,应及时报告医护人员,及时处理。

8. 为了避免老年人自行拔出尿管,造成尿道损伤,必要时进行安全约束保护。

9. 注意安全风险因素

（1）一次性尿袋质量问题:未检查一次性尿袋质量,造成老年人出现不良反应,造成严重后果。

（2）尿管脱出:固定集尿袋时引流管未留有足够的长度,不方便老年人翻身活动,造成导管脱出。

（3）感染:照护人员未严格无菌操作、未及时更换一次性集尿袋、用了不合格的一次性集尿袋,造

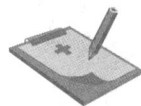

成老年人泌尿系统感染。

（4）坠床：更换一次性集尿袋过程中未及时拉起床挡,造成老年人坠床。尤其注意做好烦躁的失智老年人的安抚工作,必要时给予适当保护性约束或请其他照护人员协助操作。

【健康指导】

同老年人留置导尿导管照护的健康指导。

（四）老年人留取尿液标本

1. 评估

（1）了解老年人患病情况及合作程度。

（2）评估老年人意识状态、心理状态及排尿情况。

2. 计划

（1）老年人准备：了解尿标本采集的目的方法、注意事项及配合要点。

（2）照护人员准备：着装整洁,洗手,戴口罩。

（3）用物准备：除检验单、手消毒剂、生活垃圾桶、医疗垃圾桶外,根据不同的检验目的另备：一次性尿常规标本容器(容量在 100ml 以上),必要时备尿壶或便盆。

（4）环境准备：整洁、安全、宽敞、明亮、隐蔽。

3. 操作要点

（1）携用物至床旁,核对老年人床号、姓名,并做好解释,告知采集目的和配合的方法,屏风遮挡。

（2）能够自理的老年人,嘱其留取晨起第一次尿 10ml 于标本容器内。

（3）不能自理的老年人应协助床上使用便器,并收集尿液于标本容器中。

（4）留置导尿的老年人,于集尿袋下方引流孔处打开橡胶塞收集尿液。

4. 指导要点

（1）告知老年人留取尿液标本的目的、方法及配合要点。

（2）告知老年人尿液标本内不可混入粪便及其他杂物。

（3）告知老年人留取中段尿液进行送检,留取尿液中应避免白带、精液和粪便等污染物混入。

（4）指导老年人一般尿液留取后,应在 2h 内尽快送检,以避免细菌繁殖、细胞溶解等。

5. 注意事项

（1）尿液标本应按要求留取,必须确保新鲜。

（2）尿液标本应避免经血、白带、精液、粪便等混入,女性病人月经期不宜留取尿标本,以免影响检查结果。

（3）若会阴部分泌物过多时,先清洁或冲洗会阴后再收集。

第二节　老年人排便照护

排便是一种反射活动,正常情况下人的直肠内无粪便,当肠蠕动推动粪便进入直肠后,刺激直肠壁内的感受器,其兴奋冲动经盆神经和腹下神经传至脊髓腰骶段的初级排便中枢,同时上传到大脑皮质,引起便意和排便反射。如果环境和时间合适,排便反射进行,通过盆神经传出冲动,使降结肠、乙状结肠和直肠收缩,肛门内括约肌不自主的舒张,同时,阴部神经冲动减少,提肛肌收缩,肛门外括约肌舒张。此外,支配腹肌和膈肌的神经兴奋,腹肌和膈肌收缩,腹内压增加,共同促使粪便排出体外。

一、老年人排便的特点

人体参与排便运动的主要器官是大肠。当食物经口进入胃和小肠消化吸收后,残渣贮存于大肠内,其中一部分水分被大肠吸收外,其余经细菌发酵和腐败作用后形成粪便。通常情况下,粪便的性质与形状可以反映整个消化系统的功能状况。

（一）老年人肠道的形态结构改变

1. 小肠的重量减轻,小肠绒毛膜增宽、变短,结缔组织增多,纤毛活动减弱。

2. 大肠肌层变薄,肌纤维萎缩。

3. 肠腺结构异常,分泌黏液减少,润滑粪便作用下降。

4. 直肠壁弹性减弱,直肠壁对内容物牵张感受器应激性减退,内脏感觉阈值升高。

5. 结肠运动缓慢,排便困难。

6. 肠黏膜和肌层萎缩,肠上皮细胞减少。

(二)老年人肠道生理功能改变

1. 小肠吸收功能减退。

2. 小肠具有消化功能,随着年龄的增长,小肠腺逐渐萎缩,小肠液分泌减少,消化酶分泌和调节功能下降,如小肠淀粉酶、肠激酶和分解多肽的肽酶及分解双糖的消化酶水平均下降,导致消化功能减退。

3. 老年人食管、胃的蠕动及输送食物的功能均减弱,小肠、大肠均萎缩,肌层变薄,收缩力降低,蠕动减退,胃张力、排空速度亦减弱,直肠对内容物压力的感觉减退。

4. 对脂肪吸收能力下降,易发生腹泻。

5. 对脂溶性维生素 D 吸收下降,易发生骨质疏松。

6. 老年人结肠隐窝细胞生长高于年轻人,易有恶变倾向。

7. 容易形成结肠憩室,影响神经肌肉解剖或功能改变。

8. 老年人常有动脉硬化,易发生某段结肠供血不足,从而导致缺血性肠炎。

(三)影响老年人正常排便的因素

生理、心理、社会文化、饮食与活动、病理等因素均可影响排便,照护人员必须完整地收集资料,做出正确的评估,并提供合理有效的护理措施,满足老年人排便的需要。

1. 生理因素

(1)年龄:年龄可影响人对排便的控制。老年人因腹壁肌肉张力下降,胃肠蠕动减慢,肛门括约肌松弛,使肠道控制能力下降,易发生排便异常。

(2)个人排泄习惯:通常个体在排便时间、环境、姿势等方面都有自己的习惯,如发生改变,则可影响正常排便。如一般排便的姿势是坐位或蹲位,当老年人卧床时,会因不适应用便盆导致排便困难。排便为个人隐私,当老年人因排便问题需要照护人员协助时,会因缺乏隐蔽的环境而导致排便功能异常。另外,每日定时排便有助于养成规律的排便习惯。

2. 心理因素 心理因素是影响排便的重要因素。精神抑郁时,身体活动减少,肠蠕动减少可导致便秘。而情绪紧张、焦虑可导致迷走神经兴奋,肠蠕动增加而引起吸收不良、腹泻。

3. 社会文化因素 社会文化教育影响个人的排便观念和习惯。

4. 饮食与活动

(1)食物与液体摄入:均衡饮食与足量的液体摄入是维持正常排便的重要条件。合理饮食可以建立规律的排便反射。摄取富含膳食纤维的食物能促进肠蠕动,减少水分的重吸收,使粪便柔软利于排出;进食量少、缺乏膳食纤维或食用高蛋白、高糖类的食物,可使排便反射减弱;液体摄入不足或丢失过多,可导致粪便干硬不易排出。

(2)活动:适当的活动可维持肌肉的张力,刺激肠道蠕动,以维持正常的排便功能。如老年人长期卧床,可因缺乏活动导致排便困难。

5. 与疾病有关的因素

(1)疾病:腹部和会阴部伤口疼痛可抑制便意;结肠炎可使肠蠕动增加而导致腹泻;神经系统受损可导致大便失禁。

(2)药物:长期应用抗生素可干扰肠道内正常菌群的功能,导致腹泻;缓泻剂可刺激肠蠕动,促进排便;麻醉剂、止痛药物可使病人胃肠蠕动减弱导致便秘。

(3)治疗和检查:某些治疗和检查会影响个体的排便活动,例如腹部、肛门部位手术,会因为肠壁肌肉的暂时麻痹或伤口疼痛而造成排便困难;胃肠 X 线检查常需灌肠或服用钡剂,也可影响排便。

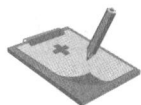

二、老年人排便活动的观察

（一）正常粪便

1. 排便次数与排便量　排便是人体的基本生理需要,排便次数因人而异。一般成人每天排便1~3次,老年人每天排便1次。每日排便量与膳食的种类、数量、摄入的液体量、大便次数及消化器官的功能有关。老年人每天排便量100~300g。

2. 形状和软硬度　老年人的粪便为成形软便不粘连。

3. 颜色　正常情况下老年人的粪便颜色呈黄褐色或棕黄色。因摄入食物或药物种类的不同,粪便颜色会发生变化。如果粪便颜色改变与上述情况无关,表示消化系统有病理变化存在。

4. 气味　粪便的气味是由于蛋白质食物被细菌分解发酵而产生的,与食物种类有关。

5. 内容物　粪便内容物主要为食物残渣、脱落的大量肠上皮细胞、细菌以及机体代谢后的废物,并含有少量黏液,肉眼不易察见。

（二）异常粪便

1. 次数和量　每天排便超过3次或每周少于3次,应视为排便异常。

2. 形状与硬度　便秘时粪便坚硬,呈栗子样;消化不良或急性肠炎时可为稀便或水样便;肠道部分梗阻或直肠狭窄,粪便常呈扁条形或带状。

3. 颜色　当上消化道出血时,粪便呈漆黑光亮的柏油样;下消化道出血时呈暗红色便;胆道完全阻塞时呈陶土色便;阿米巴痢疾或肠套叠时,可呈果酱样便;粪便表面有鲜血或排便后有鲜血滴出,多见于肛裂或痔疮出血。

4. 气味　消化不良的患者,粪便呈酸臭味;上消化道出血的柏油样便呈腥臭味;直肠溃疡或肠癌者,粪便呈腐臭味。

5. 内容物　粪便中混有大量的黏液常见于肠道炎症;伴有脓血者见于痢疾和直肠癌等;肠道寄生虫感染时,粪便内可见蛔虫、绦虫等。

三、老年人异常排便活动评估及照护措施

（一）便秘

便秘指正常的排便形态改变,排便次数减少,排出过干过硬的粪便,且排便不畅、困难或常有排便不尽感。

1. 原因　某些器质性病变,排便习惯不良,中枢神经系统功能障碍,排便时间或活动受限制,强烈的情绪反应,各类直肠肛门手术,某些药物的不合理使用,饮食结构不合理,饮水量不足,滥用缓泻剂、栓剂、灌肠,长期卧床或活动减少等,均可抑制肠道功能而导致便秘的发生。

2. 症状和体征　腹胀、腹痛、食欲不佳、消化不良、乏力、舌苔变厚、头痛等。另外,便秘者粪便干硬,触诊腹部较硬实且紧张,有时可触及包块,肛诊也可触及包块。

3. 照护措施

（1）提供适当的排便环境:为老年人提供单独隐蔽的环境及充裕的排便时间。如拉上围帘或用屏风遮挡,避开查房、治疗护理和进餐时间,以消除紧张情绪,保持心情舒畅,利于排便。

（2）选取适宜的排便姿势:床上使用便盆时,采取坐姿或抬高床头,利用重力作用增加腹内压促进排便。病情允许时让老年人下床上厕所排便。对手术的老年人,在手术前应有计划地训练其在床上使用便盆。

（3）腹部环形按摩:排便时用手沿结肠解剖位置自右向左环形按摩,可促使降结肠的内容物向下移动,并可增加腹内压,促进排便。指端轻压肛门后端也可促进排便。

（4）遵医嘱给予口服缓泻药物:缓泻剂可使粪便中的水分含量增加,加快肠蠕动,加速肠内容物的运行而起到导泻的作用。但使用缓泻剂时应根据老年人的特点及病情选择作用缓和的泻剂。

　　使用缓泻剂可暂时解除便秘,但长期使用或滥用缓泻剂均可导致慢性便秘,其机制是服用缓泻剂后结肠内容物被彻底排空,随后几天无足量粪便刺激,不能正常排便,没有排便又再次使用缓泻剂,

如此反复,其结果使结肠的正常排便反射失去作用,反射减少造成结肠扩张弛缓,这样结肠就只对缓泻剂、栓剂、灌肠等强烈刺激做出反应,产生对缓泻剂的生理依赖,失去正常排便的功能,导致慢性便秘。

（5）使用简易通便剂:常用的有开塞露、甘油栓等。其作用机制是软化粪便,润滑肠壁,刺激肠蠕动促进排便。

（6）灌肠照护:以上方法均无效时,遵医嘱协助护理人员给予灌肠并做好照护措施。

（7）健康教育:帮助老年人及家属正确认识维持正常排便习惯的意义和获得有关排便的知识。健康教育的内容包括:

1）帮助老年人重建正常的排便习惯:指导老年人选择一个适合自身排便的时间,理想的排便时间是晨起或餐后两小时内,每天固定时间排便,即使无便意,也要坐于坐便器上稍等,以形成条件反射;排便时应全心全意,不宜分散注意力,如看手机、看书等;不随意使用缓泻剂及灌肠等方法。

2）合理安排膳食:多摄取可促进排便的食物和饮料。多食蔬菜、水果、豆类、粗粮等高纤维食物,如芹菜、香蕉等;少食辛辣、刺激食物;多饮水,病情允许时每日液体摄入量应不少于2 000ml,尤其是每日晨起或餐前饮一杯温开水,可促进肠蠕动,刺激排便反射;此外,可食用一些具有润肠通便作用的食物,如黑芝麻、蜂蜜、香蕉、梅子汁等。

3）适当运动:鼓励老年人参加力所能及的运动,按个人需要拟订规律的活动计划并协助老年患者进行活动。

（二）粪便嵌塞

粪便嵌塞指粪便持久滞留堆积在直肠内,坚硬不能排出。常发生于慢性便秘的老年人。

1. 原因　便秘未能及时解除,粪便持久滞留在直肠内,水分被持续吸收,粪便变得坚硬,而从乙状结肠排下的粪便又不断加入,最终使粪块变得又大又硬不能排出,发生粪便嵌塞。

2. 症状和体征　老年患者有排便冲动,腹部胀痛,直肠肛门疼痛,肛门处有少量液化的粪便渗出,但不能排出粪便。

3. 照护措施

（1）润肠:早期可使用栓剂、口服缓泻剂来润肠通便。

（2）协助护理人员灌肠:必要时先行油类保留灌肠,2~3h后再做清洁灌肠。

（3）人工取便:通常在清洁灌肠无效后按医嘱执行。具体方法为:照护人员戴上手套,将涂润滑剂的示指慢慢插入老年人直肠内,触到硬物时注意大小、硬度,然后机械地破碎粪块,一块一块的取出。操作时应注意动作轻柔,避免损伤直肠黏膜。用人工取便易刺激迷走神经,故心脏病、脊椎受损者须慎重使用。操作中如老年人出现心悸、头晕时须立刻停止。

思政元素:时代精神之奉献精神
思政元素融入技能点:人工取便
思政素材:比亲闺女还亲的闺女
金奶奶是位73岁的失智老人,脑梗后入住某医养机构。老人家经常一两周都不排便,最近一周进一步加重,肚子越来越痛,连走路都走不了。照护员小杨一直关注金奶奶的便秘问题,看到老人家如此痛苦,心里很不舒服,决定为老人家实施人工取便。谈及自己多次为照护的老人"掏大便",小杨说:"刚开始确实有点难受,为自己的工作不值,但看到老人家解决问题后轻松的表情和笑容,我觉得用自己的难受换来老人家的舒心,这种奉献是有价值的。"小杨的奉献不但换来了老人家开心的笑容,也得到了老人家充分的认可,他们总是骄傲地称呼小杨"比亲闺女还亲的闺女……"

奉献是中华民族的传统美德,奉献精神是一种纯洁高尚的精神境界。老年照护人员要弘扬奉献精神,就是要立足岗位,不怕吃苦,不怕受累,不怕流汗,不怕流血,求真务实,以干为乐,争创一流业绩;就是要敢于担当,善作善成,不怕困难,敢打硬仗,奋力书写人生美好华章。

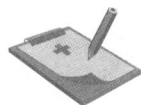

（4）健康教育：向老年人及家属讲解有关排便的知识，建立合理的膳食结构。协助老年人建立并维持正常的排便习惯，防止便秘的发生。

（三）腹泻

腹泻指正常排便形态改变，频繁排出松散稀薄的粪便甚至水样便。

腹泻是一种常见症状，是指排便次数明显超过平日习惯的频率，粪质稀薄，水分增加，每日排便量超过 200g，或含未消化食物或脓血、黏液。腹泻常伴有排便急迫感、肛门不适、失禁等症状。正常人每 24h 有 9~10L 液体进入肠腔，这些液体由饮食所摄入的液体及消化液组成，大部分都会被肠道吸收。若进入结肠的液体量超过结肠的吸收能力和 / 或结肠的吸收容量减少，就会导致粪便中水分排出量增加，便产生腹泻。临床上按病程长短，将腹泻分急性和慢性两类。急性腹泻发病急剧，病程在 2~3 周，大多系感染引起。慢性腹泻指病程在两个月以上或间歇期在 2~4 周内的复发性腹泻，发病原因更为复杂，可为感染性或非感染性因素所致。

1. 原因　感染性因素主要考虑细菌、真菌、病毒等病菌感染。非感染性因素主要考虑饮食不当、气候变化、腹部受凉、情绪紧张焦虑等原因。

2. 症状和体征　腹痛、肠痉挛、疲乏、肠鸣等，症状轻时可伴恶心、呕吐，重时可伴有脱水、烦躁甚至昏迷、休克等。

3. 照护措施

（1）卧床休息：减少肠蠕动，注意腹部保暖，照护人员要主动关心老年人，积极给予精神安慰。

（2）膳食调理：鼓励老年患者多饮水，可少量多次，酌情给予淡盐水，饮食宜清淡的流质或半流质，避免油腻、辛辣食物。严重腹泻时可暂禁食。

（3）保持肛门周围皮肤清洁：一旦发现有粪便污染，用柔软卫生纸擦净后再用温水清洗局部皮肤，用毛巾擦干，并涂油膏于肛门周围皮肤，防止发生皮疹或压疮。了解老年人排便规律，对不能自理的老年人应适时给予便盆。

（4）使用柔软透气性好的尿垫或一次性尿布铺在老年人臀下，一经污染要立即更换，有条件时可让老年人卧于有孔的床上，以减少床褥污染。要随时更换污染的衣物和被单。

（5）保持室内空气新鲜，经常通风。

（6）防止水、电解质紊乱：遵医嘱协助护理人员给予止泻药、口服补液盐等照护措施。

（7）健康教育：向老年人讲解有关腹泻的知识，指导老年人注意饮食卫生，家居卫生，养成良好的卫生习惯。

（四）排便失禁

指肛门括约肌不受意识控制而出现不自主的排便。

1. 原因　神经系统疾患，如脑血管意外、脑外伤、脊髓损伤、脊髓瘤、脊柱裂等；结肠和直肠的疾患，如先天性巨结肠、溃疡性结肠炎、结肠癌、直肠癌、直肠脱肛、直肠畸形等；直肠手术损伤，包括肛瘘、肛裂及痔疮手术等。

2. 症状和体征　大便失禁的症状有轻有重。轻度失禁是在病人粪便很稀的时候导致小部分粪便溢出肛门污染内裤；而较为严重者，粪便会在患者不注意或是疲劳时溢出肛门；非常严重的患者，会在站立或走动时，粪便随时掉落于肛门外。

3. 照护措施

（1）尿垫、纸尿裤使用：老年人如果有大便失禁容易引起肛门周围以及会阴部皮肤糜烂、发炎，可以用一次性尿垫或纸尿裤，但要勤更换。

（2）皮肤照护：如果发现有肛周皮肤潮红，可以用温水洗净，擦干后，涂上氧化锌或者爽身粉，保持肛周皮肤干燥。

（3）药物止泻：如果老年人大便次数过多且无感染可以遵医嘱协助护理人员给予口服碳酸铋，具有保护、收敛和止泻的作用。

（4）协助护理人员使用抗菌消炎药：如果有肠炎菌痢，可以遵医嘱协助护理人员用小檗碱、复方新诺明、利特灵、庆大霉素等药物来缓解大便失禁。

（5）心理照护：大便失禁的老年人很容易产生心理压力，应该理解尊重老年人，提供必要的帮助，消除老年人紧张、羞涩、焦虑、自卑的情绪，给予心理安慰与支持，帮助其树立信心，配合治疗和照护。

（五）肠胀气

肠胀气是由于多种原因引起的，胃肠道不通畅或梗阻引起胃肠道的气体不能随胃肠蠕动排出体外。气体集聚于胃肠道就会有胀气感，常伴有恶心、嗳气、打嗝、腹胀、腹痛、肛门排气增多等症状。

1. 原因　吞入大量空气、食入产气性食物过多、肠蠕动减少、肠道梗阻及肠道手术。

2. 症状和体征　表现为腹胀、痉挛性疼痛、呃逆、肛门排气过多，腹部膨隆，叩诊呈鼓音。当肠胀气压迫膈肌和胸腔时，可出现气急和呼吸困难。

3. 照护措施

（1）指导老年人养成良好的饮食习惯（细嚼慢咽）。

（2）去除引起肠胀气的原因。如勿食产气食物和饮料，积极治疗肠道疾患等。

（3）鼓励老年人适当运动。

（4）轻微胀气时，可行腹部热敷或腹部按摩。

知识链接

便秘给老年人带来的危害

1. 某些急性心脑血管疾病的致死诱因　便秘对于年龄较大且有心脑血管疾病的老年患者，有时是一个致命的危险因素。老年患者便秘时因排便时间长、过度用力可诱发排便性昏厥、血压升高、脑供血不足，甚至脑血管破裂，还可诱发心绞痛，甚至发生急性心肌梗死、心律失常、主动脉瘤或心脏室壁瘤破裂而猝死。

2. 引起局部和全身不适　因粪便过于干硬，可引起肛门疼痛、肛裂、痔疮等。因肠道内代谢产物及毒素不能迅速排出而滞留体内，可引起全身症状，如面色晦暗、口苦、上腹胀满、嗳气、食欲减退、精神萎靡、头晕乏力、头痛、失眠等。

3. 诱发多种疾病　食物残渣中的细菌发酵，产生大量有害气体和毒素，如不能及时排出，毒素被血液吸收，可影响健康与寿命，可诱发结直肠癌等。

四、老年人排便照护技术

（一）老年人如厕照护

【操作目的】

协助老年人排便。

【操作程序】

1. 评估

（1）辨识老年人，与老年人沟通。

（2）评估老年人的年龄，性别，体重，身体情况，行走能力。

（3）评估老年人的意识状态、合作程度。

（4）评估老年人有无异常排便的情况等。

2. 计划

（1）环境准备：环境整洁，温、湿度适宜。

（2）老年人准备：状态良好，能配合照护人员。

（3）照护人员准备：服装整洁，洗净双手。

（4）物品准备：卫生间有坐便器及扶手设施、卫生纸、洗手液，必要时备床边坐便器（图5-5）。

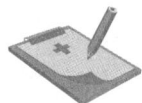

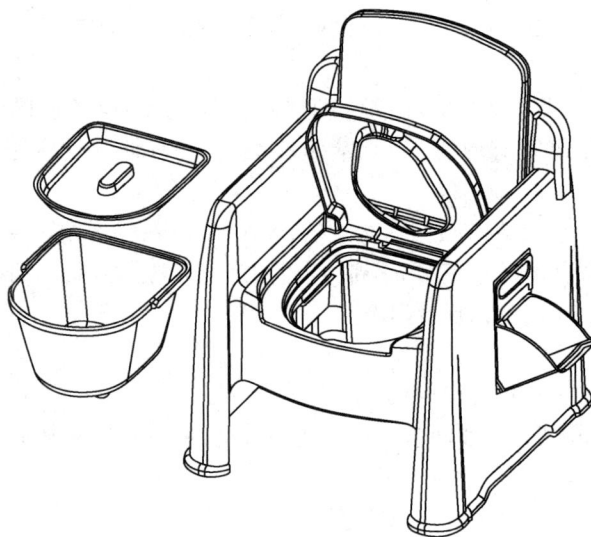

图 5-5　床边坐便器

3. 实施

操作流程	操作步骤	要点说明
1. 评估	核对老人床号、姓名、物品准备齐全,环境宽敞明亮,温、湿度适宜	• 严格执行核对制度,向老年人解释操作流程
2. 如厕照护	（1）照护人员使用轮椅推行或搀扶老年人进入卫生间,协助其转身面对照护人员,双手扶住坐便器旁的扶手 （2）照护人员一手搂抱老年人腋下（或腰部）,另一手协助老年人（或老年人自己）脱下裤子 （3）双手环抱老年人腋下,协助老年人缓慢坐于坐便器上,双手扶稳扶手进行排便。老年人便后自己擦净肛门或身体前倾由照护人员协助用手纸擦净肛门 （4）老年人自己借助卫生间扶手支撑身体（或护理员协助老年人）起身,老年人自己（或照护人员协助）穿好裤子 （5）按压坐便器开关冲水 （6）能采取坐位但行走不便的老年人,照护人员可协助其在床旁使用坐便椅排便,方法同上	• 老年人安全放在第一位,学会正确操作,使用节力原则 • 辅助老年人坐于便器上时,照护人员注意身体的重心不可前倾,以免出现安全隐患
3. 整理用物	（1）照护人员使用轮椅推行或搀扶老年人回房间休息,卫生间开窗通风或开启抽风设备清除异味,之后将其关闭 （2）协助老年人使用坐便椅排便后,倾倒污物,清洗消毒便盆,晾干备用	• 检查使用后有无通风、清洁,消毒管控是否到位 • 观察老年人排便是否正常,发现异常通知医护人员并按需要记录
4. 洗手记录	（1）按七步洗手法洗手 （2）记录老年人姓名、大便的颜色、性状及量	• 预防交叉感染

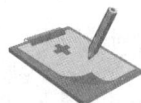

老年人床边坐便器结构、作用特点

因老年人身体虚弱,久蹲之后会出现脑缺氧、血压增高等状况,严重时可能会危及老年人的生命,所以老年人可移动坐便器应运而生。这种坐便器工艺细致,采用环保塑料材质制成,承重性能很好,采用锥形设计,上小下大,让整个马桶底盘更加稳固,符合人体结构,身宽体胖者均可轻松使用。可移动的马桶设计人性化,内部设有独立小桶,用完后,只需要把桶单独拿出来清洗,清洗快速、便捷、无污染。坐便器的密封性能好,设有专门的外盖和小盖,用完及时盖上,有效地避免异味扩散。

4. 评价

(1)老年人了解如厕的安全知识,如厕过程中未发生危险。

(2)照护人员做到正确协助老年人如厕,遵循节力原则。

【注意事项】

1. 房间靠近卫生间,方便老年人如厕。

2. 卫生间设有坐便器并安装扶手,方便老年人坐立。

3. 卫生用品放在老人伸手可以拿取的位置。

4. 保持卫生间地面整洁,无水渍,以免老年人滑倒。

5. 注意安全风险因素

(1)跌倒:卫生间地面水渍没有及时清理干净,未嘱咐老年人扶好扶手,或者没有搀扶好老年人,以及老年人的鞋底不防滑等原因造成严重后果。

(2)触电:卫生间的插座没有安装防漏电装置,老年人无意触碰,发生触电危险。

(3)擦伤:马桶或便器边沿有破损,发生擦伤。

(4)感染:排便后由于擦拭方法不正确,导致发生老年人泌尿道感染。

【健康指导】

1. 排便训练指导

(1)排便要规律:养成每日排便一次的习惯,每日晨起后,在室内稍做运动,空腹喝一杯温开水后排便,以借助条件反射养成排便习惯。卧床和活动不便者,定时给予便器。

(2)排便姿势要正确:排便时注意力要集中,可双手压迫腹部或做咳嗽动作,以增加腹压,促进排便。病情允许,采用蹲位排便,因蹲位时肛管和直肠的角度增大,但患有高血压、心脏病、肢体功能障碍的老年人,应选择坐厕排便。

(3)加强运动:运动可促进肠蠕动,每天至少运动20~30min,避免久坐久卧。

2. 饮食照护 便秘者应多吃蔬菜、水果和含纤维素丰富的食物,如无禁忌每天至少摄入2 000ml液体。

(二)老年人床上便器的使用

【操作目的】

帮助因疾病等原因不能下床如厕的老年人在床上排便,促使长期卧床老年人养成排便的习惯,保持老年人清洁舒适、满足排便的需要。

【操作程序】

1. 评估

(1)辨识老年人,与老年人沟通。

(2)评估老年人的年龄,性别,体重,身体情况,腰部活动情况。

(3)评估老年人的意识状态、合作程度。

(4)评估老年人有无异常排便的情况等。

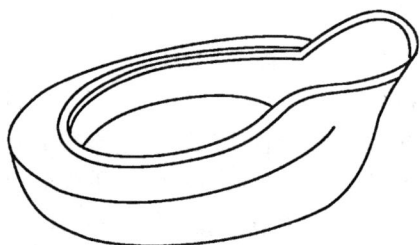

图 5-6　便盆

2. 计划

（1）环境准备：环境整洁，安全，温、湿度适宜。

（2）老年人准备：状态良好，平卧于床上，能配合照护人员。

（3）照护人员准备：服装整洁，洗净并温暖双手，戴好口罩。

（4）物品准备：便盆（加温后或加垫子）（图 5-6）、便盆里放卫生纸、橡胶布或一次性护理垫、毛巾被、卫生纸、屏风、尿壶（男性）、洗手液，必要时，备水盆、毛巾。

3. 实施

操作流程	操作步骤	要点说明
1. 评估	核对老年人床号、姓名、物品准备齐全，环境宽敞明亮，温、湿度适宜，适合操作，必要时屏风遮挡，注意保护老年人隐私	• 严格执行核对制度，向老年人解释操作流程
2. 使用便器	（1）协助老年人平卧 　1）照护人员关闭门窗 　2）轻轻掀开下身盖被放于照护人员的对侧 　3）协助老年人取仰卧位 （2）铺橡胶单（或护理垫）：一手拖起老年人的臀部，另一手将橡胶单（或一次性护理垫）垫于老年人腰及臀部下 （3）脱裤：脱裤子至膝部，将老年人两腿屈膝（肢体活动障碍者用软枕垫于膝下） （4）放置便盆 　1）一手托起老年人的臀部，臀部抬高 20~30cm，另一只手将便盆放置于老年人的臀下（开口向足部） 　2）腰部不能抬起的老年人，应先协助老年人取侧卧位，腰部放软枕，将便盆开口紧贴臀部放好，再协助老年人平卧，调整便盆位置 （5）防止尿液飞溅：为防止尿液飞溅，女性老年患者在会阴部盖上卫生纸；男性老年患者放上尿壶，膝盖并拢，盖上毛巾被 （6）取出便盆 　1）嘱老年人双腿用力，将臀部抬起，一只手抬起老年人腰骶部，另一只手取出便盆 　2）臀部不能抬起的老年人，可一只手扶住便盆，另一只手协助老年人侧卧，取出便盆 （7）擦净肛门：为老年人擦净肛门（将卫生纸在手上绕 3 层左右，把手绕至臀部后，从前至后擦净肛门，污物较多者单独擦 2~3 次） （8）清洗：用温水清洗肛门，擦干，协助老年人穿好裤子。撤下橡胶单，盖好被子	• 老年人排便时注意保暖，注意保护隐私 • 便盆在使用前应检查是否安全无破损，冬天应适当加温 • 及时与老年人沟通，了解并满足老年人的合理需求 • 取出便盆时不可拖、拉，以免摩擦皮肤引起破损 • 不可来回擦拭
3. 整理用物	（1）开窗通风或开启抽风设备清除异味，并及时关闭 （2）老年人排便后，倾倒污物，清洗、消毒便盆，晾干备用	• 检查使用后有无通风、清洁消毒管控是否到位 • 观察老年人排便是否正常，发现异常通知医护人员并按需要记录
4. 洗手记录	（1）按七步洗手法洗手 （2）记录老年人姓名、大便的颜色、性状及量	• 预防交叉感染

4. 评价

（1）老年人了解床上使用便器的注意事项。

（2）照护人员做到正确协助老年人如厕,遵循节力原则。

（3）照护人员与老年人沟通顺畅,老年人主动配合。

【注意事项】

1. 避免拖、拉便盆,以免损伤老年人骶尾部皮肤。

2. 如使用金属便盆,使用前倒入热水加温,增加老年人的舒适感。

3. 如老年人不习惯卧位排便时,视病情抬高床头。

4. 观察排泄物的性状、量及骶尾部的皮肤,如有异常及时处理。

5. 注意安全风险因素

（1）受凉:在为老年人使用便器时要避免不必要的暴露,避免老年人受凉。

（2）损伤:便盆破损刮伤皮肤,或操作粗暴,使用便器时拖、拉、拽等,容易擦伤老年人皮肤。

（3）感染:擦拭方法错误导致发生老年人泌尿道感染。便盆消毒不彻底,造成感染。

（4）坠床:床上使用便器过程中未及时拉起床挡,造成老年人坠床。

【健康指导】

1. 使用便盆前检查便盆是否洁净完好。

2. 为防止老年人排尿污染盖被,可在会阴上覆盖一次性护理垫或毛巾。

3. 避免长时间暴露老年人身体,导致老年人受凉。

4. 便盆及时倾倒并清洗、消毒,避免污渍附着。

5. 为老年人放置便盆时不可硬塞,以免损伤其皮肤。

（三）老年人简易通便协助

【操作目的】

通过简便、经济而有效的措施,帮助老年人解除便秘。

【操作程序】

1. 评估

（1）辨识老年人,与老年人沟通。

（2）评估老年人的年龄,性别,体重,便秘程度,身体状况。

（3）评估老年人的意识状态、合作程度。

2. 计划

（1）环境准备:环境整洁,温、湿度适宜。

（2）老年人准备:状态良好,能配合照护人员。

（3）照护人员准备:服装整洁,洗净双手、戴好口罩。

（4）物品准备:开塞露(每支 20ml)、一次性手套、卫生纸、便盆、橡胶单或一次性尿垫、洗手液。必要时准备剪刀、屏风。

3. 实施

操作流程	操作步骤	要点说明
1. 评估	核对老年人床号、姓名、物品准备齐全,环境温、湿度适宜,必要时屏风遮挡,注意保护老年人隐私	• 严格执行核对制度,向老年人解释操作流程
2. 通便帮助	（1）取下开塞露瓶盖,协助老年人取左侧卧位,裤子褪至大腿部	• 对于患有痔疮的老年人,使用开塞露时宜动作缓慢,并充分润滑
	（2）一只手托起老年人的臀部,另一只手将橡胶单(或一次性尿垫)垫于老年人腰及腰部以下	

续表

操作流程	操作步骤	要点说明
2. 通便帮助	（3）照护人员戴好手套,左手分开老年人臀部,右手持开塞露球部,挤出少量的药液润滑开塞露前端及肛门周围皮肤 （4）叮嘱老年人深吸气,将开塞露前端缓慢插入肛门深部,将药液全部挤入肛门(图5-7) （5）一手拿取卫生纸靠近肛门处,一手快速拔出开塞露外壳,嘱老年人尽量保持左侧卧位10min左右,同时脱去手套,作为污物回收	● 老年人主诉有便意,指导其深呼吸,提肛(收紧肛门),并协助按摩肛门处
3. 整理用物	（1）协助老年人排便后,撤去橡胶单(或一次性尿垫),整理衣物、床单位 （2）观察并倒掉粪便	● 嘱咐老年人10min后再进行排便 ● 观察老年人排便是否正常
4. 洗手记录	（1）按七步洗手法洗手 （2）记录老年人大便的颜色、形状及量	

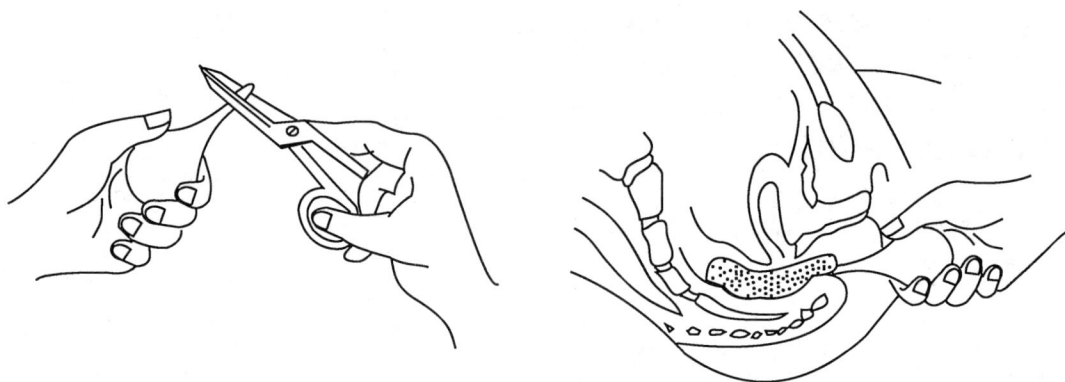

图5-7 开塞露简易通便法

4. 评价

（1）老年人掌握开塞露的使用方法,了解开塞露使用的注意事项,未发生意外。

（2）照护人员正确协助老年人使用开塞露,遵循节力原则。

知识链接

开塞露的使用时机

对于老年人来说,开塞露用于解决便秘确实有效果。主要原理就是润滑并且刺激肠壁,将大便软化,促进大便排出。但是使用开塞露的副作用也是存在的,开塞露不能长期使用。开塞露是在有排便感觉的时候使用的,因为开塞露使用后需要5~10min,大便方可排出。对于更严重的便秘,它需要更长的时间发挥作用,一般不超过30min。因此,患者应根据具体情况确定使用开塞露的时间。开塞露并不总是有效,一些便秘患者在使用开塞露后仍然不能正常排便。这主要是因为排便反射是由直肠壶腹部的神经完成的,而直肠壶腹部距肛门的距离最远可达7cm,开塞露的细端长仅3cm,按照常规方法挤入肛门内的开塞露仅能到达肛管内,对直肠的刺激较小,排便反射较弱。因此,粪便量大、质地较软的患者可能会顺利排便,但进食较少、粪便干燥、粪便量较少时,使用开塞露的效果并不太好。

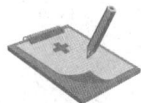

【注意事项】

1. 使用开塞露前,检查开塞露前端是否圆滑、光滑,以免损伤肛门周围组织。

2. 患有痔疮的老年人使用开塞露时,操作应轻、缓,并充分润滑。

3. 对本品过敏者禁用,过敏体质者慎用。

4. 开塞露不可以长期使用,以免耐受而失去作用。

5. 注意安全风险因素

(1)过敏:对开塞露过敏者禁用,造成严重后果。

(2)出血:未润滑开塞露前端或有痔疮。

【健康指导】

1. 嘱患者保留 5~10min 后排便　临床有许多使用开塞露效果不佳者,原因是挤入药液后,保留时间太短,导致开塞露导便失败。可转移老年患者的注意力,尽量多保留一会儿,起到润滑肠壁、软化粪块的作用。提前垫好一次性护理垫,避免老年患者肛门括约肌松弛,控制不了排便,造成床铺污染。

2. 心理疏导　便秘患者很痛苦,常急于解决问题,情绪焦躁、迫切。照护人员应注意为其进行心理疏导,安抚其焦躁情绪,使其配合照护人员的治疗。

（四）造口袋的更换

【操作目的】

1. 保持造瘘口皮肤的清洁、干燥,以防止造瘘口皮肤感染。

2. 维护老年人的自尊,增强老年人的自信。

【操作程序】

1. 评估

(1)辨识老年人,与老年人沟通。

(2)评估老年人的年龄,性别,体重,身体情况,行走能力。

(3)评估老年人的意识状态、合作程度。

(4)评估老年人有无异常排便的情况等。

2. 计划

(1)环境准备:私密或屏风遮挡,光线充足,调节室温 24~26℃。

(2)老年人准备:状态良好,能配合照护人员。

(3)照护人员准备:服装整洁,洗净双手,戴好口罩。

(4)物品准备:脸盆内盛温水（35~37℃）、干湿软毛巾各 1 条、一次性护理垫、造口尺、肠造口底盘（图 5-8）、肠造口袋（图 5-9）、剪刀、防漏膏、造口粉、皮肤保护膜、棉签、医疗废物袋、手套、洗手液。

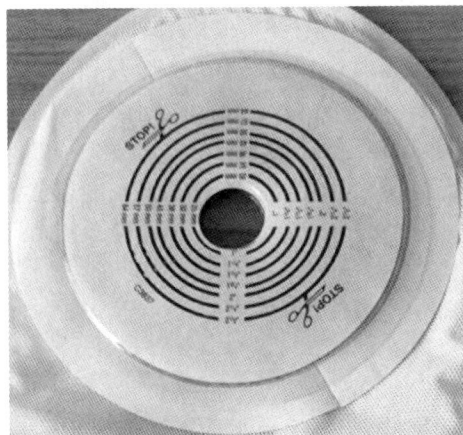

图 5-8　肠造口底盘

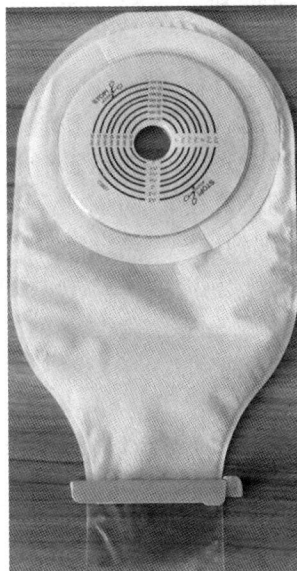

图 5-9　肠造口袋

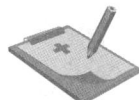

3. 实施

操作流程	操作步骤	要点说明
1. 评估	（1）核对老年人床号、姓名、性别、年龄,物品准备齐全 （2）沟通:询问老年人进食时间,向老年人解释操作目的及配合要点,以取得配合	● 严格执行核对制度,向老年人解释操作流程
2. 更换造口袋	（1）关闭门窗,用屏风遮挡 （2）协助老年人取舒适体位,暴露造口的部位,将纸巾垫于人工肛门处的身下 （3）打开造口袋与造口连接处的底盘扣环,取下造口袋放于便盆上 　1）更换造口袋时,可一只手固定皮肤,一只手自上而下轻柔揭除造口袋 　2）二件式造口袋更换底盘时,应先用造口尺测量造口大小并在底盘标注,然后用造口剪刀进行裁剪 （4）查看造口及周围的皮肤,如无异常可用柔软的卫生纸擦拭干净,再用温热毛巾清洗造口及局部皮肤并擦干 （5）将清洁的造口袋与腹部造口底盘扣环连接,扣紧扣环后用手向下牵拉造口袋,确认造口袋固定牢固,将造口袋下口封闭	● 注意保护老年人隐私 ● 如造口周围皮肤发红,可在清洁皮肤后涂氧化锌软膏保护皮肤
3. 整理用物	（1）整理床单位,为老年人盖好被子 （2）将粪便倾倒于厕所内,用清水清洗造口袋 （3）开窗通风	● 可反复使用的造口袋,更换下来后也可用中性清洁剂清洗或用氯己定浸泡30min,再用清水清洗,然后晾干备用
4. 洗手记录	（1）按七步洗手法洗手 （2）记录老年人姓名、大便的颜色、性状及量等	● 观察老年人排便是否正常

知识链接

老年造口患者的日常照护

　　为老年患者更换造口袋时,要时刻关注老年患者心理反应,一般做过造口术的老年患者,心理创伤往往超过身体创伤,精神上的忧虑。对于自理能力强、出院后不在其他医疗机构入住、需回家的老年患者,要教会老年患者自己照顾自己的肠造口;日常照护中,要将造口给老年患者带来的不便减少到最低程度;可以推荐老年患者参加造口联谊会;暂时性的造口需3~6个月到医院行回纳手术,定期到医院咨询造口治疗师解答有关造口的问题。饮食方面需多进食流体食物,尤其果汁较好,回肠造口的老年患者限制多量粗纤维食物摄入,以防堵塞造口。

---

4. 评价
（1）老年人了解造口袋更换的注意事项。
（2）照护人员做到正确协助老年人更换造口袋。
【注意事项】
　1. 揭除旧的造口底盘时,应一只手按压造口周围的皮肤,另一手自上而下逐步轻柔的揭除造口袋,避免牵拉力过大,造成皮肤损伤。

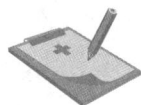

2. 揭除下来的造口底盘不要立即丢弃,检查造口底盘的黏胶是否被腐蚀,造口底盘上是否沾有排泄物,判断是否需要调整造口底盘的类型以及更换造口底盘的频率。

3. 肠造口黏膜娇嫩,对温度和痛觉是不敏感,在清洗造口的时候,水温不能太高,以 35~37℃ 为宜。温度太高会烫伤皮肤;擦洗的时候使用柔软的小毛巾,且不能用力擦洗,以免擦伤造口。

4. 评估造口及周围皮肤的情况,酌情使用皮肤保护粉、皮肤保护膜,防漏用品等,对肠造口周围皮肤进行保护、促进轻度损害的愈合,填平造口周围皮肤,防止渗漏。

5. 选择合适的造口尺,准确的测量造口大小,根据测量的大小,合理剪裁造口底盘,剪裁底盘的大小要比造口实际测量值大 1~2mm。剪裁过大,容易发生渗漏;剪裁过小,容易挤压造口,造成造口出血或缺血。

6. 注意安全风险因素
（1）感染:未彻底清洁消毒,造成感染。
（2）皮肤破损:更换造口袋或擦洗时不注意引起皮肤破损。
（3）造口出血、缺血:未选择合适的造口尺寸。

【健康指导】
1. 操作时注意动作轻柔,以免损伤皮肤。
2. 造口粉均匀涂撒于造口周围,将多余的造口粉去除。
3. 造口底盘裁剪好后,用手捋平底盘内侧,以免划伤皮肤。
4. 造口底盘裁剪的大小一般比造口大 1~2mm。

（五）协助老年人留取粪便标本
1. 评估
（1）了解老年人患病情况及合作程度。
（2）评估老年人意识状态及排便情况。
2. 计划
（1）老年人准备:了解粪标本采集的目的方法、注意事项及配合要点,并按要求在采集标本前排空膀胱。
（2）照护人员准备:着装整洁,修剪指甲,洗手,戴口罩。
（3）用物准备:除检验单,手消毒剂、生活垃圾桶、医疗垃圾桶外,根据不同的检验目的另备:
1）常规标本:检验盒（内附棉签或检便匙）(图 5-10)、清洁便盆。
2）寄生虫或虫卵标本:检验盒（内附棉签或检便匙）、透明胶带及载玻片（查找蛲虫）清洁便盆。
3）隐血标本:检验盒（内附棉签或检便匙）、清洁便盆。
（4）环境准备:整洁、安全、温度适宜、宽敞、明亮、隐蔽。

3. 操作要点
（1）携用物至床旁,核对老年人床号、姓名,并做好解释,告知采集目的和配合的方法,屏风遮挡。
（2）嘱老年人自然排便,留取粪便中央部分或含有黏液、脓血部分的标本,置于容器内。
（3）无法排便的老年人,可将肛拭子前端用甘油或生理盐水湿润,插入肛门 4~5cm 处,轻轻在直肠内旋转,蘸取直肠内黏液后取出,置于容器内。
（4）进行便潜血试验的老年人,嘱检查前 3d 内禁食铁剂及血类、肉类、肝类及绿色蔬菜,第 4d 采集标本。
（5）需检查寄生虫或虫卵的老年人,采集 24h 粪便。
（6）检查阿米巴原虫的老年人,采集前将容器用热水加温,便后连同容器立即送检。
（7）服用驱虫药或做血吸虫孵化检查的老年人,留取

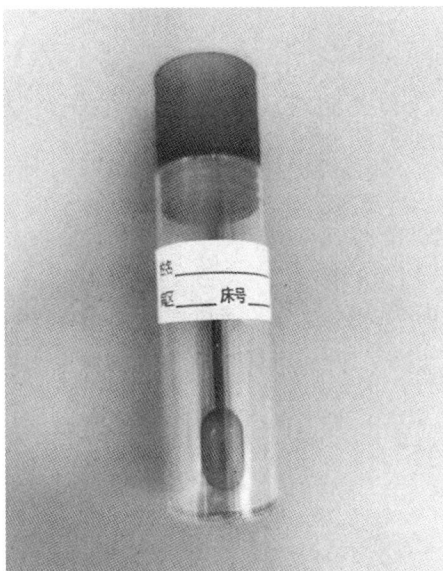

图 5-10　检验盒

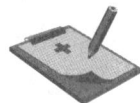

全部粪便及时送检。

4. 指导要点

（1）告知老年人留取粪便标本的目的、方法及配合要点。

（2）告知老年人粪便标本内不可混入尿液及其他杂物，不能从卫生纸上留取标本，也不能用棉签的棉花端挑取标本。

（3）告知老年人查阿米巴原虫时，留取粪便标本前不可服用钡剂、油质及含金属的泻剂等。

（4）指导腹泻老年人留取粪便标本时，将水样便盛于容器内送检。

5. 注意事项

（1）灌肠后的粪便过稀及混有油滴等，不宜作为检查标本。

（2）留取的便标本容器应加盖并立即送检。

本章小结

1. 本章讲述了老年人排尿照护、老年人排便照护。

2. 重点是老年人排尿活动的观察、老年人排便活动的观察，老年人异常排尿、排便活动评估及照护措施。

3. 难点是老年人排尿照护技术和排便照护技术。

4. 学习过程中应注意老年人排尿和排便特点及老年人排泄照护知识为重要考点，同时应培养学生敬老、孝老、爱老美德，注意人文关怀。

（王艾青　沈　荣）

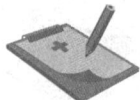

第六章 老年人舒适与体位照护

第六章 数字内容

06章

学习目标

1. 掌握：不舒适老年人照护措施；疼痛照护措施；体位的分类；老年人常用体位。
2. 熟悉：舒适概念；疼痛概念；老年人舒适评估；疼痛评估；疼痛对老年人的影响。
3. 了解：疼痛的原因、发病趋势及发生机制。
4. 学会：协助老年人更换体位的照护技术。
5. 具有：以人为本的照护理念，对老年人关心体贴，尊老、敬老、孝老、爱老。

舒适是人类的基本需要，是维持人体健康，使机体处于最佳生理和心理状态的必备条件，其涉及范围有生理、心理、环境、社会等各方面。随着年龄的增长，各器官功能的退行性变化，带病生存是老年人群中的一个普遍现象，多种慢性病共存，极易导致不舒适的感觉。因此，予以老年人的照护尤为重要。

导入情景

李奶奶，86 岁，医疗诊断为高血压病、冠心病、脑梗死、骨质疏松症。左侧肢体偏瘫，下肢肌力为 0。今日情绪不稳定，烦躁不安，健侧肢体不断挥舞，询问有何不适，无法描述，目前体温 36.5℃，脉搏 102 次/min，呼吸 26 次/min，血压 165/95mmHg。

工作任务：

1. 对李奶奶进行正确评估。
2. 分析李奶奶不舒适的影响因素。
3. 对李奶奶进行舒适照护。

第一节 舒适照护

在健康状态下，老年人可以通过自身调节来满足舒适的需要；患病状态下，老年人的平静与安宁状态失衡，导致不舒适的感觉。因此，在照护过程中及时发现、分析影响舒适的因素，并根据情况采取适当的照护措施，满足其对舒适的需求。

一、舒适概述

舒适是指老年人在一种平静安宁环境状态下,所具有身心健康、没有疼痛与焦虑的自我感觉。因老年人文化背景及生活经历不同,对舒适的理解和感觉存在差异。用整体观念看待舒适,应包括以下四个方面:

（一）生理舒适

生理舒适是指老年人身体上没有疼痛,没有不舒适的感觉。

（二）环境舒适

环境舒适是指围绕老年人的外在环境,如适宜的温湿度、声响、光线、颜色等可以使老年人产生舒适的感觉。

（三）心理舒适

心理舒适是指老年人在信仰、信念、自尊、生命价值等内在自我意识层面需求的满足。

（四）社会舒适

社会舒适是指老年人、家庭和社会的相互关系,和谐的关系为老年人带来舒适的感觉。

这四个方面相互关联,当其中某一方面出现问题时,老年人都会感觉到不舒适。

二、舒适评估

影响机体舒适的因素有很多,主要包括身体、心理 - 社会、环境等因素,这些因素往往相互关联,相互影响。

（一）身体评估

1. 健康史　健康史包括老年人过去、现在的健康状况及老年综合征的病史。

（1）一般资料:收集老年人的姓名、性别、年龄、文化背景等基本资料。

（2）健康状况

1）既往史:既往疾病、手术、外伤史,食物、药物等过敏史,药物使用情况,参与日常生活活动和社会活动的能力。

2）现病史:目前有无急、慢性疾病;疾病本身会引起机体的不舒适,主要症状有疼痛、发热、咳嗽、头晕、恶心、呕吐、腹胀等,其中疼痛是最常见、最严重的一种不舒适。

（3）老年综合征:是指老年人由多种疾病或多种原因造成的同一种临床表现或问题的症候群。老年综合征包含的种类,目前国际上尚无统一的界定。2013 年亚太地区老年医学会指出常见的老年综合征包括痴呆、尿失禁、谵妄、跌倒、听力受损、视力受损、肌减少症、营养不良、衰弱、卧床、步态不平衡和压力性溃疡等 12 种类。

2. 个人卫生不良　老年人的功能状态受年龄、视力、躯体疾病、运动功能、情绪因素的影响。自理能力降低的老年人,如昏迷、长期卧床、偏瘫、身体虚弱等,其日常生活部分需要协助或全部依赖他人照料,若得不到良好、细心的照护,则会出现头发、皮肤污垢、瘙痒、口臭、汗臭、大小便失禁等,导致老年人的不舒适。

3. 姿势或体位不当　老年人因长时间体位不变,四肢缺乏适当扶托、关节过度屈曲或伸展、身体某部位长期受压或因疾病所致的强迫体位等,都可因肌肉与关节的疲劳、麻木和疼痛导致机体的不舒适。

4. 活动受限　老年人在使用保护性约束具或石膏绷带、牵引、夹板等固定时,因活动受限出现不舒适。

（二）心理 - 社会评估

1. 焦虑　造成老年人焦虑的可能原因为:

（1）疾病因素:体弱多病,行动不便,力不从心。

（2）应激事件:如离退休、丧偶、丧子、经济窘迫、家庭关系不和谐等。

2. 恐惧　疾病不仅会给老年人带来身体上的不舒适,还会给老年人带来心理上的压力。老年患者担心疾病造成的伤害或不能忍受治疗过程中的痛苦,对疾病与死亡充满恐惧。

3. 角色适应不良 老年人在适应老年患者角色过程中,会因担心孩子照顾自己影响工作及家庭等出现角色冲突、角色行为缺如,从而不能安心养病,影响疾病的康复。

4. 不被重视、自尊受损 照护人员的忽视、冷落会使老年人担心得不到关心和照顾,会产生不被重视的感觉;照护过程中身体的隐私部位暴露过多或缺少遮挡等因素,会使老年人产生自尊受损的感觉。

5. 缺乏支持系统 因疾病及身体原因被隔离或被亲人朋友忽视;缺乏经济支持等。

(三)环境评估

1. 物理环境 光线不充足、温湿度不适宜、噪声、颜色不适合、空气不新鲜、有异味、床单位不平整、床垫软硬不当等都会造成老年人不舒适的感觉。

2. 社会环境 新入院老年患者常因居室环境、室友和照护人员的陌生而缺乏安全感,产生紧张和焦虑的情绪。

三、不舒适老年人的照护

(一)细致观察、去除诱因

不舒适是一种自我感觉,客观评估比较困难。但通过细致的观察和科学的分析,可大致评估不舒适的原因及程度,照护人员认真倾听老年人及家属提供的信息,同时细心观察其肢体语言,如面部表情、手势、姿势、体态及活动或躯体移动的能力、饮食、睡眠、皮肤颜色、温湿度等,从而判断导致不舒适的因素及程度。对身体不适的老年人,可针对诱因采取有效的照护措施。

(二)舒适体位

舒适体位是指老年人处于某种体位时,身体各部位与周围环境处于合适的位置,感觉轻松自在。照护人员根据病情、日常生活能力需要,协助或指导老年人处于正确或舒适的位置,并提供适宜的支撑物或保护性设施。

1. 变换体位 老年人的皮肤缺乏弹性,长时间保持一种体位易导致老年人不舒适。

(1)自主变换:督促、提醒、鼓励能自行更换卧位的老年人经常变换体位。

(2)被动变换:帮助失能老年人翻身,应至少每2h翻身1次。

(3)使用轮椅:对使用轮椅的老年人每0.5h变换姿势1次。

2. 辅具保护 使用辅具可减少老年人的不舒适。

(1)卧姿:可选用防压疮床垫、翻身辅助垫等辅具,在身体空隙处放置软垫(枕),降低骨骼隆突部位的压力。

(2)坐姿:可配备辅助坐垫,身体空隙处放置软垫。

(3)应按辅具使用规定变换体位,浸湿后即时更换,保持辅具的清洁干燥。

(三)心理支持

老年患者对疾病的心理承受能力下降,特别是躯体的疼痛、呼吸困难或其他不适,使得一些老年患者对死亡产生恐惧心理,怕给亲人带来负担麻烦,更容易产生焦虑、恐惧、失眠等现象,导致有的老年患者对治疗、照护产生抵触,甚至会产生极端情绪。对心理-社会因素引起不舒适的老年患者,照护人员做好解释和疏导,耐心倾听,理解其健忘和啰唆,使其郁积于心的苦闷与压抑得以宣泄。在日常照护中,与老年患者建立良好的关系,取得老年患者的信任,指导其正确调节情绪;与家属沟通,共同做好老年患者的心理安抚。

(四)角色尊重

热忱的服务是照护人员满足老年人需要的具体表现,在照护工作中要密切观察老年人的病情及心理变化,始终贯彻诚心、爱心、细心、耐心、贴心的原则。与老年人沟通态度温和、亲切,语言文明,表达清晰,尽量满足其合理要求,保证他们的安全和舒适。

(五)加强生活照料服务

良好的生活照料服务能有效地提高老年人舒适程度。

1. 保持口唇、口角清洁,不干燥,无食物残渣。

2. 保持面部整洁,无污垢,男性老年人注意定时修剪胡须。

3. 保持头发清洁,皮肤清洁。每周至少洗澡1次(根据季节和老年人需要可提高频次;床上擦浴

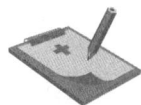

时,应注意保护老年人隐私,避免着凉;擦拭时应用力均匀,避免揉搓皮肤）。

4. 保持手足清洁,指（趾）甲短,甲下无污垢。

5. 保持衣着整洁、舒适。

6. 对于排泄物、呕吐物及汗液等,应及时轻拭清洁,被服随湿随换,一次性纸尿裤及时更换。宜用温水清洗会阴部,并擦干。保持会阴清洁干燥。

（六）创造良好环境

1. 物理环境　老年人的居室环境要求适应老年人的生理、心理、疾病的变化,既要满足照护需要,还要兼顾老年人舒适与安全需要。

（1）室内:保持室内光线充足、明亮;地面平整、防滑、无积水;温湿度适宜,室内温度以 22~24℃为宜;色彩搭配协调。

（2）噪声:老年人居室应具有良好的隔声条件,保证老年人在居室内休息时不会受到室内外活动的干扰;人员通行、设备移动时应无明显回声和噪声。

（3）空气质量:每天通风,保持室内空气新鲜,及时消除引起异味的因素。

（4）床单位:保持床单位干燥、平整、无渣屑,床垫软硬适合。

2. 社会环境　照护人员为老年人创造一个和谐的社会环境,满足老年人的合理需求。

第二节　疼　痛　照　护

疼痛是一种复杂的主观感觉,是由感觉刺激而产生的一种生理、心理反应及情感上的不愉快的经历,是近年来老年综合征一种常见的健康问题。疼痛的发生,提示着老年人的健康受到威胁。疼痛与疾病的发生、发展与转归有着密切的联系,是临床上诊断疾病、鉴别疾病的重要指征之一。疼痛是老年人晚年生活中经常存在的一种症状。

知识链接

第 5 生命体征

疼痛诊断治疗作为边缘医学学科已经发展为一个热门的、专业性、综合性很强的医学分支,并与其他医学学科关系密切并相互渗透。1995 年时任美国疼痛学会主席 James Campbell 教授提出将疼痛列为第 5 生命体征。2002 年第 10 届国际疼痛研究学会的与会专家达成共识——慢性疼痛是一种疾病。同时国际疼痛研究学会（IASP）决定从 2004 年开始,将每年的 10 月 11 日定为"世界镇痛日"。

其中 2006、2008、2011 年主题为关注老年疼痛;2018 年主题为全球抗击老年精神神经性疾病引起的疼痛。

一、疼痛概述

（一）疼痛的概念

国际疼痛研究学会 IASP 将疼痛定义为"是一种令人不快的感觉和情绪上的感受,伴随着现有的或潜在的组织损伤。"疼痛有双重含义,痛觉和痛反应。老年疼痛受老年人的年龄、性格、经验、心态、情绪和文化背景的影响,老年人表现为痛苦、焦虑。痛反应是老年人对疼痛刺激所产生的一系列生理病理变化和心理变化,如血压升高、出汗、气促、痛苦面容,焦虑和抑郁等。疼痛是人体最强烈的应激因素之一,是机体对有害刺激的一种保护性防御反应,具有保护和防御的功能。

（二）疼痛的原因、发病特点及发生机制

1. 疼痛的原因

（1）温度刺激:过低或过高的温度作用于机体,均会引起组织损伤。受伤的组织释放组胺等化学物质,刺激神经末梢导致疼痛。老年人由于神经细胞缺失,神经传导速度减慢,其对温度、疼痛等的感觉减弱,高温更易引起老年人灼伤,低温导致冻伤。

(2)物理损伤:如针刺、刀割、挤压、跌倒、碰撞、肌肉牵拉、受压、挛缩等,均可使局部组织受损,刺激末梢神经而引起疼痛。大部分物理损伤引起组织的缺血、淤血、出血、炎症等都促使组织释放化学物质,而使老年人疼痛加剧、疼痛时间延长。

(3)病理改变:疾病致使体内某些管腔堵塞,组织缺血、缺氧,空腔脏器过度扩张,平滑肌痉挛,局部炎性浸润等均可引起疼痛,老年人感受性低,部分老年人症状不典型。

(4)心理因素:老年人心理状态不佳,如精神紧张、情绪低落、烦躁、悲痛、恐惧等均能引起局部血管收缩或扩张而导致疼痛。如神经性疼痛常因心理因素引起。此外,睡眠不足、失眠、劳累等可导致功能性头痛。

(5)化学刺激:化学物质直接刺激神经末梢,可导致老年人疼痛。

2. 疼痛的发病特点　65岁以上的老年人有80%~85%患有一种以上易诱发疼痛的疾病,故老年人各种疼痛的发病率高。许多老年人常年生活在各种疾病的疼痛之中,不仅严重地影响了老年人的生活质量,而且增加了社会负担。老年人疼痛发病特点为:

(1)老年人持续性疼痛的发生率高于普通人群。

(2)疼痛程度比年轻人更重。

(3)骨骼肌疼痛的发生率高。

(4)功能发生障碍与日常生活能力下降的老年人日益增多。

3. 疼痛的发生机制　疼痛发生机制非常复杂,迄今为止,尚无一种学说能全面合理地解释疼痛发生的机制。有关研究认为痛觉感受器是游离的神经末梢。当各种伤害性刺激作用于机体并达到一定程度时,可引起受损部位的组织释放某些致痛物质,如组胺、缓激肽、5-羟色胺、乙酰胆碱、前列腺素等,这些物质作用于痛觉感受器,产生痛觉冲动,并迅速沿传入神经传导至脊髓,再通过脊髓丘脑束和脊髓网状束上行,传至丘脑,投射到大脑皮质的一定部位而引起疼痛。

由于人体的痛觉感受器在身体各部位的分布密度不同,老年人对疼痛刺激的反应以及敏感度具有差异性。痛觉感受器在角膜、牙髓的分布最为密集,皮肤次之,肌层内脏最为稀疏。根据其分布情况,可分为:

(1)表层痛觉感受器:主要分布于皮肤、角膜及口腔的复层鳞状上皮间。皮肤的痛点与游离神经末梢相对应。如果老年人皮肤经常受到各种伤害性的刺激,会增加疼痛感觉的敏感性。

(2)深层痛觉感受器:主要分布于牙、关节囊、肌层、肌腱、韧带、脉管壁等处,密度较表层稀疏。老年人肌层、筋膜等处受到伤害刺激时,会造成不同程度的深部疼痛,但不易定位。

(3)内脏痛觉感受器:主要分布于内脏器官的被膜、腔壁、组织间及内脏器官组织的脉管壁上,是内脏感觉神经的游离裸露末梢,分布密度稀疏。老年人内脏对缺血缺氧、痉挛、机械牵拉及炎症的感觉比较敏感,但对烧灼、切割等刺激敏感程度降低。

牵涉痛是疼痛的一种类型,表现为老年人感到身体体表某处有明显痛感,而该处并无实际损伤。这是由于有病变的内脏神经纤维与体表某处的神经纤维会合于同一脊髓段,来自内脏的传入神经纤维除脊髓上达大脑皮质,反映内脏疼痛外,还会影响同一脊髓段的体表神经纤维,传导和扩散到相应的体表部位而引起疼痛。这些疼痛多发生于内脏缺血、机械牵拉、痉挛和炎症。如心肌梗死的疼痛发生在心前区,但可放射至左肩及左上臂;阑尾炎可先出现脐周及上腹疼痛,再转移至右下腹等。

(三)疼痛的分类

1. 病理分类

(1)躯体性疼痛:可分为身体痛和内脏痛。

1)身体痛:主要发生于骨、关节、肌肉、皮肤或结缔组织,性质多为剧痛或跳动性疼痛,可清楚定位。

2)内脏痛:主要发生于内脏器官,如胃肠道和胰腺,其中实质性脏器被膜病变(如肿瘤)所引起的疼痛往往剧烈且定位清楚,而空腔脏器病变(如梗阻)所致疼痛多定位不清楚,且常为间歇性绞痛。老年人因疼痛阈及感受性不同,对疼痛反应程度不一。

（2）神经性疼痛：感觉冲动经异常的外周或中枢神经系统传入，往往需要使用辅助性止痛药物进行治疗，可分为中枢神经性疼痛和周围神经性疼痛。性质为放射样烧灼痛，常伴有局部感觉异常。老年人常见原因为：带状疱疹神经痛、糖尿病周围神经病变、椎管狭窄、三叉神经痛、脑卒中后疼痛等。

2. 临床分类

（1）按疼痛的病程可分为急性疼痛和慢性疼痛

1）急性疼痛：指突然发生，有明确的开始时间，持续时间较短，以数分钟、数小时或数天居多，用镇痛方法可缓解或减轻；有明确原因引起的急性发作，老年人常见于骨折、手术等，持续时间多在1个月内。常伴随自主神经系统症状，如心跳加快、出汗，甚至血压轻度升高等。

2）慢性疼痛：指疼痛持续3个月以上，具有持续性、顽固性和反复性的特点，且疼痛程度不一。常发生在慢性非恶性疾病，老年人常见疼痛，如关节炎、风湿、腰背痛、椎管狭窄、骨质疏松症等。一般无自主神经症状，可伴有疲乏、失眠、食欲缺乏、体重下降、焦虑、抑郁、无助和愤怒等症状。

（2）按疼痛的性质可分为钝痛（如酸痛、胀痛、闷痛等），锐痛（如刺痛、切割痛、灼痛、绞痛、撕裂样痛、爆裂样痛）和其他疼痛（如跳痛、压榨样痛、牵拉样痛等）。

（3）按疼痛的部位可分为头痛、胸痛、腹痛、腰背痛、骨痛、关节痛和肌肉痛等。

（4）按疼痛起始部位及传导途径可分为皮肤痛、躯体痛、内脏痛、牵涉痛、假性痛和神经痛。

（5）癌性疼痛：其在癌症早期往往无特异性，不同部位的癌性疼痛，其性质和程度均可不同。晚期癌症老年患者的疼痛发生率为60%~80%，其中1/3的老年患者为重度疼痛。癌症疼痛的原因有：①肿瘤侵犯所致；②抗肿瘤治疗所致；③与肿瘤相关的疼痛；④非肿瘤或治疗所致。

（四）疼痛对老年人的影响

老年人疼痛时出现生理、心理和行为等方面的改变，即疼痛会对身心产生影响。而疼痛引发的机体反应与其性质有关，快痛反应局限，慢痛反应弥散；较轻的疼痛反应小且局限，剧烈疼痛反应大而广泛。当机体受到伤害性刺激时，可以出现不同生理活动的痛反应变化，老年人在行为方面也会发生反应；同时还可以产生不愉快的或痛苦的主观感觉，对老年人心理过程也产生消极的影响。其实对于出现疼痛的老年人，某些反应代表疼痛的危险性，但值得注意的是，老年人随着年龄变化，准确感觉疼痛和主诉疼痛的能力降低，但如果没有这些反应，也并不意味着没有疼痛，或者其疼痛会比别人轻。

1. 生理反应　对于急性疼痛，可观察到的生理改变包括心率、呼吸频率、血压、神经内分泌及代谢反应、生化反应。通常由于适应性的出现、准确感觉的降低，在急性疼痛可观察到的反应会缺失，机体出现适应性所需要的时间并不明确。即使生命体征没有明显升高，也不能认为老年人不存在严重的持续的疼痛，疾病就不存在危险性。此外，必须考虑到由于其他原因造成的生理反应的改变，例如，在当前疼痛的程度下由于药物治疗所造成的血压改变。

（1）心率增快：反映出老年人的身体通过增加可用的氧气和循环体液来促进损伤组织的修复。这种从周围到重要器官（大脑、心脏、肝、肾）的血液重置是为了保护机体生命支持系统。

（2）呼吸频率增快：是心脏和循环耗氧量增加的结果。老年人疼痛无法缓解时，会导致低氧血症、呼吸浅快，这些情况会随着疼痛的有效缓解而减轻或消失。

（3）血压升高：急性疼痛伴随的血压升高是由于交感神经系统的过度兴奋所致。当身体受到危险时，机体会产生适应性反应，如周围血管收缩作为一种适应性反应会使血液从外周（皮肤末梢）向中心（心脏、肺脏等）转移。

（4）神经内分泌及代谢反应：疼痛使中枢神经系统处于兴奋状态，交感神经和肾上腺髓质兴奋表现为：儿茶酚胺分泌增加，肾上腺素抑制胰岛素分泌的同时促进胰高血糖素分泌，糖原分解和异生作用加强。结果造成血糖上升，机体呈负氮平衡。另外，体内促肾上腺皮质激素、皮质醇、醛固酮、抗利尿激素血清含量显著升高，甲状腺素的生成加快，机体处于分解代谢状态。

（5）生化反应：有研究证明，慢性疼痛和剧烈疼痛的老年患者机体内源性镇痛物质减少，而抗镇痛物质和致痛物质增加，血管活性物质的释放不仅可以加重原病灶的病理变化（局部缺血、缺氧、炎性渗出、水肿），还可以对组织器官产生影响，导致激素、酶类和代谢系统的生化紊乱，使病理变化向更广泛、复杂、严重方向发展。

2. 心理反应　疼痛对老年人的认知和情绪等心理过程有消极的影响，老年人心理方面的改变差异性比较大。急性剧痛,如外伤性疼痛、腹痛等,引起老年患者精神异常兴奋、烦躁不安;慢性疼痛老年人常伴有认知能力的下降,注意力和记忆力受疼痛的影响较大。疼痛作为一种复杂的老年人主观感觉,不可避免地会引起老年人的情绪反应,其中以焦虑和抑郁最为常见,此外,还有相当一部分老年人会出现愤怒和恐惧。

(1)注意力和记忆力:慢性疼痛老年人常伴有认知能力的下降,注意和记忆两种认知能力受疼痛的影响较大。当老年人经受疼痛刺激时,其注意的选择性和持续性都会受到一定程度的影响,疼痛对选择性注意的影响主要表现在疼痛使老年人更加偏向注意与疼痛有关的刺激。慢性疼痛使老年人记忆力明显下降,认知功能减退。

(2)焦虑:焦虑和急性损伤疼痛关系密切,慢性疼痛老年人也会发生焦虑,常和抑郁伴随出现。老年人担心疾病无法治愈,表现极度不安,难以自我控制。一般表现为:①精神焦虑症状,如坐立不安、心情紧张、注意力不集中、易激动等;②躯体性焦虑症状,如眩晕、呕吐、心悸、胸痛、呼吸困难、面部潮红、出汗、肢端发麻、尿频、尿急等;③运动性不安,如肌肉紧张、坐立不安、颤抖等。

(3)抑郁:慢性疼痛与抑郁的发生关系复杂,彼此互为因果。在评估老年患者是否发生抑郁时,必须注意原发病本身和治疗可能产生的影响,如癌症老年患者在使用化疗药物治疗中,可能会使老年患者出现抑郁状态,因此要加以鉴别。

(4)愤怒和恐惧:长期的慢性疼痛,会使老年人失去信心和希望,产生难以排解的愤怒情绪,可能因为一些微不足道的事情向照护人员发脾气,甚至会损害物品或产生攻击行为。这种表现并非对照护人员有敌意,而是其极度痛苦和失望后所暴发出来的强烈的不满情绪。恐惧是身患绝症的老年患者比较常见的心理问题,引起恐惧的原因,除了即将来临的死亡外,还可能来自疾病所导致的各种疼痛。

3. 行为反应 对于急性和慢性疼痛,可观察的行为反应包括语言和躯体反应。与生理反应一样,行为反应通常与时间相适应。

(1)语言反应:语言表述是能用语言交流的老年患者对疼痛最为可靠的反映。因此,照护人员不仅要相信老年患者对疼痛的语言表述,而且要依靠这些表述对老年患者的疼痛做出适当的判断。但对于不能进行语言交流的老年患者,如认知障碍的老年患者,就无法提供相关疼痛的部位、方式、程度、伴随时间的改变状况等信息。

(2)躯体反应:躯体反应主要表现为老年人在遭受伤害时所做出的躲避、反抗、防御性保护或攻击等整体行为。局部反应指仅局限于受刺激部位对伤害性刺激做出的一种简单反应,由于不同程度的血管扩张而出现局部皮肤潮红,因血管壁通透性增加而出现局部组织肿胀,另外局部还可引起大量化学物质释放。老年人还可能摩擦局部疼痛部位、皱眉、面部扭曲等。轻度疼痛只引起局部反应,当疼痛加重时老年人可出现肢体僵固、强迫体位等。

(五)疼痛的影响因素

老年人对疼痛的感觉和耐受力存在很大的差别,同样性质、强度的刺激可引起不同老年人产生不同的疼痛反应。老年人所能感觉到的最小疼痛称为疼痛阈。老年人所能忍受的疼痛强度和持续时间称为疼痛耐受力。对疼痛的感受和耐受力,受老年人内在因素和外在因素的影响,内在因素主要包括:年龄、文化背景与信仰、行为作用、个人经历、注意力、情绪因素、心理因素等,外在因素主要包括环境变化、心理支持、治疗及照护等因素。

1. 内在因素

(1)年龄:个体对疼痛的敏感程度因年龄不同而异。随着年龄增长,老年人对疼痛的敏感性逐步下降,有研究提示老年女性区别温暖、烫和疼痛的能力比较差,而老年男性和年轻人无明显差别,认为老年男性耐受疼痛并非不能感觉疼痛,而是忍耐力强。根据老年人疼痛的特殊性和个体差异,采取适宜的照护措施。除了年龄、身高、体重、体质指数和不良生活习惯等因素外,还与老年人骨质疏松、骨骼发生变形、关节老化发生退行性病变、腰背部痛的发生发展有关。

(2)文化背景与信仰:文化与宗教信仰可影响老年人对疼痛的认知评价和对疼痛的反应。不同的人生观和价值观影响对疼痛的反应和表达方式。往往老年男性比老年女性更能忍耐疼痛。

(3)行为作用:不同的行为表现和应对策略会影响老年人的感觉和治疗效果。老年人可通过一

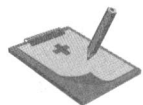

系列的行为来缓解或减轻疼痛。老年人根据自己兴趣爱好,如:和朋友、家人及同事聊天、看电视、听音乐、唱戏等方法分散对疼痛的注意力并且有效的缓解或减轻疼痛。娱乐可以提高机体内啡肽的释放,从而缓解疼痛。充足的睡眠与休息后疼痛感觉减轻,反之则加剧。老年人对疼痛的反应,如持续的肌肉紧张,过激行为都可能会导致疼痛的加重。

应对策略可以改变疼痛感觉程度和疼痛耐受力。主动应对可以产生适应性的功能改变,在病情允许时,进行康复锻炼、培养个人兴趣爱好、练习太极拳、八段锦、五禽戏等中医传统养生功法,使自己不再注意疼痛;相反,被动应对则易导致疼痛加剧甚至抑郁情绪的出现,如过分依赖别人帮助或限制自己活动。有研究观察发现,如老年人采取适应性策略,则疼痛强度会减轻,对疼痛的忍耐力也会增加。

(4)个人经历:包括老年人的疼痛经验及对疼痛的理解与态度。疼痛经验是老年人自身对刺激体验所获得的感觉。老年人对任何单一刺激所产生的疼痛,都会受到以前类似疼痛经验的影响,再从行为中表现出来,而老年人对疼痛的态度则直接影响其行为表现。

(5)注意力:老年人对疼痛的注意力会影响其对疼痛的感觉。当注意力高度集中于其他事物时,疼痛可以减轻或缓解。如松弛疗法、听音乐、看电视、愉快交谈等均可转移注意力,从而减轻疼痛。

(6)情绪:情绪可影响老年人对疼痛的反应,消极的情绪,如沮丧、抑郁、焦虑、愤怒、恐惧等可加剧疼痛,而疼痛又会增加负性情绪,两者相互影响。慢性疼痛老年人的情绪以抑郁和焦虑为主;积极的情绪,如自信、快乐、兴奋可减轻或缓解疼痛。因此情绪管理在老年人疼痛管理中具有重要的作用。

(7)心理因素:心理因素影响老年人对疼痛的反应。如果觉得疼痛反映了病情进行性加重,那么自身的功能异常程度和疼痛感觉就会大大增加;相反,疼痛感觉就会减轻。

2. 外在因素 照护人员掌握的疼痛理论知识和实践经验,可影响其对疼痛的正确判断、处理及照护。

(1)环境变化:环境因素可影响疼痛,如温湿度、光线、噪声等。持续的高强度的噪声,可增加肌肉的张力和应激性,加剧疼痛;舒适的环境可以改善老年人的情绪,从而减轻疼痛。

(2)心理支持:当老年人经历疼痛时,良好的心理支持,如亲人的陪伴,可以减少其孤独和恐惧感,从而减轻疼痛。另外,鼓励和赞扬可增强老年人对疼痛的控制感。

(3)照护因素:很多照护操作都有可能引起或加剧老年患者疼痛的感觉,如翻身、叩背等。照护人员在进行可能引起疼痛的操作时,动作熟练、轻柔,并采取安慰、分散注意力等方法减轻痛感,以满足生理和心理需求。

二、疼痛评估

疼痛评估是进行有效疼痛管理的首要环节,不仅要判断疼痛是否存在,还要评价镇痛治疗的效果。疼痛评估原则为常规、量化、全面和动态。通常采用多种方法进行。

(一)评估方法

1. 访谈法 主要询问疼痛经历和病史。评估者态度和蔼,主动关心老年患者,认真听取老年患者的主诉。询问疼痛的部位、牵涉痛的位置及疼痛有无放射等;过去24h和当前、活动时和静息时的疼痛程度;疼痛对睡眠、活动和日常生活等方面的影响(从0~10代表从无影响到极度影响);疼痛的发作时间、持续时间、过程、持续性还是间断性,加重和缓解因素及其他症状;已采用的减轻疼痛的措施,目前疗效,包括疼痛缓解程度,老年患者对药物治疗计划的依从性,药物不良反应等;了解老年患者过去有无疼痛经历,以往疼痛的特征,既往镇痛治疗、用药原因、持续时间、疗效和停药原因等情况。在询问时,应避免根据自身对疼痛的理解和经验对老年患者疼痛程度进行主观判断。在交谈过程中,观察老年患者细微表现,以便获得可靠资料。

2. 观察与检查 主要观察老年患者在疼痛时的生理、情绪和行为反应。评估者观察老年患者的面部表情、体位、姿势、躯体紧张度和其他体征,评估疼痛的严重程度,疼痛与活动、体位、姿势的关系。观察老年患者身体活动以判断其疼痛的程度。①静止不动:即老年患者维持一种最舒适的体位或姿势,常见于脊柱、四肢或外伤疼痛者,如腰椎、股骨颈骨折等;②盲目的乱动:在疼痛严重时,有些老年患者通过盲目乱动试图改善疼痛；③按摩动作：如腹痛时按揉腹部，头痛时按揉头部，腰腿痛时按揉腰部、腿部等；④保护动作：是老年患者对疼痛的一种逃避性反射。疼痛发生时，老年患者常发出各种声音，如喊叫、哭闹、呻吟、喘息、呜咽、哭泣等。应注意观察其音调的大小、快慢、节律、持续时间及强度等。音调的变化可反映出疼痛老年患者的痛觉行为及虚弱程度。检查主要包括：检查老年患者疼痛的部位、局部肌肉的紧张度及其他体征，测量脉搏、呼吸、血压及血氧饱和度有无改变等。

3. 评估工具的使用　老年人的短期记忆力下降，各种疼痛量表可量化评价老年人的疼痛情况，使评估者对疼痛状况有较为准确的了解。

（1）视觉模拟疼痛量表：是使用一条长约10cm的游动标尺，一面标10个刻度，两端分别用"0"分端和"10"分端，"0"分表示无痛，"10"分表示难以忍受的最剧烈的疼痛。使用时将有刻度的一面背向老年患者，让老年患者在直尺上标出能代表自己疼痛的相应位置，评估者根据老年患者标出的位置为其评出分数，临床评定以0~2分为优，3~5分为良，6~8分为可，大于8分为差。也可用于评估疼痛的缓解情况。在线的一端标上"疼痛无缓解"，而另一端标上"疼痛完全缓解"。所谓疼痛的缓解是指初次疼痛评分减去治疗后疼痛评分的方法，此方法也称为疼痛缓解的视觉模拟评分法。

（2）口述描绘评分：采用形容词来描述疼痛的强度。0=没有疼痛；1=轻度疼痛；2=引起烦恼的疼痛；3=重度的疼痛；4=可怕的疼痛；5=极度疼痛。也可用于疼痛缓解的评级法。

（3）面部表情疼痛评定法（图6-1）：采用面部表情来表达疼痛的程度，从左到右六种面部表情，最左边的脸表示无疼痛，依次表示疼痛越来越重，至最右边的脸表示极度疼痛。此法适用于各种情况的老年人。

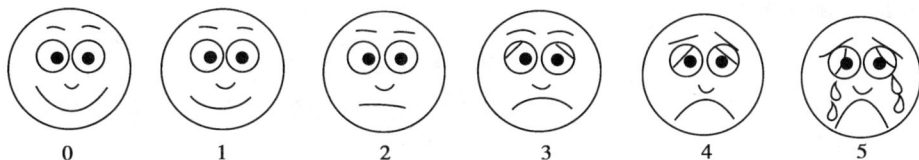

图6-1　面部表情疼痛评定法

（4）文字描述评定法：把一条直线等分成5段，每个点均有相应的描述疼痛的文字，从"没有疼痛""轻度疼痛""中度疼痛""重度疼痛""非常严重的疼痛"到"无法忍受的疼痛"。

（5）疼痛日记评分法：是临床上常用的测定疼痛的方法。由老年患者、家属或照护人员记录每天各时间段（每4h或2h，或1h或0.5h）与疼痛有关的活动，其活动方式为行走、坐位、卧位。在疼痛日记表内注明某时间段内某种活动方式，使用的药物名称和剂量。疼痛强度用0~10的数字量级来表示，睡眠过程按无疼痛记分（0分）。此方法简单、真实可靠，便于比较及发现老年患者的疼痛和生活方式、疼痛与药物用量之间的关系等。

（6）按WHO的疼痛分级标准进行评估，疼痛分为4级：

0级：无痛。

1级：轻度疼痛，平卧时无疼痛，翻身咳嗽时有轻度疼痛，但可以忍受，睡眠不受影响。

2级：中度疼痛，静卧时痛，翻身咳嗽时加剧，不能忍受，睡眠受干扰，要求用镇痛药。

3级：重度疼痛，静卧时疼痛剧烈，不能忍受，睡眠严重受干扰，需要用镇痛药。

（7）Prince-Henry评分法：主要适用于胸腹部大手术后或气管切开插管不能说话的老年患者，需要在术前训练老年患者用手势来表达疼痛程度。此法简单、可靠，临床使用方便。可分为5个等级，分别赋予0~4分的分值以评估疼痛程度，其评分方法为：

0分：咳嗽时无疼痛。

1分：咳嗽时有疼痛发生。

2分：安静时无疼痛，但深呼吸时有疼痛发生。

3分：静息状态时即有疼痛，但较轻微，可忍受。

4分：静息状态时有剧烈疼痛，并难以忍受。

另外，对无语言表达能力的老年患者的疼痛评估，除了用特定的评估工具和方法外，建议通过多

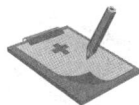

种途径进行评估,包括:直接观察、家属或照护人员的描述及对镇痛药物和非药物的治疗效果的评估等。

一般情况下,对同一位老年患者疼痛的判定应始终使用同一个量表。此外,疼痛是一个变化的过程,在评估老年患者某一阶段的疼痛情况时,应记录老年患者在这一时间段的平均疼痛程度、最重的疼痛程度和最轻的疼痛程度。

（二）评估内容

1. 健康史

（1）一般情况:包括姓名、性别、年龄、职业、诊断、病情等基本资料。

（2）病史:详细询问老年人（代诉人）疼痛的部位、性质、开始时间、持续时间及强度、伴随症状、加重或缓解的因素。疼痛发生时的表达方式,目前处理,正在使用哪些药物治疗和疗效等;疼痛对食欲、睡眠和日常生活的影响。采集既往史资料,包括既往诊断、既往所患慢性疼痛情况、既往镇痛治疗、减轻疼痛的方法及镇痛效果等。

（3）体格检查:全身状态检查包括生命体征、意识状态、语调与语态、营养状况、面容与表情、体位、姿势等及各个部位检查。

2. 辅助检查　根据疼痛原因及部位等选择辅助检查,如实验室检查及影像学检查（X 线、CT、MRI、造影等）等。

3. 心理 - 社会状况　慢性疼痛常伴随消极的情绪,故要及时评估老年人的心理社会因素,如精神状态有无抑郁、焦虑;是否有社会适应能力下降;老年人个性以及注意力等。

三、缓解疼痛照护

疼痛管理和照护的目标是:正确评估疼痛;老年人的疼痛得到改善,生活未受到明显影响,生活质量未明显下降;老年患者接受现实,能描述急、慢性疼痛的情况;老年患者依从性好,能正确服药,并掌握处理疼痛的非介入性止痛方法。

（一）减少或消除引起疼痛的原因

首先设法减少或消除引起老年人疼痛的原因,如外伤所致的疼痛,应根据受伤情况给予止血、包扎、固定、处理伤口等措施;骨质疏松引起疼痛的原因主要是与腰背部肌肉紧张及椎体压缩性骨折有关,通过卧硬板床休息,轴线翻身等可减轻疼痛;对于骨折者,可通过牵引、手术等方法缓解疼痛。

（二）合理运用止痛方法

1. 药物止痛　药物治疗是治疗老年患者疼痛最常用、最基本的措施,照护人员应正确给予镇痛药物。在用药过程中,应密切观察老年患者病情变化,把握用药时机,正确给药。给药后及时评估并记录使用镇痛药的效果及不良反应。对于药物的不良反应,要积极上报并处理,以免降低老年患者的依从性。

（1）镇痛药物分类:主要分为 3 类。①非阿片类药物:如非甾体抗炎药、水杨酸类药物、苯胺类药物等;②阿片类药物:如哌替啶、吗啡、美沙酮（美散痛）、芬太尼、阿芬太尼、羟氢可待酮等;③其他辅助类药物:如解痉药、激素、抗焦虑药、抗抑郁药、麻醉性镇痛药、镇静催眠药等。因老年患者多以慢性疼痛多见,止痛时建议选择长效缓释剂。

1）非甾体抗炎药:适用于短期治疗老年患者炎症关节疾病（痛风）和急性风湿性疾病（风湿性关节炎）的主要药物。对乙酰氨基酚是用于缓解老年患者轻至中度肌肉骨骼疼痛的首选药物。

2）阿片类药物:适用于急性疼痛和恶性肿瘤引起的疼痛。阿片类药物对老年患者的止痛效果好,但老年患者常因间歇性给药造成疼痛复发。药物副作用主要有恶心、呕吐、便秘、镇静和呼吸抑制等,在用药过程中应密切观察,并及时处理。

3）抗抑郁类药物:除抗抑郁作用外,还有镇痛作用,可用于治疗各种慢性疼痛综合征。此类药物包括三环类抗抑郁药,如阿米替林和单胺氧化酶抑制剂。三环类、四环类抗抑郁药不能用于严重心脏病、青光眼和前列腺增生的老年患者。

4）其他药物:曲马多主要用于中等程度的各种急性疼痛和手术后疼痛,由于其对呼吸抑制作用弱,适用于老年患者的镇痛。

（2）镇痛药物的常见给药途径：①口服给药法：是阿片类药物的首选给药途径,优点主要为给药方便、疗效肯定、安全性好、价格便宜等；②经皮给药法：芬太尼透皮贴剂是目前唯一通过透皮吸收的强阿片类药物,适用于中度及重度疼痛老年患者；③直肠给药法：适用于频繁恶心呕吐、不能吞咽、禁食等老年患者；④舌下含服给药法：心绞痛老年患者多见；⑤肌内注射法：常用于急性疼痛的临时给药及癌症老年患者剧烈疼痛时给药；⑥静脉给药法：是最迅速、有效和精确的给药方式,用药后即刻产生镇痛作用,但易引起不良反应；⑦皮下注射给药法：主要用于胃肠功能障碍、顽固性恶心、呕吐老年患者和严重衰竭需要迅速控制疼痛的临终老年患者。

（3）三阶梯镇痛疗法的基本原则和内容：对于癌性疼痛的药物治疗,目前临床上普遍采用 WHO 所推荐的三阶梯镇痛疗法。其目的是逐渐升级,合理应用镇痛药物来缓解疼痛。

1）三阶梯镇痛疗法的基本原则：包括口服给药、按时给药、按阶梯给药、个体化给药、密切观察药物不良反应及宣教。①口服给药：其特点为方便,适用于老年患者各种多发性疼痛,镇痛效果满意,不良反应小,并将耐受性和依赖性降至最低限度；②按时给药：按医嘱规定的时间给药,根据药物的半衰期,及时给予下一剂量,以维持有效血药浓度,保证药效,保证疼痛连续缓解；③按阶梯给药：选用药物应由弱到强,逐渐升级,最大限度减少药物依赖的发生；④个体化给药：对药物的敏感度存在个体差异,标准的推荐剂量应根据老年患者的疼痛程度,既往用药史、药物药理学特点等来确定和调整；⑤密切观察及宣教：对使用镇痛药的老年患者,密切观察用药后反应,要将药物的正确使用方法及容易出现的不良反应告诉老年患者,对于失能、失智老年患者要喂药到口,并确保咽下。

2）三阶梯镇痛疗法的内容：①第一阶梯：使用非阿片类镇痛药物,酌情加辅助药,主要适用于轻度疼痛的老年患者；②第二阶梯：选用弱阿片类镇痛药物,酌情加用辅助药,主要适用于中度疼痛的老年患者；③第三阶梯：选用强阿片类镇痛药物,酌情加用辅助药,主要用于重度和剧烈癌痛的老年患者。三阶梯镇痛药物、常用有效剂量、给药途径和主要不良反应（表 6-1）。

表 6-1　三阶梯镇痛药物　　　　　　　　　　　　　　　　　单位：mg/4~6h

分类	常用有效剂量	给药途径	主要不良反应
①非阿片类			
阿司匹林	250~1 000	口服	过敏、胃肠道刺激、血小板减少
乙酰氨基酚	500~1 000	口服	肝、肾毒性
布洛芬	200~400	口服	胃肠道刺激、血小板减少
吲哚美辛	25~50	口服	胃肠道刺激
萘普生	250~500	口服	胃肠道刺激
②弱阿片类			
可待因	250~1 000	口服	便秘、呕吐
	30	肌内注射	头痛
右旋丙氧酚	50~100	口服	幻觉、精神错乱
氧可酮	200~400	口服	便秘、恶心
曲马多	25~50	口服	头晕、恶心、呕吐、多汗
③强阿片类			
吗啡	5~30	口服	便秘、呕吐
	10	肌内注射	低血压及昏厥、缩瞳
美沙酮	5~20	口服	便秘、恶心、呕吐
	10	肌内注射	呼吸抑制、蓄积而引起镇静
氧吗啡	6	口服	便秘、恶心、呕吐、低血压眩晕、口干、直立性低血压

（4）自控镇痛泵：指老年患者疼痛时，根据疼痛状况自行完成由计算机控制的、预先设定剂量的止痛药物治疗方法。该法符合按需镇痛的原则，可满足不同老年患者、不同时刻、不同疼痛强度下的不同镇痛需要，并可使药物在体内持续保持最小镇痛药物浓度。

2. 非药物止痛　非药物止痛可减少止痛药物的用量，作为药物治疗的辅助措施，可改善老年患者的健康状况及生活质量。主要包括：①物理方法：如冷、热疗法，中医适宜技术应用等；②针灸止痛：根据疼痛部位，针刺相应穴位，疏通人体经络、调和气血，以达到止痛目的；③经皮神经电刺激疗法：主要用于治疗各种腰腿痛、肩周炎、神经痛、颈椎病、各种头痛等症。

（三）运动锻炼

运动锻炼对于缓解老年人慢性疼痛有明显效果，在改善全身状况时的同时，可以调节情绪，振奋精神，缓解抑郁症状。适宜的运动锻炼，可以增强肌肉力量、柔韧性和减少骨量丢失，减缓骨质疏松进程，提高老年人生活质量，预防意外发生。

（四）社会心理支持

对疼痛老年患者，社会心理支持十分重要，尤其是癌痛老年患者。家人的陪伴、鼓励和赞扬，能减少其孤独和恐惧感。

（五）心理安抚及疼痛心理疗法

1. 正确运用心理安抚方法

（1）减轻心理压力：紧张、焦虑、恐惧、忧郁或对治疗失去信心等，均可加重疼痛的程度，疼痛的加剧又反过来影响情绪，形成恶性循环。老年患者情绪稳定、心情愉悦、精神放松，可以增强对疼痛的耐受性。照护人员以同情、安慰及鼓励的态度支持老年患者，与老年患者建立良好的相互信任的关系。鼓励老年患者表达疼痛时的感觉及其对适应疼痛做出的努力，尊重老年患者对疼痛的行为反应，帮助老年患者及家属接受行为反应。

（2）转移注意力和放松练习：转移老年患者对疼痛的注意力和放松练习可减少对疼痛的感受强度，方法为：①参加活动：组织老年患者积极参加感兴趣的小组活动，以有效地转移其对疼痛的注意力。如：唱歌、唱戏、绘画、下棋、打扑克、玩游戏、康复保健操、看电视、愉快交谈等。②音乐疗法：运用音乐分散老年患者对疼痛的注意力是有效的方法之一。优美的旋律对降低心率、减轻焦虑和抑郁、缓解疼痛、降低血压等有较好效果。根据老年患者的性格爱好，选择不同类型的音乐。③深呼吸：指导有节律的深呼吸，用鼻深吸气，然后慢慢从口中呼气，反复进行。

2. 心理疗法　心理疗法是应用心理学的原则与方法，通过语言、表情、举止行为，并结合特殊的手段来改变老年患者不正确的认知活动、情绪障碍和异常行为的一种治疗方法。其目的是解决老年患者面对的心理困惑，减少其焦虑、抑郁、恐慌等负性情绪，改善老年患者的非适应行为。

疼痛常用的心理治疗方法，包括安慰剂治疗、暗示疗法、催眠疗法、松弛疗法与生物反馈疗法、认知疗法、行为疗法等。

（六）舒适照护

通过适宜的照护促进舒适是减轻或缓解疼痛的重要措施。如为老年患者提供舒适、温馨、整洁的居室环境；鼓励老年患者表达自我感觉，协助其采取最舒适体位；在进行各项治疗前，准确解释，将照护活动安排在药物显效期时限内；老年患者所需物品，确保伸手可及，以减轻老年患者焦虑、烦躁等，促进身心舒适，减轻疼痛。

（七）健康指导

1. 用药指导　随着年龄增长，胃肠道组织与功能变化会影响药物吸收的速度与程度；老年人同时服用多种药物，药物相互作用问题比较重要，在老年人中应用最多的为中枢神经系统药、心血管药、利尿药、降糖药等，止痛药与这些药物合用时，必须注意药物的相互作用，适当调整剂量。对于长期服用阿片类药物导致的便秘可选用中成药软化粪便。指导老年人正确使用止痛药物，如用药时间、途径、剂量、不良反应及应对方法的宣教，如何使药物达到理想镇痛效果等。

2. 生活指导　提倡清淡、高蛋白、低脂、无刺激的易消化食物，少量多餐；保持大便通畅，减轻腹胀；适当运动；保持心情愉悦；减少诱发疼痛的危险因素。

四、镇痛效果的评价

镇痛效果的评价是有效缓解疼痛的重要步骤,包括疼痛程度、性质和范围的再评估,对治疗效果及引起的不良反应的评价,动态评价为下一步疼痛管理提供可靠的依据。对镇痛效果的评价主要依据为老年患者的主诉,但在临床实践中,老年患者的情况有时会给疼痛评估带来障碍,如不能表达、表达有困难或不准确等,此时评价要注意老年患者的客观指征,如表情、血压、呼吸、躯体变化等。镇痛效果的评价可采用百分比量表法及4级法等进行量化。

（一）百分比量表法

用数字0~100代替文字来表述疼痛缓解的程度,0为无缓解,100为完全缓解。

（二）4级法

0级:完全缓解,疼痛完全消失。

1级:部分缓解,疼痛明显减轻,睡眠不受干扰,能正常生活。

2级:轻度缓解,疼痛有些减轻,但仍感到明显疼痛,睡眠及生活受干扰。

3级:无效,疼痛没有减轻。

此外,对疼痛程度的认识,不同人员存在差异性,照护人员判断的疼痛程度往往比老年患者自我感觉的轻。疼痛控制在比较理想的水平,不同老年患者存在差异,不同类型的疼痛对疼痛的控制需要也不一样,同一类型疼痛因疾病不同时期其程度也各异。

第三节　老年人体位照护

一、体位概述

体位是指老年人在休息、治疗、照护时所采取的姿势。老年人随着年龄的增长,身体功能的下降,慢性疾病的困扰,退行性疾病导致活动受限,脑卒中疾病致残等,都会使老年人的日常生活能力下降,半自理、失能老年人群体逐渐增加。正确的体位对老年人舒适、减轻症状、预防并发症及进行各种照护操作等起到良好的作用。

（一）舒适体位的基本要求

为了协助或指导老年人采取正确而舒适的体位,照护人员必须了解舒适体位的基本要求,并能按照老年人的实际需要使用合适的支撑物或保护性设施。

1. 卧床姿势　应尽量符合人体力学的要求,扩大支撑面,降低重心,使体重平均分布在身体的负重部位,关节维持在正常的功能位置,在身体空隙部位垫以软枕或靠垫等,以促进老年人全身放松。

2. 体位变换　应经常变换体位,卧床者至少每2h变换一次,坐轮椅者至少0.5h变换一次。

3. 身体活动　老年人身体各部位进行主动或被动活动,改变体位时应做关节活动范围练习。

4. 受压部位　应加强皮肤照护,减少各种危险因素,预防压疮的发生。

5. 保护隐私　在照护操作、照护老年人过程中,应根据需要适当遮盖老年人身体,注意保护隐私,促进老年人身心舒适。

（二）体位的分类

1. 按照体位的自主性　体位可分为3种,主动体位、被动体位和被迫体位。

（1）主动体位:指老年人自身活动自如,能根据自身意愿和习惯随意改变体位。见于完全自理老年人。

（2）被动体位:指老年人自身没有变换体位的能力,只能处于被安置的体位。常见于昏迷、瘫痪及失能老年人。

（3）被迫体位:指老年人意识清楚,也有变换体位的能力,但由于疾病的影响或治疗的需要,被迫采取的体位。常见于心肺疾病引起的呼吸困难、腰部疼痛或无法平卧的老年人,被迫采取的体位。

2. 根据体位的平衡稳定性　卧位可分为稳定性体位和不稳定性体位。

（1）稳定性体位：支撑面大、重心低，平衡稳定，老年人感到舒适、轻松的体位，如侧卧位（图 6-2）。

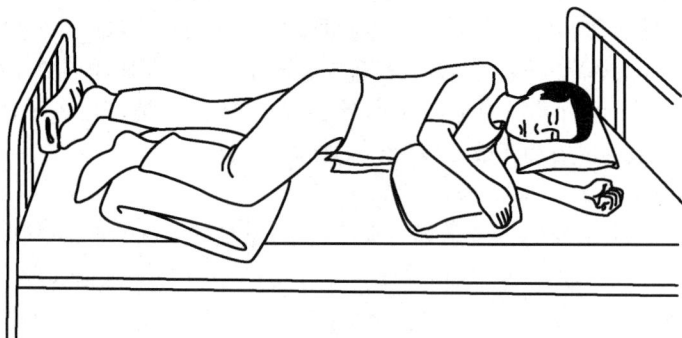

图 6-2　稳定性体位

（2）不稳定性体位：支撑面小、重心高，难以平衡，大量肌群处于紧张状态，老年人感到不舒服，易疲劳，尽量避免采取不稳定性体位（图 6-3）。

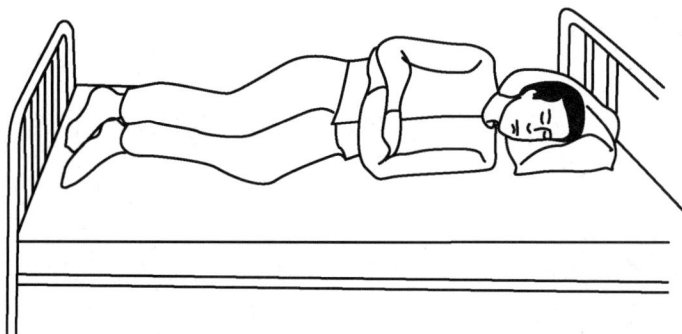

图 6-3　不稳定性体位

二、老年人常用体位

根据身体的姿势，老年人常用体位可分为平卧位、侧卧位、半坐卧位、坐位等。下面介绍常用体位主要分类：

（一）平卧位

平卧位也称仰卧位，是一种自然的休息姿势。根据老年人病情、自理能力，采取不同姿势。

1. 正常老年人平卧位

（1）姿势：平卧，头下置一枕，两臂放于身体两侧，两腿自然放置（图 6-4）。

（2）适用范围：完全自理、半自理老年人。

2. 失能老年人平卧位

（1）姿势：平卧，患侧肩下及上肢垫一软枕，上肢外展稍外旋，肘、腕关节伸直，手掌心向上，手指自然伸展并分开，患侧髋部及大腿外侧垫一软枕，大腿稍向内旋并内收，小腿外侧垫一软枕，防止下肢外旋，膝关节下面垫一毛巾卷，使其稍屈，足底不接触物品（图 6-5）。

（2）适用范围：失能、偏瘫老年人。

3. 屈膝平卧位

（1）姿势：老年人平卧，头下垫枕，两臂放于身体两侧，两膝屈起，并稍向外分开（图 6-6）。检查或操作时注意保暖及保护老年人隐私。

（2）适用范围：胸腹部检查或留置导尿、会阴冲洗等。该卧位可使腹部肌肉放松，便于检查或暴露操作部位。

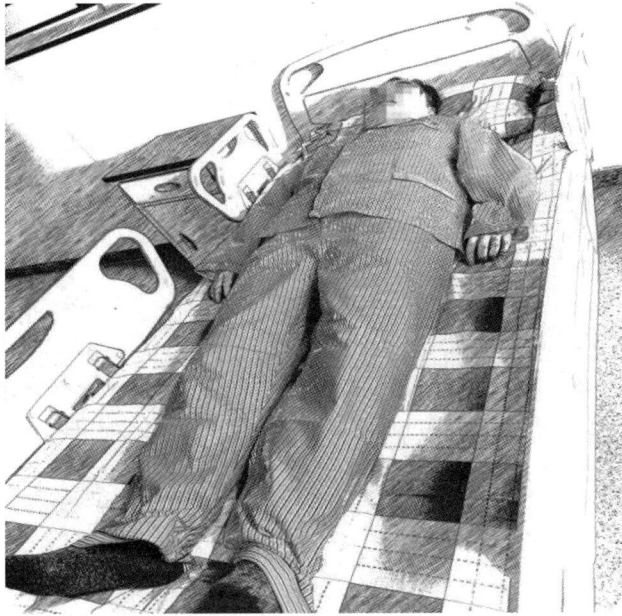

图 6-4　正常老年人平卧位

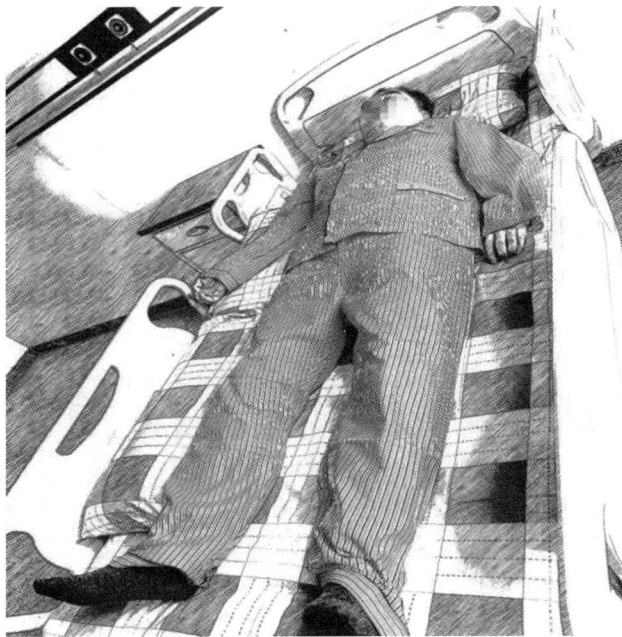

图 6-5　失能老年人平卧位

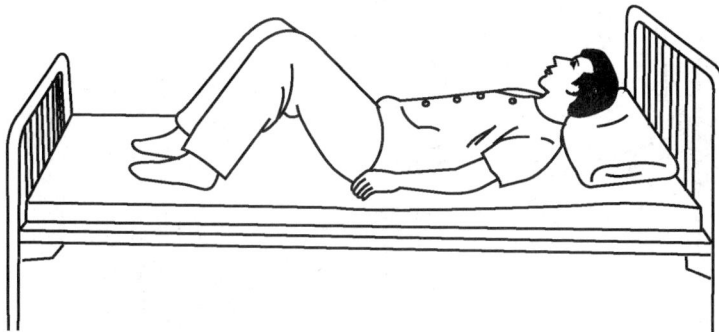

图 6-6　屈膝平卧位

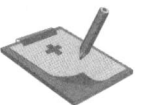

4. 去枕平卧位

（1）姿势：去枕平卧，头偏向一侧，两臂放置于身体两侧，两腿伸直，自然放平，将枕头横立于床头（图6-7）。

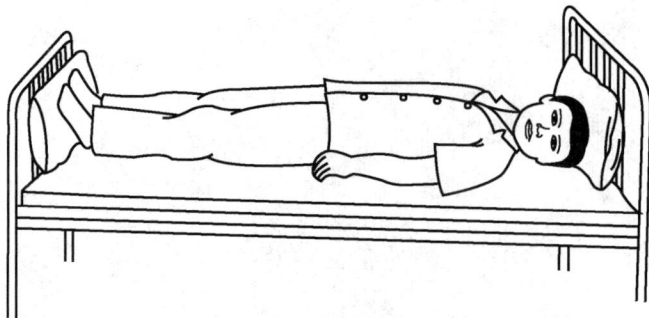

图6-7 去枕平卧位

（2）适用范围：①昏迷的老年人。可避免呕吐物误吸入气管引起窒息或肺部并发症；②椎管内麻醉或脊髓腔穿刺后老年人。可防止颅内压降低而引起的头痛。

5. 中凹卧位（休克卧位）

（1）姿势：用垫枕抬高老年人头胸部10°~20°，抬高下肢20°~30°（图6-8）。

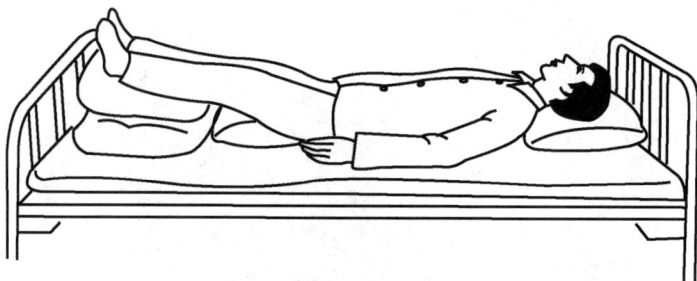

图6-8 中凹卧位

（2）适用范围：休克老年人。抬高头胸部，使膈肌下降，有利于保持气道通畅，改善通气功能，改善缺氧症状；抬高下肢，有利于静脉回流，增加心排血量，缓解或减轻休克症状。

（二）侧卧位

1. 正常老年人侧卧位 姿势：老年人侧卧，臀部稍后移，两臂屈肘，一手放在枕旁，一手放在胸前，下腿稍伸直，上腿弯曲。必要时在两膝之间、胸腹部、后背部放置软枕，以扩大支撑面，增加稳定性，使老年人感到舒适与安全（图6-9）。

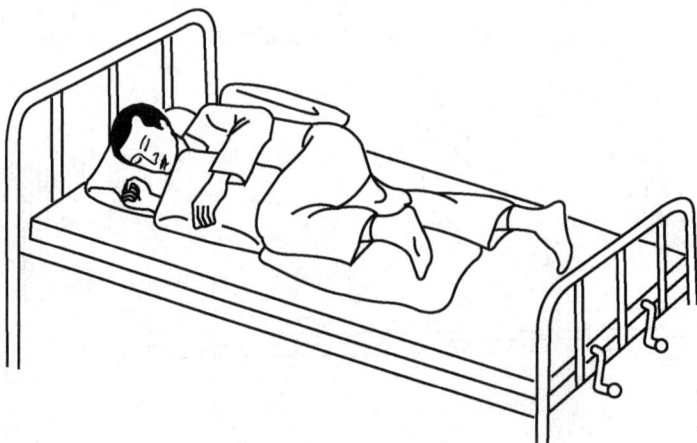

图6-9 正常老年人侧卧位

2. 偏瘫老年人侧卧位

（1）健侧卧位：即健侧肢体在下方，患侧肢体在上方的侧卧位。此体位避免了患侧肩关节的直接受压，减少了患侧肩关节的损伤。姿势：老年人头部垫枕，偏向健侧，胸前置软枕；患侧肩部充分前伸，患侧肘关节伸展，腕、指关节伸展置于枕上，掌心向下，患侧髋关节和膝关节尽量前屈90°，置于体前另一软枕上，健侧肢体自然放置（图6-10）。

（2）患侧卧位：即患侧肢体在下方，健侧肢体在上方的侧卧位。姿势：老年人头部垫枕，偏向患侧，躯干稍向后旋，背部放置适宜的支撑物；将患肩拉出，肩关节外展，肘、腕关节伸直，前臂外旋，掌心向上，手指伸展；患侧髋关节略后伸，膝关节略屈曲，踝关节屈曲90°，防止足下垂；健侧上肢放置于身上，下肢充分屈髋、屈膝，放置于软枕上（图6-11）。

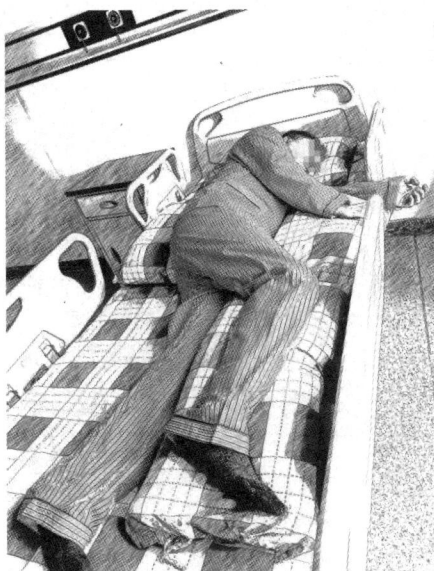

图6-10　偏瘫老年人健侧卧位

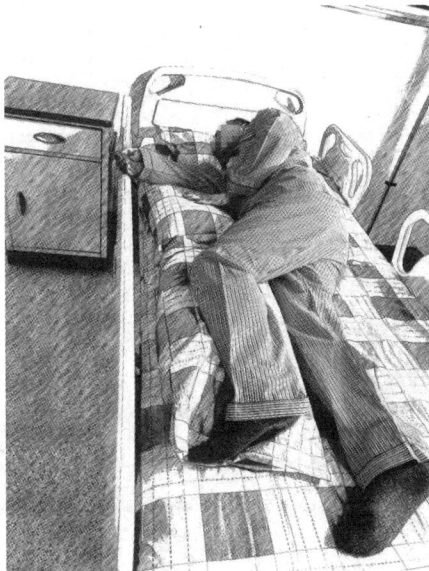

图6-11　偏瘫老年人患侧卧位

3. 适用范围

（1）偏瘫者，此体位能够增加患侧躯体的感觉，起到缓慢牵拉患侧躯干肌肉及缓解痉挛的作用。

（2）预防压疮。侧卧位与平卧位交替，可避免局部组织长期受压。

（3）灌肠，肛门检查，配合胃镜、肠镜检查等。

（4）臀部肌内注射时，下腿弯曲，上腿伸直，可使注射部位肌肉放松。

（5）单侧肺部病变者，可视病情采取患侧卧位或健侧卧位。

（三）半坐卧位

1. 姿势

（1）摇床法：老年人平卧，先摇起床头支架使上半身抬高，与床成30°~50°，膝关节处垫软枕，防止下滑，床尾置于一软枕，垫于足底，防止足底触及床尾栏杆，增进老年人舒适感（图6-12）。

（2）靠背垫法：如无摇床，可将老年人上半身抬高，将靠背垫置于老年人背部，膝关节处垫软枕，防止下滑，床尾置于一软枕，垫于足底。

2. 适用范围

（1）胸腔疾病、心肺疾病或胸部创伤引起呼吸困难的老年患者。此卧位借助重力作用使膈肌下降，胸腔容积增大，减轻腹腔内脏器对心肺的压力，肺活量增加，部分血液滞留于下肢和盆腔脏器内，回心血量减少，从而减轻肺淤血和心脏负担，有利于气体交换，使呼吸困难的症状改善。

（2）某些面部及颈部手术后老年人。采取半坐卧位可减少局部出血。

（3）腹腔、盆腔手术后老年人。采取半坐卧位可松弛腹肌，减轻腹部切口缝合处的张力，缓解疼痛，促进舒适，有利于切口愈合。

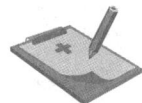

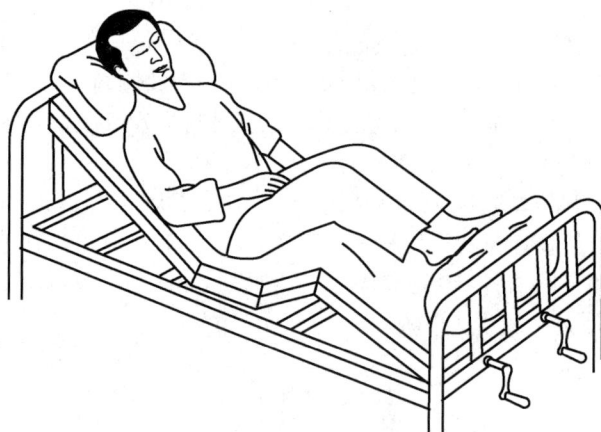

图 6-12　半坐卧位（摇床法）

（4）卧床不能自行进食，需喂饭、喂水或管饲饮食的老年人。

（四）坐位

1. 床上坐位

（1）姿势：摇高床头至脊柱直立位，将枕头置于后背支撑，肩关节处垫软枕，上肢垫软枕或置于床上餐桌上，肘关节放松伸直，膝关节下垫一软枕保持膝关节屈曲（图 6-13）。

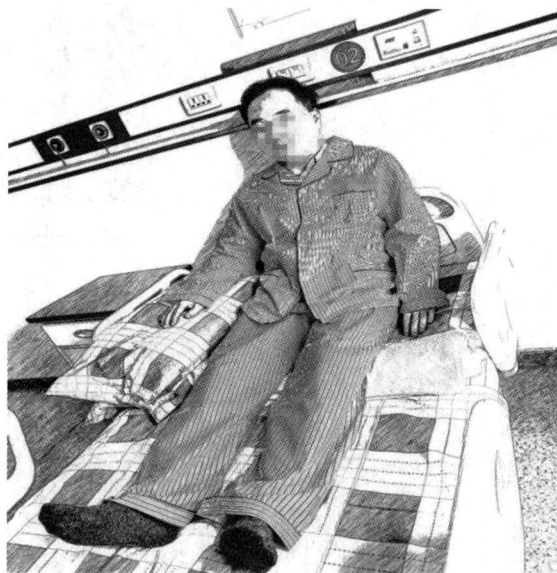

图 6-13　床上坐位

（2）适用范围

1）卧床者。取床上坐位可改善老年人的呼吸和排泄功能，扩大视野，利于康复。

2）卧床能自行进食、进水的老年人。

2. 端坐位

（1）姿势：扶老年人坐起，摇起床头或抬高床头支架，背部垫一软枕，老年人身体稍向前倾，床上放一跨床小桌，桌上放软枕，老年人可伏桌休息。加床挡，保证老年人安全（图 6-14）。

（2）适用范围：左心衰、心包积液、支气管哮喘发作等老年人。由于极度呼吸困难，老年人被迫端坐。

3. 轮椅坐位

（1）姿势：协助老年人坐至轮椅上，躯干挺直，两肩水平放松，背部紧贴椅背，双肘部弯曲，放至轮椅两侧扶手上，双手握住扶手，双足放至脚踏板上，腰部系安全带（图 6-15）。

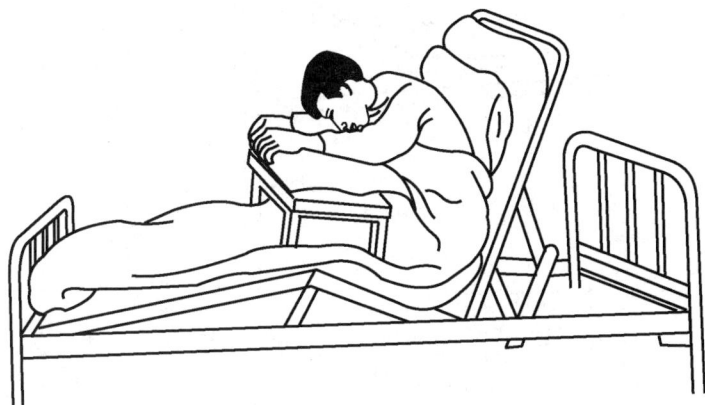
图 6-14　端坐位

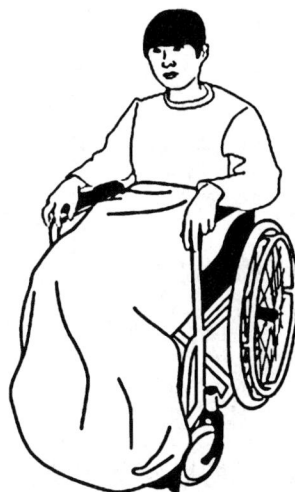
图 6-15　轮椅坐位

（2）适用范围

1）能坐起但不能行走的老年人出入院、检查、治疗、集中进餐或参加室内外活动等。

2）疾病恢复期老年人下床活动,促进血液循环和体力恢复。

（五）头高足低位

1. 姿势　老年人平卧,床头抬高 10~30cm 或根据病情而定,床尾横立一枕,以防足部触及床尾栏杆。如为电动床可调整整个床面向床尾倾斜（图 6-16）。

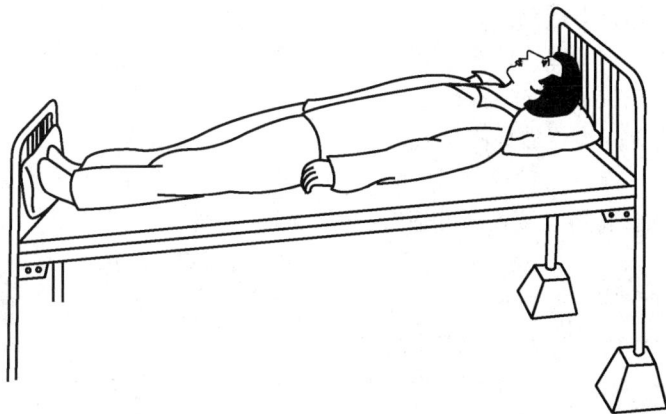
图 6-16　头高足低位

2. 适用范围

（1）颈椎骨折老年人做颅骨牵引时,用作反牵引力。

（2）降低颅内压,预防脑水肿。

（3）颅脑手术后老年人。

（4）肺部分泌物引流,使痰易于咳出。

（六）头低足高位

1. 姿势　老年人平卧,头偏向一侧,枕横立于床头,以防碰伤头部。床尾抬高 15~30cm（图 6-17）。此卧位易使老年人感到不适,不可长时间使用,颅内高压者禁用。

2. 适用范围

（1）肺部分泌物引流,使痰易于咳出。

（2）十二指肠引流术,有利于胆汁引流。

（3）跟骨或胫骨结节牵引时,利于人体重力作为反牵引力,防止下滑。

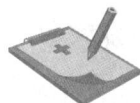

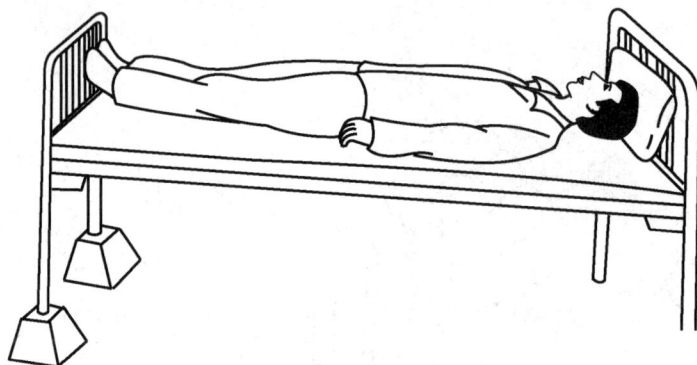

图 6-17　头低足高位

三、协助老年人更换体位技术

因疾病、疾病后遗症及日常生活能力受限,老年人可能会经常卧床或长期卧床。容易出现肌肉萎缩、关节僵硬、深静脉血栓、便秘、坠积性肺炎、压疮、消化不良等并发症,因此,照护人员定时协助老年人更换体位,以保持老年人舒适、安全及预防并发症的发生。

（一）协助老年人移向床头法

【操作目的】

协助滑向床尾而不能自行移动的老年人移向床头,恢复舒适安全卧位。

【操作程序】

1. 评估

（1）辨识老年人,与老年人沟通。

（2）评估老年人的性别、年龄、体重、病情、身体状况、自理能力、皮肤完整性。

（3）评估老年人意识状态、合作程度。

（4）评估老年人有无偏瘫或肢体障碍及程度。

2. 计划

（1）环境准备:整洁、安静、舒适、温度适宜、光线充足、安全。

（2）老年人准备

1）情绪稳定,愿意合作。

2）健侧肢体能配合移位,了解移向床头的目的、过程及配合要点。

（3）照护人员准备:着装整洁,洗手,戴口罩,根据老年人情况决定照护人员人数。

（4）用物准备:根据病情准备好软枕、床挡等物品。

3. 实施

操作流程	操作步骤	要点说明
1. 核对	核对老年人信息	• 确认老年人信息
2. 移动	（1）固定床脚轮	• 避免床移位,保证安全
	（2）将各种导管安置妥当,根据季节进行遮盖	• 避免导管脱落;视病情放平床头支架或靠背垫,枕横立于床头,避免撞伤老年人;注意保暖,保护老年人隐私
	（3）一人协助老年人移向床头法（图6-18）	• 适用半自理或轻度失能者
	1）老年人平卧屈膝,双手握住床头栏杆,双脚蹬床面	• 减少老年人与床之间的摩擦力,避免组织受伤
	2）照护人员一手托住老年人颈肩部,一手托住臀部	
	3）照护人员指导老年人蹬腿发力,配合移向床头	

续表

操作流程	操作步骤	要点说明
2. 移动	（4）二人协助老年人移向床头法 1）老年人平卧屈膝 2）照护人员分别站于床的两侧,一人托住颈、肩部及腰部,另一人托住臀部及腘窝部,两人同时抬起将老年人移向床头	• 适用于失能老年人 • 不可拖拉,以免擦伤皮肤;老年人头部应给予支撑
3. 整理用物	放回枕头,视病情需要摇起床头支架,协助老年人取舒适卧位,整理床单位,固定床挡	• 拉起床挡,预防坠床
4. 洗手记录	（1）按七步洗手法洗手 （2）记录执行时间和效果	• 预防交叉感染

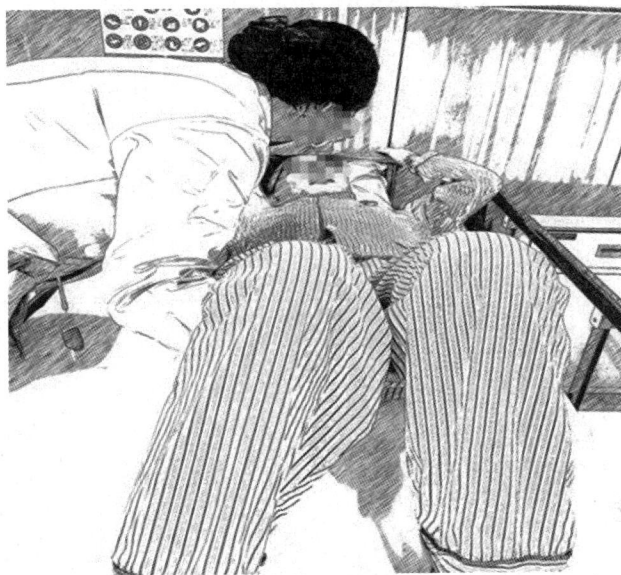

图 6-18　一人协助移向床头法

4. 评价

（1）老年人体位舒适安全。

（2）满足老年人自尊需要。

（3）照护人员操作正确、动作熟练、符合节力原则。

（4）半自理及轻度失能老年人能配合,沟通顺畅。

【注意事项】

1. 根据老年人的病情、意识状态、体重、自理能力、身体下移的情况,确定向床头移动的方法与距离。

2. 如老年人身上携带各种导管时,应先将导管安置妥当,移位后仔细检查导管是否有脱落、受压、移位、扭曲,以保持通畅。

3. 在移位过程中,避免拖、拉、拽,以免皮肤损伤。

4. 关心老年人,随时观察老年人的反应。

5. 为老年人保暖,保护老年人隐私。

6. 注意安全风险因素

（1）碰伤:床轮未固定,床头未置枕,照护人员协助移位时用力过度导致碰伤。

（2）皮肤损伤:移位时,未将身体抬起,出现拖、拉、拽现象,造成老年人皮肤损伤。

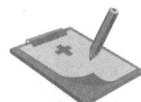

（3）坠床：未抬起床挡或未将床挡固定，造成老年人坠床。

（4）受凉：协助老年人移动时未注意保暖。

（二）协助老年人翻身侧卧法

【操作目的】

1. 协助不能起床的老年人更换体位，使其感觉舒适。

2. 预防并发症，如压疮、坠积性肺炎等。

【操作程序】

1. 评估

（1）辨识老年人，与老年人沟通。

（2）评估老年人的性别、年龄、体重、病情、身体状况、皮肤完整性。

（3）评估老年人意识状态、心理状态、合作程度。

（4）评估老年人有无偏瘫或肢体障碍及程度。

2. 计划

（1）环境准备：整洁、安静、舒适、温度适宜、光线充足、安全。

（2）老年人准备

1）了解翻身侧卧的目的、过程及配合要点。

2）情绪稳定，愿意合作。

（3）照护人员准备：着装整洁，洗手，戴口罩，根据老年人情况决定照护人员人数。

（4）用物准备：根据病情备软枕、楔形垫、床挡。

3. 实施

操作流程	操作步骤	要点说明
1. 核对	核对老年人信息	• 确认老年人
2. 翻身	（1）固定床脚轮 （2）将各种导管安置妥当，根据季节进行遮盖 （3）协助老年人平卧，两手放于腹部，两腿屈曲 （4）一人协助老年人翻身侧卧法（图6-19） 　1）先将老年人双下肢移向靠近照护人员的床沿，再将老年人肩、腰、臀部向照护人员移动 　2）一手托肩，一手托膝部，轻轻将老年人推向对侧，协助老年人翻身呈侧卧位，使其背对照护人员 （5）二人协助老年人翻身侧卧法（图6-20） 　1）两名照护人员站在床的同一侧，一人托住颈、肩部及腰部，另一人托住臀部及腘窝部，同时将老年人抬起移向近侧 　2）一人托老年人的肩、腰部，另一人托老年人的臀、膝部，轻推，使老年人转向对侧	• 避免床移位，保证安全 • 防止翻身时引起导管连接处脱落或扭曲受压；注意保暖，保护老年人隐私 • 适用于体重较轻的老年人 • 不可拖、拉、拽，避免擦破皮肤，注意节力原则 • 适用于体重较重的老年人 • 老年人的头部应予以托持 • 两人动作应协调平稳
3. 舒适安全	（1）根据老年人翻身侧卧相对应的时间选择合适卧位，使老年人安全舒适，使用床挡 　1）健侧卧位：老年人头部垫枕，偏向健侧，胸前置一软枕；患侧肩部充分前伸，患侧肘关节伸展，腕、指关节伸展置于枕上，掌心向下，患侧髋关节和膝关节尽量前屈90°置于体前另一软枕上，健侧肢体自然放置	• 拉起床挡，防止坠床 • 扩大支撑面，确保老年人卧位稳定、安全

续表

操作流程	操作步骤	要点说明
3. 舒适安全	2）患侧卧位：老年人头部垫枕，偏向患侧，躯干稍向后旋，背部放置适宜的支撑物；将患肩拉出，肩关节外展，肘、腕关节伸直，前臂外旋，掌心向上，手指伸展；患侧髋关节略后伸，膝关节略屈曲，踝关节屈曲90°，防止足下垂；健侧上肢放置于身上，下肢充分屈髋、屈膝，放置于软枕上 （2）检查并安置老年人肢体处于功能位置，各种导管保持通畅 （3）观察皮肤颜色是否发红，是否有压疮、皮疹、瘀斑等，并进行皮肤照护	 ● 促进舒适，关节挛缩预防 ● 检查皮肤完整性，预防压疮
4. 整理用物	整理床单位，固定床挡，将物品放回原处	
5. 洗手记录	（1）按七步洗手法洗手 （2）记录老年人姓名、翻身时间、体位及皮肤状况 （3）做好床头交接班	● 预防交叉感染

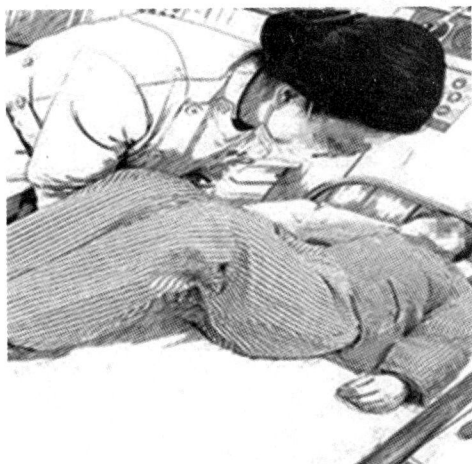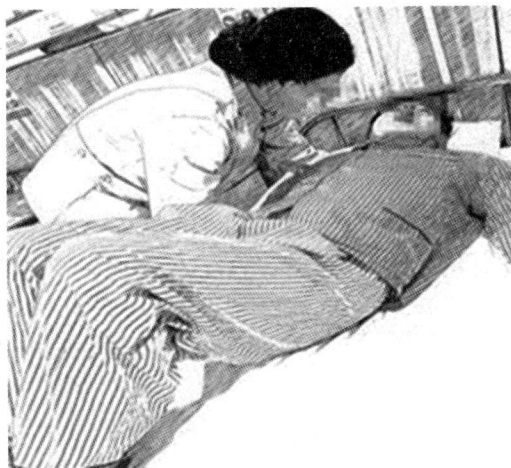

A B

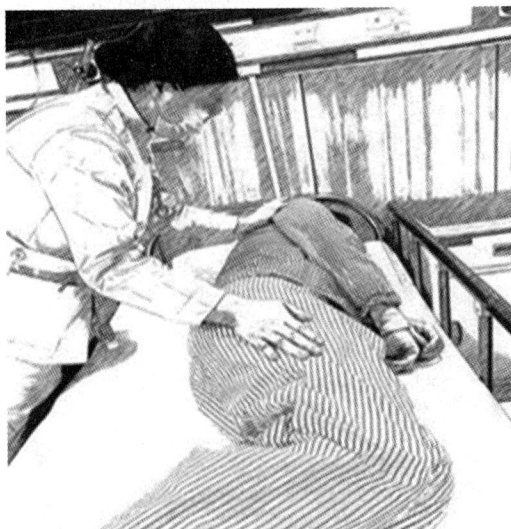

C

图 6-19　一人协助老年人翻身侧卧法

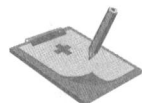

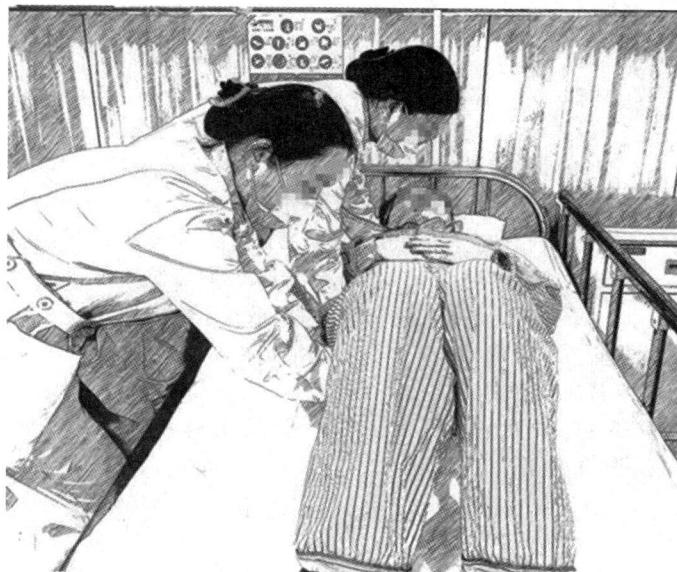

图 6-20　二人协助老年人翻身侧卧法

（三）协助老年人轴线翻身法

【操作目的】

1. 协助脊椎损伤、脊椎手术、髋关节术后的老年人更换体位。

2. 预防压疮,增加老年人舒适感等。

【操作程序】

1. 评估

（1）辨识老年人,与老年人沟通。

（2）评估老年人的性别、年龄、体重、病情、身体状况、皮肤完整性。

（3）评估老年人意识状态、心理状态、合作程度。

2. 计划

（1）环境准备:整洁、安静、舒适、温度适宜、光线充足、安全。

（2）老年人准备

1）了解轴线翻身的目的、过程及配合要点。

2）情绪稳定,愿意合作。

（3）照护人员准备:着装整洁,洗手,戴口罩,根据老年人情况决定照护人员人数。

（4）用物准备:根据病情备软枕、楔形垫、床挡。

3. 实施

操作流程	操作步骤	要点说明
1. 核对	核对老年人信息	• 确认老年人
2. 翻身	（1）固定床脚轮 （2）将各种导管安置妥当,根据季节进行遮盖 （3）老年人取平卧位 （4）二人协助老年人轴线翻身法 　1）移动老年人:两名照护人员站在床同侧,小心地将大单置于老年人身下,分别抓紧靠近老年人肩、腰背、髋部、大腿等处的大单,将老年人拉至近侧,拉起床挡	• 避免床移位,保证安全 • 防止翻身时引起导管连接处脱落或扭曲受压;注意保暖,保护老年人隐私 • 适用于脊椎受损或脊椎手术后老年人改变卧位

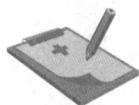

操作流程	操作步骤	要点说明
2. 翻身	2）安置体位：照护人员绕至对侧，将老年人近侧手臂置于头侧，远侧手臂置于胸前，两膝之间放一软枕 3）协助侧卧：照护人员两脚前后分开，两手分别抓紧老年人肩、腰、髋部、大腿等处的远侧大单，由其中一名照护人员发口令，两人动作一致地将老年人整个身体以圆滚轴式翻转至侧卧 （5）将楔形垫放于老年人背后支撑身体，另一软枕置于胸前，使老年人安全舒适 （6）检查并安置老年人肢体处于功能位置，各种导管保持通畅	● 翻转时切勿让老年人身体扭曲，以免脊柱错位 ● 扩大支撑面，确保老年人卧位稳定、安全 ● 促进舒适
3. 整理用物	整理床单位，固定床挡	
4. 洗手记录	（1）按七步洗手法洗手 （2）记录翻身时间及皮肤状况，做好交接班	● 预防交叉感染

4. 评价

（1）老年人了解轴线翻身目的、过程及配合要点。

（2）体现对老年人的人文关怀。

（3）照护人员操作正确、动作熟练、符合节力原则。

（4）老年人能积极配合，与老年人沟通顺畅。

思政元素：中华优秀传统文化：老吾老以及人之老

思政融入技能点：协助老年人更换体位

思政素材：身边的故事：爱她就要善待她

　　李奶奶，101 岁，共产党员，经历了战争年代，为祖国的发展奉献了自己的一生。随着年龄的增大，身体器官功能的老化，奶奶突发脑卒中，导致左侧肢体偏瘫，关节僵硬，肌肉萎缩，大小便失禁，更换体位及日常生活全依赖照护人员进行。面对这样的英雄奶奶，老年照护人员可以做什么呢？习近平总书记 2019 年在春节团拜会上指出自古以来，中国人就提倡孝老爱亲，倡导老吾老以及人之老，让老年人老有所养、老有所依、老有所乐、老有所安，关系社会和谐稳定。老年照护人员应该在更换体位及舒适照护过程中，呵护奶奶，保护奶奶隐私，操作熟练，动作轻柔，将敬老、孝老、爱老的职业素养融入举手投足。

　　老年人的今天就是我们的明天，照护好每一位老年人，就是照护将来的自己。以习近平总书记为中心的党中央，在全面勾勒一个"老有所养，老有所乐，老有所医，老有所依"的伟大的养老宏图，充分体现出"老吾老以及人之老"社会主义文明幸福的新生活，体现了社会主义制度的优越性。

【注意事项】

　　1. 照护人员注意节力原则。翻身时，让老年人尽量靠近照护人员，缩短重力臂而省力。

　　2. 如老年人身上携带各种导管时，应先将导管安置妥当，移位后仔细检查导管是否有脱落、受压、移位、扭曲，以保持导管通畅。

　　3. 移动老年人时动作轻稳，协调一致，避免拖、拉、拽，以免皮肤损伤。应将老年人身体抬起再行翻身。轴线翻身法翻转时，要维持躯干的正常生理弯曲，避免翻身时脊柱错位而损伤脊髓。翻身后，

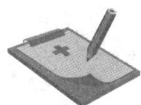

需用软枕垫好肢体,保持功能位,以保持舒适安全的体位。

4. 根据老年人病情及皮肤受压情况,确定翻身间隔的时间。如发现皮肤发红或破损应及时处理,酌情增加翻身次数,同时记录于翻身卡上,并做好交接班。

5. 关爱老年人,随时观察老年人的反应。

6. 翻身时为老年人保暖,保护老年人隐私,防止坠床。

7. 为手术后老年人翻身前应先检查伤口敷料是否有渗出或脱落,如已被渗出物浸湿或脱落,应先更换敷料并固定妥当后再行翻身,翻身后注意伤口不可受压;石膏固定者,应注意翻身后患处位置及局部肢体的血运情况,防止受压。

8. 注意安全风险因素

（1）导管滑脱:翻身时,导管未安置妥当,导致导管脱出。

（2）皮肤损伤:移位、翻身时,未将身体抬起,出现拖、拉、拽现象,造成老年人皮肤损伤。

（3）碰伤:翻身、移位时未安置好肢体,导致碰伤。

（4）坠床:协助翻身或更换卧位后未及时拉上床挡。

（5）受凉:协助翻身或更换卧位时未注意保暖。

【健康指导】

1. 向老年人及家属宣讲正确更换体位对预防压疮、坠积性肺炎等并发症的重要性。

2. 更换体位前根据其目的不同向老年人及家属介绍更换体位的方法、配合要点及注意事项。

3. 教会老年人及家属更换体位或配合更换的方法,确保老年人舒适安全。

本章小结

1. 本章讲述了舒适评估和不舒适老年人的照护;疼痛评估和缓解疼痛照护;老年人常用体位和协助老年人更换体位的方法。

2. 重点是协助老年人更换体位。

3. 难点是舒适评估及疼痛评估。

4. 在学习过程中应注意学会不舒适老年人的照护和缓解疼痛照护技术;协助老年人更换体位的照护技术为重点及熟练掌握的内容,形成敬老、孝老、爱老的美德,弘扬"老吾老以及人之老"的中华优秀传统文化;注意安全,维护老年人隐私。

（李敏青）

第三篇　老年人基础照护

第七章　老年人安全及转运照护

第七章
数字内容

学习目标

1. 掌握：助行器的使用方法；老年人异物卡喉的处理方法；轮椅运送、平车运送的操作要点及注意事项。
2. 熟悉：跌倒、骨折的应对技术；老年人异物卡喉的临床表现。
3. 了解：使用保护具的注意事项；老年人异物卡喉的常见原因。
4. 学会：保护具的使用；伤口初步止血、包扎技术；骨折后初步固定和搬运技术；海姆立克急救法；用轮椅、平车正确运送老年人。
5. 具有：高度的责任心，敬老、孝老、爱老，以人为本，树立爱伤观念。

由于老年人各个器官功能退化和疾病的影响，容易出现肌力减退，使老年人行动不便。意识不清和虚弱的老年人很容易出现坠床、跌倒等意外，照护人员要对其伤情进行正确判断，采取适当的施救措施。不仅要求照护人员具备基础护理知识和操作技能，更需要熟练掌握配合临床医生实施现场急救，如外伤止血与包扎，骨折的初步判断与救治，轮椅、平车、保护具的正确使用等，为老年人提供及时有效的救护和转运，帮助其度过危险的阶段。

导入情景

李奶奶，76岁，自理老年人，平时可独自乘电梯到楼下活动。近日偶感风寒，咳嗽、咳痰，出现肺部感染入院治疗。今晨在无人陪护下自行如厕，上台阶时摔倒，照护人员立即赶往病房，见老年人双膝跪于地面，双上肢伸直着地。神志清楚，表情痛苦，诉右手手腕疼痛，立即通知医生及家属，监测生命体征，X线结果显示：右手桡骨远端骨折。

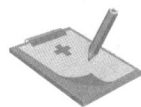

工作任务：

1. 现场对李奶奶骨折后伤肢进行初步固定。
2. 请使用轮椅正确转运李奶奶。

第一节　老年人安全照护

一、助行器的使用

年老体弱或因疾病造成老年人离床活动时行走不便,需要助行器辅助行动而增加锻炼机会。使用助行器能够起到支撑体重,平衡行走,维护老年人行动安全,扩大老年人的活动和视野范围,提高生活自理能力,减少并发症,减轻对照护人员的依赖程度,节省体力和人力资源等作用。

（一）种类、性能及要求

助行器主要包括手杖、拐杖和步行器三类。

1. 手杖　是最常用的助行器（图7-1）。是以单侧手扶持以助行走的工具。根据手杖的结构和功能分为单脚手杖、多脚手杖、伸缩式手杖、折叠式手杖、多功能手杖等。

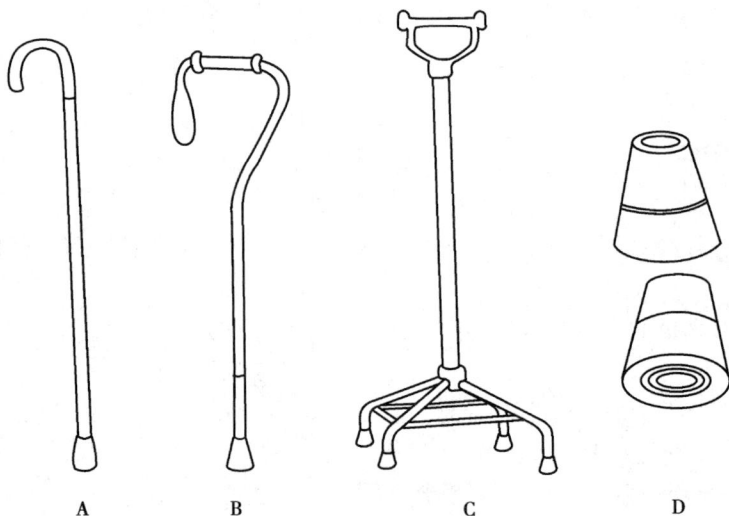

图 7-1　手杖

A、B. 单脚手杖；C. 多脚手杖；D. 橡皮底垫。

手杖适用于握力好,手腕力量强,上臂以及肩的肌力正常的老年人使用。手杖把手应易于抓握,手柄的角度有利于手腕力量的发挥,行走时形成支撑身体的支点,在使用中要保持稳定。

2. 拐杖　是靠前臂或肘关节扶持帮助行走的工具。分为肘拐、腋拐和平台拐。

（1）前臂支撑型拐杖:又称肘拐（洛式杖）（图7-2A）,手柄上部有套环,使拐杖固定于前臂,由前臂和手两点固定支撑,共同承重。适用于握力较差,手腕和前臂力量较弱但又不必使用腋拐,或骨折后腿力较弱的老年人。前臂拐轻便美观,但稳定性不如腋拐。

（2）腋窝支撑型拐杖:又称腋拐（图7-2B）,适用于肘关节稳定性差、截瘫或外伤严重的老年人,比较可靠稳定。腕关节稳定性差时需要选用有腕关节固定带的腋拐。双下肢瘫可以使用双腋拐,单下肢完全性瘫痪可以使用一侧腋拐。

（3）平台拐杖:又称类风湿拐,是在腋拐的基础上增加一个支撑前臂的平台,使用时将前臂固定在平台式前臂托上。适用于手腕、肘关节有严重类风湿或手有严重损伤不能负重的老年人。优点是前臂负重支撑面积大,稳定性好,特别是侧前方稳定性好。

3. 步行器　一般采用铝合金材质,是一种四边形或三角形的金属框架,用来辅助下肢功能障碍者（如偏瘫、截肢、全髋关节置换术后等）步行的工具（图7-3）。适用于腰腿力弱和走路摇晃的老年人,起到保持平衡、支撑体重和增强上肢肌力的作用。常见的有步行式步行器、轮式步行器、截瘫步行器、交替式步行器。

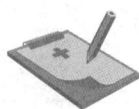

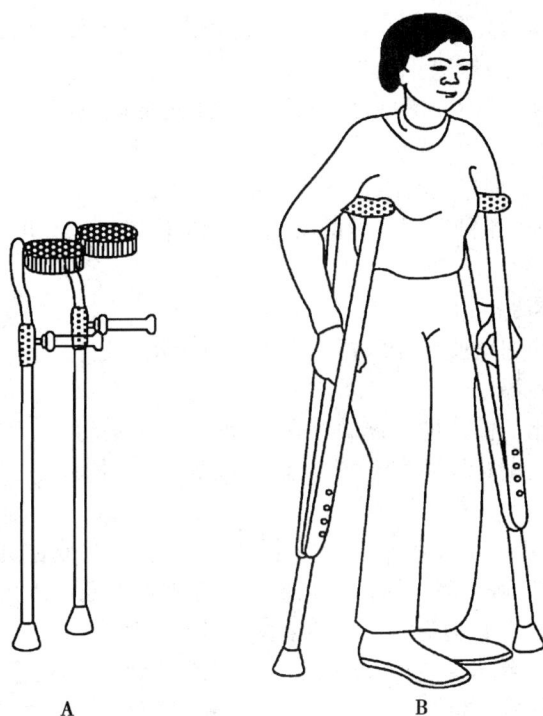

图 7-2　拐杖
A. 肘拐；B. 腋拐。

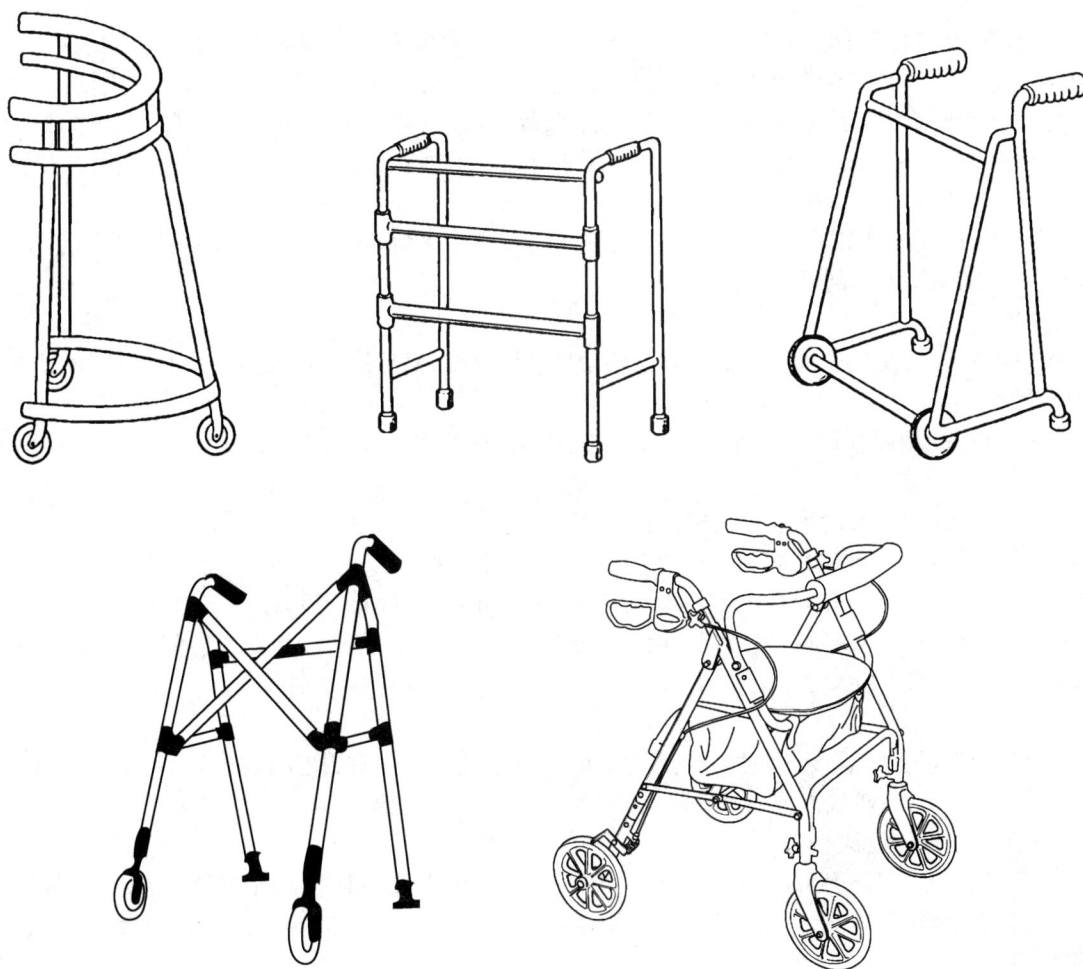

图 7-3　步行器

（1）步行式步行器：无轮脚，自身轻，支撑面积大，稳定性好。使用时双手提起步行器两侧扶手，送向前再放于地面。适用于上肢健康，下肢功能轻度损害的老年人。

（2）轮式步行器：有轮脚，易于推动和移动，使用时不用提起、放下。行走时步态自然，用力下压可自行刹车。

（3）截瘫步行器需要根据老年患者的具体情况制作配置。

（4）交替式步行器适用于各种原因导致的第四胸椎以下完全性或更高节段不完全性脊髓损伤的老年患者。

（二）使用助行器的观察要点

1. 助行器的选择　以能安全使用为原则。使用前对老年人进行评估，根据老年人身体状况和运动目的，合理选择适宜的助行器。

2. 检查助行器安全性能　检查助行器是否完好，螺丝有无松动，把手抓握情况，助行器与地面接触的橡胶垫是否牢固，伸缩式助行器调节卡扣是否锁紧，助行器支撑架是否平稳等。

3. 合理调整高度

（1）手杖的适宜高度：老年人直立时，握住手柄，将手杖着地端放在足前小趾外侧 15cm 处，肘关节屈曲 15°~30°，腕关节背伸，则为手杖的适宜高度。站立困难的老年人可取仰卧位测量。如果老年人腰部弯曲，即使屈肘大于 30°，也应选稍高些的手杖，步行才更舒适。

（2）腋拐的适宜高度：老年人直立时，双肩放松，大转子的高度为把手的位置，着地端距离足外侧 15~20cm，紧握把手时肘关节稍弯曲 15°~30° 为宜。腋拐长度简易计算法：腋拐的长度 =（老年人）身高 cm−40cm。

（3）步行器的适宜高度：老年人直立时，双手握住步行器的握手柄，肘关节屈曲 15°~30° 为宜。

（三）使用方法

1. 手杖　选择健肢侧握手杖，如左下肢偏瘫的老年人使用手杖时，应使用右手持手杖。

（1）三点式：手杖置于健肢侧，握住并伸出手杖，手杖落地稳妥后迈出患肢，重心由手杖支撑之后再迈出健肢，与先迈出的患肢并排站立。对于走路晃动较大的老年人，应先从三点式步行开始练习。

（2）两点式：手杖置于健肢侧，握住手杖并适当地将手杖靠近身体以防倾斜，伸出手杖同时迈出患肢，再迈出健肢。

（3）上、下台阶：原则是上台阶时先上健肢，后上患肢；下台阶时先下患肢，后下健肢。手杖可以放在扶手上，随老年人一同挪动。

2. 拐杖

（1）四点式：为最安全的步法。先向前移动患肢侧拐杖，而后迈出健肢；再移动健肢侧拐杖，最后迈出患肢。

（2）三点式：两侧拐杖一同向前伸出，再向前迈出患肢，最后健肢迈出跟上患肢。三点步行一般见于患肢不能负重的情况。

（3）两点式：向前移动患肢侧拐杖，同时迈出健肢；向前移动健肢侧拐杖，同时迈出患肢。

（4）上、下台阶：上台阶时，将身体靠近台阶，双臂用力撑住双拐，健肢迈到台阶上用力伸直使身体稍向前倾，同时将患肢和双拐带到台阶上，重复以上动作，迈向上一级台阶；下台阶时，先把双拐平行放在下一级台阶上，将患肢前移，双臂用力撑起拐杖，健肢屈曲移到下一级台阶后呈站立位，重复以上动作，迈向下一级台阶。

3. 步行器

（1）合理选择步行器：步行时脚不会碰到车，车扶手的高度适宜，扶手位置靠近身体，椅座的大小与高度适宜且安全，前轮较大或者双轮较安全，车闸在后轮方便使用。

（2）步行器使用方法

1）四步法：步行器一侧向前移动一步（15~30cm），同侧下肢抬高后迈出，约落在步行器横向的中线偏后方，然后将步行器另一侧向前移动一步，迈出另一下肢。起步时足尖抬高，着地时先足跟再足尖，稳步前进。

2）三步法：抬头挺胸，双手同时将步行器向前方推出（15~30cm），患侧下肢向前迈步（患肢负重

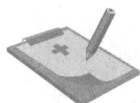

需遵医嘱),健侧下肢再跟进,两脚并排。

（3）步行器使用

1）操作目的

①协助步行不稳定,上肢健康而下肢功能轻度损害的老年人进行行走训练。

②维护老年人行动安全,扩大老年人的活动和视野范围。

2）操作程序

①评估

A. 辨识老年人,与老年人沟通交流,向老年人及家属解释使用助行器的目的、方法及注意事项。

B. 评估老年人的体重、意识状态、肢体活动能力,有无跌倒等危险因素,是否使用过助行器及理解合作程度。

②计划

A. 环境准备:保证环境宽敞,路面平整,干燥安全。

B. 老年人准备:了解助行器使用目的、方法及注意事项,能主动配合。

C. 照护人员准备:衣帽整洁,修剪指甲,洗手,戴口罩。

D. 用物准备:准备合适的助行器、卷尺、记录单、笔。

③实施

操作流程	操作步骤	要点说明
1. 核对解释	携用物至老年人床旁,核对老年人信息,解释操作目的、过程及方法	• 确认老年人;解除老年人紧张情绪,取得配合
2. 操作前准备	（1）检查助行器安全性能 （2）测量并确定助行器高度,协助老年人站立或平卧位,使用卷尺准确测量老年人身高,确定助行器使用高度 （3）选择适合的助行器,调整助行器高度,检查并确定助行器安全,使用平稳 （4）确定老年人衣着适合行走训练,协助老年人穿好衣裤、袜子、鞋子。选择衣裤要合体、鞋子要防滑,裤子和系鞋带的长度不可超过鞋帮 （5）摆放助行器位置合理,安全放置	• 保证安全性 • 站立困难的老年人可取仰卧位测量,确保身体伸直后测量 • 选择助行器要求符合老年人训练要求 • 裤脚过长、过宽或鞋带过长使行走安全性降低,易跌倒 • 摆放在安全且方便老年人拿取的位置
3. 行走训练	（1）床边平稳站起:协助老年人坐于床边,使重心稍微前倾,双上肢使劲支撑身体缓慢站起。照护人员站于老年人的患侧,拉住老年人的腰带或特制的保护腰带,做好保护 （2）嘱老年人双手握住助行器把手站立。双手握住步行器把手时,肘关节屈曲 15°~30°,照护人员支撑老年人的腰部,使重心慢慢落于助行器上,保持平稳 （3）老年人行走时,提起或推动助行器置于身体前约一步远（15~30cm）的距离,迈出患肢,足跟落于步行器后支架中间位置,健肢再跟进。如此反复前进,起步时足尖抬高,着地时先足跟再足尖,稳步前进 （4）照护人员在老年人身后,轻轻扶住老年人身体或支撑其腰部,与老年人同时迈同侧腿一起向前步行 （5）随时观察老年人状况,如有劳累、胸闷、出汗等情况,及时就近休息	• 照护人员勿过度拉、拽老年人,增加跌倒或骨折的危险 • 提醒老年人走路时目视前方,背部挺直 • 照护人员及时予以鼓励,使老年人行走时配合呼吸;嘱老年人患肢努力抬腿迈步,避免拖拉 • 行走时选择安全路线,注意避开障碍物,以免跌倒 • 行走训练应循序渐进,避免一次训练时间过长
4. 整理用物	整理用物,协助老年人更换衣服,安置舒适体位	• 有效沟通并协助老年人休息
5. 洗手记录	（1）按七步洗手法洗手 （2）记录训练过程、时间、结果	• 预防交叉感染

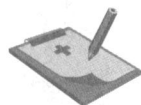

④评价

A. 助行器高度调整准确,确定安全性良好。

B. 老年人着装合理、安全、舒适,适合运动。

C. 老年人行走平稳、安全,无意外损伤。

D. 照护人员操作规范、熟练,行走过程中有效保护。

E. 护患沟通有效、顺畅。

3）注意事项

①使用助行器前先评估老年人意识状态和行走稳定性,如手臂、肩、背部无伤痛,手臂活动度和支撑力良好等;评估老年人着装是否适合运动,鞋要合脚防滑,裤腿、鞋带的长度合理,避免绊倒。

②患侧下肢有石膏等固定时,可用步行器上下一两个台阶。但不要使用步行器上下楼梯,避免支撑不稳而摔倒。

③行走时要保持背部挺直,速度不宜过快,步幅要小于平时行走,助行器前移距离不要超过老年人行走约一步的距离。

④练习场地应选择地面干燥、平直区域。行走前,先确认老年人两足底均已踏在地面上,呈立位平衡。助行器未熟练使用前,应有人陪伴、扶持,防止跌倒。

⑤根据评估结果,制订老年人使用步行器训练计划,每次均要掌握好训练时间和训练强度,以免引起过度疲乏、肌肉拉伤等。如出现手腕无力,不能持物,应注意有无腋下和手掌挫伤,臂丛神经受压;出现下肢肿胀、紫斑时,应注意调整步态,减少活动时间,及时通知家属和医生。

⑥注意安全风险因素

A. 跌倒:裤腿或鞋带过长、鞋子不防滑、保护不当、行走场地不安全、助行器不安全如防滑垫老化或调节卡扣滑脱等,均可导致老年人跌倒。

B. 肌肉拉伤、关节损伤:训练时间过长和／或强度过大、练习姿势不良、照护人员过度拉拽老年人等均会造成老年人肌肉拉伤或关节损伤。

C. 神经损伤、肢体畸形:助行器使用不当、行走训练过度等。

4）健康指导

①向老年人及家属解释使用助行器行走的目的、方法及注意事项。

②告知老年人在行走过程中如有不适应立即说明,防止意外的发生。

二、保护具的使用

保护具是用来限制老年人身体或某部位活动,以维护其安全与治疗效果的各种器具。

（一）目的

1. 保证安全　防止高热、谵妄、昏迷、躁动、危重老年人因意识不清或虚弱等原因而发生坠床、撞伤、抓伤等意外。

2. 确保治疗、照护工作顺利进行。

（二）使用范围

1. 精神病老年患者　如躁狂症,自我伤害的老年患者等。

2. 坠床高危老年人　如躁动不安、肌肉痉挛、意识不清、视物不清、术后麻醉未清醒,以及年老体弱等。

3. 皮肤瘙痒易抓挠的老年人　如全身或局部瘙痒难忍老年患者等。

4. 长期卧床,极度消瘦,下肢肌肉无力,极易发生压疮的老年人,如偏瘫、帕金森病老年人等。

（三）使用原则

1. 知情同意　使用前向老年人及其家属解释使用保护具的原因、目的、种类和方法,取得配合。非必须使用则尽量不用。

2. 短期使用　使用过程中要确保老年人安全,短期或间断使用。

3. 随时评价

（1）能满足老年人使用的基本需要,安全舒适,无血液循环障碍,无皮肤破损,坠床、撞伤等意外发生。

（2）老年人和家属知道使用保护具的目的，能够接受并积极配合。

（3）各项检查、治疗和护理措施能够正确进行。

（四）种类、使用方法

1. 床挡 主要用于保护老年人，预防坠床。

（1）多功能床挡：不用时可插于床尾，用时插入两侧床沿，需要时还可取下，将床挡垫于老年人背部，可用于胸外心脏按压（图7-4）。

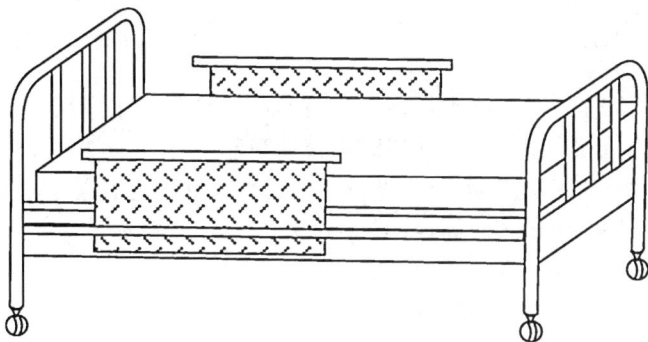

图7-4 多功能床挡

（2）半自动床挡：可按需升降。分手动式和电动式（图7-5）。

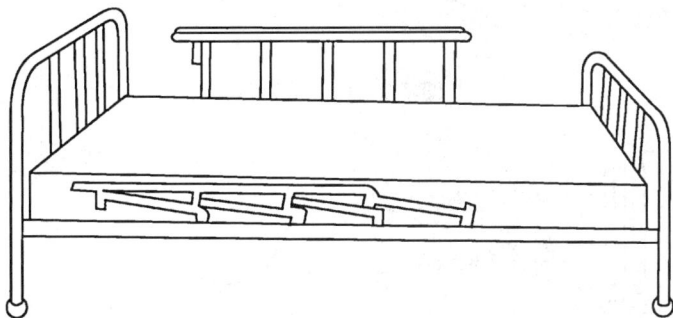

图7-5 半自动床挡

（3）围栏式床挡：使用时将床挡放于床的两侧，在床头、床尾固定稳妥。床挡中间为活动门，进行护理治疗时将门打开，操作完毕后将门关闭（图7-6）。

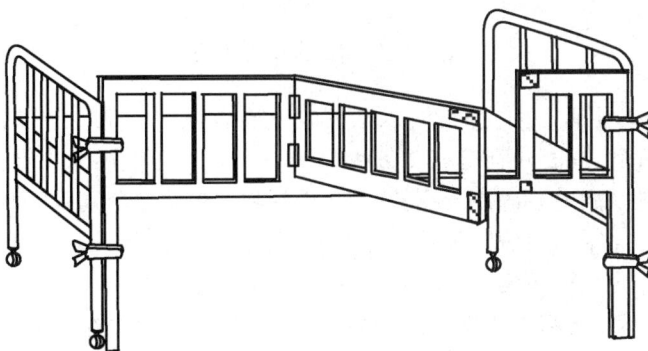

图7-6 围栏式床挡

2. 约束带 主要用于躁动或精神病老年患者，以限制身体或肢体活动。

（1）宽绷带：主要用于固定手腕及踝部。先用棉垫包裹局部，再将宽绷带打成双套结（图7-7），套在棉垫外，稍拉紧带子并系于床沿上（图7-8），松紧以局部不能脱出，又不影响血液循环为宜。

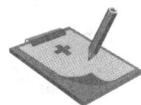

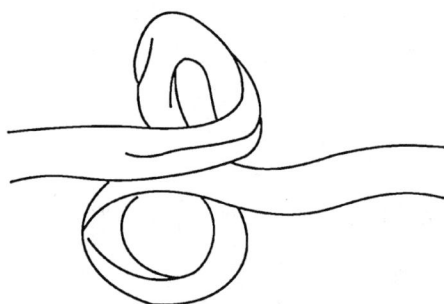

图 7-7 双套结

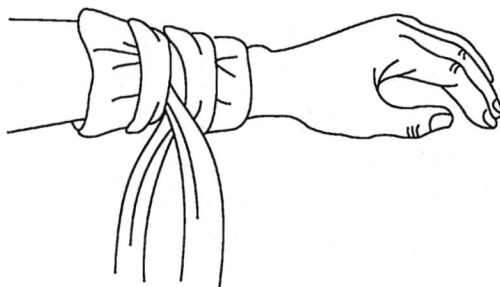

图 7-8 宽绷带约束法

（2）肩部约束带：用于固定肩部，限制老年患者坐起。肩部约束带用布制成，长 120cm，宽 8cm，一端制成袖筒，袖筒上有细带（图 7-9）。使用时先将袖筒套于肩部，腋窝处垫棉垫，两侧套好袖筒后，将细带系在胸前打结，两条宽带尾端系于床头固定。必要时将枕头横立于床头，将大单斜折成长条，分别约束两肩，大单两侧尾端系于床头固定（图 7-10）。

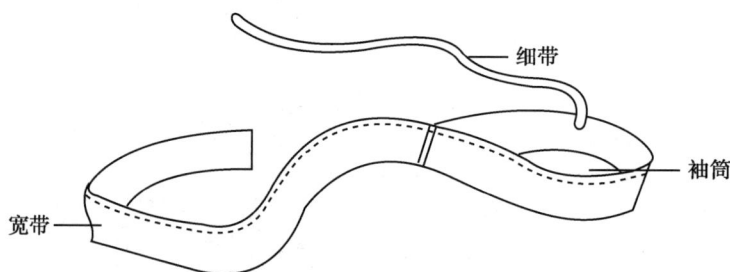

图 7-9 肩部约束带

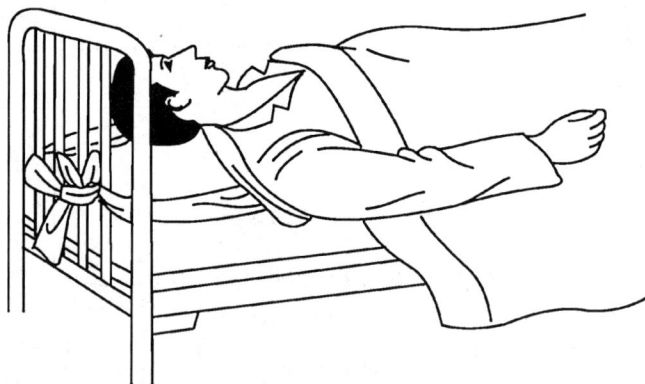

图 7-10 肩部大单固定法

（3）膝部约束带：主要用于固定膝部，以限制老年患者下肢活动。膝部约束带用宽布制成，长 250cm，宽 10cm，中部相距 15cm 分别钉有 2 条两头带（图 7-11）。使用时先在两膝之间垫棉垫，约束带横放于两膝上，再用两头带分别固定一侧膝关节，然后将宽带两端分别系于两侧床沿（图 7-12）。亦可用大单进行膝部固定，将大单折成 30cm 宽的长条，横放于两膝下，拉着两端向内侧压在膝盖上，并穿过膝下的大单横带，向上向外拉使之压住膝部，将两尾端系于床沿（图 7-13）。

（4）尼龙搭扣约束带：适用于手腕、上臂、踝部、膝部等的固定。操作简便、安全，便于清洗和消毒。约束带由宽布和尼龙搭扣制成。使用时将约束带置于关节处，局部垫好衬垫，对合尼龙搭扣，将带子系于床沿，注意松紧适宜。

3. 支被架　主要用于肢体瘫痪、极度虚弱的老年人，可避免盖被压迫肢体所致的不舒适、足下垂等并发症，也可用于烧伤老年患者采用暴露疗法需保暖时。使用时将支被架罩于易受压的部位（图 7-14），盖上被子。

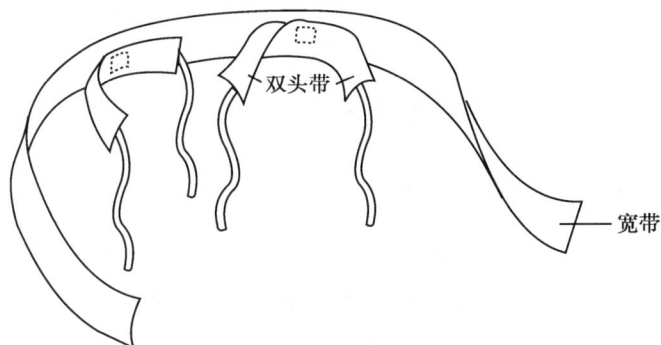

图 7-11　膝部约束带

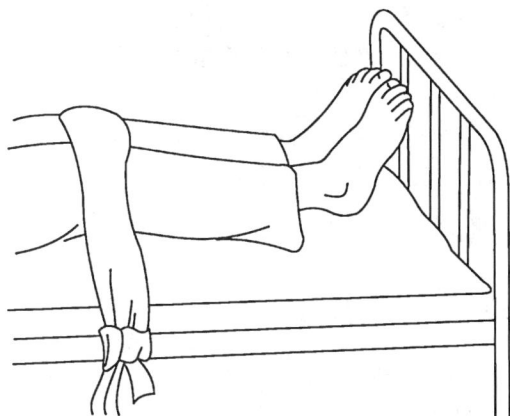

图 7-12　膝部约束带固定法

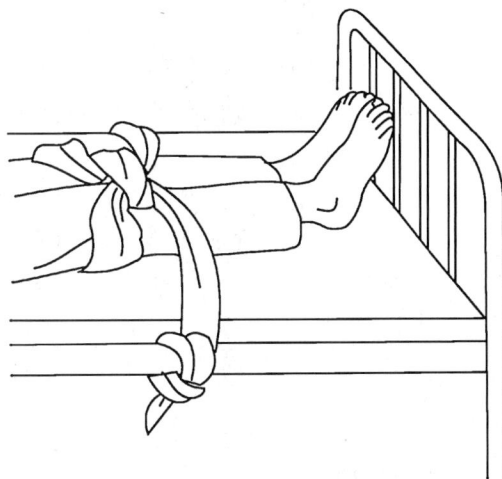

图 7-13　膝部大单固定法

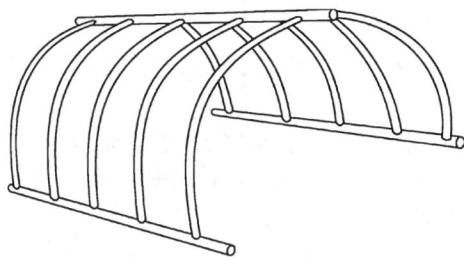

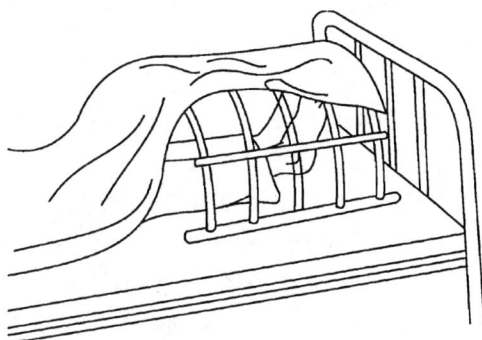

图 7-14　支被架

（五）注意事项

1. 严格掌握保护具的使用指征,向老年人及家属介绍使用保护具的必要性,以取得其理解,消除其心理障碍,保护老年患者的自尊。

2. 使用保护具时,应保持肢体和关节于功能位,协助老年人经常更换体位,预防肢体畸形,保证安全舒适。

3. 使用制动性保护具应短期使用,约束带下垫衬垫,松紧适宜。定时松解约束带,一般每 2h 放松一次。

4. 使用约束带时需注意观察,一般每 15min 观察一次。注意询问老年人是否存在肢体感觉异常,局部皮肤颜色苍白,肢端皮肤温度下降等末梢血液循环不良等异常情况,必要时遵医嘱局部按摩或热敷,促进血液循环。

5. 记录保护具的使用原因、方法、时间,观察结果和解除约束时间。

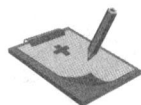

6. 注意安全风险因素

（1）压疮：保护具使用不规范，没有定时观察或更换体位使老年人局部组织长时间受压。

（2）肢体血运障碍、损伤：使用保护具无衬垫，绑扎过紧、时间过长，肢体没有置于功能位，没有定时松解约束带等。

（3）坠床：保护具固定不牢靠、滑脱，未正确使用保护具等。

（六）健康指导

1. 向老年人及家属解释保护具使用的目的、方法和注意事项。

2. 告知清醒老年人在使用保护具过程中，如有不适立即向照护人员说明，防止意外发生。

三、跌倒、骨折应对技术

（一）跌倒应对技术

跌倒是指突然或非故意倒在地面，或比起初更低的位置。老年人是发生意外的高危人群，跌倒可能导致老年人身体损伤或残疾，甚至死亡，是最常见的老年综合征之一。

1. 跌倒危险因素　跌倒前往往存在多种危险因素，主要分为内在因素和外在因素。

（1）内在因素

1）生理变化：随着年龄增长老年人的运动、感觉系统功能下降，中枢神经系统退行性变等。

2）病理因素：心血管系统、内分泌系统、运动系统疾病，以及老年人服用药物的影响等。

3）心理因素：阶段性的焦虑、抑郁、偏执等情绪，害怕跌倒至丧失信心后更易跌倒等。

（2）外在因素

1）环境因素：室内、室外物理环境不利于行走，步行辅助工具不充分或穿着不当，如裤腿过长、不合脚的鞋子、鞋底滑、鞋跟高等。

2）社会因素：居住模式、社会地位、家庭经济文化情况等的影响。

2. 跌倒评估

（1）健康史：评估老年人有无跌倒史，机体患有急、慢性疾病情况，近期有无使用特殊药物，如降压药、降糖药以及镇静剂等；居住环境是否有安全隐患，行走辅助器具、穿着是否适宜，跌倒事件经过和环境等。

（2）生理状况：①评估患者意识、生命体征、心理精神状况等；②全面体检，包括皮肤、头部、脊柱、胸腹部、骨盆和四肢检查及神经系统检查等；③跌倒前机体状况及活动：日常生活能力，步态、平衡和认知功能，听力、视力等。

（3）辅助检查：根据需要做心电、影像学检查（X线、CT、MRI）、生化检查、诊断性穿刺等。

（4）心理社会状况：评估老年人是否有害怕跌倒的心理，是否有焦虑、抑郁等不良情绪，是否独居或参与社会活动，家庭经济状况或当地社会经济文化水平等。

老年人跌倒多发生于室内，如卧室、浴室、厨房、楼梯等。降低跌倒危险的策略重在预防，老年人发生跌倒时应进行综合评估，分析跌倒的危险因素，如采用老年人跌倒风险评估量表（见附录）评估老年人近3个月跌倒史、疾病及症状、用药情况，使用助行器情况，步态和认知状态等，早期提出干预措施，减低跌倒危险。

3. 跌倒应对技术

（1）跌倒应急管理

1）立即查看：立即就地查看老年人意识状态，评估病情，转移老年人到安全舒适的地方。

2）报告医生：立即处理危及生命的情况，降低老年人进一步伤害的风险。及时通知老年人家属。

3）检查评估：检查老年人生命体征和意识状态，评估是否发生外伤、出血、骨折等。遵医嘱予以辅助检查，确定是否有内脏损伤、出血等情况。

4）及时治疗：如老年人出现瞳孔、意识、生命体征的改变，立即遵医嘱用药、吸氧、补液。针对老年人外伤、出血、窒息、心搏骤停等并发症，需紧急处理。

（2）跌倒急救照护：发现老年人跌倒，原则上不轻易搬动，快速判断跌倒原因、受伤情况，观察瞳孔、意识状态、生命体征等，判断有无并发症，如颅脑损伤、骨折、出血等严重程度。

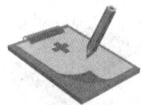

1）对于意识不清者,首先处理窒息、心搏骤停、出血、骨折等严重的并发症。意识不清者,将头偏向一侧,清理口鼻分泌物,确保呼吸道通畅;抽搐者,移至平整软地面或身体下垫软物,垫牙垫,以防舌咬伤。将老年人平稳搬动到安全的位置;休克者应采取平卧位或中凹卧位。

2）对于意识清楚者,询问老年人跌倒情况,对跌倒过程是否有记忆,如不能记起跌倒过程,可能为晕厥或脑血管意外,应立即报告医生并紧急处理;如有剧烈头痛或口角歪斜、言语不利、手脚无力等,提示脑血管疾病,立即扶起老年人会加重病情和增加脑出血危险;怀疑有骨折或脊柱损伤时,不要随意搬动老年人,以免加重病情;有双下肢活动感觉异常,大小便失禁等怀疑腰椎损害时,及时报告医生进行处理。

（3）跌倒后照护

1）加强巡视,做好老年人和家属的安抚工作,消除其恐惧、紧张心理。

2）详细交接班,密切注意老年人生命体征和病情变化。

3）将发生跌倒的经过及时报告,组织讨论原因,制订干预和改进措施。

4）心理护理:老年人跌倒后产生恐惧心理,更易引起跌倒,应及时给予心理安慰,耐心讲解预防跌倒的措施,鼓励老年人在专人陪护下早期进行下床活动等,帮助其建立自信心。对于过高估计自身能力,不听劝解的老年人,应使其充分认识自身实际情况、危险因素、跌倒后危害等,取得配合,避免意外再次发生。

（4）注意事项

1）对长期照护者,不推荐使用床挡或身体约束带预防跌倒。

2）不能因为有跌倒风险而限制老年人活动,可增加老年人卧床及坐立的时间。

3）跌倒骨折后要尽早进行功能锻炼,早期离床活动以减少下肢深静脉血栓,多次跌倒的高风险骨折的老年人可使用髋关节保护器。

4）注意安全风险因素:①失用综合征:长期卧床会导致日常生活能力下降;②关节僵硬:关节长时间缺乏功能锻炼;③下肢深静脉血栓:长期卧床活动量减少,下肢功能锻炼不足。

思政元素:习近平新时代中国特色社会主义思想重要内涵之"生命至上,安全第一"

思政融入知识点:预防跌倒,安全防护

思政素材:生命至上,安全第一

住在市医养结合中心的张爷爷,今晨6:30在卫生间门口险些发生跌倒,照护人员看到后,检查了张爷爷的鞋子,发现鞋子不防滑,尤其遇到水后变得更滑了,照护人员要为张爷爷更换鞋子,张爷爷说那是老伴去世前给他买的,情绪很激动,不同意更换,照护人员耐心细致地为张爷爷讲解除了跌倒的危害和防护措施,及时安抚了张爷爷情绪,告知张爷爷预防跌倒有哪些需要注意的事项,并及时为张爷爷换上了防滑拖鞋。张爷爷换上拖鞋,对照护人员说,这双拖鞋也是我的"爱心拖鞋"。

对于易跌倒高危人群需要加强巡视和安全知识的宣教,照护人员要加强安全意识,切记不可掉以轻心。"弘扬生命至上、安全第一的思想"是习近平新时代中国特色社会主义思想的一个重要内涵。"生命至上"是人民利益至上的具体体现,是建设平安中国的思想引领,是满足人民群众日益增长的美好生活需求的基石。习近平总书记多次强调医务人员要树立安全发展理念,弘扬生命至上、安全第一的思想,体现出我们社会的价值取向,体现出我们党在任何时候都把群众利益放在第一位的使命担当。

---

4. 健康指导

（1）增强防范跌倒意识:帮助老年人认识自身存在的危险因素,指导其进行自我干预,防止再次发生跌倒。

（2）适度运动及康复锻炼:采取适合老年人身体状况的运动形式,制订运动计划方案,适当进行

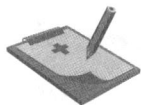

康复功能训练可增强肌肉、关节功能。

（3）选择适当的辅助器具：根据需求恰当使用拐杖、轮椅、助行器等。

（4）感知补偿：有视力、听力等感知障碍时积极治疗。

（5）环境安全：①室内环境无障碍物，便于行走，不使用有轮子家具；②常用物品摆放要方便取用，安全并固定放置，以便老年人熟悉生活空间；③洗漱间、厨房地面应备有防滑垫，铺设防滑砖，洗手盆不宜过高，坐便不宜过低，安装扶手，合理放置呼叫器；④光线充足不直射，避免闪烁，设置地灯和夜灯，开关易于触及；⑤地面平坦、不滑、无水，去除室内台阶，门槛处加鲜明标记，过道安装扶手和休息长椅；⑥台阶不可过高、过窄，不可有障碍物，方便轮椅或步行锻炼；⑦转角处要有防跌倒警示标识；⑧对视力障碍、行动不便老年人需设有专门通道。

（6）着装、生活方式：①衣着合适，大小松紧适当，活动时不穿拖鞋，穿防滑鞋、防滑袜。避免穿高跟鞋和有多余带子的衣裤、鞋子，以防跌倒。穿脱衣时取安全坐位。②起身、下床等变换体位时，放慢速度。走路保持步态平稳，尽量慢走，避免携带重物而影响行走。③一侧肢体不便的老年人，应遵循"健腿先上，患腿先下"的原则。④避免走过陡的斜坡、楼梯，避免登高取物。避免去人多湿滑的地方，雨雪路滑天气避免外出。乘坐交通工具时，在车辆停稳后行动。⑤避免睡前饮水过多，减少夜间起床次数，可使用床旁坐便器。⑥对跌倒高风险的老年人，室内外活动时要有人陪护。

（7）相关疾病防治：①白内障、青光眼等视力障碍的老年人，应及时治疗改善视力，注意老年人生活和居住环境的照明；②骨质疏松的老年人，应适当户外活动，戒烟酒，慎用影响骨代谢的药物，加强膳食营养及钙的补充；③脑血管疾病后遗症、帕金森病和小脑平衡功能障碍的老年人，需指导其进行功能康复锻炼；④意识障碍、定向障碍的精神疾病老年人，可适当约束保护，正确使用抗精神病药物起到一定的防跌作用；⑤服用抗精神病药物的老年人，不宜单独外出或过多活动，照护人员应随时观察老年人的面色、表情、说话和动作的协调性，发现异常应及时采取措施。

（8）合理用药：检查老年人服用的所有药物，调整用药方案，避免多种药物应用所引起的不良反应。

（9）心理支持：关心老年人，告知应避免焦虑、沮丧等太大的情绪波动，帮助老年人消除跌倒恐惧症等心理障碍。

（二）止血

短时间内伤口大量出血可危及老年人的生命，伤口被细菌侵犯，引起感染等严重的并发症。因此，受伤后应及时对伤口进行止血、换药。

1. 不同种类血管出血特点　根据血管出血损伤的种类，外伤出血可分为动脉出血、静脉出血和毛细血管出血三类。

（1）动脉出血：颜色呈鲜红色，血流速度快，呈喷射状出血、压力高、流量大而危及生命，需尽快进行止血处理。常见于较深的刀割伤或刺伤。

（2）静脉出血：颜色呈暗红色，血流速度缓慢，量中等，比动脉出血易控制。常见于较浅的刀割伤和刺伤。

（3）毛细血管出血：呈渗出性，颜色呈鲜红色或暗红色，危险性小。常见于皮肤擦伤。

2. 止血方法　常用的止血方法有指压止血法、包扎止血法、加垫屈肢止血法、止血带止血法和填塞止血法。

（1）指压止血法：适用于各种血管出血时的初步止血，属临时性应急止血措施。用手指、手掌或无菌纱布等直接压在近心端出血部位，达到不出血为宜。因影响整体供血，应限制对老年患者使用，危险情况下每次不可超过 10min。

常用指压止血部位有：

1）颞浅动脉压迫点：用于头顶部出血，压迫同侧耳屏上方 1.5cm 处。

2）肱动脉压迫点：用于前臂出血，压迫上臂中段内侧肱动脉搏动处。

3）股动脉压迫点：用于大腿以下出血，用力压迫大腿上方股动脉搏动处。

（2）包扎止血法：适用于伤口表浅，仅有小动脉、静脉及毛细血管出血，为最常用急救止血方法之一。出血量少时可采用包扎止血法；出血量大主要为体表及四肢的中、小动静脉毛细血管出血时，可

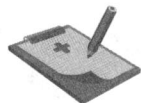

采用加压包扎止血法。适当抬高出血部位肢体,可提高止血效果。

加压包扎止血法:适用于四肢、头颈、躯干等体表血管损伤出血。将无菌敷料覆盖在伤口上,覆盖面积应超过伤口周边 3cm 以上,然后用绷带、三角巾等在伤口敷料上施加一定压力止血。加压的强度以达到止血又不影响肢体远端血液循环为宜。骨折或关节脱位者不宜使用。

(3)加垫屈肢止血法:适用于四肢出血量较大,肢体无脱位或骨折者。上臂、前臂、小腿和大腿出血,可分别在腋窝、肘窝、腘窝和大腿根部放置纱布垫或毛巾等加压,屈曲肢体,再用绷带或三角巾将肢体固定(图 7-15)。

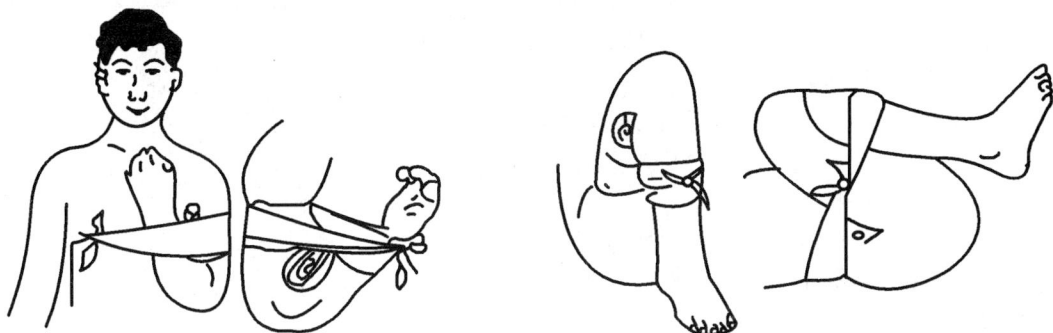

图 7-15 加垫屈肢止血法

(4)止血带止血法:适用于四肢有较大血管损伤或伤口大,出血量多,采用加压包扎等其他方法仍不能有效止血时。目前常用的止血带有橡皮止血带、充气式止血带、其他止血带。

1)橡皮止血带:以拇指、示指和中指持止血带的头端,将另一端绕肢体 2 圈,每圈都压在起头端之上,此时将止血带尾端放于示指和中指之间夹住,将尾端从 2 圈下拉出,形成一个活结(图 7-16)。放松止血带时,将尾端拉出即可。

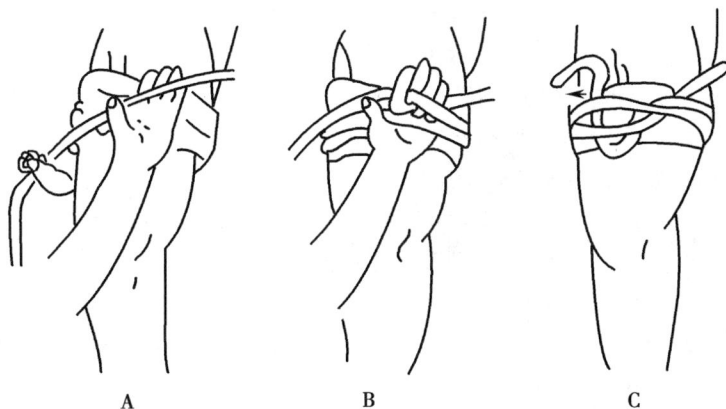

A   B   C

图 7-16 橡皮止血带

2)充气式止血带(气囊止血带):用于出血量较大的四肢出血,止血效果好。与血压计袖袋同理,备有显示止血带压力大小的装置,压力均匀可调。充气止血带压力一般上肢为 250~300mmHg,下肢为 300~600mmHg。使用前检查气囊是否漏气,结束时松开气阀,使指针降至"0"。

3)绞棒止血法:在没有上述止血带的紧急情况下,可临时使用。将布带绕伤肢一圈,两端向前拉紧打活结,取绞棒(木棍、勺把、笔等)穿在布带的外圈内,提起绞棒拉紧,将绞棒拧紧,一端插入活结环内,拉紧活结并与另一头打结固定。

(5)填塞止血法:适用于四肢有较深、较大的伤口或穿透伤时,用消毒的纱布、敷料等填塞在伤口内,再用绷带做适当的加压包扎。躯干部位出血禁用填塞止血法。

3. 注意事项

(1)老年人皮肤松弛、易破损,使用止血带时不能直接接触皮肤,应先加衬垫再止血。禁止使用

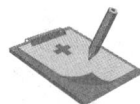

铁丝、电线等代替止血带。

（2）选择部位：止血带应扎在伤口的近心端，尽量靠近伤口。

（3）松紧适宜：以出血停止、远端摸不到动脉搏动，止血带最松状态为宜。

（4）做好标记：在使用止血带的老年人手腕或胸前衣服上做明显的标记，注明止血带使用的时间（以24h制为标准）。

（5）定时放松：年老体弱的患者一般不能连续使用4h，且时间越短越好。应每隔30~60min放松1次，每次放松2~3min。严禁快速放松止血带，以防血压波动引起再出血。

（6）严密观察老年人肢体远端皮肤颜色及温度，一旦出现发绀或皮肤温度下降，应立即松开止血带，以免发生组织坏死、休克等并发症，并做好其他止血的准备。

（7）注意安全风险因素

1）组织坏死、损伤：使用止血带绑扎过紧、时间过长；没有定时松开止血带等。

2）休克：放松止血带期间未做好止血措施，补液不足等。

4. 健康指导

（1）向老年人及家属解释止血的方法、注意事项。

（2）告知清醒老年人止血后如有不适立即向照护人员说明，防止意外发生。

（三）包扎

快速准确地将伤口用纱布绷带、三角巾或可用的布料等进行包扎，是创伤现场急救的重要环节，应用广泛。包扎目的是保护伤口防止进一步污染，固定敷料、减少组织液的渗出，利于转运等。

1. 绷带包扎　是包扎技术的基础，常用绷带种类有纱布绷带、弹力绷带、石膏绷带等。纱布绷带有利于伤口渗出液的吸收，弹力绷带适用于关节部位损伤的包扎，石膏绷带适用于骨折部位的包扎。常用卷轴绷带包扎法包括以下几种（图7-17）：

（1）环形包扎法：是最常用、最基本的方法。适用于包扎的开始与结束时固定带端，或包扎粗细均匀部位如颈、腕、胸、腹等处。方法：绷带环形缠绕2圈以上，将绷带头折回一个三角，下一圈将上一圈绷带完全遮盖。

（2）蛇形包扎法：适用于固定夹板，简单固定或需要由一处迅速延伸至另一处时快速固定。操作方法：缠绕时以绷带宽度为间隔，各周互不遮盖。

（3）螺旋形包扎法：适用于包扎直径基本相同的部位，如四肢，躯干、手指等部位。操作方法：绷带倾斜向上螺旋缠绕，每圈压住前一圈的1/3~1/2。

（4）螺旋反折包扎法：适用于肢体上下直径不等部位的包扎，如小腿、前臂等。操作方法：在螺旋向上缠绕时，每周均将绷带向下反折，反折部位基本在同一直线上，避开伤口或骨突处。

（5）"8"字包扎法：适用于直径不一的部位或屈曲的关节处，如肩、肘、手掌、髋、膝、踝等。选用弹力绷带最佳。操作方法：屈曲关节后，将绷带自下而上，再由上而下，重复做"8"字旋转缠绕。

（6）回返式包扎法：适用于头顶部肢体末端或断肢部位。操作方法：由助手或自己将绷带两端固定住，绷带反折由后向前，再反折向后，反复操作直至包住整个伤处顶端。

2. 三角巾包扎法

（1）头面部三角巾包扎法：常用方法有头顶部包扎法、风帽式包扎法、面具式包扎法、下颌部包扎法（图7-18）。

头顶部包扎法是将三角巾的底边折叠成两横指宽（约有两折即可），正中置于伤员前额齐眉处，顶角经头顶垂于枕后。将三角巾的两底角沿耳上向后拉至头后部，将两底角交叉并压住顶角后，再绕回前额处打结，最后整理多余的三角巾，将后面的顶角拉紧，折叠后嵌入底边内。

（2）肩部包扎法：分为单肩、双肩包扎法两种。

1）单肩包扎法：将三角巾折叠为燕尾式，尾角向上，放在伤侧肩上，大片向上盖住肩部及上臂上部，燕尾底边包绕上臂上部打结，两燕尾角分别经胸，背拉到对侧腋下打结。

2）双肩包扎法：将三角巾折叠成两燕尾等大的燕尾巾，夹角朝上对准后颈部，燕尾披在两肩上，两燕尾角分别经左右肩拉到腋下与燕尾底角打结。

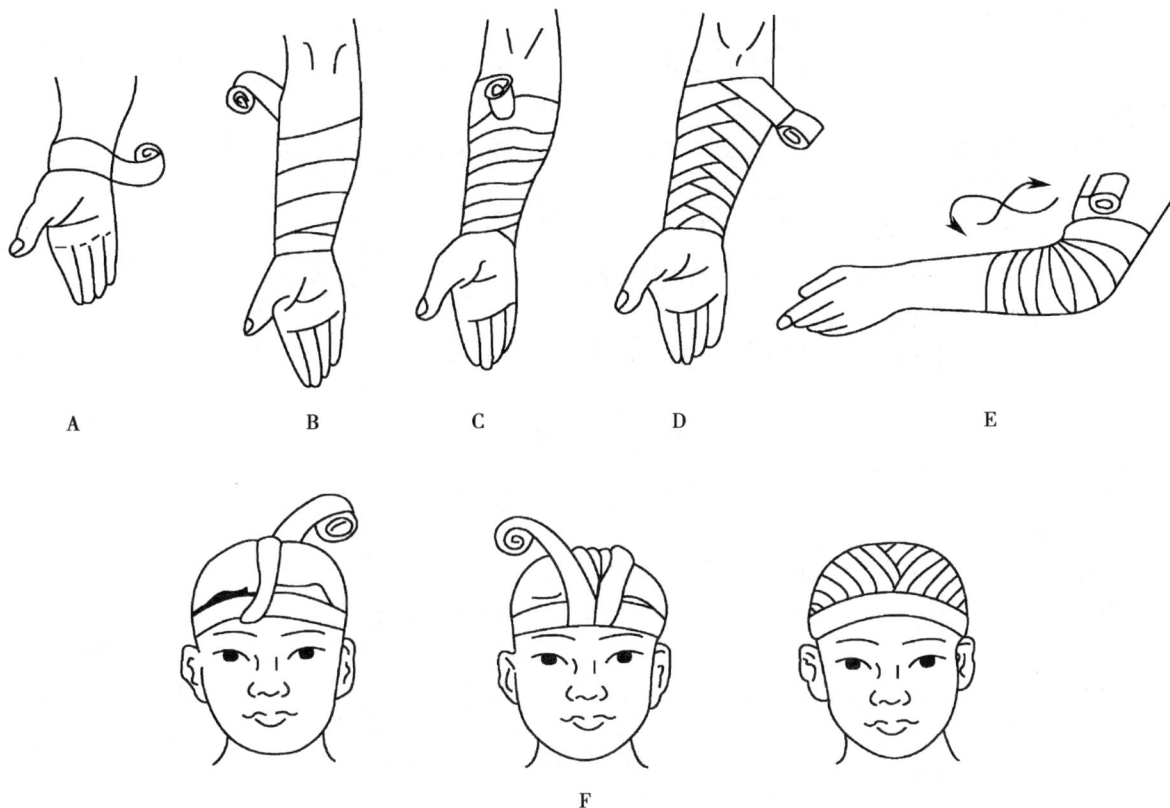

图 7-17 绷带包扎基本方法

A. 环形包扎法；B. 蛇形包扎法；C. 螺旋形包扎法；D. 螺旋反折包扎法；E. "8"字包扎法（肘部）；F. 回返式包扎法（头部）。

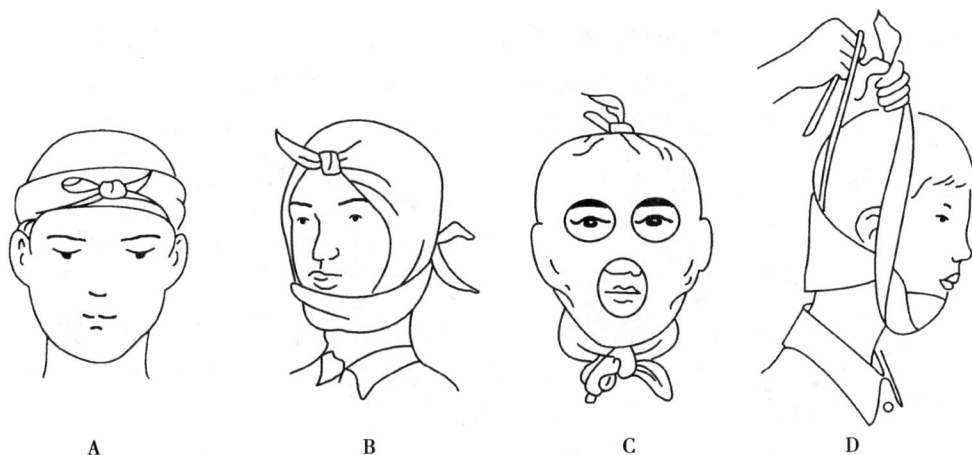

图 7-18 头面部三角巾包扎法

A. 头顶部包扎法；B. 风帽式包扎法；C. 面具式包扎法；D. 下颌部包扎法。

3. 注意事项

（1）包扎前先检查评估伤口，简单清创后再包扎。

（2）包扎要牢固，松紧适宜。包扎部位要准确，严密，不遗漏伤口。

（3）每包一周绷带要压住上一周的 1/3~1/2。普通的绷带包扎由肢体远心端向近心端，石膏绷带包扎方向与其相反。四肢包扎应将指（趾）端外露，及时询问，观察末梢血液循环情况。

（4）皮肤褶皱（如腋下、腹股沟等处）和骨隆突处需加用棉垫保护。绷带包扎起始和打结处忌在伤口、骨隆突处或易受压部位，以免引起压疮。

（5）患肢摆放于功能位，以免造成畸形。抬高伤肢可促进血液循环，减轻疼痛。

（6）注意安全风险因素

1）组织损伤、感染：包扎固定过松致使绷带脱落，伤肢未置于功能位，操作时动作粗暴，伤口暴露等。

2）肢体疼痛，缺血坏死：伤肢未置于功能位，未及时询问、观察肢体末端血液循环情况等。

4. 健康指导

（1）向老年人及家属解释包扎的方法、注意事项。

（2）告知清醒老年人包扎后如有不适立即向照护人员说明，防止意外发生。

（四）骨折后初步固定、搬运

1. 骨的完整性或连续性中断，即为骨折。主要临床表现有：

（1）全身表现

1）休克：较大的骨折或多发性骨折，如骨盆骨折、股骨干骨折。

2）发热：一般没有发热，骨折大量出血后可引起低热，开放性骨折感染发热。

（2）局部表现

1）一般表现：疼痛和压痛、肿胀和瘀斑、功能障碍。

2）骨折专有表现：畸形、假关节活动（反常活动）、骨擦音（或骨擦感）。

老年人平衡能力、协调能力下降，跌倒后易发生腕部骨折、脊柱骨折、髋部骨折等。及时固定有利于制动止痛，减少出血，预防休克，防止并发症，避免血管、神经、骨骼、软组织的进一步损伤。

2. 骨折后固定

（1）骨折后固定方法

1）肱骨骨折固定：长夹板置于上臂后外侧，短夹板置于前内侧，用三角巾将上肢悬吊固定于胸前，肘关节屈曲90°。

2）前臂骨折固定：两块夹板分别置于前臂内侧和外侧，用三角巾悬吊固定于胸前，肘关节屈曲90°（图7-19）。

3）股骨骨折固定：取平卧位，长夹板置于伤腿外侧（长度从腋窝至足跟），短夹板置于内侧（长度从大腿根部至足跟）固定。在腋下、膝、踝关节等处放置棉垫保护，空隙处用柔软物品填实。

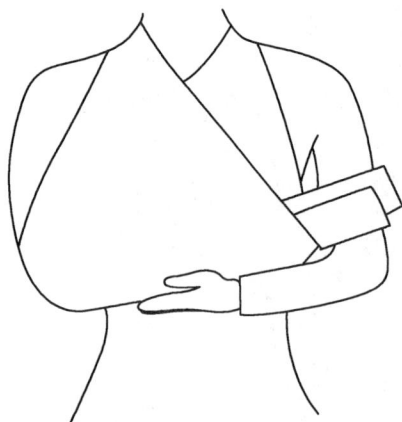

4）小腿骨折固定：取平卧位，长夹板置于小腿外侧（长度从髋关节至外踝），短夹板置于内侧（长度从大腿根部至内踝）固定。

5）踝部骨折固定：用绷带"8"字包扎，踝部成90°功能位固定。

6）骨盆骨折固定：取仰卧位，在双侧膝下放置软垫，用宽布带从臀后向前绕骨盆捆扎紧，在下腹部打结固定；双膝间放置衬垫，用绷带捆扎固定（图7-20）。

7）脊柱骨折固定：脊柱骨折最容易引起脊髓损伤，造成截瘫。颈椎骨折时，易引起高位截瘫。固定时要科学、严谨，避免引起脊髓损伤。

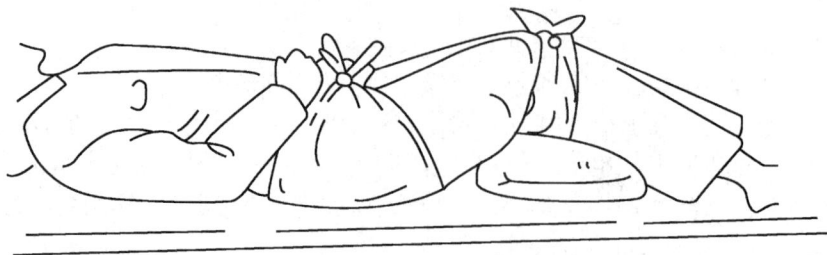

图 7-19　前臂骨折夹板固定

图 7-20　骨盆骨折三角巾固定

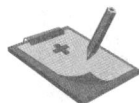

①颈椎骨折:有条件者选用合适的颈托。固定时,保持头部正中位,测量锁骨至下颌角之间的宽度为颈部高度,调整颈托高度,将颈托上红点对准一侧下颌角,固定颈托于下颌部,另一侧从颈后环绕,两端粘贴固定。

②脊柱完全骨折:使用脊柱板固定时,双手牵引头部使身体呈轴线翻身,将老年人平移至固定板上,在颈、腰、骨盆等处用衣物垫塞,再用宽带固定,避免运送途中颠簸晃动发生二次伤害。禁止老年人站立、坐起或脊柱扭曲,严禁做背、抱、扛、驮、牵拉等动作,以免引起脊髓损伤。

（2）固定的注意事项

1）确认现场安全,紧急呼救。怀疑有骨折的老年人,不可强制进行各种活动,应立即报告,待医护人员到场后,再进行下一步处理。

2）快速固定,严禁现场复位。先对伤口进行止血和包扎处理,再进行固定,固定中避免不必要的搬动。开放性骨折现场处理时不可把外露骨端送回,以免造成感染。

3）固定顺序:先固定骨折的近心端,再固定远心端。固定夹板的长度与宽度要与骨折的肢体相适应,除固定骨折部位上下两端外,还要固定上下两个关节。

4）松紧度适宜:绷带结打在夹板上,以能上下移动1cm为宜,避免固定过紧而影响血液循环,导致组织坏死。动作切忌粗暴,以免加重损伤和疼痛。

5）注意保护患肢,夹板不可与皮肤直接接触,应加棉垫,尤其骨隆突处和悬空部位应加厚衬垫,防止组织受压。

6）固定时将指（趾）端外露,以便观察肢体远端血液循环情况。如发现指（趾）端苍白、发冷、麻木、疼痛、水肿、发绀时,警惕固定过紧,防止发生骨筋膜室综合征,应及时通知医生。如出现局部持续疼痛,要警惕压疮。

7）注意安全风险因素

①畸形:垂腕、足下垂等,伤肢未置于功能位,长时间固定肢体缺乏功能锻炼。

②压疮:包扎松紧不适宜,打结位置不当等使局部皮肤受压。

③组织损伤、感染:动作粗暴,伤口暴露,无菌操作不规范等。

（3）健康指导

1）向老年人及家属解释骨折后固定的方法、注意事项。

2）告知清醒老年人在骨折后固定,如有不适立即向照护人员说明,防止意外发生。

3. 骨折后搬运　搬运就是使用运输工具,将老年伤员从事发现场移动到担架、救护车、检查床等过程。目的是使老年伤员尽快转移,脱离危险,防止病情加重,减少再次损伤,迅速有效地挽救生命。

（1）徒手搬运:适用于路程较近现场无担架,病情较轻的伤员。对于怀疑有脊柱骨折时,必须用3~4人水平搬运法。

1）单人搬运法:搬运员屈膝,两脚前后分开,一臂自老年人腋下伸至对侧肩外侧,另一臂伸至大腿下,老年人双臂交叉至搬运员颈部,搬运员将老年人抱起。此法适用于体重较轻,且病情允许的老年人。

2）两人搬运法:甲托住头、颈、肩部和腰部;乙托住臀部和腘窝处。

3）三人搬运法:甲托住头、颈、肩和背部,乙托住腰和臀部,丙托住腘窝和小腿部。

两人或三人搬运法适用于病情较轻,体重又较重,但自己不能活动的老年人。

4）四人搬运法:甲站在老年人头部轴向牵引并托起老年人头颈部;乙和丙对侧站立,分别托起老年人胸部、腰部、臀部和大腿部;丁站在脚下轴向牵引老年人脚踝,托起老年人的膝关节和小腿部。四人同时用力抬起老年人,共同使老年人身体在同一水平面,轴向伸直,平移到担架硬板上。四人搬运法适用于颈、腰椎骨折,或病情较重的老年人。

（2）担架搬运:是最常用的搬运方法,适用于病情较重,转移路途较长的伤员。通常帆布担架适用于内科疾病患者的搬运。脊柱骨折搬运时不可用布制担架,需用硬板垫于老年人身下作为支托。

（3）脊柱损伤搬运:脊柱损伤最严重的并发症是脊髓损伤,造成截瘫。因此,搬运时应始终保持脊柱中立位,严禁颈部与躯干前屈或扭转。

1）颈椎损伤搬运:采用四人搬运法。

2）胸椎、腰椎损伤搬运：可 3~4 人搬运,方法与颈椎损伤搬运相同。

（4）骨折后搬运注意事项

1）搬运前首先要固定肢体,方法得当,动作敏捷,步调一致。

2）严禁抱持、拖拽、背驮,防止躯干扭转,避免震动,保持脊柱中立位。怀疑脊柱骨折时,嘱老年人平卧,不得随意移动和活动。昏迷老年人头要偏向一侧或侧卧位。

3）担架搬运时应头朝后、足朝前,与运行方向相反;上下坡时要使老年人身体保持水平状态。四肢不可靠近担架边缘,以免碰撞造成损伤。后面的担架员,随时观察老年人病情变化。

4）脊柱损伤应使用硬板担架保护脊柱和脊髓。为防止老年人头颈左右旋转活动,应妥善固定头颈及身体空悬处,保持身体平直,各部位受力均匀,防止头部扭动和过度颠簸。

5）注意安全风险因素

①脊柱、脊髓损伤:搬运方法不当,帆布担架没有垫硬板,头颈、脊柱没有固定牢靠等。

②意外损伤:搬运途中肢体意外滑出担架外缘,体位放置错误,担架员观察不细致,搬运动作不一致,固定不牢靠使老年人从担架跌落等。

（5）健康指导

1）向老年人及家属解释骨折后搬运的配合方法、注意事项。

2）告知清醒老年人在骨折后搬运过程中,如有不适立即向照护人员说明,防止意外发生。

四、老年人异物卡喉应对技术

喉头或气管异物（异物卡喉）简称气道异物,是指进食时食物误入气管或卡在食管狭窄处压迫呼吸道或呛到咽喉部、气管,引起呛咳、呼吸困难,甚至窒息,是老年人猝死的常见原因之一。其临床表现与冠心病类似,易被误诊从而延误最佳抢救时机。

（一）喉头或气管异物（异物卡喉）常见原因

1. 生理因素　随着老年人年龄的增长,咽喉管在生理、形态及功能上都会发生退行性变化,逐渐出现老化现象。咽部和食管的肌肉变硬萎缩,肌纤维之间的结缔组织增生,咽喉腔扩大,而食管腔变硬,其伸展性及弹性下降。同时,因细胞的老化及细胞之间的联系失调,对食物的刺激灵敏度下降,兴奋性减弱,感觉和传递信息速度减慢。

2. 体位因素　行动不便的卧床老年人,平卧于床上进食,食管处于水平位,舌头控制食物的能力减弱,若进食干燥食物（如糕点、煮鸡蛋等）或黏性食物（如汤圆、糯米饭等）,食物易黏附在喉部引起梗阻。

3. 食物因素　引起噎呛的食物有馒头、煮鸡蛋、排骨、汤圆、豆类等。煮鸡蛋、馒头、排骨水分少,不易咀嚼,而汤圆、粽子黏性较强,吞咽时均易引起噎呛。

4. 疾病因素　精神障碍的老年人由于受幻觉妄想支配,出现行为紊乱,老年人常常出现暴饮暴食、抢食和狼吞虎咽,食物咀嚼不充分就强行快速吞咽,从而导致大块食物堵塞呼吸道。

5. 药物因素　老年人服用抗精神病药物治疗后,药物的副作用一方面引起老年人咽喉部肌肉功能失调,抑制吞咽反射,使老年人出现吞咽困难;另一方面,致使老年人产生强烈的饥饿感,出现不知饥饱而抢食的精神症状,在集体进食时,易发生急性食管阻塞。

6. 其他因素　老年人进食时注意力不集中,吃东西时聊天、说笑,进食速度过快等。养老机构管理不当,对老年人进食指导不到位,或者对老年人群体进餐管理不善等。

（二）喉头或气管异物（异物卡喉）的临床表现

大部分噎呛的老年人常被误认为是冠心病发作而延误了最佳抢救时机,所以一定要正确判断。噎呛的临床表现。分为以下三个阶段:

1. 早期表现　因大量食物积存于口腔、咽喉前部,阻塞气管,老年人面部涨红,并有呛咳反射。由于异物吸入气管时,老年人感到极度不适,大部分老年人常常有以下特殊的表现:即不由自主地一手呈"V"字状紧贴于颈前喉部,表情异常痛苦。

2. 中期表现　食物卡在咽喉部,老年人有胸闷、窒息感,食物吐不出来,手乱抓,两眼发直。

3. 晚期表现　人出现满头大汗、面色苍白、口唇发绀、昏倒在地,提示食物已误入气管;重者出现大小便失禁、鼻出血、抽搐、呼吸停止、全身发绀等。

噎呛发生时老年人常因发病突然、病情危急、极度不适,而产生异常紧张和恐惧的心理,更易导致喉头痉挛而加重窒息感。家属因对老年人病情认识不足、担心预后,也常常会表现出激动、恐慌,从而加重老年人的心理负担。

（三）辅助检查

1. 反复唾液吞咽测试　是临床上评估老年人吞咽能力简单易行的方法。具体操作方法如下:被检查老年人采取坐位,卧床时采取放松体位。首先,用人工唾液或少许温水让老年人口腔湿润,检查者将手指放在被检查者的喉结及舌骨处,让其尽量快速反复进行吞咽动作,观察30s内喉结及舌骨随着吞咽越过手指,向前上方移动再复位的次数。判断标准:30s内吞咽3次属正常;30s内吞咽2次或小于2次,则有噎呛的风险。

2. 洼田饮水试验　让老年人端坐位,喝下30ml温开水,观察所需时间及呛咳情况,并对老年人吞咽能力进行分级。判断标准:能顺利地1次咽下为1级;分2次以上,能不呛咳地咽下为2级;能1次咽下,但有呛咳为3级;分2次以上咽下,有呛咳为4级;全量咽下困难,且频繁呛咳为5级。

3. 其他　如食管吞钡造影检查等。

（四）喉头或气管异物（异物卡喉）的处理方法

噎食或呛咳的老年人处理的关键在于紧急状态下的急救,应争分夺秒,尽快畅通呼吸道,并排出异物。总体目标是噎呛能够得到及时处理,避免发生窒息和急性意识障碍等危险。

1. 紧急处理

（1）清醒状态老年人噎呛的急救:通常采用海姆立克急救法,方法如下:

1）照护人员帮助老年人站立并站在老年人背后,用双手臂从腋下环绕老年人腰部。

2）照护人员一手握拳,将拳头的拇指方向放在老年人胸廓下段与脐上的腹部部分。

3）照护人员用另一手抓住拳头,肘部张开,用快速向上的冲击力挤压老年人腹部。反复进行多次,直至异物吐出。操作过程中注意防止急救方法不当,异物堵塞气道,造成老年人窒息、呼吸心搏骤停或动作粗暴、用力过大导致老年人肋骨骨折。

（2）无意识状态老年人噎呛的急救:将老年人置于平卧位,肩胛骨下方垫高,颈部伸直,摸清环状软骨下缘和环状软骨上缘的中间部位,即环甲韧带（在喉结下）,稳准地刺入一个粗针头（12~18号）于气管内,暂时缓解老年人缺氧状态,以争取时间进行抢救,必要时配合医生行气管切开术。

2. 一般照护

（1）老年人取半卧位或侧卧位。

（2）呼吸道护理:噎呛后应仔细清理老年人呼吸道,并定时帮助老年人翻身、拍背。指导老年人有效咳嗽、排痰,以保持呼吸道通畅。注意进食后30min内不进行吸痰等容易诱发恶心、呕吐等的操作。

（3）饮食照护

1）食物要求:①避免让老年人进食容易噎呛的食物,如鱼刺、骨头、年糕等坚硬和黏性较强的食物;②对患有脑卒中等有吞咽困难的老年人,应给予半流质饮食;③对偶有呛咳的老年人,合理调整饮食种类,以细、碎、软为原则,且温度适宜。

2）进食指导:①老年人进食时尽量取坐位,上身前倾15°,卧床老年人进餐后,不要过早放低床头;②对于进食慢的老年人不要催促;③鼓励老年人少食多餐、细嚼慢咽;④对于发生呛咳的老年人,间隙时可用汤匙将少量食物送至舌根处,让老年人吞咽,待老年人完全咽下,张口确认无误后再送入第二口食物;⑤频繁呛咳且严重者应停止进食。

3. 心理安抚　当噎呛发生后,要及时稳定老年人情绪,安慰老年人,以缓解其紧张恐惧心理。引导老年人接受由于吞咽障碍导致的进食困难的现实,并告知老年人可以通过有效的预防措施来防止噎呛的发生,消除其焦虑、恐惧心理。

4. 健康指导　防治噎呛的健康指导对象包括老年人及其照护人员。

（1）现场应急处理指导:当老年人出现呛咳时,立即协助老年人低头弯腰,身体前倾,下颌朝向前胸。如果食物残渣堵在咽喉部危及呼吸时,老年人应再次低头弯腰,喂食者可在其左右肩胛骨之间

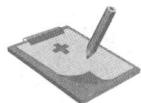

的部位快速连续拍击,使残渣排出。如果仍然不能排出,协助老年人取头低足高侧卧位,以利体位引流;撑开老年人口腔,清理口腔的分泌物和异物,以保持呼吸道通畅。同时,应尽早呼叫医务人员进行抢救。

（2）教会老年人及照护人员海姆立克急救法。

（3）吞咽功能锻炼指导

1）面部肌肉锻炼:包括皱眉、鼓腮、露齿、吹哨、敛牙、张口、咂唇等。

2）舌肌运动锻炼:伸舌,使舌尖在口腔内左右用力顶两侧颊部,并沿口腔前庭沟做环转运动。

3）软腭的训练:张口后用压舌板压舌,用冰棉签于软腭上做快速摩擦,以刺激软腭,嘱老年人发"啊"的声音,使软腭上抬,利于吞咽。通过上述方法,促进吞咽功能的康复或延缓吞咽功能障碍的恶化,预防噎呛的再次发生。

第二节　老年人转运照护技术

在老年人入院、出院、接受检查或治疗时,凡不能自行移动的老年人均需照护人员根据老年人病情选用不同的运送工具,如轮椅、平车等运送老年人。在转移和运送老年人的过程中,照护人员应将人体力学的原理正确地运用于操作中,以避免发生损伤,减轻双方疲劳及老年人痛苦,提高工作效率,并保证老年人安全与舒适。

一、轮椅转运

【操作目的】

1. 护送不能行走但能坐起的老年人入院、出院、检查或治疗。

2. 帮助老年人下床活动,促进血液循环和体力恢复。

【操作程序】

1. 评估

（1）辨识老年人,与老年人沟通交流,向老年人及家属解释轮椅运送的目的、方法及注意事项。

（2）评估老年人的体重、意识状态、病情、躯体活动能力、损伤部位及理解合作程度。

2. 计划

（1）环境准备:移开障碍物,保证环境宽敞。

（2）老年人准备:了解轮椅运送的目的、方法及注意事项,能主动配合。

（3）照护人员准备:衣帽整洁,修剪指甲,洗手,戴口罩。

（4）用物准备:轮椅（各部件性能良好）,毛毯（根据季节酌情准备）,别针,软枕（根据老年人需要）。

3. 实施

操作流程	操作步骤	要点说明
1. 核对解释	携用物至老年人床旁,核对老年人信息,解释操作目的、过程及方法	• 确认老年人;解除老年人紧张情绪,取得配合
2. 准备	（1）检查轮椅性能 （2）使轮椅椅背与床尾平齐,轮椅面朝床头,轮椅与床夹角成30°~45°,拉好制动闸,翻起脚踏板 （3）掀开盖被,扶老年人坐起,嘱老年人以手掌撑在床面上,双脚垂于床边,保持坐姿 （4）协助老年人穿衣裤、袜子、鞋子	• 保证安全 • 缩短转移距离,便于老年人坐入轮椅;防止轮椅滑动;毛毯平铺于轮椅,上端高过老年人颈部15cm左右 • 询问、观察老年人有无眩晕和不适 • 寒冷季节注意给老年人保暖方便老年人下床

操作流程	操作步骤	要点说明
3. 上轮椅	（1）嘱老年人将双手放于照护人员肩上,照护人员双手环抱老年人腰部,双脚和双膝抵住老年人双脚、双膝的外侧(或一脚伸入老年人的双膝之间)协助老年人下床 （2）协助老年人转身(图 7-21A),嘱老年人用手扶住轮椅把手,坐于轮椅中,身体尽量往后靠于椅背上 （3）翻下脚踏板,协助老年人将双脚放于脚踏板上,系好安全带 （4）整理床单位,铺暂空床 （5）观察老年人,确定无不适后,放松制动闸,推老年人至目的地	● 嘱老年人抓紧轮椅扶手 若用毛毯,则将上端围在老年人颈部,用别针固定。两侧围裹老年人双臂,用别针固定。再用余下部分围裹老年人上身、下肢和双足(图 7-21B),避免老年人受凉 ● 推行中注意老年人病情变化过门槛时,跷起前轮,避免过大震动
4. 下轮椅	（1）将轮椅推至床尾,使椅背与床尾平齐,老年人面向床头 （2）扳制动闸使轮椅止动,翻起脚踏板 （3）解除老年人身上固定毛毯用别针 （4）协助老年人站起、转身、坐于床缘 （5）协助老年人脱去鞋子及衣裤,取舒适卧位,盖好盖被,整理床单位 （6）放回轮椅	● 防止老年人跌倒 ● 便于其他老年人使用
5. 洗手记录	（1）按七步洗手法洗手 （2）记录执行时间和效果	● 预防交叉感染

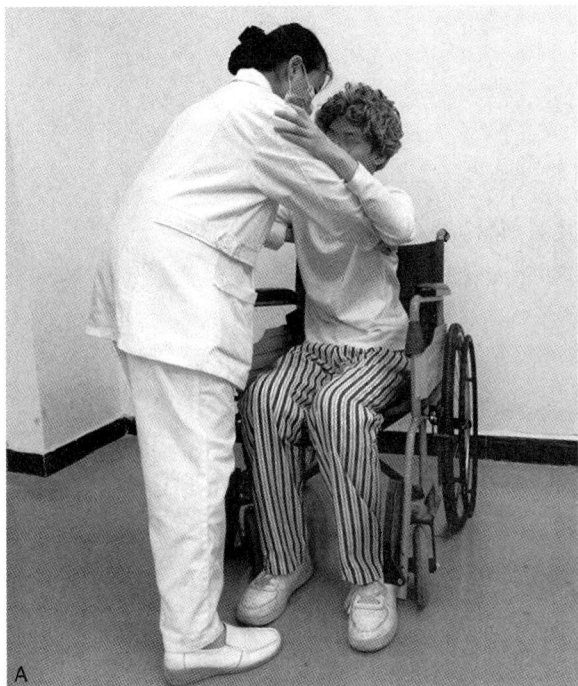

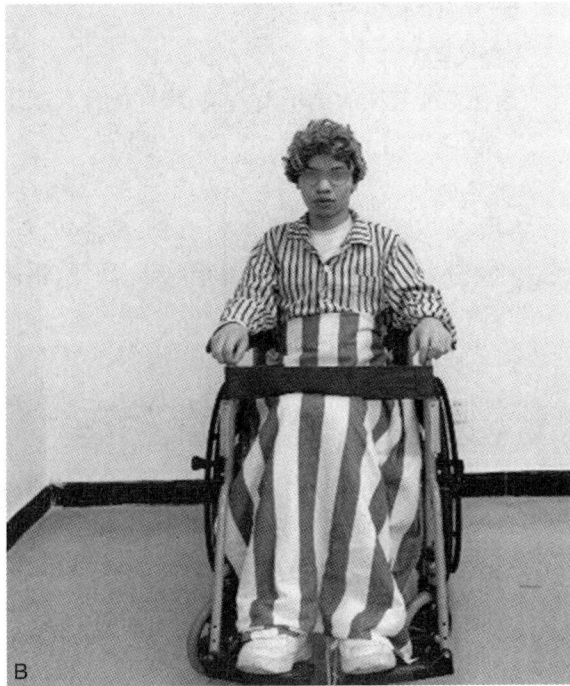

图 7-21　轮椅运送法

4. 评价

（1）老年人舒适、安全、无意外损伤。

（2）照护人员操作规范、熟练、节力。

（3）护患沟通有效。

【注意事项】

1. 保证老年人安全、舒适。

2. 根据室外温度适当地增加衣服、毛毯，注意保暖，防止老年人受凉。

3. 推轮椅上坡道时，照护人员手握椅背把手均匀用力，两臂保持屈曲，身体前倾，平稳向上推行。下坡道时，采用倒退下坡的方法。照护人员叮嘱老年人抓紧轮椅扶手，身体靠近椅背，照护人员握住椅背把手，缓慢倒退行走。上台阶时，脚踩踏轮椅后侧的杠杆，抬起前轮，以两后轮为支点，使前轮翘起移上台阶，再以两前轮为支点，双手抬车把带起后轮，平稳地移上台阶。下台阶时，采用倒退下台阶的方法，嘱老年人抓紧扶手，提起车把，缓慢地将后轮移到台阶下，再以两后轮为支点，稍稍翘起前轮，轻拖轮椅至前轮移到台阶下。上电梯时，照护人员在前，轮椅在后，即轮椅以倒退形式进入电梯，及时原地掉头并刹车制动，老年人和照护人员均背对电梯门。下电梯时，确认电梯停稳，松开刹车，仍然以倒退形式退出电梯。

4. 注意安全风险因素

（1）跌倒、碰伤、刮伤：使用轮椅前没有进行安全性能检测、距离不合要求、未系安全带、老年人离开轮椅未站稳、地面有障碍物、未穿防滑鞋等原因造成。

（2）压疮：老年人坐轮椅时间较长或身体受压部位衬垫不当导致局部组织受压引起，因此每隔30min应为老年人变换体位。

（3）轮椅后翻、前翻：主要由轮椅规格与老年人体型不符，推轮椅速度过快，下坡时未反向推行等原因导致。

【健康指导】

1. 向老年人及家属解释转运的过程、配合方法及注意事项。

2. 告知老年人在转运过程中，如有不适立即向照护人员说明，防止意外发生。

二、平车转运

【操作目的】

运送不能起床的老年人入院、检查、治疗、手术等。

【操作程序】

1. 评估

（1）辨识老年人，与老年人沟通交流，向老年人及家属解释转运的步骤及配合方法。

（2）评估老年人的体重、意识状态、病情、躯体活动能力、损伤部位及理解合作程度。

2. 计划

（1）环境准备：环境宽敞，便于操作。

（2）老年人准备：了解转运的步骤及配合方法。

（3）照护人员准备：衣帽整洁，修剪指甲，洗手，戴口罩。

（4）用物准备：平车（各部件性能良好，车上放置被单和橡胶单包好的垫子和枕头），毛毯或棉被。如为骨折老年人，应有木板垫于平车上，并将骨折部位固定稳妥；如为颈椎、腰椎骨折老年人或病情较重的老年人，应备有帆布中单或布中单。

3. 实施

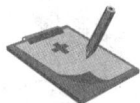

操作流程	操作步骤	要点说明
1. 核对解释	携用物至老年人床旁,核对老年人信息,解释操作目的、过程及方法	• 确认老年人;解除老年人紧张情绪,取得配合
2. 准备	(1)检查平车性能 (2)安置好老年人身上的各种导管	• 保证安全 • 避免导管脱落、折叠、扭曲、受压和液体逆流
3. 搬运老年人	根据老年人病情及体重,确定搬运方法 **挪动法** (1)推平车至老年人床旁,移开床旁桌、床旁椅,松开盖被 (2)将平车推至床旁与床平行,大轮靠近床头,拉好制动闸使平车制动,照护人员用身体抵住平车 (3)协助老年人将上身、臀部、下肢依次向平车移动(图7-22) (4)协助老年人在平车上躺好,用毛毯包裹老年人,先足部,再两侧,系好安全带,拉好护栏 **一人搬运法** (1)推平车至老年人床旁,大轮端靠近床尾,使平车头与床尾成钝角,拉好制动闸使平车制动 (2)松开盖被,协助老年人穿好衣服 (3)照护人员一只手臂自老年人近侧腋下伸入至对侧肩部,另一手臂伸入老年人大腿下;老年人双臂过照护人员肩部,双手交叉握于照护人员颈后;照护人员抱起老年人(图7-23),稳步移动将老年人放于平车中央,盖好盖被 **二人搬运法** (1)同一人搬运法步骤(1)~(2) (2)照护人员甲、乙二人站在老年人同侧床旁,协助老年人将上肢交叉于胸前 (3)照护人员甲一手伸至老年人头、颈、肩下方,另一手伸至老年人腰部下方;照护人员乙一手伸至老年人臀部下方,另一手伸至老年人膝部下方,两人同时抬起老年人至近侧床缘,再同时抬起老年人稳步向平车处移动(图7-24),将老年人放于平车中央,盖好盖被 **三人搬运法** (1)同一人搬运法步骤(1)~(2) (2)照护人员甲、乙、丙三人站在老年人同侧床旁,协助老年人将上肢交叉于胸前	• 适用于病情较轻,能配合的老年人 • 平车贴近床缘便于搬运 • 防止平车滑动 • 老年人头部枕于大轮端;离开平车回床时,应协助老年人先移动下肢,再移动臀部、上身 • 防止老年人受凉;保证安全 • 适用于上肢活动自如,体重较轻的老年人 • 缩短搬运距离,节力;防止平车滑动,保证安全 • 照护人员双下肢前后分开站立,扩大支撑面;屈膝屈髋,降低重心,便于转身 • 适用于不能活动,体重较重的老年人 • 缩短搬运距离,节力 • 照护人员甲应使老年人头部处于较高位置,减轻老年人不适;抬起老年人时,应尽量使老年人靠近照护人员身体,节力 • 适用于不能活动,体重超重的老年人

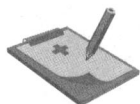

续表

操作流程	操作步骤	要点说明
3. 搬运老年人	（3）照护人员甲双手托住老年人头、颈、肩及背部；照护人员乙双手托住老年人腰部及臀部；照护人员丙双手托住老年人膝部及双足，三人同时抬起老年人至近侧床缘，再同时抬起老年人稳步移向平车（图7-25），将老年人放于平车中央，盖好盖被 **四人搬运法** （1）同挪动法步骤（1）～（2） （2）照护人员甲、乙分别站于床头和床尾；照护人员丙、丁分别站于病床和平车的一侧 （3）将帆布中单放于老年人腰部、臀部下方 （4）照护人员甲抬起老年人的头、颈、肩；照护人员乙抬起老年人的双脚；照护人员丙、丁分别抓住帆布中单四角，四人同时抬起老年人向平车处移动（图7-26），将老年人放于平车中央，盖好盖被	• 照护人员甲应使老年人头部处于较高位置，减轻老年人不适；三人同时抬起老年人，保持平稳移动，减少意外伤害 • 适用于颈椎、腰椎骨折和病情较重的老年人 • 搬运骨折老年人，平车上应放置木板，固定好骨折部位 • 帆布中单较为结实，能承受老年人的体重 • 照护人员动作应协调一致；随时观察老年人的病情变化；老年人平卧于平车中央，避免碰撞
4. 整理运送	（1）整理床单位，将床改铺为暂空床 （2）放松平车制动闸，推老年人至目的地	• 保持病室整洁、美观 • 推送老年人时，照护人员应位于老年人头部，随时注意老年人病情变化；推行中，平车小轮端在前，转弯灵活；推行速度不可过快；上下坡时，老年人头部应位于高处，减轻老年人不适；嘱咐老年人抓紧扶手，保证老年人安全；进出门时，避免碰撞房门
5. 洗手记录	（1）按七步洗手法洗手 （2）记录执行时间和效果	• 预防交叉感染

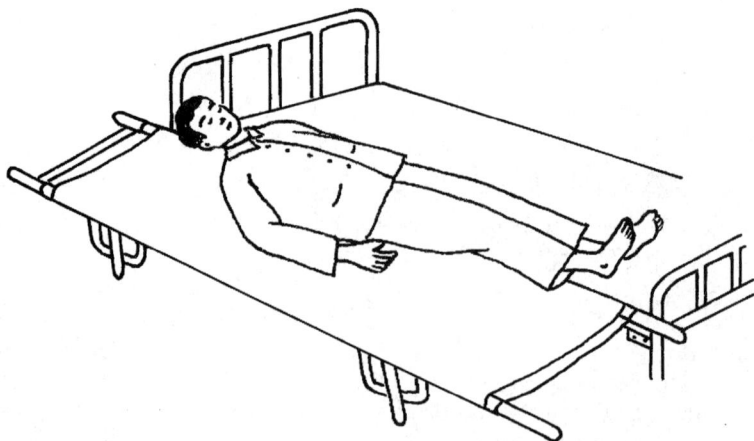

图 7-22 挪动法

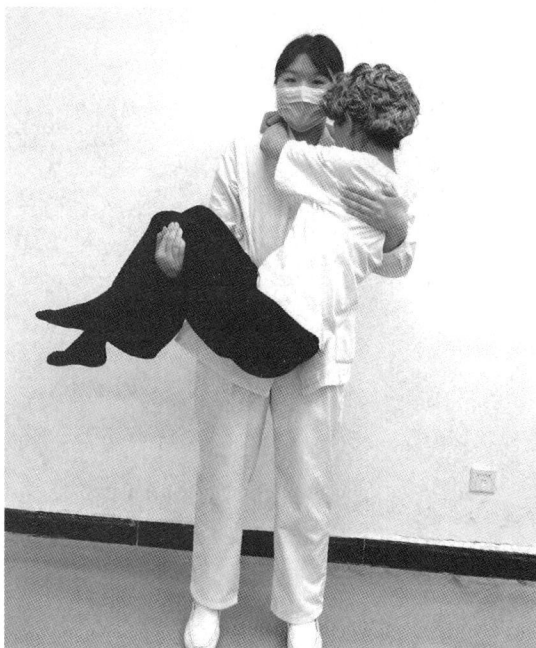

图 7-23　一人搬运法

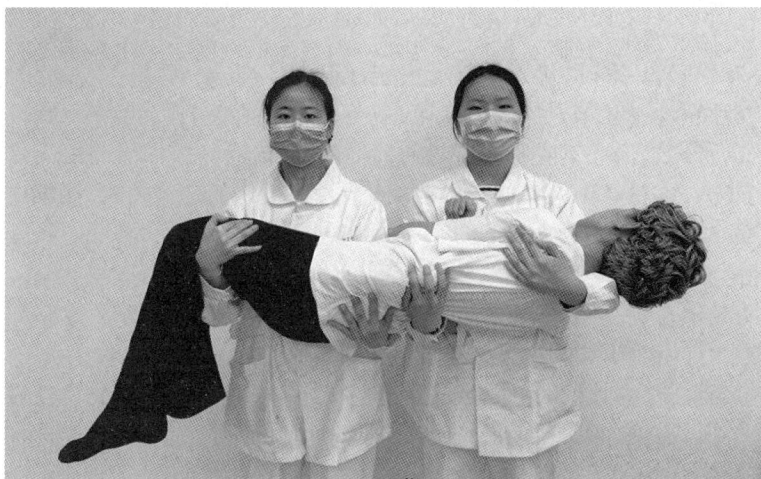

图 7-24　二人搬运法

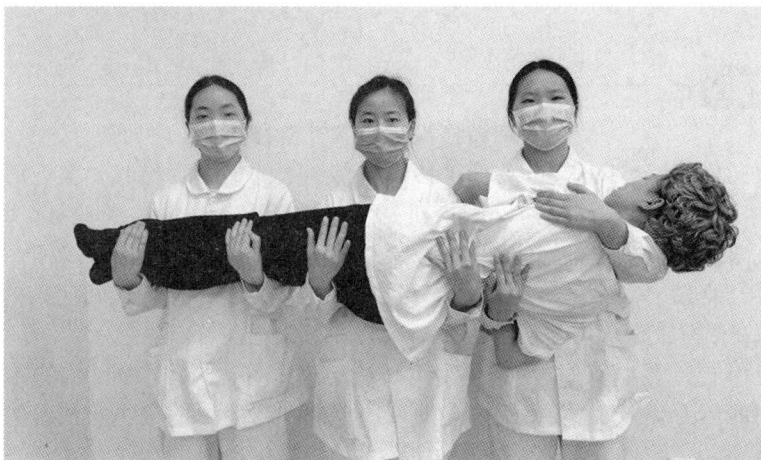

图 7-25　三人搬运法

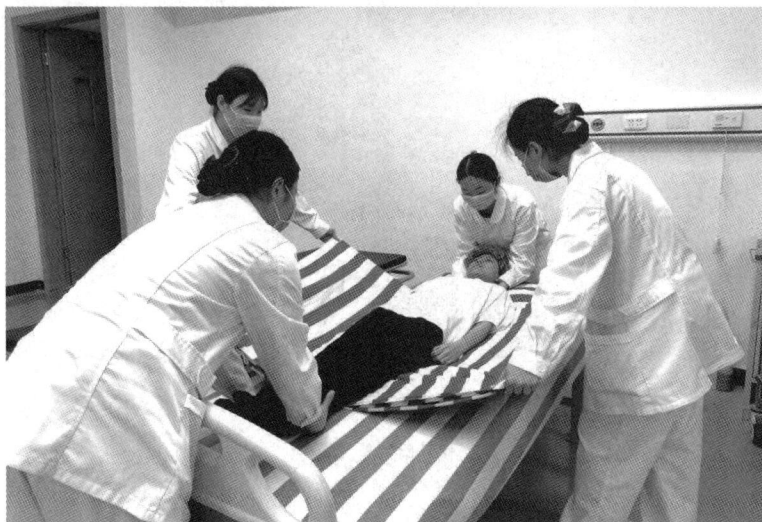

图 7-26 四人搬运法

4. 评价

（1）老年人舒适、安全、无意外损伤。

（2）照护人员操作规范、熟练、协调、节力。

（3）护患沟通有效。

【注意事项】

1. 搬运时注意动作轻稳、准确,确保老年人安全、舒适。

2. 搬运过程中,注意观察老年人的病情变化,避免引起并发症。

3. 保证老年人的持续性治疗不受影响,保持各种导管引流通畅。

4. 搬运昏迷老年人,应将老年人头偏向一侧;搬运颈椎损伤的老年人时,头部应保持中立位,老年人身体纵轴成一直线。

5. 注意安全风险因素

（1）坠床:协助老年人上、下平车时或运送途中未注意保护。

（2）压疮:老年人身体受压部位衬垫不当导致局部组织受压引起。

（3）二次损伤:颈椎、腰椎骨折的老年人未固定好头部,未使身体纵轴成一直线,骨折老年人未垫硬木板等造成。

【健康指导】

1. 向老年人及家属解释搬运的过程、配合方法及注意事项。

2. 告知清醒老年人在搬运过程中,如有不适立即向照护人员说明,防止意外发生。

知识链接

医用转移板和一次性滑移垫

　　医用转移板又称医用过床器,是一种平移或转移病人的护理工具。一次性滑移垫,也称一次性静态搬运床单,是在医用转移板的基础上研发生产的新型一次性护理耗材。两者均利用两种不同特殊材料之间的滑动性,由一名医护人员拉引滑动,形成类似传动带的效果,实现病人"不动式"平稳过床,用于医院各科室病床、推车、手术台、CT 台、X 线检查台之间病人的过床,病人的移位、侧身、清洁以及康复或重症病人的护理中。

　　医用转移板和一次性滑移垫的应用改变了传统的过床方式,节时、省力、方便、快捷,既减轻了医护人员和家属的体力负担,也避免了病人的二次损伤和身体暴露等尴尬情况的发生,减轻病人疼痛,促进病人舒适,提高了医疗护理质量。

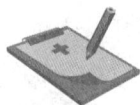

本章小结

1. 本章讲述了老年人助行器的使用；老年人跌倒、骨折、异物卡喉的应对技术；轮椅、平车转运老年人的照护技术。

2. 重点是助行器使用方法；轮椅运送、平车运送的操作要点及注意事项。

3. 难点是跌倒、骨折的应对技术；海姆立克急救法以及老年人轮椅运送、平车运送技术的实践。

4. 学习过程中应注意助行器的使用；跌倒、骨折应对技术；海姆立克急救法以及老年人轮椅运送、平车运送的操作要点及注意事项为重要考点。形成敬老、孝老、爱老美德，具有"生命至上，安全第一"的理念。

（类彦妍 李文平）

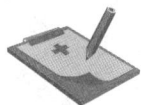

第八章 老年人感染防护

第八章
数字内容

导入情景

李奶奶，69 岁，3 年前入住长期照护中心。近日因右下腹疼痛，入院后确诊为急性阑尾炎，行阑尾切除术。术后 3 日，伤口愈合较好遂出院返回长期照护中心，今晨照护人员给其翻身时发现伤口有脓性分泌物，呈绿色，疑为铜绿假单胞菌感染。

工作任务：

1. 造成伤口感染的原因是什么。
2. 如何预防和控制感染的发生。

老年人在任何环境中都可能发生感染，各种类型养老服务机构是常见的易感染环境，如医养结合型机构、安养机构、慢性病病房、护理之家、康复医疗中心、重残养护机构等。尤其是老年患病者，其免疫功能会有不同程度的下降，抵抗力降低，感染的机会就会加大，既加重了老年患者的身心痛苦，也给其个人、家庭、养老服务机构、社会等造成损失。老年人感染的预防与控制是养老服务机构、照护人员、老年人自身及其家庭的共同责任，是保证老年人医养照护质量与安全、老年人身心健康的重要内容，不容忽视。

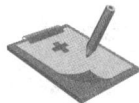

第一节　老年人感染的预防与控制

一、老年人常见感染发生原因

感染的发生威胁着老年人的健康,也威胁着各类人员的健康,感染已经成为普遍关注的公共卫生问题。目前预防和控制老年人感染的关键措施是严格按要求进行消毒、灭菌;严格要求养老服务机构工作人员、老年人的手卫生;严格执行无菌技术、隔离技术,并监测消毒、灭菌的效果等。照护人员要从思想上高度重视老年人感染的预防和控制这一问题,掌握相关知识和技术,控制感染的发生。

（一）感染发生的条件

感染源、传播途径、易感宿主是感染发生的三个必要环节,缺一不可,三个环节同时存在并相互联系时,就会构成感染链,从而导致感染。可通过控制感染源,切断传播途径,保护易感人群等措施,来预防感染的发生。

1. 感染源　又称病原微生物贮源,指病原体自然生存、繁殖并排出的场所或宿主(人或动物)。主要的感染源类型有以下几种:

（1）老年患者本人:即老年患者本人发生的内源性感染。老年人某些特定部位,如皮肤、呼吸道、口腔黏膜、胃肠道、泌尿生殖道等的常驻菌或暂驻菌,或来自外部环境但存在于这些部位的正常菌群,以及自身某些部位被感染的病原微生物,在个体的抵抗力下降、菌群失调或菌群移位时,成为老年人内源性感染的重要来源,会引起自身感染,也具有传播他人的能力。

（2）已感染病原微生物的患者:病原微生物寄生在患者身上,不断生长、繁殖及发生病变,出现临床症状,形成感染,属于外源性感染。病原微生物不断地从患者感染部位的脓液、分泌物排出,这些排出的病原微生物致病性强,具有耐药性,并容易在另一易感宿主体内生长和繁殖。已感染病原微生物的患者是最重要的感染源。老年人与已感染病原微生物的患者接触,根据其传播特性,若不做好相关的防护措施,易发生感染。

（3）无症状病原携带者:当病原微生物寄生在患者身上,已经形成感染,但未出现任何临床症状,称为无症状病原携带者,是感染的另一个重要感染源,病原微生物一方面在不断地排出,另一方面无任何症状而常被忽视,相关防护措施也会被忽视,老年人与其接触,发生感染的概率也较高。

（4）某些动物感染源:各类动物都可能感染或携带病原微生物,成为动物感染源,常见的有鼠、蚊子、苍蝇、螨虫、蜱虫等,其中以鼠类最为严重,鼠类不仅是沙门菌的重要宿主,也是鼠疫、流行性出血热等传染病的感染源。照护人员应掌握相关的防蚊虫、防蝇、防鼠灭鼠等措施,保护老年人不被蚊虫叮咬、不接触、不误食有害动物感染源等,防止感染的发生。

（5）环境贮源:任何环境都可能成为感染源,环境内空气、设施设备、水源、各类器械、药物、食品、各类垃圾等都容易受到病原微生物的污染,成为环境感染源。如兼有腐生特性的革兰氏阴性菌可在潮湿的环境或液体中存活并繁殖数月以上,如沙门菌、铜绿假单胞菌等;革兰氏阳性菌可在干燥的环境物体表面存活多日,如金黄色葡萄球菌、肺炎链球菌等,但此菌不能繁殖,故致病力较低,可随时间的延长而降低。照护人员要做好老年人生活环境的清洁、消毒、灭菌,维持良好的老年人生活起居环境。

在养老服务机构中,常见的感染源有老年患者的血液、体液、分泌物(痰液、脓液等);呕吐物、排泄物(大小便等);使用过的器具、器材等;徒手触碰过感染源后不注意手卫生,直接接触的食物、物品等。

2. 传播途径　指病原体排出后从感染源传播到易感宿主的途径。根据病原体的特性,可有一种或多种传播途径。常见的传播途径有接触传播、空气传播、飞沫传播、消化道传播、生物媒介传播等。

（1）接触传播:指病原体通过手或其他的媒介物直接或间接接触导致的传播,是各类型养老服务机构感染最常见、最重要的传播方式之一。

1）直接接触传播:感染源直接将病原微生物传播给易感宿主,如沙眼衣原体、柯萨奇病毒、人类免疫缺陷病毒等接触传播;老年患者之间、老年患者与照护人员、照护人员与照护人员之间、照护人员与养老服务机构工作人员之间,都可通过手的直接接触而发生感染。内源性感染的老年患者既是感染源,也是易感宿主,由于平衡的紊乱,微生态环境改变,导致自身感染,这也属于自身直接接触传播。

2)间接接触传播:感染源排出的病原微生物通过媒介传播给易感宿主。常见的传播媒介是照护人员的手。手卫生是预防和控制感染重要的措施之一,当照护人员的手接触老年患者及其感染性物质、污染物品时,不及时进行清洁与消毒,就会再经接触将病原体传播给其他照护人员、老年患者,甚至养老服务机构其他工作人员、老年人使用的物品等,最终形成链条式传播。

(2)空气传播:指带有病原微生物的微粒子悬浮在空气中,随气流流动,而导致的疾病传播。常见的主要经空气传播的疾病有开放性肺结核、麻疹、水痘等,开放性肺结核患者排出的结核菌在空气中传播给易感宿主。

(3)飞沫传播:是空气传播常见的类型,指带有病原微生物的飞沫核在空气中短距离移动到易感人群的口、鼻黏膜或眼结膜等导致的传播。生活中的飞沫无处不在,患者在咳嗽、打喷嚏、谈笑时从口、鼻腔喷出的小液滴;患者伤口脓液、排泄物、皮肤鳞屑等传染性物质;照护人员进行老年人照护时某些操作产生的液体微粒等,由于在空气中悬浮时间不长即降落于地面或物体表面,即近距离地传播给周围的密切接触者或物体。

(4)消化道传播:各种原因导致水源或食物被病原微生物污染而引起的疾病传播,常见的有细菌性痢疾。病原体通过饮水源、食物进行传播,常可导致院内感染暴发流行。

(5)生物媒介传播:动物或昆虫携带病原微生物,病原微生物在其体内感染、繁殖并传播,通过叮咬、接触、食入等方式,使易感宿主致病,其成为人类感染性疾病传播的中间宿主。如蚊子传播疟疾、乙型脑炎病毒、登革热等;苍蝇及蟑螂传播肠道感染病原体;鼠疫杆菌通过鼠蚤叮咬致人感染而发生鼠疫;还可由于宰杀感染动物后,经由破溃伤口侵入或吸入含菌气溶胶导致感染。

3. 易感宿主 指对某种疾病或传染病缺乏免疫力的人,将易感者作为一个整体则称为易感人群。病原体传播到宿主后,是否引起感染取决于两个方面,病原体的毒力和宿主的易感性,病原体的毒力取决于其种类和数量,宿主的易感性取决于病原体的定植部位和宿主的防御功能。

与中青年相比,老年人发生感染的危险性明显增高,尤其是存在以下感染危险因素的老年患者:有严重基础疾病或同时患有多种疾病的老年人,如糖尿病、高血压、恶性肿瘤、慢性肾病等;高龄、瘫痪及各种原因造成长期卧床的老年人等。

(二)老年人常见感染发生原因

1. 养老服务机构环境因素 各类养老服务机构聚集各类老年人、老年患者,环境也容易受各种病原微生物的污染。养老服务机构环境对感染的发生起着重要的作用,主要与以下因素相关:养老服务机构相关感染预防与控制管理机制与制度不健全;养老服务机构内环境、老年人的餐饮用具、生活用品等没有按照要求做好清洁消毒工作;空气环境质量不达标;各项照护操作流程、技术不规范;机构内开展各类人员的感染相关知识培训等较少。

2. 老年人因素

(1)生理因素:老年人各种生理功能、脏器功能随年龄的增长逐渐衰退;进食量下降导致营养不均衡;皮脂腺功能退化、表皮和真皮萎缩,皮肤保护功能降低;呼吸系统解剖和功能的改变,呼吸功能下降、咳嗽和排痰能力降低等导致免疫功能减弱,尤其高龄老年人,发生退行性疾病。

(2)病理因素:随着年龄的增长,老年人对病原微生物的抵抗力逐渐降低,尤其在高龄老年群体中,60%~70%患有慢性疾病,而且是多种疾病并存,加之老年人感受性降低,导致患病后症状和体征不明显,容易出现漏诊、误诊的情况,拖延病情,如老年人肺炎,多数情况下仅表现为全身无力、无食欲、脱水等,常无明显症状;老年人患高血压动脉粥样硬化,同时患慢性支气管炎、慢性阻塞性肺气肿或兼患有肾功能损坏,就会导致临床症状不典型。老年人脏器储备功能逐渐低下,一旦出现应激情况,病情就会恶化,从而引起感染、血压改变、肌肉萎缩、全身多系统、多器官衰竭等各类并发症。

在身体各系统中,不同的病原微生物会导致老年人各系统发生感染性疾病。常见发生感染性疾病的系统有中枢神经系统、呼吸系统、消化系统、泌尿系统、血液系统、生殖系统、骨和关节、手术部位、皮肤、多系统多器官感染等(表 8-1)。

表 8-1　老年人常见感染疾病

发生系统	感染情况
中枢神经系统	细菌性脑膜炎 脑室炎 颅内脓肿 椎管内感染
呼吸系统	胸腔感染 上、下呼吸道感染 肺炎
消化系统	感染性腹泻 抗生素相关性腹泻 病毒性肝炎 腹腔内感染 腹水感染 胃肠道感染（食管、胃、大小肠、直肠）
泌尿系统	尿路感染 尿路刺激征 肾盂肾炎 膀胱炎
血液系统	血管相关性感染 败血症 输血相关感染
生殖系统	外阴感染 女性盆腔感染 男性前列腺炎
骨和关节	关节感染 椎间盘感染
手术部位	表浅手术切口感染 深部手术切口感染 器官（或腔隙）感染
皮肤	压疮感染 皮肤感染 软组织感染 黏膜、伤口感染
多系统、多器官	多系统、多器官感染

（3）心理因素：进入老年期，由于老年人身体疾病的出现、社会角色的转变、可能出现的丧偶等各种生活事件的改变，导致老年人的心理、情绪发生复杂的变化。大部分老年人均感觉孤单寂寞，缺少交谈的朋友，会感觉社会重视度低，人生价值得不到有效实现，以上这些情况都会加重老年人心理负担，从而诱发或加重感染。

（4）老年人个人卫生防护不到位

1）老年人居室卫生：老年人大部分时间都在居室内度过，居室内墙面、地面、床单位、卫生间等都会在使用过程中滋生大量的细菌、病毒，老年人在污染环境中存留的时间越久，感染的概率就越大。

2）老年人个人卫生：老年人个人的皮肤、口腔、衣着及基本的日常清洁，如刷牙、漱口、洗脸、洗脚、洗手等都是重要的卫生防护，若照护人员及老年人不重视老年人自身的卫生，也就更容易发生相应的感染，如皮肤的清洁不到位，特别是大、小便失禁的老年人，不及时清洗与更换衣着，尿液、粪便等长时间浸湿皮肤使皮肤角质层变软而失去正常防御功能，易引起皮疹、压疮，还可能会引起泌尿系统的感染。

3）老年人饮食卫生：老年人肠道传染病是病原微生物经口进入消化道后，引起的腹痛、腹泻为症状的疾病，病原主要是细菌、病毒、寄生虫等。要杜绝"病从口入"，就要严格把关老年人的饮食卫生，包括食堂、配餐室、餐饮用具、各类食品的卫生。尤其是患消化道传染病老年患者的剩菜、剩饭、餐饮用具都可能成为疾病传播的感染源。

（5）老年人发生意外伤害：老年人发生意外伤害常见的有烫伤、跌倒、坠床等，可致皮肤破损，开放性伤口，或在恢复期长期卧床。对于老年人来说，外伤伤口愈合速度都较慢，处理不当会引起伤口的感染。老年人长期卧床，会增加感染的风险。

（6）侵入性操作：慢病老年患者在养老服务机构内要进行一些相关的诊疗技术，有些是侵入性操作，如胰岛素注射、针灸理疗等，长期的针刺会破坏皮肤黏膜屏障，如不严格按照无菌要求进行操作，则会发生交叉感染。

二、老年人感染的预防与控制方法

（一）做好各养老服务机构感染的预防与控制

各养老服务机构的环境感染会影响到老年人的身体健康，要保障医养安全、提高老年照护质量，各类养老服务机构都应建立健全相应的机构感染管理制度。感染的预防和控制是一项系统工程，需要统一协调管理，包含感染管理、感染监控、感染控制。各职能部门的配合支持关系到养老服务机构感染控制系统能否正常运转，专职人员的业务水平决定着感染管理工作的成效，只有以监测为基础，管理为手段，控制为目标，才能达到预防与控制感染的目的，保障养老服务机构内老年人的安全。

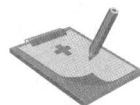

1. 建立养老服务机构感染管理体系,加强感染管理监控

(1)根据养老服务机构的规模及开展的服务类别,建立养老服务机构感染领导小组,有条件的养老服务机构可成立机构内感染管理科,开展、指导感染相关技术、感染事件的处理等。建立健全养老服务机构感染管理规章制度、工作规范,科学设置工作流程,做到布局合理、分区明确、洁污分开、标识清楚,有效预防和控制院内感染。并明确机构内各职能部门、各照护人员在感染管理中的职责,组织实施,及时发现机构内感染情况,采取积极有效措施,并按要求及时上报,降低感染发生率。

(2)加强养老服务机构内感染管理监控,掌握机构内感染发生率、重点感染部门;明确常见感染多发部位、高危因素等,根据机构内感染的特点开展目标性监控,为感染预防与控制提供科学依据。如对消毒、灭菌效果的监测;对老年人照护区、卫生间、洗衣房、食堂、处置区等重点部门进行环境卫生学监测;对一次性使用卫生、医疗用品的采购、使用、废弃物处理等进行严格的管理等。

(3)开展持续质量改进,切断感染链。持续开展养老服务机构感染管理措施,并持续质量改进,不断寻找易感因素、易感环节、易感部位,采取有效的干预措施,切实做到控制感染源、切断传播途径、保护易感人群。

2. 建立健全传染病管理制度 按照《传染病防治法》等相关法律法规,建立传染病管理制度,建立健全常态化传染病疫情防控机制,建立突发公共卫生事件和传染病疫情监测信息报告制度,明确责任部门和人员承担传染病疫情报告、传染病预防控制等工作。有条件的养老服务机构可设内部隔离场所。发现传染病疑似或确诊病人,按照属地管理原则,在规定时间内向所在地疾病预防控制机构报告。

3. 加强机构内感染预防与控制的知识培训 感染相关专业知识教育作为养老服务机构教育工作的内容,应有组织、有计划地做好各类人员的培训,建立个人培训记录,合理安排考核。使其掌握有关预防和控制养老服务机构内感染的相关知识,并在工作中正确运用,提高预防和控制院内感染的意识和能力。

(二)积极治疗老年人基础疾病,预防并发症

有部分老年人感觉自己躯体患病时不愿到医院就医,并拒绝一切体检工作,害怕自己不能治愈,最终导致疾病一再拖延。照护人员要指导老年人树立正确的疾病观,当发现躯体有疾病时,应积极就医、积极治疗,做到早发现、早治疗,避免并发症的发生和疾病的恶化。

(三)常见的老年人感染性疾病的预防和控制

老年人常见的感染有呼吸道感染、泌尿系统感染、皮肤感染等。呼吸道感染常见的疾病有肺炎,肺炎是老年人常见的感染疾病,也是老年人死亡的重要原因,尤其是伴有基础疾病或免疫功能低下者,如慢阻肺、应用免疫抑制剂、糖尿病、尿毒症、久病体衰等并发肺炎时死亡率高。泌尿系统感染常见的有尿路感染、肾盂肾炎、膀胱炎等,老年男性常见的有前列腺炎。尿路感染是老年人常见的细菌感染,发病率仅次于呼吸道感染。尤其是老年女性,雌激素水平下降,相对于老年男性,发病率更高。皮肤感染常见的有长期卧床的老年人,其活动减少、皮肤对痛觉的敏感性降低,加上营养不良或其他躯体疾病,易出现压疮,造成皮肤感染;患糖尿病者,还有可能发生糖尿病足的危险,糖尿病足是糖尿病特有的并发症,由于合并神经病变及各种不同程度末梢血管病变而导致下肢感染、溃疡形成或深部组织的破坏。在对老年人的照护过程中,照护人员要掌握常见感染性疾病的预防和照护措施,并经常给老年人进行疾病预防指导和疾病的知识宣教。

(四)照护人员协助老年人做好个人卫生

1. 老年人居室卫生 保持老年人居室的清洁,并定期消毒,自然通风是最有效的空气消毒方法;随时保持居室内无蚊虫、无蝇、无鼠、无蟑螂、无臭虫等;床单、被套等要定期更换,遇有污染随时更换;枕芯、棉褥、床垫定期进行清洁、消毒;家具、电器表面每日清洁;冰箱内食物定期检查清理;走廊地面要保持清洁干燥;卫生间和浴室容易滋生细菌,要保持通风和干燥,定期消毒;居室的门把手、各类开关、冲水按钮每日进行清洁消毒;要求老年人居室内禁烟;不随意吐痰、不随意乱扔杂物、不随意随地大小便、不随意乱泼脏水、不随意乱倒垃圾。

2. 老年人的个人卫生 照护人员应协助老年人完成晨、晚间的个人清洁,尤其是生活不能自理的老年人,照护人员要协助老年人完成。做好老年人个人卫生,让老年人皮肤保持清洁,感觉舒适,能改

善老年人的心情,也可预防感染性疾病的发生。照护人员一定要本着认真负责的态度协助老年人保持个人卫生。

3. 老年人的饮食卫生　养老服务机构要严格食堂、餐饮具、食物等的卫生要求,食堂内布局要合理,做到"四隔离":即生与熟隔离、成品与半成品隔离、食品与杂物、药品隔离、食品与天然冰隔离;要消灭蚊虫、苍蝇、老鼠、蟑螂及其他害虫;发出的食品,要做到洁净、无毒、无致病菌、无寄生虫、无腐败变质、无杂质;饭后餐具及时清理、消毒;监控食堂内工作人员的健康,有健康证者才能上岗。老年人的进食环境应保持清洁、干燥,无灰层、无异味;老年人要做到勤洗手、不吃生冷;忌暴饮暴食;不吃剩菜剩饭;对于有传染疾病的老年患者,进食需按照消毒隔离要求进行。

（五）预防老年人意外伤害的发生

照护人员应熟知老年人常见意外伤害如烫伤、跌倒、坠床等发生的原因,学会评估老年人发生意外伤害的常见风险因素,在照护过程中避免危险因素的存在;并掌握常见意外伤害的预防措施及照护措施,尽可能杜绝意外伤害的发生;日常照护中,正确的对老年人进行健康教育。

对老年人有意外伤伤口的,避免伤口碰水、摩擦,需保持伤口的干燥;需要换药的要及时提醒换药时间;照护人员要注意观察伤口是否有红肿、渗血、渗液等情况,并注意倾听老年人对伤口的主观感受。

（六）开展健康教育,增强健康意识,提高机体免疫力

做好健康教育,指导老年人适当进行体育锻炼,坚持适量运动有益于老年人的健康,运动量要适度,时间不宜过长,贵在坚持,循序渐进,可改善老年人的体质,增强脏器功能,延缓细胞代谢和功能的老化,增强机体抵抗力。让老年人养成良好的生活习惯,指导老年人合理饮食、规律作息时间、戒烟限酒。

（七）做好老年人的心理照护,减少感染疾病的发生

照护人员要更好地与老年人沟通,关心、爱护老年人,鼓励老年人主动进行人际交流,积极面对各类负面的家庭事件,与老年人交流过程中,多为老年人提供表达自己意愿的机会,照护人员要认真倾听,真实掌握老年人的情况。对老年人进行及时的心理疏导,指导老年人培养新的生活兴趣,转移生活重心,鼓励老年人用宣泄、遗忘、转移注意力等方法进行调节,协助其以乐观的心态面对生活。

（八）侵入性操作严格无菌技术

需要进行侵入性操作的老年人,相关人员必须做好标准的消毒灭菌措施,保持无菌操作,严格执行"三查八对",不使用已过期、已污染、包装破损、疑似污染的医疗物品。

第二节　清洁、消毒、灭菌

清洁、消毒、灭菌是预防与控制各养老服务机构感染的关键措施之一。照护人员掌握一定的清洁、消毒、灭菌相关知识和技术,在照护过程中可有效避免交叉感染。

一、概念

清洁:指用清水、清洁剂、去污剂等去除物体表面有机物、无机物、尘埃、污渍、可见污染物等的过程,同时达到去除和减少病原微生物的目的,但不能杀灭微生物。适用于各类物体表面,如家具、餐具,也是物品消毒、灭菌前的必要步骤。常用的清洁方法包括:水洗、清洁剂或去污剂去污、机械去污等。

消毒:指使用物理或化学的方法清除或杀灭传播媒介上除芽胞以外的所有病原微生物,使其达到无害化的处理。能杀灭传播媒介上的微生物并达到消毒要求的制剂称为消毒剂。

灭菌:指使用物理或化学的方法杀灭或清除器具、物品上包括芽胞在内的一切微生物,即致病的和非致病的微生物,并达到灭菌保证水平的方法。灭菌保证水平是灭菌处理单位产品上存在活微生物的概率,通常表示为 10^{-6},即经灭菌处理后在一百万件物品中最多只允许一件物品存在活微生物。

微生物以多种形态广泛存在于自然界及各种环境中,在一定条件下与机体相互作用,产生有益或有害的结果,甚至导致疾病。照护人员要正确掌握应用清洁、清洗、消毒、灭菌的方法,是感染的预防和控制的重要措施。

二、清洁法

用清水洗净或用肥皂水、洗洁精等清洁剂刷洗,除去物品上的污渍、水垢等残留物质和锈斑,常用于地面、墙面、桌椅、家具等的清洁及一些物品消毒或灭菌前的准备。

特殊污渍特殊处理,如碘酊污渍,可用乙醇或维生素 C 溶液擦拭;甲紫污渍可用乙醇或草酸擦拭;陈旧血渍,可用过氧化氢溶液浸泡后洗净;高锰酸钾污渍,可用维生素 C 溶液或 0.2%~0.5% 过氧乙酸溶液浸泡后,洗净擦拭;墨水污渍可用肥皂、清水洗,不能洗净时再用稀盐酸或草酸溶液洗,也可用氨水或过氧化氢褪色。

三、常用消毒灭菌方法

常用的消毒灭菌方法有两大类:物理消毒灭菌法和化学消毒灭菌法。

(一)物理消毒灭菌法

物理消毒灭菌法是利用物理因素如热力、辐射、过滤等清除或杀灭病原微生物的方法。常见的有热力消毒灭菌法、辐射消毒法、电离辐射灭菌法、过氧化氢等离子体灭菌法、等离子体灭菌法、微波消毒法、超声波消毒法、机械除菌法、空气净化等,大多适用于医疗机构。针对养老服务机构,常选用的有热力消毒灭菌法、辐射消毒法、机械除菌法、空气净化。

1. 热力消毒灭菌法 主要利用热力使微生物的蛋白质凝固变性,酶失活、细胞膜和细胞壁发生改变而导致其死亡,达到消毒灭菌的目的,是效果可靠、使用最广泛的方法。热力消毒灭菌法分为干热法和湿热法两类,干热法由空气导热,传热较慢,常见的有燃烧法、干烤法;湿热法由空气和水蒸汽导热,传热较快,穿透力强,常见的有压力蒸汽灭菌法、煮沸消毒法、低温蒸汽消毒法、流动蒸汽消毒法,压力蒸汽灭菌法是热力消毒灭菌法中效果最好的一种,在医疗机构广泛应用。相对于干热法消毒灭菌,湿热法所需的时间短,温度低。在养老服务机构,常用的热力消毒灭菌法有燃烧法、煮沸消毒法。

(1)燃烧法:是一种简单、迅速、彻底的灭菌方法。有焚烧和烧灼两种方法。养老服务机构中,常用的是焚烧法,适用于不需要保留的物品,如废弃的衣物、纸张、垃圾、受污染的物品、医疗垃圾、传染病感染(如气性坏疽、铜绿假单胞菌等)的敷料等的处理,可在焚烧炉内焚烧或直接点燃。

燃烧法注意事项:①必须远离氧气、乙醚、汽油等易燃易爆品;②在燃烧过程中,不得中途添加乙醇,以免火焰上窜致烧伤或火灾;③贵重器械及锐利刀剪禁用此法灭菌,以免损坏器械或使刀变钝。

(2)煮沸消毒法:煮沸消毒法简单、方便、经济、实用,是应用最早的消毒方法之一,也是养老服务机构、家庭常用的消毒方法,适用于金属、搪瓷、玻璃、橡胶或其他耐热、耐湿物品的消毒。机构内常用于抹布、桌布、餐巾、毛巾、浴巾、手帕等棉织品和餐具、食具等的消毒;用沸水冲洗瓜果类直接进口的食物也有消毒的作用。煮沸消毒法是将物品清洗干净,全部浸没在水中,水面应至少高于物品 3cm,然后加热煮沸,水沸后开始计时,若中途加入物品,则从第二次水沸后开始计时。在 1 个标准大气压下,水的沸点是 100℃,煮沸 5~10min 可杀灭细菌繁殖体;煮沸 15min 可杀灭多数细菌芽胞;某些热抗力极强的细菌芽胞需煮沸更长时间,如肉毒芽胞需要煮沸 3h 才能杀灭。

煮沸消毒法注意事项:①消毒前,必须将物品清洗干净,完全浸没水中;②摆放物品时,带盖的物品要将盖子打开;大小相同的容器不能重叠;③为确保消毒效果,一次性放入的物品不宜过多,放置物体不超过容器容量的 3/4;④玻璃类、橡胶类物品,先用纱布包好,玻璃类应在冷水时放入,避免爆炸;橡胶类要在水沸后放入,避免变软、变形;⑤水的沸点受气压影响,一般海拔每升高 300 米,消毒时间需要延长 2min;⑥在金属类物品消毒时,水中加入 1%~2% 的碳酸氢钠,水沸点可达 105℃,能增强杀菌作用,又能去污除锈;⑦消毒后应将物品及时取出,置于无菌容器内备用,4h 内未使用需重新煮沸消毒。

2. 辐射消毒法 主要是利用紫外线灯或臭氧的杀菌作用,使菌体蛋白质光解、变性导致细菌死亡。常用的方法有日光暴晒法、紫外线消毒法、臭氧消毒法等。养老服务机构常用日光暴晒法和紫外线消毒法。

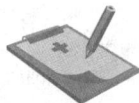

（1）日光暴晒法：利用日光的热、干燥和紫外线作用，具有一定的杀菌力。将物品放在直射阳光下暴晒 6h，定时翻动，使物品各面均能受到日光照射。常用于床垫、毛毯、书籍等物品的消毒等。

（2）紫外线消毒法：紫外线属于电磁波辐射，波长在 100~400nm，消毒使用的紫外线波长为 250~270nm，其中杀菌作用最强的为 253.7nm。紫外线可杀灭多种微生物，包括杆菌、病毒、真菌、细菌繁殖体、部分芽胞等，适用于空气、物品表面和液体的消毒。紫外线消毒器是采用臭氧紫外线杀菌灯制成的，主要包括紫外线空气消毒器、紫外线表面消毒器、紫外线消毒箱三种。

紫外线消毒方法：

1）空气消毒：首选紫外线空气消毒器，不仅消毒效果可靠，而且可在室内有人时使用；在室内无人的情况下也可用室内悬吊式紫外线灯照射，紫外线消毒灯距离地面 1.8~2.2m，数量 $\geq 1.5W/m^3$，照射时间不少于 30min。

2）物品表面消毒：最好使用便携式紫外线表面消毒器近距离移动照射，小件物品可放入紫外线消毒箱内照射，也可采取紫外线灯悬吊照射，有效距离为 25~60cm，物品摊开或挂起，使其充分暴露以受到直接照射，消毒时间为 20~30min。

3）液体消毒：采用水内照射法或水外照射法，紫外线光源应装有石英玻璃保护罩，水层厚度应小于 2cm，并根据紫外线的辐照的强度确定水流速度。

紫外线消毒时注意事项：

1）保持灯管清洁，一般每周 1 次用 70%~80% 乙醇擦拭，如发现灰尘、污垢，应随时擦拭。

2）关灯后，待灯管冷却 3~4min 再开启或移动灯管，以免灯管损坏。

3）消毒环境合适：消毒前进行室内清洁卫生，关闭门窗，停止人员走动，并保持清洁干燥；电源电压为 220V、空气适宜温度为 20~40℃、相对湿度为 40%~60%。

4）正确计算并记录消毒时间：紫外线的消毒时间须从灯亮 5~7min 后开始计时，若温度过低或者相对湿度过高，可适当延长照射时间。建立时间登记卡，若使用时间超过 1 000h，需更换灯管（表 8-2）。

表 8-2　紫外线消毒登记表

消毒日期	消毒区域	消毒时间	灯管使用累计时间	使用人	备注
× 年 × 月 × 日	老年人居室	30min	30min	× ×	
× 年 × 月 × 日	× ×	30min	60min	× ×	

5）加强防护：紫外线对人的眼睛和皮肤有刺激作用，照射人体能发生皮肤红斑，紫外线眼炎、臭氧中毒等，照护人员使用时应注意避开紫外线，并采取相应的保护措施，照射完毕应开窗通风 3~4min。

监测紫外线消毒效果：

1）物理监测法：开启紫外线灯 5min 后，将紫外线辐照计置于所测紫外线灯下正中垂直 1m 处，仪表稳定后所示结果即为该灯管的辐照强度值；

2）化学监测法：开启紫外线灯 5min 后，将紫外线灯强度辐射指示卡置于紫外线灯正中下垂直 1m 处，照射 1min 后，判断其辐射强度；

3）生物监测法：一般每月 1 次，主要通过对空气、物品表面的采样，检测细菌菌落数，以判断其消毒效果。灯管照射强度要求：普通 30W 直管型新灯辐照强度应 $\geq 90\mu W/cm^2$；使用中辐照强度应 $\geq 70\mu W/cm^2$；30W 高强度紫外线新灯的辐照强度应 $\geq 180\mu W/cm^2$。

3. 机械除菌法　指用机械的方法，如冲洗、刷洗、擦拭、清扫、铲除、抖动等以除掉物体表面、水中、空气中有害微生物，减少微生物数量和引起感染的机会。这种方法不能杀灭病原体，但可以在短时间内排除和减少病原体的存在。一般是应用肥皂刷洗，流水冲洗干净，可消除手上绝对部分甚至全部细

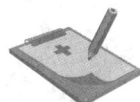

菌;戴口罩也是过滤的一种形式,洗手、戴口罩都是目前预防呼吸道传染病重要而又简单的方法;还可应用通风过滤器装置以隔离居室的空气,保护无菌状态。

4. 空气净化 由于室内光照和通风较室外差,室内人群的呼吸道和皮肤不断排出微生物,加之室内物品表面的浮游菌,使室内空气中细菌比室外多。利用通风或空气过滤器使室内空气中的细菌、尘埃降低,达到净化的目的。要求空气尽可能洁净的区域建议采取正压通气;特殊污染区,如通过空气、飞沫传播的感染患者的房间采取负压通气。

(1)自然通风:定时开窗通风换气,可降低室内空气含菌的密度,短时间内使大气中的新鲜空气替换室内的污浊空气。通风是目前最简便、行之有效的空气净化方法。通风的时间可根据湿度和空气流通条件来定。夏季应经常开窗通风换气,冬季可选择清晨或晚间开窗,每日通风换气 2 次,每次 25~30min。照护人员要经常开窗通风,采用自然通风的空气消毒法是老年人居室最有效的消毒方法。但在开窗通风时,要避免老年人受凉。

(2)空气过滤除菌:采用现代化设备进行空气净化的方法。有条件的养老服务机构可进行采购,其是使用循环风紫外线空气消毒器、静电吸附式空气消毒器、动静态臭氧空气消毒机等进行消毒,使空气通过孔隙小于 0.2μm 的高效过滤器,利用物理阻留、静电吸附等原理除去介质中的微生物,达到空气洁净的目的。

(二)化学消毒灭菌法

使用化学药物杀灭微生物的方法称为化学消毒灭菌法,能杀灭传播媒介上的微生物使其达到消毒或灭菌要求的化学制剂称为化学消毒剂。其原理是通过药物渗透到微生物体内,使蛋白凝固变性,酶蛋白失去活性,抑制微生物的代谢、生长和繁殖;破坏微生物细胞膜的结构,改变其通透性,使细胞破裂、溶解,从而达到消毒灭菌的作用。凡不适用于物理消毒灭菌的物品,都可以选用化学消毒灭菌法,如锐利的金属、刀、剪,还有皮肤、黏膜,老年患者的分泌物、排泄物等。化学消毒灭菌法使用方便,无须特殊设备,适用范围广,但是存在毒性、腐蚀性,照护人员在使用化学消毒剂时要远离老年人,并做好自我防护。

1. 化学消毒剂的种类根据其消毒效力可分为四类 灭菌剂、高效消毒剂、中效消毒剂、低效消毒剂。

(1)灭菌剂:能杀灭一切微生物(包括细菌芽胞),并达到灭菌要求的化学制剂。如甲醛、戊二醛、环氧乙烷等。

(2)高效消毒剂:能杀灭一切细菌繁殖体(包括分枝杆菌)、病毒、真菌及其孢子等,对细菌芽胞也有一定杀灭作用的化学制剂。如过氧化氢、部分含氯消毒剂等。

(3)中效消毒剂:能杀灭分枝杆菌、真菌、病毒及细菌繁殖体等微生物的化学制剂。如醇类、碘类、部分含氯消毒剂等。

(4)低效消毒剂:能杀灭细菌繁殖体、亲脂病毒和某些真菌的化学制剂。如酚类、胍类、季铵盐类消毒剂等。

2. 化学消毒剂的使用原则

(1)根据物品的性能和各种微生物的特性选择合适的消毒剂。

(2)严格掌握消毒剂的有效浓度、消毒时间及使用方法;消毒剂要现用现配,定期更换,易挥发的要加盖,并定期检测,调整浓度。

(3)合理使用化学消毒剂,能不用时则不用,必须用时尽量少用,能采用物理方法消毒灭菌的,尽量不使用化学消毒灭菌法。

(4)待消毒的物品必须先清洗、擦干。

(5)浸泡过程中,使物品全部浸没在消毒液内,有管腔的物品要将消毒液全部浸入腔内。若在浸泡过程中添加物品,需重新开始计时。

(6)消毒剂中不能放置纱布、棉花等物,以防降低消毒效力。

(7)消毒后的物品在使用前需用无菌生理盐水或无菌蒸馏水冲洗干净,以避免消毒剂刺激人体组织;气体消毒后的物品,待气体散发后再使用。

(8)掌握消毒剂的毒副作用,照护人员做好防护措施。

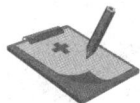

3. 化学消毒剂的使用方法

（1）浸泡法：是将需消毒的物品清洗、擦干后浸没在规定浓度的消毒液中进行消毒的方法。根据消毒物品和消毒液的种类,确定消毒液浓度和浸泡时间。适用于耐湿不耐热物品的消毒,如锐利器械、精密仪器等。

（2）擦拭法：用规定浓度的化学消毒剂擦拭被污染物品的表面或皮肤、黏膜的消毒方法。一般选用易溶于水、穿透力强、无显著刺激性的消毒剂。常用于皮肤、黏膜、地面、墙面、家具等的消毒。

（3）喷雾法：用喷雾器将标准浓度的化学消毒剂均匀地喷洒于空间或物品表面进行消毒的方法。常用于地面、墙面、空气、物品表面的消毒。

（4）熏蒸法：加热或加入氧化剂使消毒液气化,在标准浓度和有效时间内达到消毒灭菌的方法。常用于空气消毒、精密贵重仪器消毒,以及不能蒸煮、浸泡物品的消毒。空气消毒时将消毒剂加热熏蒸,按规定时间密闭门窗,消毒完毕再开窗通风换气（表 8-3）。

表 8-3　空气熏蒸消毒法

消毒剂	消毒方法及时间
2% 过氧乙酸	8ml/m³,加热熏蒸,关闭门窗 30~120min
纯乳酸	0.12ml/m³,加等量水,加热熏蒸,关闭门窗 30~120min
食醋	5~10ml/m³,加热水 1~2 倍,加热熏蒸,关闭门窗 30~120min

4. 常用的化学消毒灭菌剂　见表 8-4。

表 8-4　常用的化学消毒灭菌剂

名称	效力	使用方法	注意事项
84 消毒剂	高效	（1）餐饮具、物品消毒：按 84 消毒剂与水为 1∶100 的配制比例,浸泡 10min,然后清水冲洗干净 （2）物体表面消毒：按 84 消毒剂与水为 1∶80 的配制比例,浸泡或喷洒至湿润,时间 20min （3）传染病污染物体表面消毒：按 84 消毒剂与水为 1∶20 的配制比例,浸泡或喷洒至湿润,时间 30min （4）手部消毒：按 84 消毒剂与水为 1∶800~1∶1 000 的配制比例,浸泡 2min	（1）严格按照浓度现配现用,并非浓度越高,效果越好,禁用 50℃ 以上热水配制 （2）具有刺激性,照护人员使用时应做好自我防护,戴手套,避免皮肤与其直接接触 （3）具有腐蚀性与漂白作用,可用于白色衣服污染后消毒,不宜用于毛、麻、丝等物品的消毒 （4）避免混合其他消毒剂使用,因为会加大空气中氯气的浓度引起氯气中毒 （5）应在 25℃ 以下加盖避光保存,远离老年人,避免误服,也不宜用于食品的消毒
含氯消毒剂	高、中效	（1）地面、墙面、家具等消毒：含有效氯 500mg/L 消毒液湿拖、擦拭或喷洒,作用 30min 后再用清水处理干净 （2）茶具、洁具、餐饮具等生活用品消毒：含有效氯 250mg/L 消毒浸泡 30min,用清水冲洗干净,晒干备用 （3）粪便消毒：常用漂白粉干粉。稀便按干粉与稀便为 1∶5 的配制比例消毒；干便按干粉与干便为 2∶5 的配制比例消毒,搅拌后放置 2h,倒入化粪池	（1）要密闭保存在阴凉、干燥、通风处,粉剂需防潮 （2）配制的溶液要现配现用,加盖保存,使用时间不超过 24h （3）有腐蚀及漂白作用,不宜用于有色织物、油漆家具及金属制品 （4）消毒后的物品应及时用清水冲洗干净后再使用 （5）消毒过程中如存在大量有机物,可延长消毒时间或调整消毒液浓度

名称	效力	使用方法	注意事项
乙醇	中效	（1）皮肤消毒：75%乙醇擦拭2遍，待干 （2）预防压疮：45%~50%乙醇局部按摩 （3）物理降温：25%~35%乙醇拍拭体表大血管处	（1）严格掌握使用浓度，乙醇浓度过高会刺激皮肤 （2）乙醇容易挥发，需加盖密闭保存，并存放于老年人触摸不到处 （3）有刺激性，不宜用于伤口、黏膜、创面等的消毒 （4）易燃，远离明火 （5）对乙醇过敏老年人慎用 （6）为老年人物理降温时，随时监测体温，避免老年人体温过低
碘伏	中效	（1）手及皮肤消毒：原液擦拭2遍，作用3~5min （2）黏膜消毒：浓度250~500mg/L擦拭 （3）口腔黏膜及创面消毒：浓度1 000~2 000mg/L擦拭，作用3~5min （4）阴道黏膜及创面消毒：浓度500mg/L冲洗	（1）碘伏稀释后稳定性差，现用现配，并注意有效期 （2）防潮、密闭置于阴凉、避光，老年人触摸不到处 （3）对二价金属制品有腐蚀作用，一般不用于该类金属的消毒 （4）皮肤消毒后不用乙醇脱碘 （5）对碘过敏老年人慎用
碘酊	中效	皮肤消毒：2%擦拭待干后用75%的乙醇脱碘	（1）避光密闭保存于阴凉、干燥、通风处 （2）不适用于破损皮肤、眼睛、黏膜的消毒 （3）对二价金属制品有腐蚀性，不做相应金属制品的消毒 （4）对碘、乙醇过敏老年人慎用

（三）老年人日常生活中的清洁、消毒、灭菌

1. 预防性和疫源性消毒

（1）预防性消毒：在未发现感染性疾病或感染源的情况下，对可能被病原微生物污染的环境、物品等进行消毒，包括对粪便和污染物的无害化处理、老年人入住或离开后的消毒等。

（2）疫源性消毒：对曾经发生过或正在发生感染性疾病的场所或物品进行的消毒，包括随时消毒和终末消毒。随时消毒是指对已经被感染源污染的环境或物品进行的消毒，及时杀灭或去除病原微生物，应根据现场情况随时进行；终末消毒是感染源离开后进行的彻底消毒，如老年人在机构内发生传染疾病，则根据疾病特点做好隔离措施，并对老年人所居住的环境、居室内的家具、使用的生活用品等在老年人康复后或离开居室后进行彻底的消毒（表8-5）。

表8-5　终末消毒

消毒分类	消毒方法
空气	紫外线消毒；2%过氧乙酸熏蒸
地面、墙面、家具	使用含有效氯500mg/L消毒液，地面可进行湿拖或喷洒；墙面、家具等可进行擦拭或喷洒，作用30min后再用清水处理干净
床垫、被褥、被芯、枕芯	阳光下暴晒6h及以上，2h翻面1次；机构内有臭氧消毒机的可用其消毒30min（应有使用记录本）
床上用品	送洗衣房按程序清洗消毒，使用含有效氯500mg/L消毒液和洗衣液（粉）洗涤，用清水漂净、晒干备用
日常生活用品	使用含有效氯250mg/L消毒液浸泡或擦拭，作用30min，然后清水冲洗干净
垃圾	集中焚烧

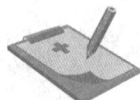

2. 老年人常用物品的清洁、消毒、灭菌 见表8-6。

表 8-6 老年人常用物品的清洁、消毒、灭菌

消毒分类	消毒方法	注意事项
空气	（1）每日通风换气 2 次，每次 25~30min （2）紫外线消毒 （3）2% 过氧乙酸熏蒸	（1）开窗通风注意勿让老年人受凉 （2）紫外线消毒应避开老年人，照护人员做好自我防护 （3）2% 过氧乙酸熏蒸时注意剂量及浓度
地面、墙面、家具	使用含有效氯 500mg/L 消毒液，地面可进行湿拖或喷洒；墙面、家具等可进行擦拭或喷洒，作用 30min 后再用清水处理干净	（1）消毒液喷洒时应均匀湿透 （2）受污染或疑似传染时，应随时进行清洁消毒
电梯	使用含有效氯 250mg/L 消毒液，擦拭或喷洒；作用 30min 后再用清水处理干净	电梯箱内受污染时随时清洁消毒
衣物、床上用品	（1）日光暴晒法：将其清洗干净，拿到日光下暴晒 6~8h （2）煮沸消毒法 （3）使用含有效氯 500mg/L 消毒液和洗衣液（粉）洗涤，用清水漂净、晒干 （4）疑被传染病病原污染的衣物及床上用品，使用含有效氯 2 000mg/L 消毒液和洗衣液（粉）洗涤，用清水漂净、晒干	（1）日光暴晒时要注意翻面，一般每 2h 翻动 1 次，确保每一个面能与日光接触 （2）疑被传染病病原污染衣物及床上用品消毒原则是：消毒 - 清洁 - 再消毒
床垫、被褥、被芯、枕芯	日光暴晒法，日光下暴晒 6~8h	日光暴晒时要注意翻面，一般每 2h 翻动 1 次，确保每一个面能与日光接触
毛巾、抹布	（1）煮沸消毒法 （2）微波消毒法：将毛巾清洗干净，折叠好放入微波炉中，运行 5min （3）蒸汽消毒法：将毛巾清洗干净，放入高压蒸汽锅中，加热保持 20min （4）使用含有效氯 250mg/L 消毒液浸泡 30min，然后清水冲洗干净；疑被传染病病原污染的毛巾，使用含有效氯 2 000mg/L 的消毒液 （5）远红外线消毒箱	（1）照护人员在取用微波消毒、蒸汽消毒的毛巾时，注意不要烫伤 （2）使用消毒剂消毒的毛巾，使用前需清洗干净毛巾上的消毒液后方可使用 （3）疑被传染病病原污染的毛巾消毒原则是：消毒 - 清洁 - 再消毒
餐饮用具	（1）煮沸消毒法 （2）使用含有效氯 250mg/L 消毒液浸泡 30min，然后清水冲洗干净 （3）远红外线消毒箱 （4）疑被传染病病原污染的餐饮用具：先煮沸 15~20min，方可将剩余食物弃倒，再清洗用具后再次消毒，可使用煮沸消毒法或含有效氯 2 000mg/L 消毒液浸泡 30~60min，清水冲洗干净，放置备用	（1）煮沸消毒时，要遵照煮沸消毒法方法及注意事项 （2）餐饮用具消毒后应放置于清洁干燥的密封专用柜内 （3）使用消毒剂消毒的餐饮用具，使用前需清洗干净消毒液才可使用 （4）疑被传染病病原污染的餐饮用具消毒原则是：消毒 - 清洁 - 再消毒
送餐车	随时擦净油污油渍，保持清洁。疑被传染病病原污染时，使用含有效氯 250mg/L 消毒液擦拭干净，作用 30min 后用清水擦干净	随时擦净油污油渍，保持清洁

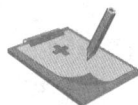

续表

消毒分类	消毒方法	注意事项
卫浴设备	（1）盆具：用肥皂清除污垢，流动水冲洗干净，盛清水 2/3 满，煮沸消毒，也可使用含有效氯 250mg/L 消毒液擦拭干净，作用 30min 后用清水擦干净 （2）坐便器、坐浴椅、洗涤设备：使用含有效氯 250mg/L 消毒液擦拭干净，作用 30min 后用清水擦干净	疑被传染病病原污染时，随时清洁消毒
体温计	浸泡法：在含有效氯 2 000mg/L 的消毒液中浸泡 5min 后取出，擦干甩至 35℃以下；再浸泡在含有效氯 2 000mg/L 的消毒液中 30min；在冷开水冲洗擦干，置于清洁盒内备用	口表、腋表、肛表不可放入同一容器内浸泡，消毒液应每日更换
血压计 听诊器	75% 乙醇擦拭消毒	

3. 养老服务机构废弃物处置　废弃物分为生活垃圾和医疗废物，生活垃圾和医疗废物严格分开，不能混放。生活垃圾使用黑色塑料袋收集；医疗废物使用黄色塑料袋收集，尖锐物品如玻璃碎屑、针头等使用利器盒；传染病患者的用物根据消毒隔离原则进行处置。照护人员要掌握废弃物的处置方法，避免二次污染。

第三节　手　卫　生

在一系列的消毒隔离措施中，手卫生是一个重要的环节。尤其在老年照护中，各种照护工作都离不开照护人员的手，照护人员的手既要接触老年人，又要直接或间接地与污染物品或老年患者接触，是感染最重要的传播媒介，不加强手卫生就会直接或间接地导致感染的发生。目前，手卫生已成为国际公认的控制感染和耐药菌感染最简单、最有效、最方便、最经济的措施，是标准预防感染的重要措施之一。

做好手卫生，是预防和控制感染的有效方法。手上所带的细菌包括常驻菌和暂驻菌，常驻菌常见的有金黄色葡萄球菌、棒状杆菌、白念珠菌等，可在皮肤上生长繁殖，随气候、健康状况、个人卫生习惯等不同而异，长期寄生于皮肤深层，毛囊孔、汗腺、皮脂腺等处，不易被一般消毒方法所杀灭；暂驻菌一般来源于环境，是在生活、工作中临时污染的微生物，如金黄色葡萄球菌、克雷伯杆菌、沙门菌、链球菌等，分布于皮肤表面，很少在皮肤上繁殖，附着不牢固，容易被清除。

一、概述

为保障老年人的安全、提高老年人医养质量，在照护老年人过程中防止交叉感染，各养老服务机构，包括医养结合型养老机构、安养机构、慢性病病房、护理之家、康复医疗中心、重残养护机构等应加强手卫生的规范化管理。照护人员、老年人都应提高手卫生的意识。

（一）概念

1. 手卫生　是洗手、卫生手消毒和外科手消毒的总称。

2. 洗手　指照护人员用肥皂（或皂液）和流动水洗手，去除手部皮肤污垢、碎屑和部分致病菌的过程。

3. 卫生手消毒　指照护人员用速干消毒剂揉搓双手，以减少手部暂驻菌的过程。

（二）适用范围

对照 WHO 提出的"手卫生的五个重要时刻"（接触患者前；进行无菌操作前；接触体液后；接触患者后；接触患者周围环境后）制定照护人员、老年人的手卫生要求。

1. 照护人员　直接接触每一个老年患者前后，从同一老年患者身体的污染部位移动到清洁部位时；接触老年患者黏膜、破损皮肤处、伤口前后；穿脱隔离衣前后、脱去手套后；进行无菌操作，接触清

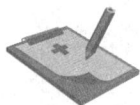

洁、无菌物品之前;接触老年患者周围环境及物品后;处理药物或配餐前;接触老年患者的血液、体液、分泌物、排泄物及被污染性致病微生物污染的物品后;直接为老年传染病患者进行检查、治疗、照护后,接触老年传染病患者物品后,处理老年传染病患者污物后。

2. 老年人 进食前后;上厕所前后;口服给药接触药物前;接触清洁物品前、污染物品后;接触黏膜、破损皮肤处、伤口前后;接触疑似有病原微生物污染的环境或物品后。

（三）手卫生的规范化管理

1. 制定手卫生制度 手卫生是控制感染的重要措施,根据照护人员手卫生规范制定手卫生制度,并严格执行。

2. 按要求配置手卫生设施设备 手卫生设施是手卫生措施实施的物质基础,有效、便捷的手卫生设施可以有效提高手卫生的依从性。

（1）洗手设施:洗手应备有洗手池相关设施、清洁剂、干手设施等。洗手池采用流动水,有条件者可设非触摸式水龙头;洗手的清洁剂可为肥皂、皂液或含杀菌成分的洗手液,使用固体肥皂需保持干燥,皂液或洗手液混浊或变色时及时更换,盛放皂液或洗手液的容器应一次性使用,重复使用的容器应定期清洁和消毒;洗手后正确将手擦干。

（2）卫生手消毒设施:卫生手消毒常选用速干手消毒剂,选用的消毒剂应符合国家有关规定的产品,无异味、无刺激性。常应用于手部皮肤消毒的消毒剂有乙醇、碘伏、异丙醇、氯己定、乙醇与氯己定的复合制剂等,剂型有水剂、凝胶、泡沫型等。

3. 开展手卫生培训 各养老服务机构应定期开展广泛的手卫生知识及方法的培训,培训对象为机构内所有工作人员,也包括照护人员、老年人,使他们能掌握必要的手卫生知识和技能,提高自我保护意识。

4. 对照护人员及老年人的手卫生加强监督指导 各养老服务机构应加强对机构各部门人员的手卫生监督,包括对手卫生设施的管理,对照护人员、老年人手卫生的指导与监督;对老年人进行手卫生的宣教,提升老年人手卫生的意识,从而提高手卫生的依从性。

5. 开展效果监督 卫生手消毒后,监测的细菌菌落数≤10CFU/cm^2。

二、洗手

有效的洗手可除去手上的污垢及致病菌,清除手上99%以上的各种暂驻菌,是防止感染传播的最重要的措施之一。

思政元素:勇于奉献,大爱无疆的医者精神

思政融入技能点:手卫生

思政素材:引发全网点赞的"手"

这是一双本该白皙细嫩的手,因为疫情防控,长期接触消毒水和滑石粉,现在这双手裂了无数小口子,变得伤痕累累。这是一双95后医护人员的手,在引人心痛的同时也引发了全网点赞。

"我们每个人想的都是怎样让老人更安全、更舒心,看到爷爷奶奶们的笑脸,我们就觉得很值得,很开心!"这是一个驰援湖北省武汉市某社会福利院的95后的老年照护人员面对媒体采访时的感言。对老人展开隔离筛查、健康管理,建设"三区两通道",防止交叉感染,开展防疫督察,及时处理接管楼层的生活垃圾与医疗废物,为老人提供健康保障……他们与众多驰援武汉的"逆行者"一样在这场防疫"大考"中交上了一份让人民满意的答卷。各种消毒液腐蚀了他们的手,却坚定了为老年人服务的决心。没有一个人退出这场"战争",一双双让人心痛的手承载了多少照护人员无私奉献的情怀,也折射出多少照护天使大爱无疆的医者精神。

【操作目的】

消除或杀灭病原微生物,切断通过手传播感染疾病的途径,避免感染和交叉感染。

【操作程序】

1. 评估 评估手污染的程度。

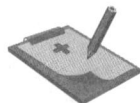

2. 计划

（1）环境准备：整洁、明亮、干燥、安全。

（2）照护人员准备：着装整洁、戴口罩、修剪指甲、取下手部饰物、卷袖过肘。

（3）用物准备：洗手池相关设施、清洁剂、干手设施等，如无设备可备消毒液、清水各一盆；还可准备洗手流程图、计时器。

3. 实施

操作流程	操作步骤	要点说明
1. 准备	打开水龙头，调节合适的水流和水温	• 水龙头最好是非手触摸式的，并装置肘部开关、脚踏式开关或感应出水开关；水流以不会溅出淋湿工作服为宜；水温适宜
2. 洗手	（1）在流动水下，充分淋湿双手 （2）关闭水龙头，取适量清洁剂（肥皂或皂液）均匀涂抹整个手掌、手背、手指、指缝、手腕等处 （3）洗手：揉搓双手（图 8-1） 1）掌心相对，手指并拢，相互揉搓（图 8-1A） 2）掌心对手背，手指分开，双手交叉沿指缝相互揉搓，交换进行（图 8-1B） 3）掌心相对，手指分开，双手交叉沿指缝相互揉搓（图 8-1C） 4）弯曲一手手指关节，并置于另一手掌心旋转揉搓，交换进行（图 8-1D） 5）一手握住另一手大拇指旋转揉搓，交换进行（图 8-1E） 6）一手五个手指尖并拢，并置于另一掌心旋转揉搓，交换进行（图 8-1F）	• 涂抹均匀 • 清洗双手需认真清洗到所有部位，包括指背、指尖、指缝 • 必要时增加手腕的清洗，一手握住另一手手腕，回旋揉搓手腕及腕上 10cm（图 8-1G）；认真揉搓双手至少 15s
3. 冲净	打开水龙头，流动水彻底冲净双手	• 流动水可避免污水沾污双手；冲水时手指尖朝下
4. 干手	关闭水龙头，以消毒小毛巾或一次性纸巾擦干双手，有干手机可用干手机烘干双手，必要时取护手霜护肤	• 消毒小毛巾和一次性纸巾需专用容器盛放，消毒小毛巾一用一消毒

4. 评价

（1）洗手时揉搓方法是否正确，是否清洗干净手部的每一个部位。

（2）水流是否溅湿工作服。

（3）干手过程是否造成二次污染。

【注意事项】

1. 调节合适的水流和水温，勿溅湿工作服，避免污染周围环境。

2. 洗手过程中要反复揉搓，确保清洗到每一个位置，尤其是指背、指缝、指尖、指关节等易于污染的部位，在冲净双手时保持指尖向下。

3. 干手过程避免造成二次污染。

4. 注意安全风险因素

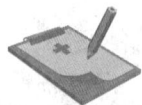

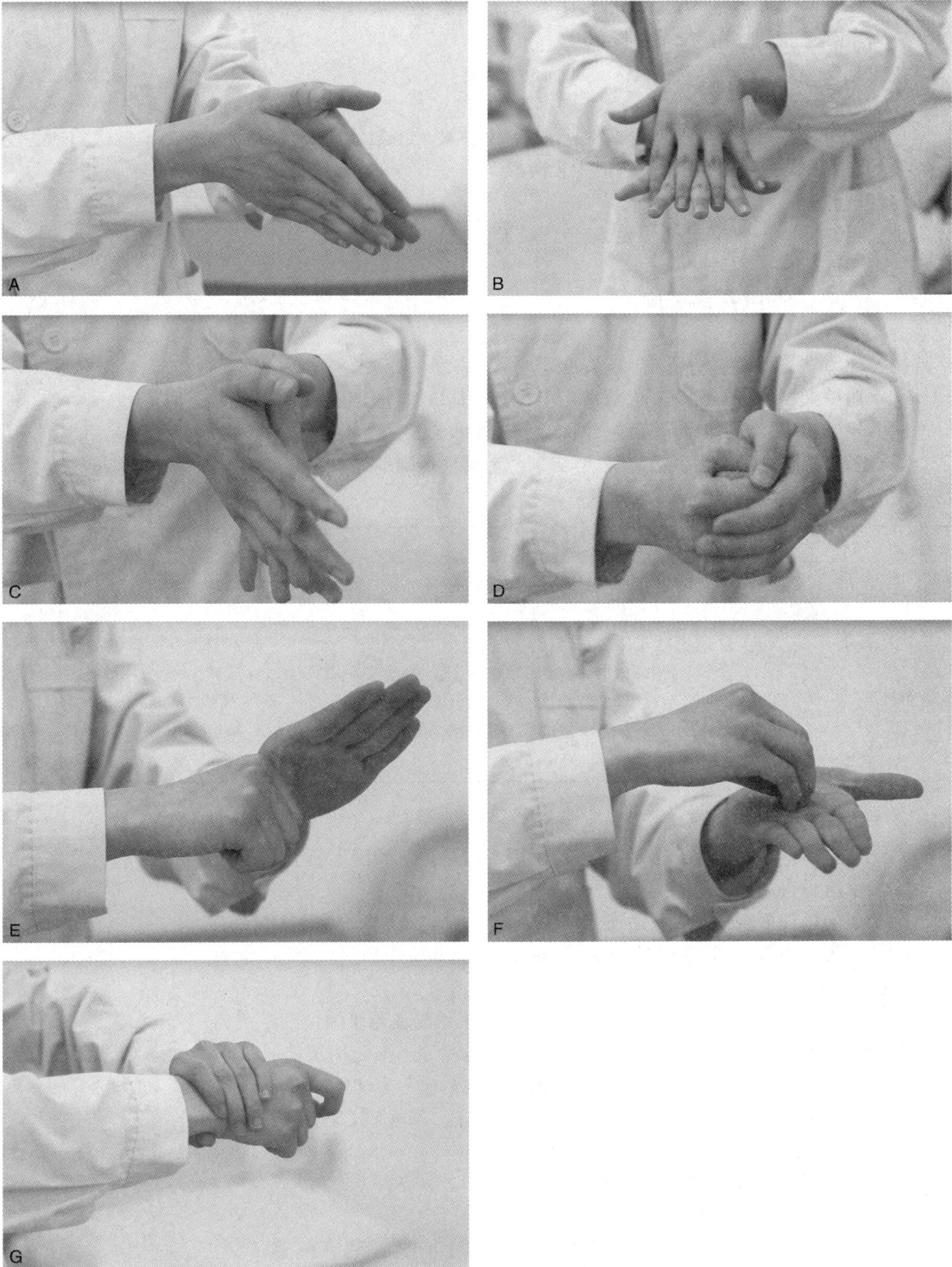

图 8-1 洗手

（1）烫伤：洗手水温调节过高，以致烫伤。

（2）冻伤：洗手水温调节过低，以致冻伤。

（3）疼痛：当手上有皮肤破溃或伤口时，接触到清洁剂会产生疼痛感。

（4）皮肤干燥：洗手次数过于频繁，易致皮肤干燥。

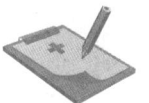

【健康指导】

1. 指导照护人员与老年人正确的洗手方法,防止交叉感染,避免疾病的发生。

2. 牢记洗手时机,掌握洗手指征。

三、卫生手消毒

照护人员接触污染物品或老年感染患者后,手常被大量细菌污染,仅一般洗手尚不能达到预防交叉感染的要求,必须在洗手后再进行卫生手消毒。

【操作目的】

通过手消毒,清除致病性微生物,避免污染无菌物品或清洁物品,预防感染和交叉感染。

【操作程序】

1. 评估　评估手污染的程度。

2. 计划

(1)环境准备:整洁、明亮、干燥、安全。

(2)照护人员准备:着装整洁、修剪指甲、洗手、戴口罩、取下手部饰物,卷袖过肘。

(3)用物准备:洗手池相关设施、清洁剂、干手设施、手消毒剂等,手消毒剂剂型可选用水剂、凝胶、泡沫型等,消毒剂可选用氯己定、乙醇与氯己定的复合制剂等。

3. 实施

操作流程	操作步骤	要点说明
1. 洗手	按洗手步骤洗手,干手后保持手的干燥	● 遵照正确的洗手程序,认真清洗双手
2. 消毒	(1)取适量速干手消毒剂于掌心,均匀涂抹整个手掌、手背、手指、指缝,必要时增加手腕及腕上10cm	● 涂抹均匀;消毒剂作用速度快,一般不损伤皮肤、不引起过敏反应
	(2)按洗手的步骤揉搓,直到手部干燥	● 认真揉搓双手至少15s
3. 干手	自然干燥	● 避免二次污染

4. 评价

(1)速干消毒剂的揉搓方法是否正确,手消毒后是否达到消毒要求。

(2)水流是否溅湿工作服。

(3)干手过程是否造成二次污染。

(4)卫生手消毒后,监测的细菌菌落数 ≤ 10CFU/cm^2。

【注意事项】

1. 卫生手消毒前先按洗手流程洗净双手,遵循洗手的注意事项,并保持手部干燥。

2. 当手有血液、体液或其他污物等肉眼可见的污染时,应先用清洁剂和流动水洗手;当手没有肉眼可见污染时可用速干手消毒剂消毒双手,揉搓方法与洗手方法相同。

3. 速干手消毒剂要确保涂抹到手部的每一个位置,并确保揉搓方法正确。

4. 注意安全风险因素

(1)烫伤:洗手水温调节过高,以致烫伤。

(2)冻伤:洗手水温调节过低,以致冻伤。

(3)疼痛:当手上有皮肤破溃或伤口时,接触到消毒剂会产生疼痛感。

(4)过敏:对消毒剂内成分过敏者,禁选用含有此成分的消毒剂,如对乙醇过敏者,禁用含乙醇的消毒剂。

(5)皮肤破损、皲裂:手部皮肤在消毒液的长期浸泡、腐蚀下,表皮屏障可被破坏,皮肤变得粗糙、干燥,出现脱皮、破损、皲裂等,甚至诱发手部湿疹、皮炎,感到瘙痒、疼痛。

【健康指导】

1. 指导照护人员与老年人正确的卫生手消毒方法,防止交叉感染,避免疾病的发生。

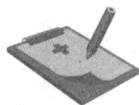

2. 牢记卫生手消毒时机。

第四节　无菌技术

无菌技术是老年人常用基础照护技术,是防止老年人发生感染和交叉感染的一项重要的基本操作。在无菌操作中,任何一个环节都不能违反无菌原则,以保证老年人的安全。因此,老年照护人员必须加强无菌观念,正确熟练地掌握无菌技术,严格遵守无菌操作规程,以保证老年患者和自身的安全,防止医源性感染的发生。

一、概述

（一）相关概念

1. 无菌技术　指在医疗、护理操作中,防止一切微生物侵入人体和防止无菌物品、无菌区域被污染的操作技术。

2. 无菌物品　指经灭菌处理后未被污染的物品。

3. 非无菌物品　指未经灭菌处理,或经灭菌处理后又被污染的物品。

4. 无菌区　指经灭菌处理后未被污染的区域。

5. 非无菌区　指未经灭菌处理,或经灭菌处理后又被污染的区域。

（二）无菌技术操作原则

1. 操作前要求

（1）操作前 30min 停止清扫等工作,减少不必要的走动及活动,避免尘土飞扬;操作区域清洁、干燥、平坦、宽敞,物品布局合理。

（2）照护人员应着装整洁、修剪指甲、洗手、戴好帽子、口罩,必要时穿无菌衣、戴无菌手套。

2. 操作中要求

（1）照护人员面向无菌区域,不可面向无菌区域谈笑、咳嗽及打喷嚏等。

（2）照护人员与无菌区域保持一定距离,手、前臂保持在肩以下、腰部或操作台面以上,未经消毒的物品、手臂不可触及无菌物品或跨越无菌区。

（3）取用无菌物品时应使用无菌持物钳;无菌物品一经取出,即使未使用,也不可放回;一套无菌物品供一位老年人使用,防止交叉感染。

（4）进行操作时,如无菌物品疑有污染或已被污染,即不可使用,应予以更换。

3. 无菌物品要求

（1）无菌物品和非无菌物品分开放置。

（2）无菌物品必须放在无菌容器或无菌包内,无菌包外要注明物品名称、灭菌日期、开包日期等,物品按失效期先后顺序摆放取用。

（3）定期检查无菌物品保存情况,无菌包保持清洁、干燥,保存期 7d,过期或包布受潮均应重新灭菌。

> **知识链接**
>
> **无菌物品应如何存放储存**
>
> 　　存放环境:适宜的室内环境要求温度低于 24℃,相对湿度小于 70%,通风换气 4~10 次 /h;无菌物品应置于高出地面 20cm、距离天花板超过 50cm、离墙远于 5cm 处的物品存放柜或存放架上,减少来自地面、屋顶和墙面的污染。
>
> 　　储存有效期:使用纺织品材料包装的无菌物品在符合存放环境要求前提下,有效期为 14d,否则一般为 7d;医用一次性纸袋包装的无菌物品,有效期为 1 个月;使用一次性医用皱纹纸、一次性纸塑袋、医用无纺布或硬质密封容器包装的无菌物品,有效期为半年;由医疗器械生产厂家提供的一次性使用无菌物品遵循包装上标识的有效期限。

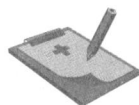

二、无菌技术基本操作

（一）使用无菌持物钳法

【操作目的】

取用或传递无菌的敷料、器械等,保持其无菌状态。

【操作程序】

1. 评估

（1）评估使用无菌持物钳夹取无菌物品的目的。

（2）评估操作环境及物品符合操作要求。

2. 计划

（1）环境准备:环境清洁、宽敞、明亮、定期消毒。

（2）照护人员准备:衣帽整洁、修剪指甲、洗净双手、戴口罩。

（3）用物准备:持物钳临床上常用的有以下三类(图 8-2):

1）镊子:一般可分为长镊、短镊等,其尖端细小,使用轻巧方便,适用于夹取针头、缝针、棉球、小纱布等。

2）卵圆钳:其下端有两个平行紧贴的卵圆形小环,分直头和弯头,可夹取刀、剪、镊、治疗碗等物。

3）三叉钳:其下端较粗呈三叉型,可夹取盆、罐、骨科器械等较大或较重物品。

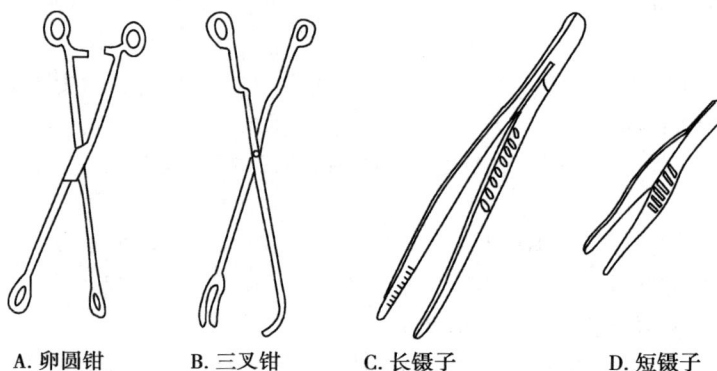

| A. 卵圆钳 | B. 三叉钳 | C. 长镊子 | D. 短镊子 |

图 8-2　无菌持物钳种类

持物钳存放:无菌持物钳应存放在无菌有盖容器内,每个容器内只能放置一把持物钳。目前临床主要使用干式保存法,就是将无菌持物钳放在干燥有盖的无菌容器内,一般容器及钳每 4h 更换一次。

3. 实施

操作流程	操作步骤	要点说明
1. 准备	照护工作人员及环境准备,检查物品名称、有效期、灭菌标识等	
2. 取钳	打开盛放无菌持物钳的容器盖,手持持物钳上 1/3 处,将钳移至容器中央,使钳端闭合,垂直从无菌容器中取出（图 8-3）	• 钳端不能触及容器口边缘及盖内面,以免污染;手不可触及容器盖内面;盖闭合时不可从盖孔中取放无菌持物钳
3. 使用	使用时钳端始终向下,在操作者肩部以下,腰部以上,视线范围内,不可倒转向上	• 保持无菌持物钳的无菌状态
4. 放回	使用后,仍保持钳端向下并闭合,垂直放回容器中,松开轴节,关闭容器盖	• 用后立即放回容器中,避免触及罐口边缘及周围

4. 评价

（1）无菌持物钳持法是否正确，是否有污染，是否倒置。

（2）取放无菌钳时，是否尖端闭合向下，是否触及容器口边，是否低于腰部，使用方法是否正确。

（3）取用远处的无菌物品时是否将持物钳连同容器一起搬移，就地使用。

【注意事项】

1. 严格遵循无菌操作原则。

2. 取放无菌持物钳时应先闭合持物钳钳端，不能触及边缘及盖内面，以免污染。

3. 无菌持物钳只能夹取无菌物品，不能夹取油纱布，因为粘于钳端的油污可形成保护层，影响消毒液渗透而降低消毒效果。不可用无菌持物钳换药或消毒皮肤，防止无菌持物钳被污染。

4. 如需远处取物品，应连同无菌持物钳及容器一起搬移，就地取出使用，防止持物钳在空气中暴露过久。

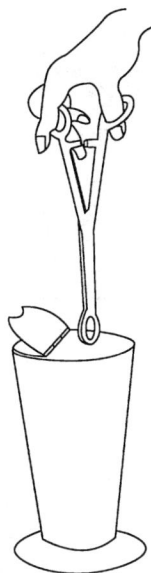

图 8-3　取放无菌持物钳

5. 如无菌持物钳为湿式保存，即将无菌持物钳浸泡于盛有消毒液的大口有盖容器内，除需注意上述 4 条外，还需注意，液面应浸没持物钳轴节以上 2~3cm 或镊子的 1/2 为宜，每周清洁灭菌持物钳及其容器一次，同时更换消毒液。使用次数较多的部门，如门诊换药室、注射室等，应每日清洁灭菌。

6. 注意安全风险因素

（1）皮肤损伤：无菌持物钳等金属器械持法不当等，擦伤、夹伤皮肤。

（2）感染：未按照无菌操作原则进行操作，无菌持物钳及无菌物品污染，发生感染与交叉感染。

（二）使用无菌容器法

【操作目的】

盛放无菌物品并保持已经灭菌的物品处于无菌状态。

【操作程序】

1. 评估

（1）评估使用无菌容器盛放无菌物品的目的。

（2）评估操作环境及物品符合操作要求。

2. 计划

（1）环境准备：环境清洁、宽敞、明亮、定期消毒。

（2）照护人员准备：衣帽整洁、修剪指甲、洗净双手、戴口罩。

（3）用物准备：盛有无菌持物钳的无菌罐、无菌有盖容器，如无菌盒、罐、贮槽等。

3. 实施

操作流程	操作步骤	要点说明
1. 准备	工作人员及环境准备，检查物品名称、有效期、灭菌标识等	● 第一次使用，应记录开启日期、时间并签名，有效期 24h
2. 开盖	打开无菌容器盖，将盖内面向上置于稳妥处，或拿在手中（图 8-4）	● 手不可触及容器内面，避免盖内面与非无菌区域如桌面等接触而污染
3. 取物	用无菌持物钳从无菌容器内夹取无菌物品	● 垂直夹取物品，无菌持物钳不可触及容器边缘

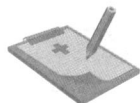

续表

操作流程	操作步骤	要点说明
4. 盖严	取用无菌容器内用物后,立即将容器盖盖严	• 避免容器内无菌物品在空气中暴露时间过久
5. 托底	手持无菌容器时,应托住底部(图8-5)	• 手指不可触及容器边缘及内面

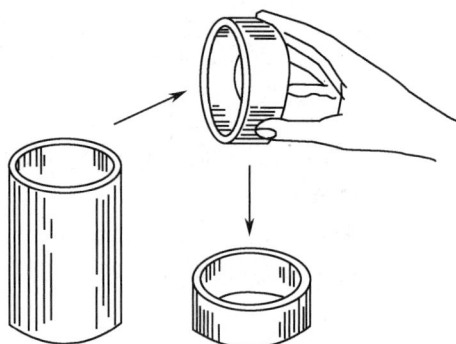

图8-4 打开无菌容器盖

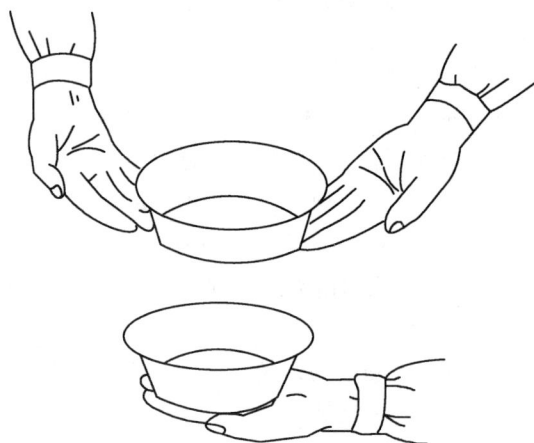

图8-5 手持无菌容器

4. 评价

(1)打开无菌容器方法是否正确,是否污染。

(2)取放物品方法是否正确,是否跨越无菌区,是否触及无菌容器边缘等。

(3)无菌容器使用完,盖子是否盖严,方法是否正确,是否污染。

【注意事项】

1. 严格遵循无菌操作原则。

2. 移动无菌容器时,应托住底部,使用无菌容器时,不可污染盖内面、容器边缘及内面。

3. 从无菌容器中取出的无菌物品,即使未使用,也不得放回无菌容器中。

4. 注意安全风险因素 感染:未按照无菌操作原则进行操作,无菌容器及无菌物品污染,发生感染与交叉感染。

(三)使用无菌包法

【操作目的】

取用无菌包内的无菌物品,保持其无菌状态,供无菌操作使用。

【操作程序】

1. 评估

(1)评估使用无菌包保存及取用无菌物品的目的。

(2)评估操作环境及物品符合操作要求。

2. 计划

(1)环境准备:环境清洁、宽敞、明亮、定期消毒。

(2)照护人员准备:衣帽整洁、修剪指甲、洗净双手、戴口罩。

(3)用物准备:包布、敷料、标签、盛有无菌持物钳的无菌罐、无菌包、必要时备化学指示胶带。无菌包灭菌前应妥善包好,将需灭菌物品放在包布中央,将包布一角盖住物品,折盖左、右两角并将角尖端向外翻折,折盖最后一角,若包布有带,将带折成"十"字形包扎,注意松紧适宜,若无带,盖上最好一角后用化学指示胶带妥善粘贴,包布外贴上注明无菌包名称及灭菌日期或有效期的标签及指示带后送灭菌处理(图8-6)。

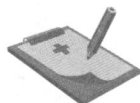

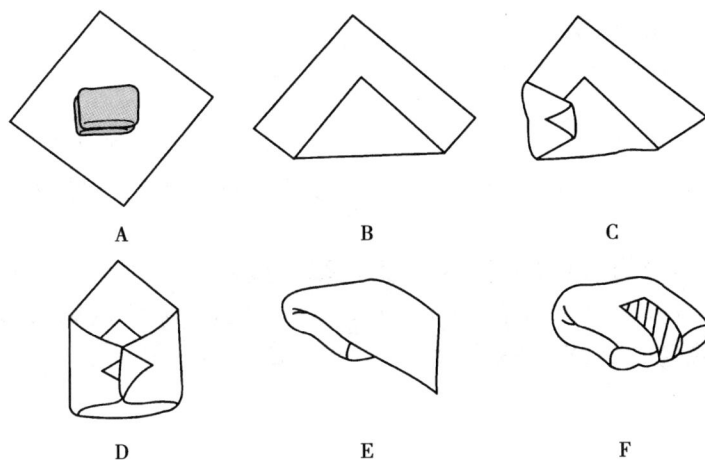

图 8-6 无菌包包扎法

3. 实施

操作流程	操作步骤	要点说明
1. 准备	工作人员及环境准备,取出无菌包,检查标签名称、灭菌日期(或有效期)、化学指示胶带	• 保证物品灭菌后在有效期内使用,通过检查化学指示胶带监测灭菌效果;如消毒不完全、包布潮湿破损或已过期须重新灭菌
2. 开包	(1)分多次取出包内部分物品:将无菌包置于清洁、干燥处,解开系带或撕开粘贴胶布,卷放在包布角下,用拇指、示指按顺序揭开外角、左右两角 (2)一次性取出包内所有物品:查看、核对无误后,可将包托在手上,另一手撕开粘贴的胶带或解开系带握在手中,依次揭开包布四角外面并捏住打开	• 手、系带不能碰及包布内面及无菌物品
3. 取物	(1)分多次取出包内部分物品:一手揭开内角,用无菌持物钳取出所需物品,放于事先备好的无菌区域 (2)一次性取出包内所有物品:稳妥地将包内物品放入无菌区域内(图 8-7)	• 不可跨越无菌区
4. 整理记录	(1)分多次取出包内部分物品:如包内物品未用完,按原折痕包好,注明开包日期、时间并签名 (2)一次性取出包内所有物品:包布折叠放好	• 表示此包已打开过,开包后 24h 应用完

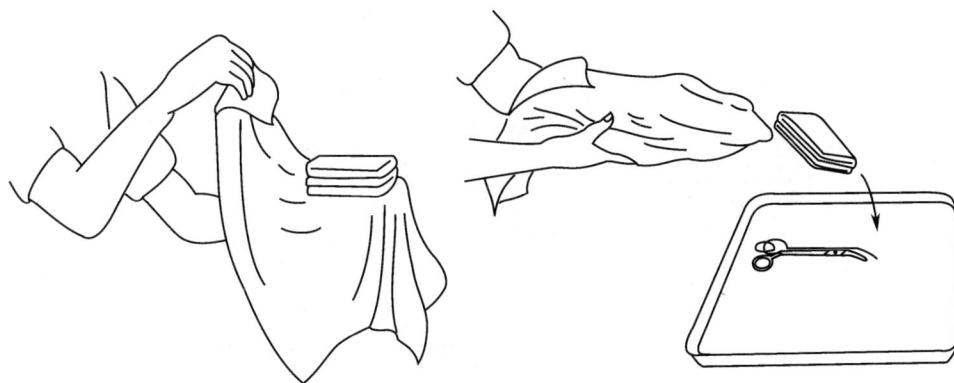

图 8-7 一次性取出无菌包内物品

4. 评价

（1）打开、包裹无菌包方法是否正确，是否污染。

（2）取放物品方法是否正确，是否跨越无菌区，是否有污染等。

【注意事项】

1. 严格遵循无菌操作原则。

2. 无菌包包布选择厚质，致密，未脱脂的双层棉布制成，现也可使用医用无纺布制成的一次性无菌包包布。

3. 操作过程中，手不能触及包布的内面，手臂不能跨越无菌区。

4. 无菌包应定期灭菌，如包内物品超过有效期、被污染或包布受潮、破损，须重新灭菌。

5. 注意安全风险因素　感染：未按照无菌操作原则进行操作，无菌包布及包内无菌物品污染，发生感染与交叉感染。

（四）铺无菌盘法

【操作目的】

将无菌治疗巾铺在清洁干燥的治疗盘内，形成一无菌区域，放置无菌物品，以供治疗用。

【操作程序】

1. 评估

（1）评估使用无菌盘盛放无菌物品的目的。

（2）评估操作环境及物品符合操作要求。

2. 计划

（1）环境准备：环境清洁、宽敞、明亮、定期消毒。

（2）照护人员准备：衣帽整洁、修剪指甲、洗净双手、戴口罩。

（3）用物准备：治疗盘、无菌物品、无菌持物钳、无菌治疗巾包等。无菌包内无菌治疗巾折叠有两种方法：

1）纵折法：将治疗巾先纵折两次，再横折两次，单层开口向外（图 8-8）。

2）横折法：将治疗巾横折后再纵折，再重复一次（图 8-9）。

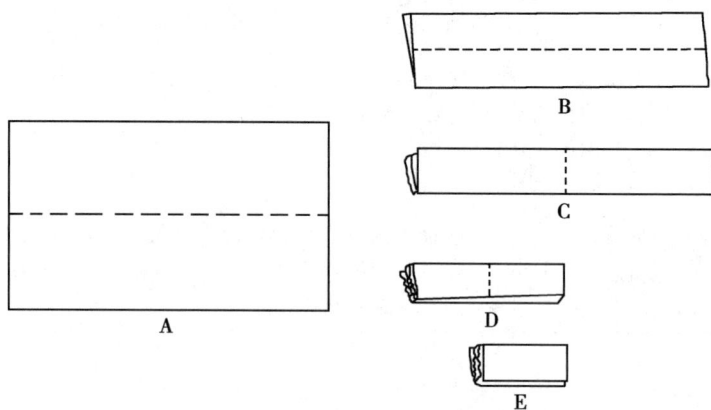

图 8-8　治疗巾纵折法

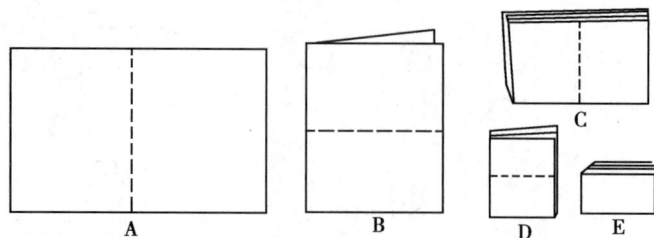

图 8-9　治疗巾横折法

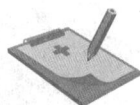

3. 实施

操作流程	操作步骤	要点说明
1. 准备	工作人员及环境准备,检查物品名称、有效期、灭菌标志等	• 同无菌包使用法
2. 开无菌包	打开无菌包,用无菌钳取出一块无菌治疗巾,放于治疗盘内	• 治疗盘内清洁干燥,治疗巾内面不污染;如治疗巾未用完,应按要求回包,注明开包日期、时间,24h 内使用
3. 铺盘	（1）单层底铺盘法 　　1）铺巾:双手捏住无菌巾一边两角的外面,轻轻抖开,双折铺于治疗盘上,上面一层由近端向远端或由远端向近端呈扇形折叠,开口边缘向外（图 8-10） 　　2）放入无菌物品 　　3）覆盖:双手捏住无菌巾扇形折叠治疗巾外面,将上层盖于物品上,上、下层边缘对齐,开口处向上翻折两次,两侧边缘向下翻折一次,露出治疗盘边缘 （2）双层底铺盘法 　　1）铺巾:取出无菌巾,双手捏住无菌巾上层两角的外面,由远到近折成双层底,上层扇形折叠,开口边向外（图 8-11） 　　2）放入无菌物品 　　3）覆盖:拉平扇形折叠层,覆盖物品上,边缘对齐	• 治疗巾内面为无菌面,不能触及衣袖及其他有菌物品 • 保持无菌物品的无菌状态 • 手不可触及治疗巾内面;调整无菌物品位置,尽可能居中 • 治疗巾内面为无菌面,不能触及衣袖及其他有菌物品;保持无菌物品的无菌状态 • 手不可触及治疗巾内面 • 调整无菌物品位置,尽可能居中
4. 记录	注明铺盘日期时间并签名	• 铺好的无菌盘 4h 内有效

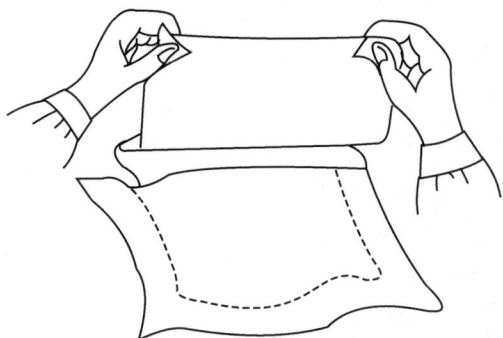

图 8-10　单层底铺盘法

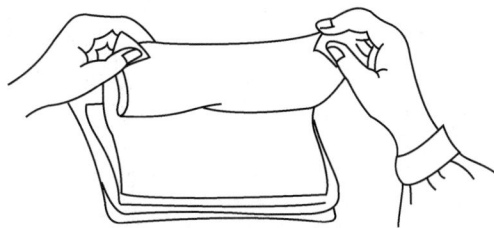

图 8-11　双层底铺盘法

4. 评价

（1）取物、铺盘方法是否正确,是否污染。

（2）放入无菌物品方法是否正确,是否跨越无菌区,是否有污染等。

【注意事项】

1. 严格遵循无菌操作原则。

2. 铺无菌盘时区域必须清洁干燥,避免无菌治疗巾潮湿,覆盖无菌治疗巾时,注意对齐边缘。

3. 无菌面及无菌区域不可触及衣物及其他非无菌物品。

4. 铺无菌盘时非无菌物品及操作者身体应与无菌盘保持一定距离,手不可触及无菌巾内面,不可跨越无菌区。

5. 注意安全风险因素　感染:未按照无菌操作原则进行操作,铺盘时无菌物品及区域污染,发生感染与交叉感染。

（五）无菌溶液取用法

【操作目的】

保持无菌溶液的无菌状态,供治疗使用。

【操作程序】

1. 评估

（1）评估取用无菌溶液的目的。

（2）评估操作环境及物品符合操作要求。

2. 计划

（1）环境准备:环境清洁、宽敞、明亮、定期消毒。

（2）照护人员准备:衣帽整洁、修剪指甲、洗净双手、戴口罩。

（3）用物准备:无菌溶液、无菌容器、消毒液、棉签、弯盘,必要时备无菌持物钳、无菌纱布罐、启瓶器等。

3. 实施

操作流程	操作步骤	要点说明
1. 准备	工作人员及环境准备	
2. 查对	擦去密封瓶表面浮灰并核对:①瓶签上的药名、剂量、浓度及有效期;②瓶盖有无松动;③瓶身有无裂缝;④溶液有无混浊、沉淀或变色	• 确定溶液正确,无变色、混浊、沉淀,确信质量可靠,方可使用;同时查对无菌持物钳、无菌纱布罐等有效期
3. 开瓶	打开密封瓶瓶盖(如需可用启瓶器撬开瓶盖),消毒瓶塞,待干后打开瓶塞	• 手不可触及瓶塞内面及瓶口,防止污染
4. 倒液	手持溶液瓶,标签面置于掌心,先倒少量溶液于弯盘中,旋转冲洗瓶口,再由原处倒所需液量于无菌容器内(图 8-12)	• 避免沾湿或污染瓶签;倒溶液时,注意高度适宜,避免溶液溅出
5. 盖塞	倒后立即塞好瓶塞	• 防止瓶内溶液污染
6. 整理记录	在瓶签上注明开瓶日期及时间并签名,按要求整理用物并处理	• 已开启的溶液瓶内溶液只能保存 24h

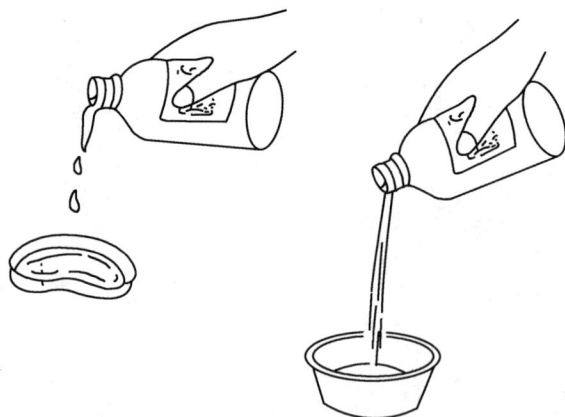

图 8-12 倒无菌溶液

4. 评价

（1）开瓶、消毒瓶口方法是否正确,是否污染。

（2）倒取无菌溶液方法是否正确,是否冲洗瓶口,是否由原处倒所需液量于无菌容器内,是否有污染等。

（3）倒后是否立即塞好瓶塞,防止溶液污染。

【注意事项】

1. 严格遵循无菌操作原则。

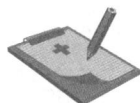

2. 不可将无菌物品或非无菌物品伸入无菌溶液瓶内蘸取或直接接触无菌溶液瓶口倒液。

3. 已倒出的无菌溶液不能再倒回瓶内,以免污染瓶内剩余溶液。

4. 注意安全风险因素

（1）皮肤损伤：开启瓶口铝盖或玻璃溶液瓶破损等擦伤、扎伤操作者皮肤。

（2）感染：未按照无菌操作原则进行操作,无菌溶液污染,发生感染与交叉感染。

（3）溶液变质、过期：未按照要求检查无菌溶液。应确定溶液正确,无变色、混浊、沉淀,确信质量可靠,方可使用。

【健康指导】

1. 指导照护人员掌握正确倒取无菌溶液的方法,防止交叉感染,避免疾病的发生。

2. 已开启的溶液瓶内的溶液,仅 24h 有效。

（六）戴、脱无菌手套法

【操作目的】

预防病原微生物通过照护人员的手传播疾病和污染环境,在执行某些无菌操作或接触无菌物品时需戴无菌手套确保无菌效果,保护老年患者和自身免受感染。

【操作程序】

1. 评估

（1）评估使用无菌手套进行操作的目的。

（2）如是隔离老年患者,评估隔离种类。

（3）评估操作环境及物品符合操作要求。

2. 计划

（1）环境准备：环境清洁、宽敞、明亮、定期消毒。

（2）照护人员准备：衣帽整洁、修剪指甲、洗净双手、取下手表、戴口罩。

（3）用物准备：无菌手套、弯盘。无菌手套一般有两种类型：①天然橡胶、乳胶手套；②人工合成的非乳胶产品,如乙烯、聚乙烯手套。

3. 实施

操作流程	操作步骤	要点说明
1. 准备	工作人员及环境准备,检查核对无菌手套袋外的号码、灭菌日期、消毒标记、包装完整性。	• 选择适合操作者手掌大小的手套
2. 开手套袋	手套袋放于清洁、干燥的桌面上打开（图 8-13）	
3. 取戴手套	（1）分次取、戴手套法 左手将左手套袋上层包布提起,右手捏住手套反折部分（手套内面）取出手套,对准五指戴好左手手套,右手掀起另一只袋口,左手手指插入另一手套的反折面（手套外面）取出手套,同法戴好右手（图 8-14） （2）一次性取、戴手套法 两手同时掀起口袋和开口处外层,由一手拇指和示指捏住两只手套反折部分（手套内面）,取出手套,将两手套五指对准,先将其中一只戴上。已戴无菌手套的手指插入另一手套的反折部分（手套外面）,同法戴好（图 8-15）	• 注意未戴手套的手不可触及手套的外面,已戴手套的手不可触及未戴手套的手或另一手套的内面 • 要点同分次取、戴手套法
4. 调整检查	双手对合交叉检查手套是否漏气,调整手套位置,并将手套的翻边扣套在工作服衣袖外面	• 戴好手套的手保持在腰部水平以上,视线范围内
5. 脱手套	用戴手套的手捏住另一手套腕部外面将其翻转脱下,再将已脱下手套的手指插入另一手套内,将手套翻转脱下	• 不可强拉手套以免损坏；脱手套时,手不可接触手套脏污部分
6. 整理	按要求整理用物并处理。洗手,脱口罩	• 将手套丢弃于黄色医疗垃圾袋内

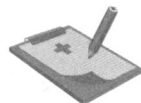

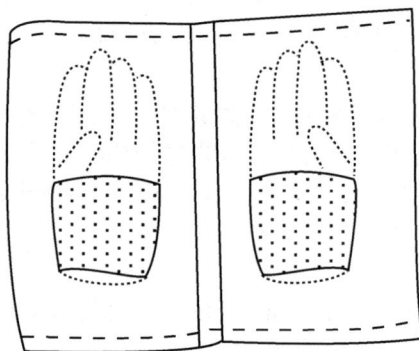

图 8-13　无菌手套的放置

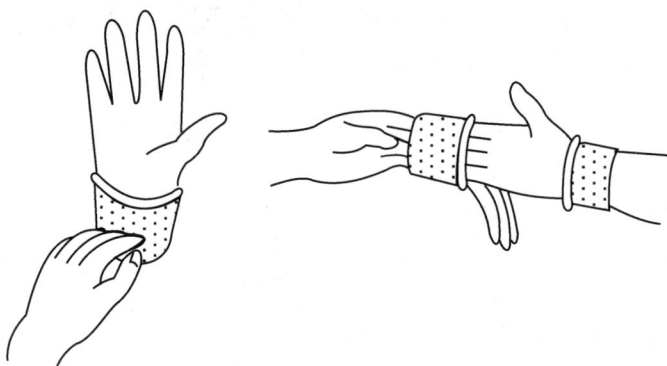

A. 一手捏住一只手套的反折部分，
另一手对准五指戴上手套

B. 戴好手套的手指插入
另一只手套的反折内面

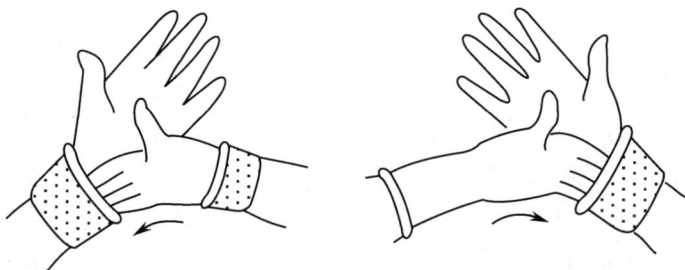

C. 将一只手套的翻边扣
套在工作服衣袖外面

D. 将另一只手套的翻边扣
套在工作服衣袖外面

图 8-14　分次取戴无菌手套法

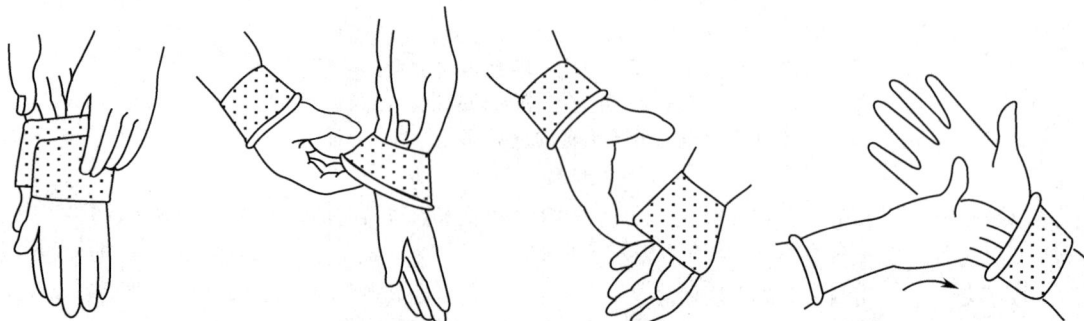

A. 两手指捏住两只手套的
反折部分，对准五指

B. 戴好手套的手指插入
另一只手套的反折内面

C. 将一只手套的翻边扣
套在工作服衣袖外面

D. 将另一只手套的翻边
扣套在工作服衣袖外面

图 8-15　一次性取戴无菌手套法

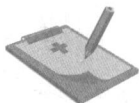

4. 评价

（1）取、戴无菌手套方法是否正确，是否污染。

（2）脱手套方法是否正确。

（3）脱下手套后处理方法是否正确。

【注意事项】

1. 严格遵循无菌操作原则。

2. 选择大小尺码合适的手套，戴手套前修剪指甲，防止手套破损。

3. 戴手套时，手套无菌面不可触及任何非无菌物品，未戴手套的手不可触及手套的外面，而戴手套的手不可触及未戴手套的手或另一手套的内面。

4. 戴手套后，双手应始终保持在肩以下、腰部或操作平面以上的视线范围内水平，如发现手套有破洞或可疑污染立即更换。

5. 脱手套时，应翻转脱下，手套污染面在内，避免强拉手套造成破损，脱手套后应洗手。

6. 注意安全风险因素

（1）感染：未按照无菌操作原则进行操作，无菌手套污染，发生感染与交叉感染。

（2）疼痛：当手上有皮肤破溃或伤口时，接触到滑石粉等会产生疼痛感。

（3）过敏：有对橡胶类或滑石粉等过敏者，可选用人工合成的非乳胶手套。

第五节　隔离技术

老年人感染的发生与流行主要是因为感染链的存在，预防与控制感染的主要手段就是利用各种措施来阻止感染链的形成，隔离技术是阻断感染链形成最直接而有效的措施之一。

隔离是将传染源传播者（传染病病人和带菌者）和高度易感人群在传染期间安置在指定地点和特殊环境中，暂时避免和周围人群接触，达到防止病原微生物向外传播，防止高度易感人群受到感染的目的。传染病的流行，都需要传染源、传播途径、易感人群三个环节，这三个环节受自然因素和社会因素的影响。隔离技术的目的就是要控制感染源，切断传播途径，保护易感人群。

一、隔离区域的划分

（一）清洁区

清洁区是指未被病原微生物污染的区域。如配膳室、库房、值班室、更衣室、治疗室及病区以外的区域等。

（二）半污染区

半污染区是指有可能被病原微生物污染的区域，如化验室、病区内走廊、医护办公室、检验室等。

（三）污染区

污染区是指直接或间接被病原微生物污染的区域，如病室、处置室、厕所、浴室、污物间等。

二、隔离管理要求与隔离原则

（一）隔离管理要求

1. 合理布局规范　建筑布局应符合医疗机构、养老机构的卫生布局要求，并具备隔离预防的功能，区域划分应明确合理。

2. 严格隔离制度　隔离制度应根据国家的有关法规，结合本院实际情况，制定隔离预防制度并实施。

3. 实施隔离原则　隔离的实施应遵循"标准预防"及"基于疾病传播途径预防"等原则，应切实采取有效措施，控制感染源、切断传播途径并保护易感人群。

4. 加强人员管理　应加强传染病人的管理，严格执行探视制度。加强医务及照护人员的隔离与防护知识技能培训，落实手卫生规范。

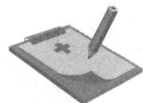

（二）隔离原则

1. 隔离区域设有工作人员和患者各自出入的通道,隔离室门外及病床床尾应设有隔离标志,接触传播用蓝色隔离标志、空气传播用黄色隔离标志、飞沫传播用粉色隔离标志。门口应设置消毒液浸湿的脚垫,并备好消毒液、清水、手刷及毛巾等消毒手的用物,门外设衣柜或隔离衣悬挂衣架等。

2. 照护人员进入隔离单位必须戴口罩、帽子,穿隔离衣。穿隔离衣前,备齐所用物品,各种操作应有计划并集中进行以减少穿脱隔离衣的次数和刷手的频率。穿隔离衣后,只能在规定的范围内活动,一切操作均需严格执行隔离技术,每接触一位老年患者或污染物品后必须消毒双手。

3. 病室及隔离老年患者接触过的物品需严格消毒。

（1）病室空气消毒可用紫外线照射或用消毒液喷雾,每日一次。

（2）每日晨间护理后,用消毒液擦拭病床及床旁桌椅。

（3）隔离老年患者的用物、信件、票证等须消毒后,才能送出。

（4）隔离老年患者的呕吐物、分泌物、排泄物及各种引流液按规定消毒处理后方可排放。

（5）隔离老年患者接触过的医疗器械,如听诊器、血压计等,应按规定消毒。

（6）需送出病区处理的物品置污物袋内,袋外有明显的标记。

4. 向隔离老年患者及探视者做健康教育,了解其心理情况,尽量解除其因隔离而产生的恐惧、孤独、自卑等心理。

5. 明确解除隔离的标准,传染性分泌物经三次培养结果均为阴性或已度过隔离期,医生开出医嘱后,才可解除隔离。

三、隔离种类及措施

隔离种类主要是根据美国疾病控制中心推荐的分类隔离系统,以切断传播途径作为制订措施的主要依据。传染病除严格执行隔离制度外,还应在隔离期间按照其病原体排除和传播的途径,采取有针对性的隔离措施。

（一）严密隔离

严密隔离是指对某些具有强烈传染性,病原微生物经飞沫、分泌物或排泄物直接或间接传染给他人的传染病采取的一种隔离措施,如鼠疫、霍乱、非典型性肺炎等。

严密隔离的老年患者应住单间,不得离开病室,禁止探视及陪护,室外挂严密隔离标志,通向走廊的门窗应关闭,以防飞沫向外传播传染他人。室内空气、地面及物品表面每日消毒一次。接触此类老年患者,照护人员必须戴好口罩、帽子及手套,穿隔离衣及隔离鞋。病人的分泌物、呕吐物、排泄物以及一切使用过的物品均需经严格消毒,其污染的敷料等应装袋标记后送焚烧处理。

（二）呼吸道隔离

呼吸道隔离是指防止通过空气中的飞沫和鼻咽分泌物经呼吸道传播的传染性疾病采取的一种隔离措施,如麻疹、白喉、百日咳、水痘、流行性脑脊髓膜炎、肺结核等。

呼吸道隔离的老年患者应住单间,如条件限制同病种老年患者同住一室时,病床间距应大于 1m,呼吸道隔离病区设置应与其他病区距离较远,隔离病室通向走廊的门窗应保持关闭,出入时随手关门,以防止病原微生物传播。接触此类老年患者应戴口罩、帽子并穿好隔离衣。为此类老年患者准备专用痰杯,口鼻分泌物以及痰液等可煮沸 15~30min 或焚烧,也可用 20% 漂白粉或生石灰,混合搅拌置 2h 后方可倒掉。严格空气消毒,病室内空气每日用紫外线消毒一次,经常通风。

（三）肠道隔离

肠道隔离是指针对由排泄物直接或间接污染食物或水源而引起传播的传染性疾病采用的一种隔离方式,如伤寒、细菌性痢疾,甲型、戊型病毒性肝炎等。

肠道隔离时不同病种应尽量分室隔离,如条件限制同病种老年患者同住一室时,必须做好床边隔离。病床间距应大于 1m,每一床位应加隔离标志,禁止任何接触,防止交叉感染。接触此类老年患者,须按病种分别穿隔离衣、并消毒双手,接触污染物时戴手套。设有每人专用食具及便器,用后严格

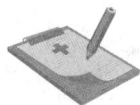

消毒,剩余食物、排泄物、呕吐物须按规定消毒处理后倒掉,被粪便污染的物品要随时装袋,做好标记后送消毒或焚烧处理,病室内应设有防蝇设备,做好灭蝇措施。

（四）接触隔离

接触隔离是指针对病原微生物经体表或患部排出（如伤口分泌物、皮肤脱屑等）,通过直接或间接地接触皮肤或黏膜破损处引起的传染病采取的一种隔离方式,如炭疽、狂犬病、破伤风、气性坏疽、铜绿假单胞菌感染等。

接触隔离老年患者应住单人房间,不可接触他人,关闭门窗。接触此类老年患者应戴口罩、帽子并穿隔离衣,照护人员的手或皮肤有破损应避免接触病人。被伤口分泌物或皮肤脱屑污染的物品、器械必须严格消毒处理。被污染的敷料应装袋标记后送焚烧处理,布类及器械应先做好灭菌处理后再进行清洗。

（五）昆虫隔离

昆虫隔离是指针对以昆虫（蚊、虱、螨等）为媒介而传播的疾病采取的一种隔离方式,如流行性乙型脑炎、流行性出血热、疟疾、斑疹伤寒、回归热等。

由蚊传播的疾病如流行性乙型脑炎、疟疾等,应做好防蚊灭蚊措施,如室内设纱门、纱窗、蚊帐、并定期喷洒灭蚊药物。通过螨叮咬而传播的疾病如流行性出血热,入隔离单位前需要严格彻底清洗,沐浴更衣,衣物等做好灭螨处理,病室用杀虫剂喷洒,被褥须勤晒。由虱类所传播的疾病如斑疹伤寒、回归热等,须沐浴更衣彻底清洗,做好灭虱处理,才能进入同种病室。

（六）血液、体液隔离

血液、体液隔离是指针对通过直接或间接接触血液或体液传播的传染性疾病采取的一种隔离方式,如乙型肝炎、丙型肝炎、丁型肝炎、艾滋病、梅毒等。

同种病原微生物感染者可住同室隔离,必要时可单人隔离。接触血液或体液时应戴手套,为防止血液喷溅,进行如侵入性操作等时应戴口罩及护目镜,如有出现血液、体液污染工作服的可能时需穿好隔离衣。工作中注意洗手,若手被血液、体液污染或可疑污染应立即消毒液清洗双手。严防注射针头等利器刺伤,老年患者用过的针头等应放入防水、防刺破并有标记的专门容器内,集中送焚烧或灭菌等无害化处理。血液或体液污染的物品及敷料应装袋标记送消毒或焚烧。被血液或体液污染的表面物品应立即用消毒液擦拭或喷洒。

（七）保护性隔离

保护性隔离是指为了保护抵抗力低或极易感染的病人采取的一种隔离方式,如严重烧伤、白血病、脏器移植及免疫缺陷病人等。

保护性隔离老年患者应住单室隔离。室外要悬挂明显的隔离标志;室内空气保持正压通气,并定时换气;墙面、地面、家具等每天严格消毒。凡进入病室内人员应穿戴灭菌后的隔离衣、帽子、口罩、手套及拖鞋等,未经消毒处理的物品不可进入隔离区域,接触患者前、后及接触另一位患者前均应按手卫生要求洗手。患者的排泄物、引流物、被其他血液及体液污染的物品等,应及时分装密闭,做好标记后送指定地点。患呼吸道疾病、咽部带菌者,包括照护人员应避免接触患者;原则上不予探视,如有探视者,其进入隔离室时应采取相应的隔离措施。

四、隔离技术基本操作

（一）帽子、口罩的使用

【操作目的】

保护老年患者和照护人员,避免感染和互相传染。帽子能防止照护人员的头屑飘落或头发被污染,口罩能避免飞沫污染无菌物品或清洁食物等。

【操作程序】

1. 评估

（1）辨识老年人,评估老年人的病情及需要采取的照护措施。

（2）如是隔离老年患者,评估隔离种类。

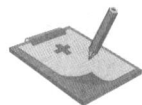

（3）评估使用帽子、口罩进行各项操作的目的。

2. 计划

（1）环境准备：环境清洁、宽敞、明亮、定期消毒。

（2）照护人员准备：衣帽整洁、洗净双手。

（3）用物准备：根据需要备合适的帽子、口罩。帽子可分为一次性帽子及布制帽子，口罩包括纱布口罩（应不少于12层纱布）、外科口罩、医用防护口罩等。

3. 实施

操作流程	操作步骤	要点说明
1. 准备	照护人员及环境准备，根据需要备合适的帽子、口罩	
2. 戴帽子	将帽子戴好并遮住全部的头发	• 帽子大小合作，遮住全部头发，防止头屑掉落或头发被污染
3. 戴口罩	（1）戴纱布口罩法 将清洁口罩罩住口鼻及下颌，将上方带子分别跨过耳朵系于头顶中部，口罩下段带子系于颈后 （2）戴外科口罩法（图8-16） 1）将清洁口罩罩住口鼻及下颌，将上方带子分别跨过耳朵系于头顶中部，口罩下段带子系于颈后。 2）将两手指尖放鼻夹上，从中间位置开始，用手指向内按压，并逐步向两侧移动，根据鼻梁形状塑造鼻夹 3）调整系带，保证松紧度适宜，口罩闭合性良好 （3）戴医用防护口罩法（图8-17） 1）一手托住口罩，有鼻夹的一面背向外 2）将口罩罩住口鼻及下颌，鼻夹部位向上紧贴面部 3）另一只手将下方系带拉过头顶，放在颈后双耳下 4）将上方系带拉过置于头顶中部 5）将双手指尖放在金属鼻夹上，从中间位置开始，用手指向内按鼻夹后再向两侧移动和按压，根据鼻梁形状塑造鼻夹 6）将双手完全盖住口罩，快速呼吸，检查密合性，调整至不漏气为止，保证口罩闭合性良好	• 口罩系带松紧适宜、必须罩住口鼻 • 双手按压鼻夹 • 保证口罩不漏气 • 双手按压鼻夹 • 保证口罩不漏气
4. 脱口罩	洗手后，先解开下面系带，再解上面系带，用手捏住系带取下口罩，污染面向内放入胸前小口袋或存放在小塑料袋内。外科口罩取下后弃于医疗垃圾袋内	• 口罩用后不可挂于胸前，应马上取下；取下时，不可接触口罩污染面
5. 脱帽子	洗净双手后取下帽子	

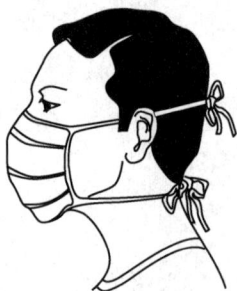

图8-16　戴外科口罩法

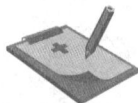

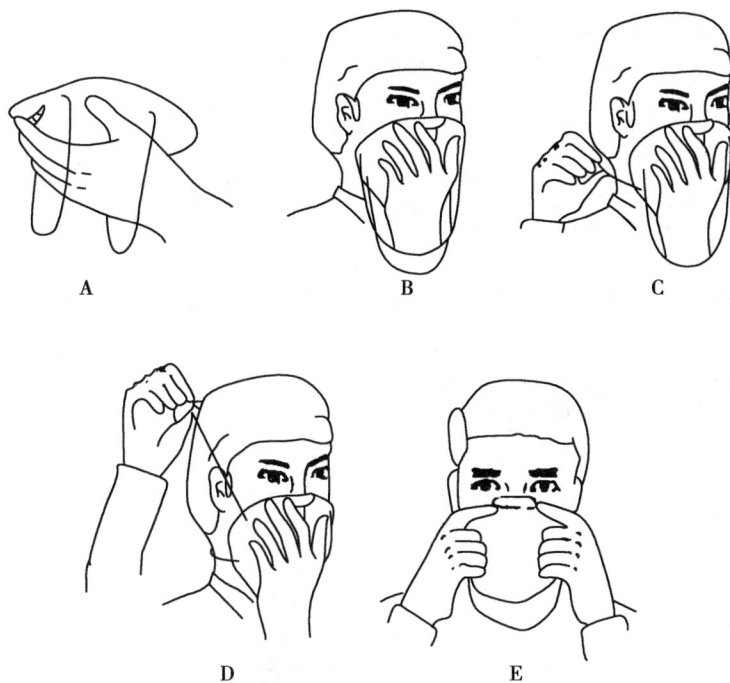

图 8-17　戴医用防护口罩法

4. 评价

（1）取、戴及脱口罩、帽子方法是否正确，是否污染。

（2）帽子是否大小合适，是否遮住全部头发并能防止头屑掉落或头发被污染。

（3）口罩松紧是否适宜，是否罩住全部口鼻，是否有漏气。

【注意事项】

1. 进入污染区和清洁环境前、进行无菌操作时应戴帽子。戴帽子应遮住全部头发，大小合适。

2. 应根据不同照护操作要求选用口罩种类，一般照护活动，可选择纱布口罩或外科口罩；照护免疫力低下者或协助完成侵入性操作时应戴外科口罩；接触空气传播或较近距离接触飞沫传播呼吸道传染病者，应佩戴医用防护口罩。

3. 戴上口罩后，不可随意悬挂与胸前，不可用污染的手直接触摸口罩，每次戴医用防护口罩进入照护区域，应检查其密合性。

4. 脱口罩前后均应洗净双手，医用外科口罩，使用后应丢弃于医疗垃圾袋中集中处理。

5. 注意安全风险因素　感染：未按照隔离操作原则进行操作，帽子未遮住全部头发，口罩未罩住全部口鼻或密合性差，有漏气，造成感染与交叉感染。

【健康指导】

1. 指导照护人员及老年患者掌握正确的戴、脱口罩、帽子的方法，防止交叉感染，避免疾病的发生。

2. 帽子及口罩应定时更换，布制帽子应保持清洁干燥，每次或每天清洁更换，一次性帽子不可重复使用，使用后弃于医疗垃圾袋中。口罩使用时间不超过 4h，医用防护口罩可持续应用 6~8h。纱布口罩每日更换清洁消毒，医用外科口罩为一次性使。

（二）穿、脱隔离衣

【操作目的】

保护老年患者和照护人员，防止病原微生物播散，避免感染和互相传染。

【操作程序】

1. 评估

（1）辨识老年人，评估老年人的病情及需要采取的照护措施。

（2）评估老年患者的隔离种类。

2. 计划

（1）环境准备：环境清洁、宽敞、明亮、定期消毒。
（2）照护人员准备：衣帽整洁、洗净双手、戴好口罩、修剪指甲、取下手表、卷袖。
（3）用物准备：隔离衣一件、挂衣架及夹子、消毒洗手用物、污衣袋。
　3．实施

操作流程	操作步骤	要点说明
▲穿隔离衣（图 8-18）		
1．准备	备齐操作用物，工作衣、帽穿戴整齐，取下手表，卷袖过肘	
2．取衣	检查隔离衣后，手持衣领取下隔离衣（图 8-18A），衣领两端向外折齐，肩缝对齐（图 8-18B）	● 检查隔离衣，长短合适，能全部遮盖工作服，干燥、完好、无破损；如隔离衣已被穿过，衣领及内面为清洁面，取用时注意清洁面对向自己
3．穿袖	一手持衣领，另一手伸入袖内，持衣领的手将衣领向上拉，使伸入袖内的手伸出（图 8-18C）；换手持衣领，同法穿好另一只衣袖（图 8-18D），双手举起将手完全抖出衣袖	● 污染衣袖不能触及衣领、颜面、耳朵及帽子等
4．系领	两手抓住衣领，由领子中央顺着边缘至领后将领扣扣上或系好领带（图 8-18E）	● 系衣领时袖口不可触及衣领、帽子、面部及耳朵等
5．扎袖口	捋平袖口扣好扣带或系上袖带（图 8-18F）	● 有松紧带的袖口无须系袖口；此时手已经被污染
6．系腰带	将隔离衣一边（约在腰下 5cm 处）向前拉，见到衣服边缘捏住（图 8-18G），同法捏住另一侧边缘（图 8-18H），双手在背后将边缘对齐（图 8-18I），向一侧折叠（图 8-18J）并用手按住，另一手将腰带拉到后背折叠处，并在背后交叉，回到前面打一活结系好（图 8-18K）	● 已穿过的隔离衣，手不能触及隔离衣内面；隔离衣后侧边缘应对齐，折叠处不能松散
▲脱隔离衣（图 8-19）		
1．解腰带	解开腰带，在前面打一活结（图 8-19A）	● 如隔离衣后侧下缘有衣扣，应先解开
2．解袖口	解开袖口或袖带及肩部扣子，将隔离衣衣袖向上拉，在肘部将部分衣袖塞入工作服衣袖内，暴露双手（图 8-19B）	● 勿将衣袖外侧塞入袖内
3．消毒手	刷手或者消毒双手后擦干	
4．解衣领	解开领带（或领扣）	
5．脱衣袖	（1）一次性使用隔离衣，脱下时，双手持衣带将隔离衣从前胸脱下，双手捏住对侧衣领内侧清洁面拉下并脱下袖子 （2）反复使用隔离衣，一手伸入另一侧衣袖内，拉下衣袖过手（图 8-19C），再用衣袖遮住的手握住另一衣袖的外面再将袖拉下（图 8-19D），两手转换渐从袖管中退出，然后两手并齐两袖，一起脱至衣肩	● 手不能触及隔离衣外面；衣袖外面不可触及消毒后的手及手臂
6．处理	（1）一次性使用隔离衣，脱下后，将其污染面向内，衣领至衣边卷起至中间部分，投入医疗垃圾袋中 （2）反复使用的隔离衣，两手持领，将隔离衣两边对齐，挂在衣钩上（图 8-19E）。如脱下的隔离衣需要更换，将清洁面向外卷起再投入污物袋中内清洗消毒后备用	● 隔离衣需要再次使用时，衣领为清洁区域，挂在半污染区，清洁面朝外，挂在污染区，则污染面朝外

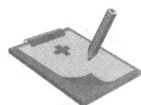

A. 取隔离衣　　　B. 清洁面朝向自己　　　C. 穿上一侧衣袖

D. 穿上另一侧衣袖　　　E. 系领口　　　F. 系袖口

G. 将一侧衣边捏至前面　　　H. 同法捏住另一侧衣边　　　I. 将两侧衣边在背后对齐

J. 将对齐的衣边向一侧折叠　　　K. 系腰带

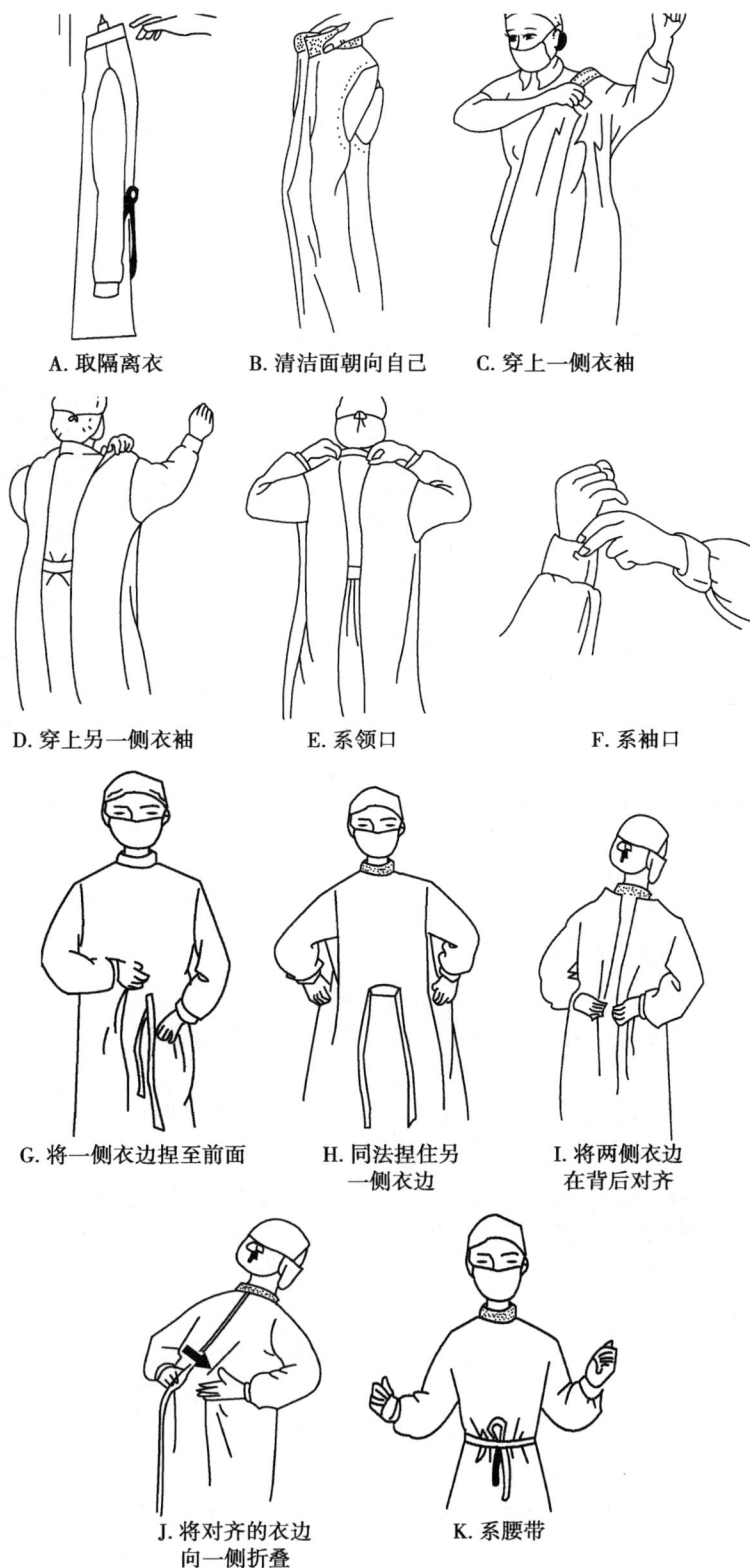

图 8-18　穿隔离衣法

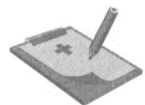

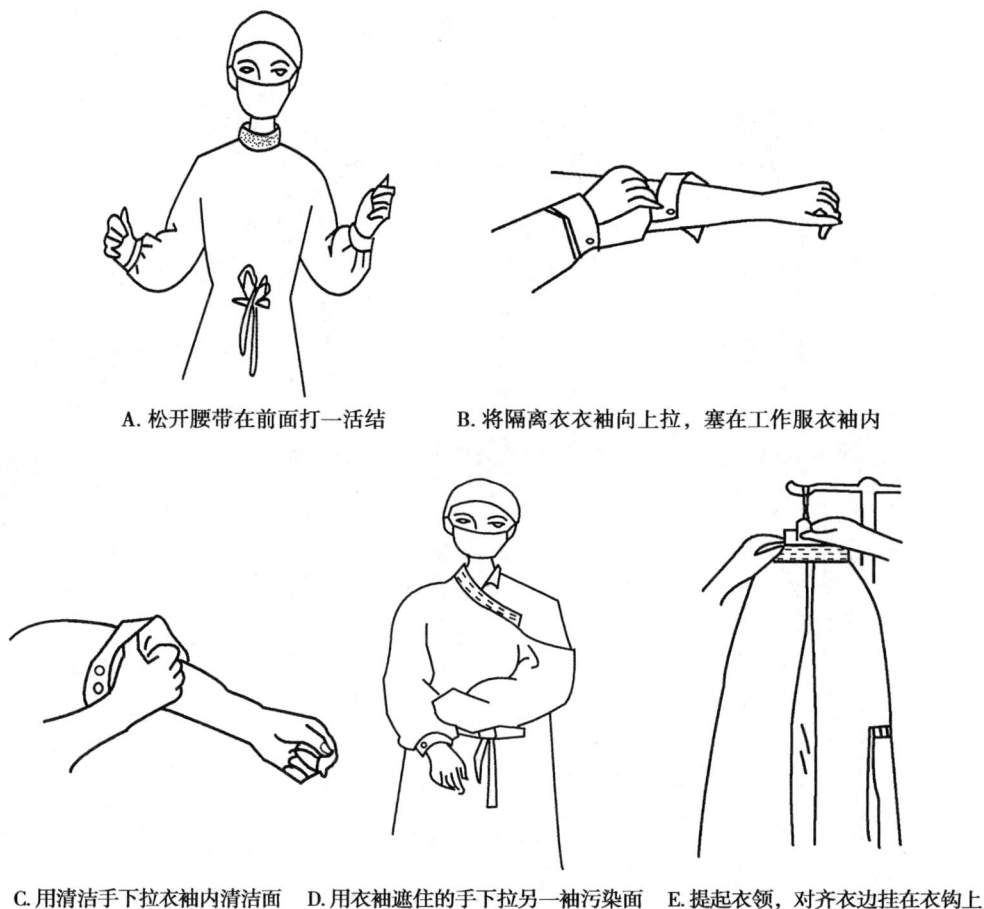

A. 松开腰带在前面打一活结　　B. 将隔离衣衣袖向上拉，塞在工作服衣袖内

C. 用清洁手下拉衣袖内清洁面　D. 用衣袖遮住的手下拉另一袖污染面　E. 提起衣领，对齐衣边挂在衣钩上

图 8-19　脱隔离衣法

4. 评价

（1）穿、脱隔离衣方法是否正确，是否污染。

（2）手消毒方法是否正确，消毒后手是否再次污染。

（3）穿好隔离衣长短是否合适，是否遮盖全部工作服，是否保障隔离有效性。

【注意事项】

1. 隔离衣长短要合适，应遮盖全部工作服，隔离衣有破损等不可使用。

2. 穿隔离衣前，应备齐所需用物，保障各项操作集中进行，避免反复穿脱隔离衣的情况发生。

3. 穿隔离衣时应注意保持衣领清洁，避免污染衣领、帽子、面部及其他清洁面。

4. 穿好隔离衣，双臂应保持在肩部以下，腰部以上的视线范围内，不得进入清洁区域，接触清洁物品等。

5. 注意安全风险因素

（1）感染：未按照隔离操作原则进行操作，出现隔离衣清洁面污染等情况，造成感染与交叉感染。

（2）烫伤：刷手或手消毒过程中水温调节过高，以致烫伤。

（3）冻伤：刷手或手消毒过程中水温调节过低，以致冻伤。

（4）疼痛：当手上有皮肤破溃或伤口时，刷手或手消毒时接触到消毒剂会产生疼痛感。

（5）过敏：有对碘或乙醇过敏者，刷手或手消毒禁用含碘或乙醇的消毒剂。

【健康指导】

1. 指导照护人员及老年患者掌握正确的穿、脱隔离衣的方法，保障有效隔离，防止交叉感染，避免疾病的发生。

2. 重复使用的隔离衣，衣领为清洁区域，挂在半污染区，清洁面朝外，挂在污染区，则污染面朝外，

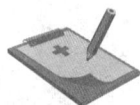

隔离衣每日更换,如有潮湿或污染,应立即更换。

（三）护目镜、防护面罩的使用

护目镜能防止血液、体液等具有感染性物质溅入人体眼部;防护面罩能避免血液、体液等感染性物质溅到人体面部,护目镜及防护面罩的使用包括:进行诊疗、照护操作时,老年患者的血液、体液、分泌物可能发生喷溅时;近距离接触经飞沫传播的传染病老年患者时;近距离照护有气管切开、气管插管等呼吸道传染病老年患者,可能发生血液、体液、分泌物喷溅时。

戴护目镜前应检查有无破损,佩戴装置有无松脱;佩戴后应调节舒适度;摘下护目镜、防护面罩时应捏住靠头或耳朵的一边,放入医疗垃圾袋内,如重复使用,放入回收容器内,集中清洁、消毒。

（四）避污纸的使用

避污纸为清洁纸片,在进行简单的隔离操作时,避污纸的使用可以保持双手或物品不被污染,省略消毒双手的程序。取用避污纸时,应从页面直接抓取,不可掀页撕取,以保持避污纸的一面为清洁面防止交叉感染(图8-20)。用后弃入污物桶,集中焚烧处理。

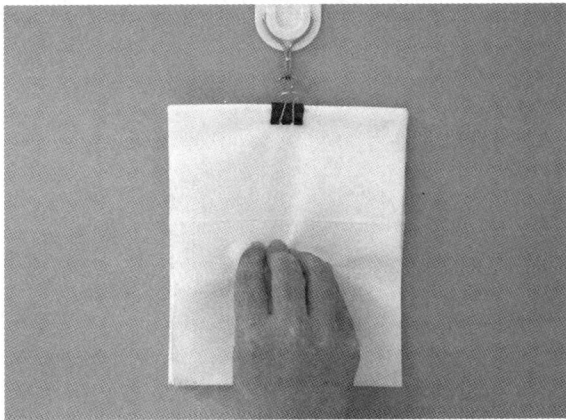

图 8-20　避污纸的使用

（五）鞋套、防水围裙的使用

鞋套应具有防水性能,一次性使用,一般从潜在污染区进入污染区或者从缓冲间进入负压病房时应穿鞋套。离开需穿鞋套的规定区域时应及时脱掉鞋套放入医疗垃圾袋中,如鞋套有破损应及时更换。

防水围裙主要用于某些可能受到血液、体液、分泌物以及可能被其他污染物喷溅等情况时,一般可以分为一次性使用围裙及可以反复使用的围裙。一次性使用的围裙,应一次性使用,污染后应及时更换。重复使用的围裙,使用后应及时清洗及消毒,有破损等应及时更换。

知识链接

医用防护服

医用防护服是指医务人员及进入特定医药卫生区域的人群所使用的防护性服装。医用防护服的作用是隔离病菌、有害超细粉尘、酸碱性溶液、电磁辐射等,保证人员的安全和保持环境清洁。

医用防护服可以按照用途和使用场合分为日常工作服、外科手术服、隔离衣和防护服;按照使用寿命分为一次性防护服和重复使用性防护服。按照材料的加工工艺不同分为机织类和非织造布类防护服。除了材料本身的规格和安全性要求外,医用防护服还应保证其防护性、舒适性、物理机械性能等。

在下列情况,应注意穿好防护服:接触甲类或按甲类传染病管理的传染病病人;接触空气传播或飞沫传播的传染病病人,可能受到病人血液、体液、分泌物及排泄物喷溅等情况。

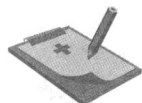

本章小结

1. 本章讲述了感染发生的条件；老年人感染发生的常见原因；老年人感染的预防与控制；消毒、清洁、灭菌的概念；常用的清洁、消毒、灭菌方法；洗手、卫生手消毒相关知识与技术；无菌技术的相关概念、无菌技术的操作原则、无菌技术基本操作；隔离区域的划分、隔离管理要求与隔离原则、隔离种类及具体措施、隔离技术基本操作等。

2. 重点是老年人日常生活中的清洁、消毒、灭菌；洗手；卫生手消毒；无菌技术基本操作；隔离技术基本操作。

3. 难点是老年人感染的预防与控制、无菌技术的操作原则、隔离管理要求与隔离原则。

4. 学习过程中应注意常用的消毒、灭菌方法，洗手，卫生手消毒，无菌技术基本操作，隔离技术基本操作为重要考点；实践过程中应逐渐形成勇于奉献，大爱无疆的医者精神，全心全意投身于养老事业中。

（王　晶　林　婕）

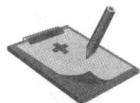

第九章 老年人用药照护

第九章
数字内容

学习目标

1. 掌握：老年人安全用药原则及健康指导。
2. 熟悉：老年人常见药物不良反应及其原因。
3. 了解：老年人药物代谢特点；老年人药效学特点。
4. 学会：口服给药、吸入给药、滴入给药、插入给药、舌下给药、皮肤给药等照护技术。
5. 具有：高度的责任心；对老年人关心体贴，敬老、孝老、爱老，把老年人的生命安全和健康永远放在首位，确保用药安全。

安全用药及用药照护对维护老年人的健康至关重要。随着年龄的增长，老年人各脏器的组织结构和生理功能逐渐出现退行性变化，机体对药物的吸收、分布、代谢和排泄过程也发生着改变。药物代谢动力学的改变，对组织尤其是靶器官有效药物浓度维持时间的作用，直接影响药物的疗效。同时，老年人常因患有多种疾病，治疗中应用药物品种较多，发生药物不良反应的概率相对增高。因此，老年人正确、安全用药及给药照护尤为重要。

导入情景

张爷爷，75 岁，两年前被诊断为高血压，平时服用降压药硝苯地平片，早晚各一次，每次 10mg，血压控制正常。近日情绪不稳定，经常发脾气，夜间入睡困难，拒绝服药，无论家人如何劝说，也无济于事，目前血压 180/100mmHg。

工作任务：
1. 观察张爷爷服用硝苯地平的不良反应。
2. 正确协助张爷爷用药，做好给药照护。
3. 为张爷爷进行正确服药的健康指导。

第一节 老年人药物代谢和药效学特点

随着老年人各器官功能的退行性变化，机体对药物代谢的反应也发生着改变。在老年照护工作过程中，学习和了解老年人药物代谢特点和药效学特点，能更好地指导老年人合理用药及给药照护。

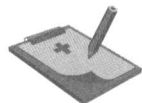

一、老年人药物代谢特点

药物代谢动力学简称药动学,是研究机体对药物处置的科学,即研究药物在体内的吸收、分布、代谢和排泄过程及药物浓度随时间变化规律的科学。老年药动学改变的特点为:药物代谢动力学过程减慢,绝大多数药物的被动转运吸收不变而主动转运吸收减少,药物代谢能力减弱,药物排泄功能降低,药物消除半衰期延长,血药浓度增高。

（一）药物的吸收

药物的吸收是指药物从给药部位转运至血液的过程。其影响因素包括药物的理化性质、药物剂型及吸收环境（胃液 pH、胃排空速度及肠蠕动情况、吸收面积、局部血液流速等）。大多数药物通过口服给药,经胃肠道吸收后进入血液循环,到达靶器官而发挥效应。因此,胃肠道环境或功能的改变可能对药物的吸收产生影响。影响老年人胃肠道药物吸收的因素有以下几点:

1. 胃酸减少　老年人因胃黏膜萎缩,胃壁细胞功能下降,胃酸分泌减少,胃液 pH 升高,碱性药物在酸性胃液中溶解速度较快,在胃酸缺乏时可影响到碱性药物的吸收,此外,胃酸缺乏可延迟固体药物的崩解,也影响药物的吸收。

2. 胃排空速度减慢　药物无论酸、碱性,主要在小肠内吸收,老年人胃肌萎缩,胃蠕动减慢,使胃排空速度减慢,延迟药物到达肠道的时间。因此,药物的吸收延缓,速率降低,有效血药浓度到达的时间推迟,特别对在小肠远端吸收的药物或肠溶片有较大的影响。

3. 肠蠕动减弱　老年人肠蠕动减弱,肠内容物在肠道内停留时间延长,药物与肠道表面接触时间延长,使药物吸收时间增加,特别在使用吗啡及抗胆碱能药物时可使肠蠕动减少,增加此类药物的吸收。胃排空延迟、胆汁和消化酶分泌减少等因素都可影响药物的吸收。

4. 胃肠道和肝血流量减少　胃肠道和肝血流量随年龄增长而减少,65 岁以上老年人,心排血量减少,致使消化道血流减少约 40%,消化道血流量减少可影响药物吸收速率,故老年人对奎尼丁、氢氯噻嗪的吸收可能减少。肝血流量减少,使药物首过效应减弱,对有些主要经肝脏氧化灭活的药物,如普萘洛尔等的消除减慢,血药浓度升高。

（二）药物的分布

药物的分布是指药物吸收进入体循环后向各组织器官及体液转运的过程。药物的分布不仅与药物的贮存、蓄积及清除有关,而且影响药物的效应。影响药物在老年人体内分布的主要因素有:机体的组成成分、药物与血浆蛋白的结合能力及药物与组织的结合能力等。

1. 机体组成成分的改变

（1）老年人细胞内液减少,机体总水量减少,如乙醇、吗啡等水溶性较强的药物,分布容积减小,血药浓度增加,因此副作用或毒性反应出现机会增加。

（2）老年人脂肪组织增加,非脂肪组织逐渐减少,地西泮、苯巴比妥、利多卡因等脂溶性较大的药物,在老年人组织中分布容积增大,药物作用持续较久,半衰期延长,容易引起蓄积中毒。

（3）老年人血浆白蛋白含量减少,使与血浆白蛋白结合率高的游离型药物成分增加,如磺胺嘧啶、苯妥英钠、地高辛等的分布容积加大,药效增强,易引起不良反应。

2. 药物与血浆蛋白的结合能力改变　老年人由于脏器功能衰退,同时患有多种疾病,常需服用多种药物,由于不同药物对血浆蛋白结合具有竞争性置换作用,从而改变其他游离型药物的作用强度和持续时间。

（三）药物的代谢

药物的代谢又称生物转化,是指药物在体内发生的化学变化。肝脏是药物代谢和解毒的主要器官,老年人肝脏重量减轻、功能性肝细胞减少、肝脏血流量减少、肝脏合成蛋白质的能力降低,如老年人肝血流量和细胞量比成年人大幅下降,肝脏微粒体酶系统的活性也随之下降,肝脏代谢速度只有年轻人的 65%。因此,药物代谢减慢,半衰期延长,易造成某些主要经肝脏代谢的药物蓄积,在使用主要经肝脏代谢的药物时应减少剂量,用药间隔时间也应延长。

（四）药物的排泄

药物的排泄是指药物在人体内经吸收、分布、代谢后,最后以药物原形或其代谢物的形式通过排

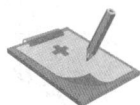

泄器官或分泌器官排出体外的过程。肾脏是大部分药物排泄的主要器官。老年人肾功能减退,包括肾小球滤过率降低、肾血流量减少、肾小管的主动分泌功能和重吸收功能降低,这些因素均可导致主要由肾以原形排出体外的药物蓄积,表现为药物排泄时间延长,清除率降低(表9-1)。

表 9-1 几种抗生素随年龄而改变的血清肌酐浓度、肌酐清除率和半衰期

药物	年龄	血清肌酐浓度	肌酐清除率	半衰期
庆大霉素	20~50 岁	1.0mg/100ml	–	93min
	>70 岁	1.0mg/100ml		216min
青霉素	20~50 岁	0.89mg/100ml	99ml/min	24min
	>70 岁	1.07mg/100ml	44ml/min	56min
卡那霉素	20~50 岁	0.97mg/100ml	94ml/min	107min
	>70 岁	0.98mg/100ml	43ml/min	282min

地高辛、氨基糖苷类抗生素等以原形排泄、治疗指数窄的药物,尤其需要注意应延长给药间隔,老年人如有失水、低血压、心力衰竭或其他病变时,可进一步损害肾功能,故用药过程中应监测血药浓度。

二、老年人药效学特点

药物效应动力学简称药效学,是研究药物的效应、作用机制以及剂量与效应之间规律的科学。老年药效学改变是指机体效应器官对药物的反应随老化而发生的改变。老年药效学改变的特点包括:对大多数药物的敏感性增高、作用增强,对少数药物的敏感性降低,药物耐受性下降,药物不良反应发生率增加。

(一)药物敏感性改变

1. 对心血管系统药物反应的改变

(1)由于心血管系统的结构和功能发生明显改变,老年人对洋地黄类强心药的正性肌力敏感性降低,毒性反应敏感性增高,治疗安全范围变窄。

(2)由于血压调节功能减退,老年人使用降压药、利尿药、β 受体拮抗剂、亚硝酸酯类及吩噻嗪类药物时,易发生直立性低血压。

2. 对中枢神经抑制药和镇痛药敏感性增高

(1)由于中枢神经系统功能的退行性变,老年人对中枢神经系统抑制药如抗抑郁药、镇静催眠药的敏感性增强,药物半衰期延长,不良反应发生率增高。

(2)由于肝、肾解毒和排泄功能减退,老年人对中枢性镇痛药如吗啡、哌替啶的敏感性增高。

3. 其他

(1)对胰岛素和葡萄糖耐受力降低,老年人由于大脑耐受低血糖的能力较差,易发生低血糖昏迷。在使用胰岛素过程中,应注意识别低血糖的症状。

(2)对抗凝血药的敏感性增高,用药时需减量。

(3)由于 β 受体数目和亲和力下降,老年人对 β 受体激动剂(如沙丁胺醇、特布他林)的敏感性降低。

(二)药物耐受性降低

1. 使用糖皮质类激素时,不良反应发生率明显增高,较年轻人更易出现消化性溃疡、出血和骨质疏松症等。

2. 使用非甾体抗炎药如阿司匹林、吲哚美辛、布洛芬等时,不良反应发生率可高于60%。

第二节 老年人常见药物不良反应和原因

药物不良反应是指在正常剂量情况下,由于药物或药物相互作用而发生与防治目的无关的、不利的或有害的反应,包括药物副作用、毒性作用、变态反应、继发反应和特异性遗传因素相关的反应等。

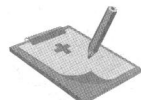

通常按照与正常药理作用有无关联分为：A 型，即与剂量相关的不良反应，如药物副作用、毒性作用、过度效应、继发反应等；B 型，即与剂量不相关的不良反应，如变态反应、特异性遗传因素相关的反应等。老年人由于药物动力学的改变，各系统、器官功能及代偿能力逐渐衰退，机体耐受性降低，患病率上升，对药物的敏感性发生变化，药物不良反应发生率也会增高。

一、老年人常见药物不良反应及特点

（一）老年人常见药物不良反应

1. 药物中毒　由于老年人全身器官的生理功能逐渐减退，对药物的解毒能力和耐受能力也会逐渐下降。60 岁以上老年人肝脏血流量比年轻时约下降 40%，解毒功能也相应降低；60 岁以上老年人的肾脏排泄毒物的功能比 25 岁时下降 20%；70~80 岁时下降 40%~50%。老年人出现心功能减退，心排血量减少，窦房结内起搏细胞数目减少，心脏传导系统障碍。因此，老年人用药容易产生肝脏毒性反应、肾脏毒性反应及心脏毒性反应。

2. 直立性低血压　老年人血管运动中枢的调节功能没有年轻人灵敏，压力感受器发生功能障碍，即使没有药物的影响，也会因为体位的突然改变而产生头晕。使用降压药、三环类抗抑郁药、利尿药、血管扩张药时，尤其易发生直立性低血压。因此，在使用这些药物时应特别注意。

3. 耳毒性　老年人由于内耳毛细胞数目减少，听力有所下降，易受药物的影响产生前庭症状和听力下降。前庭损害的主要症状有眩晕、头痛、恶心和共济失调；耳蜗损害的症状有耳鸣、耳聋。由于毛细胞损害后难以再生，故可产生永久性耳聋。年老体弱的人应用氨基糖苷类抗生素和多黏菌素可致听神经损害，因此，老年人最好避免使用此类抗生素和其他影响内耳功能的药物，如必须使用时应减量。

4. 尿潴留　三环类抗抑郁药和抗帕金森病药有副交感神经阻滞作用，老年人使用这类药物可引起尿潴留，特别是伴有前列腺增生及膀胱颈纤维病变的老年人。所以在使用三环类抗抑郁药时，开始应以小剂量分次服用，然后逐渐加量。患有前列腺增生的老年人，使用呋塞米、依他尼酸等强效利尿药也可引起尿潴留，在使用时应加以注意。

5. 精神症状　中枢神经系统，尤其大脑最易受药物作用的影响。老年人中枢神经系统对某些药物的敏感性增高，可导致神经系统的毒性反应，如吩噻嗪类、洋地黄、降压药和吲哚美辛等可引起老年抑郁症；中枢抗胆碱药苯海索，可致精神错乱；老年痴呆症患者使用中枢抗胆碱药、左旋多巴或金刚烷胺，可加重痴呆症状；长期使用咖啡因、氨茶碱等可导致精神不安、焦虑或失眠；长期服用巴比妥类镇静催眠药可致惊厥，产生身体及精神依赖性，停药会出现戒断症状。

（二）老年人常见药物不良反应的特点

老年人药物不良反应的特点是发生率高、程度重、死亡率高、表现特殊。

1. 发生率高　据统计，60 岁以上老年人药物不良反应发生率为 15%~27%，比成年人高 3 倍以上，老年女性发生率为 29.96%，老年男性为 18.91%。药物不良反应的发生率与年龄成正比。其原因主要包括：

（1）生理因素：肝、肾功能衰退，药物代谢灭活和消除延缓，半衰期延长，用药反应、剂量、个体差异大。

（2）病理因素：老年人常患多种疾病，脏器功能减退，对药物耐受性差，同时对疾病或不适的感受性降低，从而易发生药物不良反应。

（3）药物因素：老年人用药种类越多，产生药物不良反应的发生率越高。药物之间可能会产生协同作用、抑制作用甚至是毒性作用，对老年人用药产生不良反应起到一定影响。

（4）服药依从性差：服药依从性是指患者服药行为与医嘱的符合程度。老年人未按医嘱准确服药的比例高达 40%，表现为服用药量过大或过小、不规则服药、擅自停药或停药过快、处方药与非处方药合并使用、使用违禁药、服药时未限制饮酒吸烟等，其原因可能与年龄增大、理解和记忆力减退、对遵医嘱用药的认识不足、需同时使用多种药物、无力购买药物、家属和照顾者的支持、关心不够等因素有关。

2. 程度重、死亡率高　老年人发生药物不良反应的程度往往较高，后果也较严重。如老年人使用药物后发生直立性低血压，引起晕厥、跌倒，甚至死亡。调查显示：在我国因药物不良反应而住院治疗的老年人占 1/3。

3. 表现特殊

（1）症状常不典型，与原发病不易鉴别：老年人药物不良反应的表现常不典型，如直立性低血压、

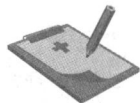

精神症状、便秘、尿潴留或尿失禁、共济失调致跌倒等，易与老年病症状相混淆。

（2）药物矛盾反应多见：老年人用药后易出现与用药治疗效果相反的特殊不良反应。如用硝苯地平治疗心绞痛，反而诱发心绞痛；应用激素类药物治疗过敏症状，反而引起过敏反应等。

二、老年人常见药物不良反应发生的原因

1. 同时接受多种药物治疗　老年人常患多种疾病，接受多种药物治疗，易产生药物的相互作用，加强或减弱药物的效果，增加药物的不良反应。现已证实老年人药物不良反应的发生率与用药种类呈正相关。据统计，同时服用药物在 5 种以下者，药物不良反应的发生率为 6%~8%，同时服用 6~10 种药物时不良反应的发生率升至 40%，同时服用 15~20 种以上药物时，不良反应发生率升至 70%~80%。

2. 药代动力学和药效学改变　由于老年人药代动力学改变，药物在老年人血液和组织内的浓度发生改变，导致药物作用增强或减弱。在药效欠佳时，临床医师会加大剂量，造成药物不良反应发生率增高。

3. 滥用非处方药　有些老年人缺乏医药知识，擅自服用滥用滋补药、保健药、抗衰老药和多种维生素，用药的次数和剂量不当，易产生药物的不良反应。

第三节　老年人安全用药的基本原则

合理用药是指根据疾病种类、患者状况和药理学理论选择最佳的药物及其制剂，制订或调整给药方案，以期有效、安全、经济的防治和治愈疾病的措施。合理用药作为国家药物政策的重要组成部分，应体现安全、有效、适当和经济四个基本要素。老年人由于各器官储备功能及身体内环境稳定性随年龄而衰退，对药物的耐受程度及安全程度均明显下降，极易造成药物的蓄积中毒等不良反应，因此严格把握和执行老年人用药原则，才能有效地保证老年人用药安全。

一、准确用药原则

合理用药的前提是明确诊断，准确用药。在诊断未明确之前切忌盲目用药，或凭感觉、靠经验用药，一定要等诊断明确后，在医生的指导下，合理准确用药。根据老年人的身体功能状态评估老年人，如是否存在不良反应史、药物过敏反应史、家族经济状况、治疗条件等相关因素，为老年人选择合适的药物进行治疗。

1. 药物剂型应适合老年人服用，如有吞咽困难的老年人不宜选用片剂、胶囊剂，最好选用冲剂、口服液等液体剂型，必要时也可选用注射给药。

2. 因胃肠功能改变可影响缓释药物的吸收，因此胃肠功能不稳定的老年人不宜服用缓释剂。

3. 选择药物时应考虑到老年人既往疾病及各器官的功能情况，并非所有自觉症状、慢性病都需药物治疗，对部分病症可以不用药物治疗则不要首选药物治疗，如轻度消化不良、入睡困难、便秘的老年人，可通过注意饮食卫生、避免情绪波动、调整日常生活习惯及改变生活方式达到平衡身心，改善症状的作用。

4. 治疗过程中若病情好转、治愈或达到疗程时应及时减量或停药。

5. 健康老年人一般不建议服用滋补类药物。体弱多病的老年人，确需使用滋补药物时，必须在医生指导下适当服用。

6. 不滥用抗生素，慎用或不使用高危险的药物，以避免产生药物不良反应（表 9-2）。

二、受益原则

受益原则可作为老年人用药的总指导原则。首先要求老年人用药要有明确的指征，其次，按照受益原则要求用药的受益与风险比值应 >1。只有当治疗受益大于风险的情况下才可用药；有适应证而用药的受益与风险比值 <1 者不建议用药，同时应选择疗效确切而毒副作用小的药物。如老年人无器质性心脏病而发生心律失常，且无血流动力学障碍时，长期服用抗心律失常药可使死亡率增加，根据受益原则，受益与风险比值 <1，应尽可能不用或少用抗心律失常药物。

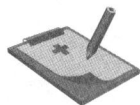

表 9-2 老年人服用危险性增高的药物

药物类别	药物	高危险因素
镇痛药	吲哚美辛	目前所有非甾体抗炎药中,吲哚美辛引起的中枢神经系统不良反应最为严重,如头痛、眩晕等
	保泰松	保泰松可抑制骨髓引起粒细胞减少,甚至再生障碍性贫血
	哌替啶	哌替啶不是有效的口服止痛药,镇痛强度仅为吗啡的 1/10~1/8,作用持续时间为 2~4h,治疗剂量具有镇静和抑制呼吸中枢的作用
	喷他佐辛	喷他佐辛是阿片受体的激动剂,易引起许多中枢神经系统不良反应,如神志模糊、幻觉等
镇静催眠药	苯二氮䓬类	老年人对苯二氮䓬类药敏感性增加,小剂量才是有效的、安全的,如阿普唑仑 2mg、劳拉西泮 2mg、奥沙西泮 60mg、替马西泮 15mg、三唑仑 0.25mg 氯氮䓬、地西泮、氟西泮和硝西泮在老年人中的半衰期长,造成镇静作用延长,增加老年人跌倒和骨折的危险
	巴比妥类	老年人使用巴比妥类比其他大多数镇静催眠药易引起更多的不良反应,且极易成瘾,除非控制惊厥,否则慎用
抗精神失常药	阿米替林	由于抗胆碱作用和镇静作用强,在老年抑郁病人较少使用
	甲丙氨酯	老年人长期使用甲丙氨酯可成瘾,须逐渐减量停药
心血管药	地高辛	老年人使用地高辛经肾脏排泄减少,易引起药物蓄积
	双嘧达莫	老年人使用双嘧达莫常易引起直立性低血压
	丙吡胺	在所有抗心律失常药物中,丙吡胺具有较强的负性收缩力作用。老年人使用丙吡胺可导致心力衰竭
	甲基多巴	甲基多巴可引起心动过缓,在老年人中可促发抑郁症
	利血平	利血平可引起老年人抑郁症、镇静作用和直立性低血压
胃肠解痉药	颠茄生物碱莨菪碱	胃肠解痉药具有高度抗胆碱能作用,老年人易引起中毒,其有效剂量老年人不一定能够耐受
抗组胺药	溴苯那敏 氯苯那敏 曲吡那敏 苯海拉明 噻庚啶 溴马嗪 羟嗪 异丙嗪	许多抗组胺药有很强的抗胆碱能作用,老年人要选用较安全的替代药
降血糖药	氯磺丙脲	氯磺丙脲应用在老年人群,半衰期延长,能引起持久的、严重的低血糖

三、限制数量原则

老年人常因机体功能衰退,多种急、慢性疾病共存,据统计,60 岁以上老年人平均患有 6.3 种疾病,常会多种药物同时使用,用药数量可达 4~36 种。过多使用药物不仅增加经济负担,让药物之间产生相互作用,而且还大大提高了产生毒副作用的风险。资料表明,2 种药物同时使用,药物产生相互作用的概率增加 6%;5 种药物增加 50%;8 种药物增加 100%。尽管不是所有药物产生的相互作用都会引起药物的不良反应,但无疑会增加潜在的用药风险性。联合用药种类越多,药物不良反应发生的可能性越高。对患有多种疾病的老年人,不宜盲目应用多种药物,可单用药物时就不联用多种药物,用

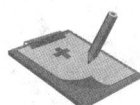

药种类尽量简单,按照使用药物的轻重缓急,排列好使用顺序,同时使用时数量最好控制在5种以下:
①老年人病情不稳定时可适当增加药物种类,待病情稳定后可将药物种类减下来;②并非所有的药物
都能够达到良好的治疗效果,许多老年人的疾病无相应有效的药物治疗,若盲目加大用药数量,不良
反应的危害反而大于疾病本身;③凡疗效不明显、耐受性差、未按医嘱服用的药物应考虑终止;④可选
用具有兼顾治疗作用的药物,如老年高血压患者合并心绞痛,可选用β受体阻滞药及钙通道阻滞剂;
老年高血压患者合并前列腺增生,可选用α受体阻滞药,既可减少用药的数量,同时还可以达到多病
治疗的目的。

四、小剂量原则

老年人用药要遵循从小剂量开始逐渐加量达到适宜个体的最佳剂量。老年人用药剂量一般情况
下为成人剂量的3/4,从成人剂量的1/4~1/3开始,根据临床反应调整剂量,直至出现满意效果而无药
物不良反应为止。有学者提出,从50岁开始,每增加1岁,剂量应比成人剂量减少1%,60~80岁应为
成人剂量的3/4,80岁以上为成人剂量的1/2即可。老年人用药剂量的确定,要遵守剂量个体化原则,
主要根据老年人的年龄、健康状况、治疗反应等进行综合考虑,只有把药量掌握在最低有效量,才是老
年人的最佳用药剂量。

五、择时原则

择时原则即根据时间生物学和时间药理学的原理,选择最合适的用药时间进行治疗,以提高疗效和减
少毒副作用。因为许多疾病的发作、加重与缓解都具有昼夜节律的变化,如类风湿关节炎常在清晨出现关
节僵硬、夜间容易发生变异型心绞痛、脑血栓和哮喘等,药代动力学也有昼夜节律的变化,因此,进行择时
治疗时,主要根据疾病的发作、药代动力学和药效学的昼夜节律变化来确定最佳用药时间(表9-3)。

表9-3　老年人常用药物的最佳用药时间

药物类别	用 药 时 间
强心苷类	地高辛上午8~10时服用
抗心绞痛药	治疗变异型心绞痛主张睡前用长效钙通道阻滞剂 治疗劳力性心绞痛应早晨用长效硝酸盐、β-受体阻滞药及钙通道阻滞剂
降压药	治疗非杓型高血压应在早、晚分别服用长效降压药 治疗杓型高血压应在早晨服用长效降压药
降糖药	格列本脲、格列喹酮在饭前0.5h服药 二甲双胍应在饭后用药 阿卡波糖与食物同服
利尿药	氢氯噻嗪应在早晨用药
阿司匹林	早晨服用
铁剂	晚餐后0.5h服用
平喘药	睡前服用

六、全程评估原则

老年人在用药过程中,应进行全程评估,密切观察老年人身体各方面情况,一旦出现新的症状,
应考虑为药物的不良反应或是病情变化。前者应暂时停药,后者则应酌情调整药物或剂量。某些药
物需要进行血药浓度的监测,如强心苷类药物地高辛、抗癫痫药物苯妥英钠等,需要长期服用安全范
围较窄的药物,可根据血药浓度来调整老年患者用药。部分药物在使用过程中应定期对老年患者的
肝肾功能指标进行监测和评估,并根据评估结果调整老年患者用药方案,包括治疗时间、用药剂量、用
药方式、药物类别等。在老年患者用药一段时间后,可以通过药物的安全性、有效性、治疗方案复杂程

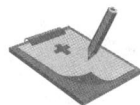

度、治疗费用、治疗依从性、药物的剂量、选择和联合用药等方面进行回顾分析,来评估药物治疗的合理性,以达到最佳的治疗效果和最高的使用安全性。

第四节　老年人安全用药指导

老年人随着年龄的增长,记忆力逐渐减退,学习新事物能力下降,对药物的治疗目的、用药时间、用药方法常不能正确理解,影响用药安全和药物治疗的效果。因此,指导老年人正确用药,减少用药差错是老年照护人员的一项重要任务。

一、老年人用药的评估

1. 评估用药能力　老年人用药能力包括老年人的视力、听力、理解力、记忆力、阅读处理能力、吞咽能力、打开药瓶能力、正确执行用药方法能力等。通过评估,选择适当的给药途径、辅助手段和观察方法,让老年人准确顺利用药。

2. 评估用药史　通过评估过程,了解和建立老年人完整的用药记录,包括用药史、家族史、过敏史等,尤其是曾引起不良反应的药物,才能安全合理使用药物。

3. 评估身体脏器功能　评估老年人各系统老化程度及重要脏器的功能情况,如肢体协调能力、配合体位能力、心脏、肝脏、肾脏功能指标等。肝脏、肾脏功能明显减退者,应避免使用损害肝脏、肾脏功能的药物。

4. 评估饮食习惯　评估老年人的饮食习惯对正确用药起到重要作用,老年人的饮食是否有规律,进食时间、饮食种类、饮食习惯与服药方法是否一致等,均可影响老年人用药安全。

5. 评估社会 - 心理因素　评估老年人文化程度、家庭经济条件状况、家庭和社会支持情况、是否期待药物的疗效、是否依赖药物的作用、是否对药物持抵触情绪和恐惧心理等,均对老年人正确用药起到重要作用。

二、密切观察和预防药物不良反应

老年人药物不良反应发生率高,照护人员要密切观察和预防药物的不良反应,提高老年人的用药安全。

1. 密切观察药物副作用　要注意观察老年人用药后可能出现的不良反应,及时处理。如对使用降压药的老年患者,要注意提醒其站立、起床时动作要缓慢,避免直立性低血压。

2. 注意观察药物矛盾反应　老年人在用药后容易出现药物矛盾反应,即用药后出现与用药治疗效果相反的特殊不良反应。如用硝苯地平治疗心绞痛反而加重心绞痛,甚至诱发心律失常,所以用药后要细心观察,一旦出现不良反应要及时停药、就诊,根据医嘱换服其他药物,并保留剩余药物。

3. 用药从小剂量开始　为了预防药物不良反应的发生,用药一般从成年人剂量的 1/4 开始,逐渐增大至 1/3 → 1/2 → 2/3 → 3/4,同时要注意个体差异,治疗过程中要求连续性观察,一旦发现不良反应,及时协助医生处理。

4. 选用适合老年人服用的药物剂型　口腔黏膜干燥的老年人,服用片剂、胶囊制剂时要给予充足的水送服。胃肠功能不稳定的老年人不宜服用缓释剂,因为胃肠功能的改变影响缓释药物的吸收。吞咽困难的老年人服用较大体积的胶囊和片剂不易顺利吞服,宜选用液体剂型或使用注射给药。老年人由于皮肤弹性组织减少,常造成注射部位皮肤出血,应延长按压时间。由于体温下降,血液循环减慢,老年人使用栓剂药物需要更长的融化时间。接受静脉治疗的老年人要预防循环超负荷,特别注意观察出现血压升高、呼吸加快、气喘等急性肺水肿的症状和体征。

5. 规定适当的用药时间和用药间隔　根据老年人的用药能力、生活习惯,给药方式尽可能简单,当口服药物与注射药物疗效相似时,宜采用口服给药。由于许多食物和药物同时服用会导致相互作用而干扰药物的吸收,如含钠基或碳酸钙的制酸剂不宜与牛奶或其他富含维生素 D 的食物一起服用,以免刺激胃液过度分泌或造成血钙或血磷过高。此外,如果给药间隔过长则达不到治疗效果,而频繁

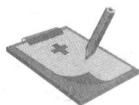

地给药又容易引起药物中毒。因此,在安排用药时间和用药间隔时,既要考虑老年人的作息时间,又应保证有效的血药浓度。

6. 其他预防药物不良反应的措施　老年人因种种原因易出现用药依从性较差,因此当药物未达到预期疗效时,要仔细询问老年患者是否按医嘱用药。对长期服用某一种药物的老年人,要注意监测血药浓度。对老年人所用的药物剂量要进行认真记录并注意保存。

三、提高老年人用药依从性

除病因、发病机制不明,缺乏有效的治疗药物外,导致老年人慢性病治疗效果不佳还有一个不容忽视的问题,就是老年患者的用药依从性差。其原因包括:记忆力减退,容易忘记用药或错用药;经济收入减少,生活相对拮据;担心药物副作用;家庭社会的支持不够。提高老年人用药依从性的照护措施如下:

1. 加强药物照护

(1)住院的老年人:照护人员应严格执行给药操作规程,按时将早晨空腹服、饭前服、饭中服、饭后服、睡前服的药物分别送到老年患者床前,并照护其服下。

(2)出院带药的老年人:照护人员要通过口头和书面的形式,向老年人解释药物名称、剂量、用药时间、作用和副作用。用较大字体的标签注明用药剂量和时间,以便老年人识别。

(3)空巢、独居的老年人:照护人员可将老年人每天需要服用的药物放置在专用的塑料盒内,盒子有4个小格,每个小格标明用药的时间,并将药品放置在醒目的位置,促使老年患者养成按时用药的习惯。此外,照护人员定期到老年人家中清点剩余药片数目,也有助于提高老年人的用药依从性。

知识链接

智能电子药盒

随着养老需求的增加、科技的发展,智慧养老市场越来越受到大家关注,助老科技逐渐运用到老年人生活中,给老年人带来了很多便利。智能电子药盒在老年人口服用药方面发挥了重要作用,老年患者经常容易忘记按时吃药,智能电子药盒能每天准时提醒吃药,可按照容量大小分为1~7d内存,盒内可直接放置片剂、胶囊、眼药水等剂型,内置多个分隔开的药格能方便对药品、时间进行分类管理,到了设定的服药时间,它会通过有节奏的灯光与声音来提醒服药,直到拿起药盒打开或出药后,声音与灯光才会停止,还可通过与专属 APP 连接实现更多功能,是老年人准确、安全用药的智能好帮手。

(4)精神异常或不配合治疗的老年人:照护人员需协助和督促老年患者用药,并确定其是否将药物服下。老年患者若在家中,应要求家属配合做好协助督促工作,可通过电话追踪,确定老年患者的用药情况。

(5)吞咽障碍与神志不清的老年人:一般通过鼻饲管路给药。对神志清楚但有吞咽障碍的老年人,可将药物加工成糊状物后再给予服用。

(6)应用外用药物的老年人:照护人员应向老年人详细说明外用药的名称、用法及用药时间,在盒子外贴红色标签,注明外用药不可口服,并告知老年人家属。

2. 开展健康教育　照护人员可借助宣传媒介,采取专题讲座、小组讨论、发宣传材料、个别指导等综合性教育方法,通过实施健康教育过程,反复强化老年患者循序渐进学习疾病相关知识、药物的作用及自我照护技能,提高老年患者的自我管理能力,促进其用药依从性。

3. 建立合作性关系　照护人员要鼓励老年患者参与治疗方案与照护计划的制订,邀请老年患者谈论对病情的看法和感受,倾听老年患者的治疗意愿,注意老年患者对治疗费用的关注。与老年患者建立合作性关系,使其对治疗充满信心,形成良好的治疗意向,促进其用药依从性。

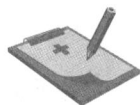

4. 行为治疗措施 将老年人的用药行为与日常生活习惯联系起来,如设置闹钟提醒用药时间;建议老年人每天记用药日记、自我观察病情记录等;当老年患者用药依从性好时应及时给予肯定,依从性差时当即给予批评。

5. 指导老年慢性病患者正确保管药品 定期整理药柜,保留常用药和正在服用的药物,弃除过期变质的药物。

四、加强老年人用药的健康指导

1. 采用老年人能够接受的方式,告知用药的注意事项。如药物的种类、名称、服用时间、药物作用、不良反应、用药方式,期限及用药禁忌证等,务必使其完全了解。必要时,以书面的方式,在药袋上用醒目颜色的笔标明用药的注意事项,以达到安全有效地用药。

2. 规定适当的用药时间及服药间隔,考虑到老年人的生活作息,给药的方式尽量简单,以免影响老年人的休息。若口服药与注射药疗效相差不大时,尽量采用口服给药方法,让老年患者可以自行给药。

3. 服用刺激性或异味较重的药物时,可根据药物性质将药物溶于水,用吸水管饮服,服药后应多饮水,没有禁忌的情况下,片剂可以研碎,胶囊剂型可以去除胶囊壳后将粉状物溶于水后饮用,但糖衣片不可碾碎服用。对每次服用药物种类较多的老年人,要协助其分次吞服以免发生误咽或哽咽。

4. 指导老年人将药物放在指定的位置,注意观察老年人的服药能力及生活习惯,应将药物放在固定的、易看到、易拿取的地方,以防老年人间歇性服用或漏服。

5. 特殊老年人如面部肌肉麻痹的老年患者,口腔内可能残留药物,服药后应检查老年人口腔内有无残留;患脑血管病的老年人多有肢体瘫痪、手指颤抖及吞咽困难等症状,服药时应由外人协助,平时则应注意肢体的功能训练,训练老年人自己从药盒取药。

五、老年人家庭用药指导

非处方药是指不需要医师处方的药物,老年人及其家属可以直接购买使用,从而使轻微疾病与慢性疾病等能及时得到治疗或缓解的药物。非处方药的范围包括感冒药、止咳药、解热镇痛药、消炎药、助消化药、抗胃酸药、维生素、驱虫药、滋补药、通便药、外用药及护肤保健药等。据统计,四成以上的居民通过自我药疗,解决了不适症状。虽然非处方药具有应用安全、疗效确切、质量稳定和使用方便的特点,但任何药物均有副作用,只是程度不同而已。所谓非处方药安全性好,只是相对而言,绝不能随意购买后滥用。

(一)非处方药的用药指导

1. 非处方药的管理规定 国家药品监督管理局专门制定了非处方药专有标识图案(图 9-1,见文末彩图)及管理规定,在非处方药的标签、使用说明书、内外包装上,必须印有非处方药专有标识图案,没有非处方药专有标识图案的药品一律不准出厂。红色专有标识图案代表甲类非处方药品。甲类非处方药是一类安全性较乙类非处方药稍差的药品,它像处方药一样,只能在具有《药品经营企业许可证》的药店(房)购买,但购买时不需要像处方药那样一定要出示医师的"处方"。绿色专有标识图案代表乙类非处方药药品和用作非处方药的指南性标识,如非处方药销售区,销售部的标志。乙类非处方药安全性较高,是最常用的非处方药,它除可以在药店(房)购买外,还可在普通商业企业,如超市、百货商店、宾馆、机场、小杂货店等处购买,但这些零售网点必须经过省级药品监督管理部门或其授权的药品监督管理部门审查和批准。

2. 选择非处方药的一般原则

(1)正确选用药品、购买和使用时,指导老年人阅读"适应证",做到对症用药,切忌无病用药或非对症用药。

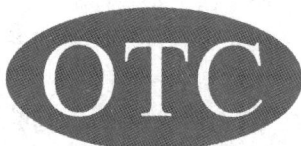

图 9-1 甲类和乙类非处方药标识

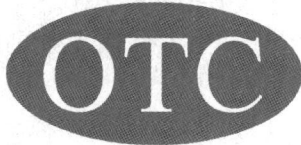

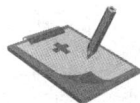

（2）指导老年人查看药品外包装，包装盒应注明药品成分、适应证、使用方法等。绝对不能购买无批准文号，无注册商标，无生产厂家的"三无"产品，不要购买包装破损或封口已被打开过的药品。

（3）帮助老年人阅读说明书，药品说明书是指导用药的最重要最权威的信息源。说明书一般应包含以下内容：产品名称、药品成分名称、适应证、用法与用量、注意事项、贮存方法、有效期、生产批号、制药厂名、地址等。严格按照药品说明书用药，不可超量服用。

（4）在按照说明书用药时，要区分"慎用""忌用""禁用"。说明书中的"慎用"是指用药时要小心谨慎，在使用药物时要注意观察，如出现不良反应立即停药；"忌用"是指避免使用，除非必要最好不用，如果使用可能会带来明显的不良反应和严重后果；"禁用"是指没有任何选择的余地，属于绝对禁止使用。

（5）观察疗效，在使用非处方药进行治疗一段时间后，如症状未缓解或减轻，应及时去医院诊断治疗，以免延误病情。服药过程中如果出现药品不良反应，应立即通过药店或直接向药品不良反应监测中心报告并进行咨询，严重的药品不良反应要立即去医院治疗。

（6）非处方药同处方药一样，也有副作用，不能滥用。而处方药，必须遵医嘱使用，对老年人自己购买的非处方药，一定要按照药品说明书或在药师指导下正确服用。

（二）非处方药的家庭保管

1. 家庭中储存一些常用的非处方药是必要的　常用药物最好分类保存，内服与外用药物应分开放置，以免老年人因视力下降拿错药物而发生意外。保存药品的地方要考虑到安全，避免儿童接触到发生危险。在保存中应注意温度、湿度、光线对药品的影响，如维生素C应装在有色瓶中盖紧并放置在阴凉通风处。

2. 药品标签应清晰　所有药品都要有标签，按说明书用药，药物若装在容器中，一定要清晰注明药名、剂量、用法，注意事项及有效期等。

3. 定时对药品进行清理　发现变质或者超过有效期的药要及时清理。

第五节　老年人用药照护

随着年龄的增长，老年人由于各系统组织功能减弱，免疫功能下降等诸多因素的影响，容易诱发多种慢性疾病和感染，老年人对药物的敏感性、耐受性也会因器官组织不同程度的衰老而发生显著的变化，极易导致不良反应的发生。为了保证药物治疗的有效性和安全性，照护人员必须掌握所给药物的相关知识，严格遵守给药原则，做好药物的管理工作，协助和指导老年人正确用药。

一、给药的基本知识

（一）药物作用的影响因素

1. 药物方面

（1）药物剂量：药物必须达到一定的剂量才能产生效应，在一定范围内剂量增加效应也随之增强。但其效应的增强是有限度的，达到最大效应后，剂量再增加不但效应不增强，而且可能导致药物毒性作用增加。老年人的身体抵抗力差，体内各脏器生理储备能力也减弱，肝功能减退，代谢缓慢，容易蓄积中毒。因此，必须精准掌握药物的治疗量和中毒量，确保用药安全。

（2）药物剂型：药物剂型不同，生物利用度不同，药物作用的强度和速度也不同，一般情况下注射药比口服药吸收快，在口服制剂中，溶液比片剂、胶囊吸收快；注射剂中，水溶液比混悬液、油剂吸收快。剂型的选择要考虑到老年人的生理特点，有些老年人吞咽片剂或胶囊比较困难，尤其是大剂量使用时，故老年患者口服给药时宜选用颗粒剂、口服液或喷雾剂。另外，老年人由于胃肠功能减弱，会使缓释、控释制剂药物释放增加，吸收量增加，易产生不良反应，故老年人不宜使用控释制剂和缓释制剂。

（3）给药途径：不同的给药途径会产生不同的作用，如口服硫酸镁后产生导泻和利胆作用，注射硫酸镁后则产生镇静、解痉和降颅内压的作用。老年冠心病患者心绞痛发作时立即应用硝酸酯类药

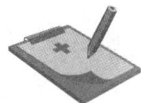

物,是最有效、作用最快的终止心绞痛发作的药物,如舌下含化硝酸甘油 0.3~0.6mg,1~2min 即可起效,此种方法作用快,但是只适用于小剂量给药。

(4)给药时间:给药时间与药物的半衰期有关,抗生素类药物应注意维持药物在血液中的有效浓度,如青霉素 G 肌内注射间隔 6~8h。老年人器官功能减弱,对药物的应激反应变弱,影响药物的代谢与排出,尤其肝肾功能障碍的老年患者,更应注意药物的不良反应,可适当调整给药间隔时间。

(5)联合用药:联合用药可以发挥药物的协同作用,增强治疗效果,有时可使彼此的剂量相应减少从而减少不良反应,此外,也可利用其拮抗作用而减少药物的副作用。但也有些药物联合使用会增加药物的毒副作用,不利于治疗,例如老年糖尿病、高血压、哮喘患者联合用药较多,应特别注意配伍禁忌。

2. 机体方面

(1)性别:药物的反应一般对性别无明显的差异。老年人高血压患者比较多,有研究报道,有些高血压、利尿药物在女性体内的清除率较低,在体内的持续时间较长,在增强药效的同时也容易发生不良反应,故老年女性患者使用此类药物时应减少剂量。

(2)年龄与体重:一般情况下,药物用量与体重成正比。老年人对药物的反应与成人有所不同,除体重因素外,老年人的生理功能和代偿适应能力逐渐减退,对药物的代偿和排泄功能减弱,因而对药物的耐受性降低,故老年人的用药量一般低于成年人。

(3)疾病因素:疾病会影响机体对药物的敏感性,影响药物的代谢,进而影响药物的疗效。如肝肾功能异常,药物代谢减慢,容易导致药物中毒。如肾功能受损时,经肾脏排泄的某些药物因半衰期延长,造成积蓄中毒,应减量或尽量慎用。

(4)心理因素:老年人的心理因素,如老年人的情绪、治疗的依赖性以及配合的程度等会影响药物的疗效,照护人员在给药前应了解老年人的情绪状态、对治疗的态度、有无药物依赖等。照护人员应与老年患者有效沟通,引导老年患者及其家属建立遵医行为,保持积极乐观的心态,提高药物的治疗效果。

3. 饮食方面

(1)促进吸收和增加疗效:老年人在饮食方面应特别注意,如粗纤维食物可促进肠蠕动,增进驱虫剂的疗效;酸性食物可增加铁剂的溶解度,促进铁的吸收;高脂饮食可促进脂溶性维生素吸收。因此老年患者在使用维生素 A、维生素 D、维生素 E 时,可适当增加高脂食物的摄入,并在餐后服用维生素,可以增强疗效。

(2)影响吸收和降低疗效:老年骨质疏松患者较多,在服用补钙制剂时不宜同吃菠菜,因菠菜中含有大量草酸,草酸与钙结合形成草酸钙而影响钙的吸收;老年贫血患者,在服用铁剂时不能与茶水、高脂肪食物同时服用,因为茶叶中的鞣酸与铁形成铁盐妨碍铁的吸收,脂肪抑制胃酸分泌,也影响铁的吸收,从而降低疗效。

(3)改变尿液 pH 影响疗效:尿液 pH 的改变,会使药效发生变化。如动物脂肪在体内代谢产生酸性物质,牛奶、豆制品、蔬菜等碱性食物在体内代谢产生碳酸氢盐,它们排出时会影响到尿液 pH,从而影响药效。如氨苄西林、呋喃妥因在酸性尿液中杀菌力强,老年人在使用这些药物治疗泌尿系统感染时宜多食荤菜,使尿偏酸性,增强抗菌作用;而应用氨基糖苷类、头孢菌素类、磺胺类药物时,宜多食素食,碱化尿液,从而增强疗效。

(二)药物的种类

1. 内服药　分为固体剂型和液体剂型,固体剂型有片剂、丸剂、散剂、胶囊等,液体剂型有溶液、酊剂、合剂等。

2. 外用药　包括软膏、溶液、洗剂、搽剂、酊剂、滴剂、粉剂及涂膜剂等。

3. 注射药　包括水溶液、油剂、混悬液、结晶及粉剂等。

4. 新颖剂型　包括粘贴敷片、植入慢溶药片及胰岛素泵等。

(三)药物的保管

1. 药柜位置　药柜应放在光线明亮处,避开阳光直射,保持其整洁,由专人负责,定期检查药物质量,以确保用药安全。

2. 药物放置　按内服、外用、注射、剧毒等分类放置,按药物有效期的先后顺序摆放,并有计划的使用,防止失效;剧毒药及麻醉药要有明显标记,加锁保管,使用专用登记本,列入交班内容。

3. 标签明确　药瓶上应有明显标签,标签的颜色有区别:内服药用蓝色边,外用药用红色边,剧毒药用黑色边。标签上注明药名、剂量、浓度、规格,中、外文对照书写,字迹清楚。

4. 定期检查　药品要定期检查,凡没有标签或标签模糊、药物已过期、药物有变色、混浊、沉淀、发霉、异味和潮解等现象,均不可使用。

5. 妥善保存　根据药物的性质分类保存:

(1)遇光变质和易氧化的药物,应装在有色瓶中盖紧,放于阴凉处,如维生素 C、氨茶碱等。针剂放在用黑纸遮盖的盒内,如氢化可的松、盐酸肾上腺素等。

(2)易挥发、潮解或风化的药物,需置于瓶内并盖紧瓶盖,如乙醇、过氧乙酸、酵母片和糖衣片等。

(3)易被热破坏的药物,需置于冰箱 2~10℃内冷藏保存,如疫苗、青霉素皮试液、免疫球蛋白、抗毒血清等。

(4)易燃的药物,需置于远离明火、阴凉低温(约 20℃以下)处,以防意外,如乙醇、环氧乙烷和乙醚等。

(5)各类中药:置于阴凉干燥处,芳香性药品应加盖密封保存。

(6)老年人个人专用的特种药物,药物需单独放置,并注明床号、姓名。

(四)给药的原则

1. 遵医嘱给药　照护人员在用药前必须查对医嘱,严格执行医嘱内容,不可擅自更改医嘱,对有疑问的医嘱,应及时向医生提出,确认无误后方可给药,切不可盲目执行。照护人员在给药时,应掌握一定的药理知识,熟悉常用药物的作用和不良反应,照护人员要了解医院常用的外文缩写及中文译意(表 9-4)。

表 9-4　医院常用外文缩写与中文译意

外文缩写	中文译意	外文缩写	中文译意	外文缩写	中文译意
qd	每日一次	am	上午	q2h	每 2h 一次
bid	每日二次	pm	下午	q3h	每 3h 一次
tid	每日三次	12n	中午 12 时	q4h	每 4h 一次
qid	每日四次	12mn	午夜 12 时	q6h	每 6h 一次
qod	隔日一次	ac	饭前	PO	口服
biw	每周两次	pc	饭后	H	皮下注射
qh	每 1h 一次	hs	睡前	ID	皮内注射
qm	每晨一次	st	立即	IM 或 im	肌内注射
qn	每晚一次	sos	需要时,限用 1 次	IV 或 iv	静脉注射
DC	停止	prn	必要时,长期备用医嘱	ivgtt	静脉滴注

2. 严格执行查对制度　给药时要严格执行"三查八对","三查"即操作前、操作中、操作后查;认真查对"八对"内容,"八对"即床号、姓名、药名、剂量、浓度、方法、时间、有效期。

3. 安全正确用药　给药时必须做到"五准确",即准确的给药时间、准确的老年患者、准确的药物浓度、准确的药物剂量和准确的给药途径。充分考虑药物特性和人体生理节奏,合理安排给药的次数和时间,熟练运用给药技术,与老年患者进行有效沟通,给予老年人或家属相应的药物指导,同时,药

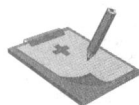

物使用应现用现配,避免药物污染或降低药效,确保安全有效给药。对于容易发生过敏反应的药物,用药前应充分了解老年人的用药史、过敏史、家族史,按要求做过敏试验,使用中应密切观察,结果阴性方可使用。

4. 观察用药反应 照护人员在用药过程中应监测老年患者的病情变化,注意观察药物的疗效及不良反应,及时询问老年人的感受,对容易引起过敏反应及毒副作用较大的药物,更应加强用药前的评估和用药后的观察,并认真做好记录。

（五）给药的途径

给药途径通常根据药物的性质、药理作用、组织对药物的吸收情况及个体状况的不同而定。选择最适宜的给药途径和方法,才能获得最佳的治疗效果,不同给药途径会影响药物吸收的速度和生物利用度,常见的给药途径中,除了动、静脉注射药物直接进入血液循环外,其他药物均有一个吸收的过程,吸收速度依次为:吸入给药>舌下含服>直肠给药>肌内注射>皮下注射>口服给药>皮肤给药。老年人患慢性疾病的比较多,往往需要长期服药,应主要以口服给药为宜,病情危急可选择静脉给药。

（六）给药的次数和时间

给药次数与间隔时间取决于药物的半衰期,以维持药物在血液中的有效浓度、发挥最大药效而不发生药物的不良反应为最佳选择。给药时间要根据疾病的特点、药代动力学、药效学的昼夜节律变化来确定最佳的给药时间,给药间隔时间短,容易导致蓄积中毒,给药间隔时间长,则血药浓度波动增大,影响药效。要考虑老年人给药的次数和间隔时间要考虑到老年人机体耐受力下降,对药物的应激反应能力下降,肝肾功能下降等因素,会影响药物的正常转化和排出,避免出现药物的不良反应。老年人给药时一定要严格控制给药的次数和时间。一般药物的给药时间缩写与时间安排见表9-5。

表9-5 给药时间缩写与时间安排

外文缩写	时间安排	外文缩写	时间安排
qm	6am	q2h	6am,8am,10am,12n……
qd	8am	q3h	9am,12n,3pm,6pm……
bid	8am,4pm	q4h	8am,12n,4pm,8pm……
tid	8am,12n,4pm	q6h	8am,2pm,8pm,2am
qid	8am,12n,4pm,8pm	qn	8pm

二、口服给药照护技术

【操作目的】
协助老年患者用药,用于诊断、预防和治疗疾病。

【操作程序】

1. 评估
（1）辨识老年人,与老年人沟通交流。
（2）评估老年人的性别、年龄、体重、病情、用药史、过敏史、治疗史、肝肾功能状态等。
（3）评估老年人意识状态,合作程度,对疾病的态度,对所用药物的认知程度以及有无药物依赖史。
（4）评估老年人有无口腔疾患,食管疾患,有无呕吐,吞咽障碍。

2. 计划
（1）环境准备:整洁、安静、舒适、安全。
（2）老年人准备:能配合口服用药,了解所服用药物的作用、副作用。

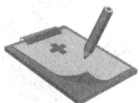

（3）照护人员准备：着装整洁，洗手，戴口罩。
（4）用物准备：发药车、药物、药杯、水杯、吸管、温开水、用药单、洗手液。
　3. 实施

操作流程	操作步骤	要点说明
1. 核对备药	核对医嘱，核对姓名、药名、剂量、给药时间、途径，检查药物质量，备齐用物携至老年人床旁	• 严格遵医嘱给药和查对制度，认真检查药物，准确无误后方可备药
2. 准确发药	（1）在规定时间内送药至老年人床前 （2）核对老年人信息，与老年人沟通，向老年人解释服药的药物名称、服药时间、服药方法、作用及副作用等情况 （3）协助老年人采取合适体位 　　1）坐位：坐直，上半身稍向前倾，头略低，下颌微向前 　　2）半坐卧位：抬高床头 30°~50°，头面向照护人员或坐起，背后垫软枕 （4）协助老年人服药：检查温开水温度合适后，用清洁药杯和水杯，协助老年人服药 　　1）指导自理老年人准确服药：做好讲解示范，告知服药注意事项，确认吞服成功。可指导老年人借助分药盒，定闹钟等方式指导老年人按时准确服药 　　2）协助半自理老年人服药：协助老年人先喝一口温水，将药物放入口中，再喝水约 100ml，将药物咽下，确认吞服成功 　　3）帮助失能失智老年人服药：根据老年人病情，可用吸管或汤匙给水，将药置于老年人口中，再给水，指导协助老年人吞药，失智老年人根据情况教会并指导用药，确认吞服成功 （5）协助老年人擦净口周，保持服药体位 5~10min 后，取舒适的体位 （6）服药后再次查对所服药物是否正确 （7）用药后观察药物疗效和副作用，发现异常情况立即报告医生	• 按照正确给药时间发药 • 如老年人提出疑问，应重新核对无误后再发药 • 根据老年人身体状况及意愿采取合适体位 • 如遇老年人不在暂不能服药，应将药物带回保管，适时再发或交班记录 • 如遇老年人拒绝服药，应向老年人做好解释和劝说工作，保证老年人用药的连续性 • 鼻饲老年人须将药物碾碎，用水溶解后，从胃管注入，再用少量温开水冲净胃管 • 保持服药体位，防止造成窒息及食管炎
3. 整理用物	整理物品，将物品放回原处，洗净药杯	• 预防交叉感染
4. 洗手记录	（1）按七步洗手法洗手 （2）记录老年人姓名、药名、剂量、给药时间、途径、副作用、发药者签名 （3）老年人未服药时，应及时报告并做好记录	• 记录及时、准确、完整、清晰

　4. 评价
（1）与老年人沟通顺畅，老年人主动配合，并了解口服给药的相关知识。
（2）老年人服药后无不良反应发生并达到预期疗效。
（3）照护人员做到安全、正确给药，无差错。

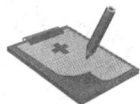

思政元素：职业信念之"健康所系，性命相托"

思政融入知识点：非处方药的用药指导

思政素材：健康守护卫士

照护员小王看见刘奶奶餐后正准备服药，觉得很奇怪：刘奶奶本周没有口服药啊，她在服用什么药物呢？于是小王立即上前详细询问了刘奶奶手中药物的来源和种类，得知刘奶奶打算服用的药物是其女儿为刘奶奶从网站上买回来的多种非处方药。小王认真查阅了这些药物的说明书，发现其药物作用与刘奶奶当前的健康管理数据发生冲突，如若服用，后果不堪设想。她一边耐心劝说刘奶奶，一边立即与医师取得联系，由于发现及时，小王及时消除了一起因老年人自行服用非处方药而引发的安全隐患。面对机构负责人和刘奶奶及其家属的赞扬时，小王说："我们是他们的健康守护卫士，老人们把生命和健康托付给了我们，我们就要对他们负责，要让他们在这里住得安心、放心。"

2020年10月，国家卫生健康委员会、民政部、国家中医药管理局组织制定了《医养结合机构管理指南（试行）》，指南明确了老年人用药管理的诸多条款，其目的都是为了严把老年人用药安全关。健康所系，性命相托，对老人和其家属负责，这是我们践行"把人民群众的生命安全和健康永远放在首位"的郑重承诺，也是我们对人民健康高度负责的情怀与担当。

【注意事项】

1. 严格遵医嘱给药，严格执行查对制度和无菌操作原则。

2. 需吞服的药物通常用温开水送下，禁用茶水、咖啡等辅以服药。

3. 增加或停用某种药物时，应及时告知老年人。

4. 注意药物之间的配伍禁忌。

5. 注意安全风险因素

（1）药物质量问题：未检查药物质量或老年人误服存在质量问题的药物，造成严重后果。

（2）给药差错：未核对药物，造成给错药物（剂量、浓度、方法、时间等），产生相应严重后果。

（3）烫伤：服药前未测水温，饮用温度过高的水，造成烫伤。

（4）呛咳：未采用合适服药体位或未保持原服药体位5~10min，造成药物及温开水反流，造成呛咳窒息。

（5）窒息：因药物未正常下咽，嵌塞在咽喉部造成窒息或粘贴在食管部造成食管炎。

（6）感染：照护人员未洗手、给老年人使用了未清洁消毒的药杯、水杯等用具，造成老年人消化道感染；

（7）坠床：过程中未及时抬起床挡，造成老年人坠床。

【健康指导】

1. 抗生素类药物应准时服药，以保证有效的血药浓度。

2. 缓释片、肠溶片、胶囊吞服时不可嚼碎；舌下含片应放舌下或两颊黏膜与牙齿之间待其溶化。

3. 健胃药宜在饭前服；助消化药及对胃黏膜有刺激性的药物宜在饭后服；催眠药在睡前服；驱虫药宜在空腹或半空腹服用。

4. 对牙齿有腐蚀作用的药物，如酸类和铁剂，应用吸水管吸服后漱口，以保护牙齿。

5. 服用对咽喉部黏膜起安抚作用的药物，如止咳糖浆后不宜立即饮水。

6. 某些磺胺类药物经肾脏排出，尿少时易析出结晶堵塞肾小管，服药后要多饮水。

7. 服强心苷类药物时需加强对心率及节律的监测，脉率低于60次/min或节律不齐时应暂停服用，并告知医生。

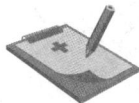

三、吸入给药照护技术

（一）超声波雾化吸入法

超声波雾化吸入法利用超声波声能将药液分散成细小的雾滴,由呼吸道吸入,达到改善呼吸道通气功能和防治呼吸道疾病的作用。

【操作目的】

1. 预防和治疗呼吸道感染,消除炎症,减轻呼吸道黏膜水肿。

2. 湿化呼吸道,稀化痰液,祛痰,也可作为气管切开术后常规治疗手段。

3. 控制支气管痉挛,改善通气功能,保持呼吸道通畅。

4. 间歇吸入抗癌药物治疗肺癌。

【操作程序】

1. 评估

（1）辨识老年人,与老年人沟通交流。

（2）评估老年人的性别,年龄,病情、用药史、过敏史、治疗史、排痰情况及有无药物依赖史。

（3）评估老年人意识状态、心理状态、合作程度、对疾病的态度及所用药物的认知程度。

（4）评估老年人面部、口腔及鼻腔有无异常。

2. 计划

（1）环境准备:整洁、安静、舒适、安全。

（2）老年人准备:能理解、配合用药,取舒适体位。

（3）照护人员准备:着装整洁,洗手,戴口罩。

（4）用物准备:超声波雾化吸入器、按医嘱备药,用药单、水温计、注射器、治疗巾、冷蒸馏水、免洗手消毒液(表9-6)。

表 9-6　常用药物及作用

常用药物	作用	常用药物	作用
庆大霉素	预防和控制呼吸道感染	α- 糜蛋白酶	稀释痰液、祛痰
氨茶碱 沙丁胺醇	解除支气管痉挛	地塞米松	减轻呼吸道黏膜水肿

1）仪器构造:超声波雾化吸入器(图 9-2)由超声波发生器、晶体换能器、水槽、雾化罐、透声膜、螺纹管和口含嘴组成。

2）作用原理:超声波发生器通电后输出高频电能,水槽底部晶体换能器接收发生器输出的高频电能,并将其转换为超声波声能,声能透过雾化罐底部的透声膜作用于药液,破坏药液表面的张力和惯性,使药液变为细微雾滴,再经呼吸道吸入。

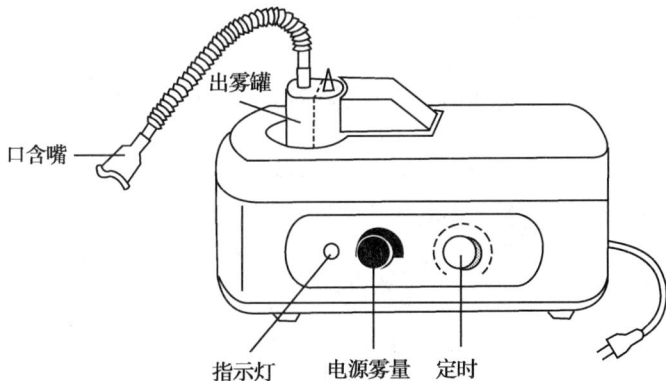

图 9-2　超声波雾化吸入器

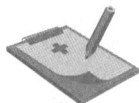

3. 实施

操作流程	操作步骤	要点说明
1. 核对检查	核对医嘱,核对姓名、药名、量、给药时间、途径、检查药物质量和有效期,备齐用物携至老年人床旁	• 严格遵医嘱给药和查对制度
2. 准确给药	(1)核对老年人信息,与老年人沟通,向老年人解释药物名称、给药方法,给药途径、药物作用等 (2)协助老年人采取坐位或半坐卧位,颌下铺治疗巾 (3)水槽内加冷蒸馏水 (4)稀释药液放入雾化罐内,雾化罐放入水槽 (5)接通电源,先开电源开关,调整定时器,设定雾化时间 (6)调节雾量大小 (7)将面罩罩住老年人口鼻或放置好口含嘴,紧闭口唇,指导老年人用口深吸气、用鼻呼气 (8)雾化结束,先关雾化开关,再关电源开关,取下面罩或口含嘴 (9)协助老年人漱口,擦净面部,协助取舒适卧位 (10)询问老年人有无不适	• 如老年人提出疑问,应重新核对 • 根据老年人身体状况及意愿采取合适体位 • 水要浸没雾化罐底部的透声膜 • 药液稀释至 30~50ml • 雾化时间一般为 15~20min • 根据需要调节雾量 • 充分发挥疗效 • 防止损坏机器 • 漱口防止老年人呛咳 • 发现异常立即报告
3. 整理用物	整理物品,清洗消毒	• 雾化罐、口含嘴(面罩)和螺纹管浸泡消毒 1h
4. 洗手记录	(1)按七步洗手法洗手 (2)记录老年人姓名、药名、剂量和雾化时间 (3)观察老年人雾化后疗效及反应,并做好记录	• 记录及时、准确、完整、清晰

4. 评价

(1)老年人了解超声波雾化吸入给药的相关知识,雾化吸入后达到预期疗效。

(2)照护人员做到安全正确给药,无差错,操作规范,无不良反应发生。

(3)老年人主动配合,与老年人沟通顺畅,对照护表示理解和满意。

【注意事项】

1. 严格执行查对制度及消毒隔离制度。

2. 操作和清洗时,注意保护水槽底部晶体换能器和雾化罐底部的透声膜,动作要轻稳,以免损坏。

3. 水槽和雾化罐内切忌加温水或热水,连续使用时应间歇 30min,使用中注意水槽内水温,超过 50℃时应换冷蒸馏水。

4. 治疗过程需加药液时,不必关机,直接从盖上小孔向内添加药液即可;若需向水槽内加水或更换冷蒸馏水时,应关机操作。

5. 雾化治疗时,密切观察老年患者面色及呼吸情况,尤其是吸入糖皮质激素时,要防止不良反应的发生。

6. 注意安全风险因素

(1)药物质量问题:未检查药物质量或药物质量问题引起的严重后果。

(2)给药差错:未核对药物或核对药名、剂量、浓度、时间等出错,产生相应严重后果。

(3)烫伤:水槽中误加热水,操作不当,造成烫伤。

(4)呛咳:协助漱口时,未采用合适体位,出现反流,造成呛咳窒息。

(5)感染:照护人员未洗手、雾化罐、口含嘴或面罩、螺纹管消毒不彻底,造成老年人呼吸道感染。

(6)坠床:过程中未及时抬起床挡,造成老年人坠床。

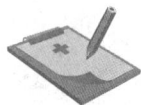

【健康指导】

1. 雾化前嘱老年人用温开水漱口,告知老年人雾化吸入治疗的目的和方法,缓解老年人紧张的情绪,以取得积极的配合。

2. 使用时要根据病情适量调整雾量大小,对于心肾功能不全的老年人雾化量不宜过大,避免造成肺水肿。

3. 雾化吸入后应嘱老年人充分漱口,尤其对免疫功能低下的老年患者,避免引起口腔真菌感染。

4. 雾化吸入时,指导老年人用口吸气,用鼻呼气,使胸廓活动度增大,肺活量增多,更有利于药物的吸入。

5. 雾化吸入后应给予叩背,叩背不仅可以使肺部和支气管的痰液松动,向大气管引流排出,而且可以促进心脏和肺部的血液循环,有利于支气管炎症的吸收,促进康复。

6. 雾化结束后,需要对雾化罐、口含嘴或面罩、螺纹管进行消毒处理,本着"一用一消、一人一套"原则,防止交叉感染。

（二）氧气雾化吸入法

氧气雾化吸入法是利用高速氧气气流使药液形成雾状,经口、鼻吸入呼吸道和肺部,以达到治疗疾病的目的。

【操作目的】

1. 预防和治疗呼吸道感染,消除炎症,减轻水肿。

2. 解除支气管痉挛,改善通气功能。

3. 稀释痰液,促进咳嗽,帮助祛痰。

【操作程序】

1. 评估

（1）辨识老年人,与老年人沟通交流。

（2）评估老年人的性别、年龄、病情、用药史、过敏史、治疗史、排痰情况及有无药物依赖史。

（3）评估老年人意识状态、心理状态、合作程度、对疾病的态度及所用药物的认知程度。

（4）评估老年人面部、口腔及鼻腔有无异常。

2. 计划

（1）环境准备:整洁、安静、舒适、安全。

（2）老年人准备:能理解、配合用药,取舒适体位。

（3）照护人员准备:着装整洁,洗手,戴口罩。

（4）用物准备:氧气雾化吸入器、氧气装置、注射器、用药单、医嘱用药、治疗巾、洗手液。

1）仪器构造:氧气雾化吸入器（图9-3）由吸嘴、贮药瓶、T形接头、喷嘴、输气管等组成。

2）作用原理:氧气雾化吸入器是借助高速气流通过毛细管并在管口产生负压,将药液由邻近的小管吸出至毛细管口,又被高速气流吹成细小的雾滴,形成气雾喷出。

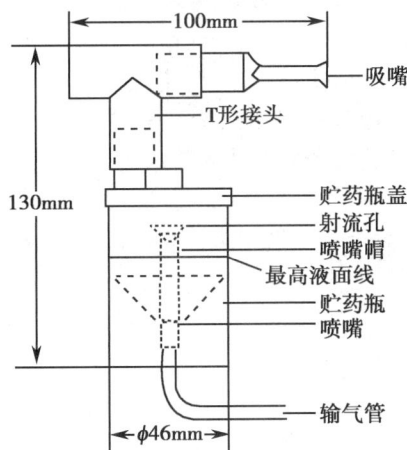

图9-3 氧气雾化吸入器

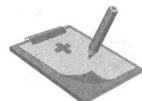

223

3. 实施

操作流程	操作步骤	要点说明
1. 核对检查	核对医嘱,核对姓名、药名、剂量、给药时间、途径、检查药物质量和有效期,备齐用物携至老年人床旁	• 严格遵医嘱给药和查对制度
2. 准确给药	（1）核对老年人信息,与老年人沟通,协助老年人采取坐位或半坐卧位,颌下铺治疗巾	• 根据老年人身体状况及意愿采取合适体位
	（2）再次核对,正确配制药液,注入氧气雾化器内	• 注意用氧安全,各部件连接紧密
	（3）检查氧气雾化吸入装置是否完好,连接雾化器和给氧装置	• 氧气湿化瓶内不放水
	（4）打开氧气开关,调节氧流量 6~8L/min	• 一般 5ml 药液在 10~15min 吸完
	（5）指导老年人手持雾化器,用口深吸气,用鼻呼气,如此反复,直至药液全部吸完	
	（6）雾化结束,取下雾化器,关闭氧气开关	
	（7）协助老年人漱口,擦净面部,取舒适卧位	• 漱口防止老年人呛咳
	（8）询问老年人有无不适	• 发现异常立即报告
3. 整理用物	整理物品,清洗消毒,洗手	• 雾化器、连接管浸泡消毒 1h
4. 洗手记录	（1）按七步洗手法洗手	
	（2）记录老年人姓名、药名、剂量和雾化时间	• 记录及时、准确、完整、清晰
	（3）观察老年人雾化后疗效和反应	

4. 评价

（1）老年人了解氧气雾化吸入给药的相关知识,雾化吸入后达到预期疗效。

（2）照护人员做到安全正确给药,操作规范、安全,无不良反应发生。

（3）老年人主动配合,与老年人沟通顺畅,对照护表示理解和满意。

【注意事项】

1. 严格执行查对制度及消毒隔离制度。

2. 使用前检查雾化器连接是否漏气,确保各部件完好,无松动。

3. 氧气湿化瓶内不放水,以防液体进入雾化器内稀释药液。

4. 雾化时密切观察老年人面色及呼吸情况,尤其是吸入糖皮质激素要防止不良反应的发生。

5. 操作时注意用氧安全,严禁接触烟火和易燃品。

6. 注意安全风险因素

（1）药物质量问题:未检查药物质量或药物质量问题引起的严重后果。

（2）给药差错:未核对药物或核对药名、剂量、浓度等出错,产生相应严重后果。

（3）烧伤:操作不当造成用氧不安全,发生意外,造成烧伤。

（4）呛咳:协助漱口时,未采用合适体位,出现反流,造成呛咳窒息。

（5）感染:照护人员未洗手、雾化器及给氧装置污染,造成老年人呼吸道感染。

（6）坠床:过程中未及时抬起床挡,造成老年人坠床。

【健康指导】

1. 使用时要注意调整氧气流量的大小,调节氧流量一般为 6~8L/min,嘱老年患者及家属不可随意自行调整。

2. 其余同超声波雾化吸入法。

四、滴入给药照护技术

（一）滴眼药

滴眼药物是指供滴眼使用的药物制剂,包括眼液、眼膏和眼凝胶。滴眼给药可达到消炎杀菌、收

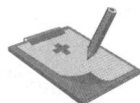

敛、麻醉、缩瞳、散瞳等作用,也可用来协助诊断。

【操作目的】

协助老年人用药,用于诊断、预防、治疗或缓解眼部症状。

【操作程序】

1. 评估

(1)辨识老年人,与老年人沟通交流。

(2)评估老年人的性别、年龄、病情、用药史、过敏史、治疗史、有无药物依赖史。

(3)评估老年人意识状态、心理状态、合作程度、对疾病的态度和对所用眼药的认知程度。

(4)评估老年人有无其他眼部疾患。

2. 计划

(1)环境准备:整洁、安静、舒适、安全。

(2)老年人准备:能配合眼部用药,了解所用药物的作用及副作用。

(3)照护人员准备:着装整洁,洗手,戴口罩。

(4)用物准备:医嘱备药、用药单、消毒棉签或棉球、污物桶、纸巾、洗手液。

3. 实施

操作流程	操作步骤	要点说明
1. 核对检查	核对医嘱,核对姓名、药名、剂量、给药时间、检查药物质量和有效期,备齐用物携至老年人床旁	• 严格遵医嘱给药和查对制度
2. 准确给药	(1)核对老年人信息,与老年人沟通,向老年人解释给药的名称、给药时间、上药方法等	• 确认左眼、右眼还是双眼用药
	(2)清洁眼部,先用棉签或棉球拭净眼部分泌物	
	(3)协助老年人采取舒适体位,坐位或仰卧位,头稍后仰,眼往上看	• 根据老年人身体状况及意愿采取合适体位
	(4)协助滴眼药水或涂眼药膏	
	1)滴眼药水:照护人员用左手(或棉签或棉球)轻轻拉下眼睑并固定,右手持眼药水瓶、摇匀,距眼睑1~2cm,将眼药水滴入下结膜囊内 1~2 滴(图 9-4)	• 药液不可直接滴落在角膜上
	2)涂眼药膏:照护人员用左手(或棉签或棉球)轻轻拉下眼睑并固定,右手挤大约 1cm 眼药膏自内眼角向外眼角方向挤入下穹窿部,最后以旋转方式将药膏膏体离断(图 9-5)	• 动作轻柔,滴入药量准确
	(5)轻提上眼睑,嘱老年人闭上眼睛,轻轻转动眼球,用棉签或棉球擦拭眼部外溢眼药,用棉球紧压泪囊部1~2min	• 如角膜有溃疡或眼部有外伤时,滴药后不可压迫眼球,也不可拉高上眼睑
	(6)询问老年人有无不适	• 发现异常立即报告
3. 整理用物	整理物品,清理污物	
4. 洗手记录	(1)按七步洗手法洗手	• 预防交叉感染
	(2)记录老年人姓名、药名、剂量、给药时间、用药后反应、操作者签名	• 记录及时、准确、完整、清晰

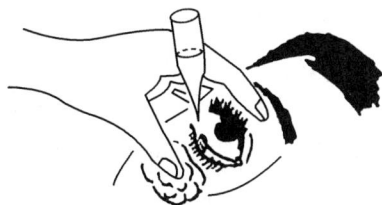

图 9-4　滴眼药水

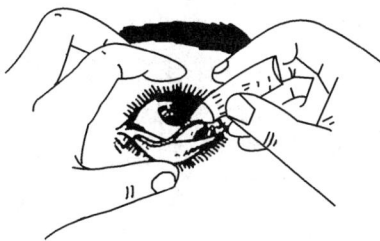

图 9-5　涂眼药膏

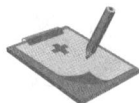

4. 评价

（1）老年人了解滴眼给药的相关知识,使用药物后达到预期疗效。

（2）照护人员做到安全正确给药,无差错,无不良反应发生。

（3）老年人主动配合,与老年人沟通顺畅,对照护表示理解和满意。

【注意事项】

1. 严格执行遵医嘱给药和查对制度。

2. 滴眼剂宜白天使用,使用眼药水前应混匀药液,眼膏宜临睡前使用。

3. 注意观察老年人用药后的反应,如果有视力下降或病情变化应立即通知医生。

4. 防止交叉感染,双眼用药时,应先健侧眼、后患侧眼;先病情较轻侧、后病情较重侧。

5. 滴眼药时必须清洁双手,瓶口距眼睑 1~2cm,避免污染。

6. 注意安全风险因素

（1）药物质量问题:未检查药物质量或药物质量问题引起的严重后果。

（2）给药差错:未核对药物或核对错误,产生严重后果。

（3）黏膜损伤:照护人员上药动作粗暴,造成黏膜损伤。

（4）感染:照护人员未洗手、或上药顺序不正确,造成老年人眼部感染。

（5）坠床:过程中未及时抬起床挡,造成老年人坠床。

（6）跌倒:涂眼药膏或滴散瞳药后易致视力模糊,容易造成老年人跌倒意外。

【健康指导】

1. 上眼药前准备好纸巾并核对药物,查看有效期,确认患眼,眼药放在方便易取处。

2. 告知老年人治疗目的和方法,缓解老年人紧张情绪,以取得积极配合。

3. 滴眼药水时,右手持眼药水瓶、摇匀,将眼药水滴入下结膜囊内 1~2 滴,然后轻提上眼睑,有利于充分发挥药物作用。

4. 使用眼药后嘱老年人轻闭双眼 2~3min,勿用力眨眼,用干净的纸巾拭去外溢的眼药。

5. 一般眼药储存于干燥、避光的环境,用后及时拧紧瓶盖,如需冷藏需要按说明书要求放于冰箱。

6. 同时使用多种眼药时,需间隔 5min,利于药液充分吸收,使用时先滴抗生素类,再滴其他类或散瞳类,最后涂眼药膏。

（二）滴耳药

滴耳药物是用于耳道内的液体药物制剂,主要用于治疗和缓解耳道感染或局部疾患。

【操作目的】

协助老年人用药,用于治疗耳道疾病或缓解局部症状。

【操作程序】

1. 评估

（1）辨识老年人,与老年人沟通交流。

（2）评估老年人的性别、年龄、病情、用药史、过敏史、治疗史、有无药物依赖史。

（3）评估老年人意识状态、心理状态、合作程度、对疾病的态度和对所用滴耳剂的认知程度。

（4）评估老年人有无其他耳部疾患。

2. 计划

（1）环境准备:整洁、安静、舒适、安全。

（2）老年人准备:能配合耳部用药,了解所用药物的作用及副作用。

（3）照护人员准备:着装整洁,洗手,戴口罩。

（4）用物准备:滴耳剂、用药单、消毒棉球或棉签、洗手液、污物桶。

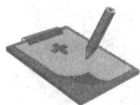

3. 实施

操作流程	操作步骤	要点说明
1. 核对检查	核对医嘱,核对姓名、药名、剂量、给药时间、检查药物质量和有效期,备齐用物携至老年人床旁	• 严格遵医嘱给药和查对制度
2. 准确给药	（1）核对老年人信息,与老年人沟通,向老年人解释给药的名称、给药时间、上药方法等 （2）协助老年人取坐位、半坐卧位或卧位,头偏向健侧,患耳朝上 （3）清洁耳道,用棉签将耳道分泌物反复清洗至干净,再用棉球擦干 （4）滴入滴耳剂,一手将老年人耳郭向后上方轻轻牵拉,使耳道变直,另一手持药瓶且掌跟轻靠耳旁,将药液滴入耳道 3~5 滴（图 9-6） （5）轻提耳郭或轻轻压住耳屏将气体排出,使药液充分进入中耳,用棉球塞入外耳道 （6）嘱老年人保持原体位 3~5min （7）询问老年人有无不适	• 确认左耳、右耳还是双侧耳用药 • 根据老年人身体状况及意愿采取合适体位 • 耳道变直利于药液流入耳内 • 避免药液流出,影响药效 • 利于药液吸收 • 发现异常立即报告
3. 整理用物	整理物品,清理污物	
4. 洗手记录	（1）按七步洗手法洗手 （2）记录老年人姓名、药名、剂量、给药时间、用药后疗效及不良反应、操作者签名	• 预防交叉感染 • 记录及时、准确、完整、清晰

4. 评价

（1）老年人了解滴耳给药的相关知识,使用药物后达到预期疗效。

（2）照护人员做到安全正确给药,操作规范,无不良反应发生。

（3）老年人主动配合,与老年人沟通顺畅,对照护表示理解和满意。

【注意事项】

1. 严格执行遵医嘱给药和查对制度。

2. 注意滴入药液时,瓶口不要碰触耳朵,尤其是病灶部位或渗出液体,避免污染药液。

3. 使用滴耳药前,如果外耳道有分泌物应及时清理,上药时患耳朝上。

4. 使用滴耳药时需将耳郭向后上方轻轻牵拉,使耳道变直,便于药液流入耳内,使药液充分吸收。

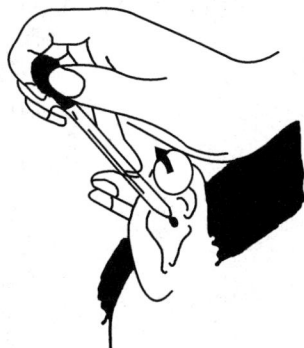

图 9-6　滴耳药

5. 使用滴耳药后注意观察老年人用药疗效和反应,如有不良反应的发生,应立即通知医生。

6. 注意安全风险因素

（1）药物质量问题:未检查药物质量或药物质量问题引起严重后果。

（2）给药差错:未核对药物或核对错误,产生严重后果。

（3）感染:照护人员未洗手、或交叉使用药物,造成老年人交叉感染。

（4）并发症:由于药液过凉,温度过低刺激内耳前庭器,导致出现眩晕、恶心、眼球震颤等的情况。

（5）坠床:过程中未及时抬起床挡,造成老年人坠床。

【健康指导】

1. 使用滴耳剂前认真核对药物,查看有效期及确认患耳。

2. 告知老年人治疗的目的和方法,缓解老年人紧张的情绪,以取得积极的配合。

3. 滴药前注意药物温度不宜太低,以免药液过凉滴入耳道后引起眩晕、恶心等不适症状,嘱老年人如有不适及时告知。

4. 嘱老年人严格遵医嘱用药,根据病情选择合适的滴耳剂,不可擅自盲目用药。

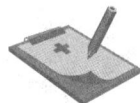

5. 使用滴耳剂后保持原体位 3~5min,以保证药液的充分吸收,同时也防止变换体位后药液流出。

（三）滴鼻药

滴鼻药物是指在鼻腔内使用的药物制剂,常见的滴鼻剂有滴剂和喷雾剂,经鼻黏膜吸收从而发挥局部和全身作用。

【操作目的】

协助老年人用药,用于诊断、预防、治疗或缓解鼻部症状。

【操作程序】

1. 评估

（1）辨识老年人,与老年人沟通交流。

（2）评估老年人的性别、年龄、病情、用药史、过敏史、治疗史、有无药物依赖史。

（3）评估老年人意识状态、心理状态、合作程度、对疾病的态度及对所用滴鼻剂的认知程度。

（4）评估老年人有无其他鼻部疾患。

2. 计划

（1）环境准备:整洁、安静、舒适、安全。

（2）老年人准备:能配合鼻部用药,了解所用药物的作用及副作用。

（3）照护人员准备:着装整洁,洗手,戴口罩。

（4）用物准备:滴鼻剂、用药单、消毒棉球或棉签、洗手液、污物桶。

3. 实施

操作流程	操作步骤	要点说明
1. 核对检查	核对医嘱,核对姓名、药名、剂量、给药时间、检查药物质量和有效期,备齐用物携至老年人床旁	● 严格遵医嘱给药和查对制度
2. 准确给药	（1）核对老年人信息,与老年人沟通,向老年人解释给药的名称、给药时间、上药方法等 （2）协助老年人取合适体位,坐位或仰卧位,头向后仰,如治疗上颌窦、额窦炎时,则取头后仰并向患侧倾斜 （3）清洁鼻部,协助老年人将鼻涕等分泌物排出,并擦拭干净 （4）用一手轻轻推鼻尖以充分显露鼻腔,另一手持滴管距鼻孔约 2cm 处滴入药液,每侧 2~3 滴（图 9-7） （5）轻揉鼻翼,轻轻按揉鼻翼两侧,使药液均匀分布于鼻黏膜 （6）嘱老年人滴药后保持原体位 3~5min （7）询问老年人有无不适	● 确认左鼻腔、右鼻腔还是双鼻腔用药 ● 根据老年人身体状况及意愿采取合适体位 ● 鼻腔内如有干痂,先用温盐水清洗浸泡,待变软取出后再滴药 ● 瓶口不要碰到鼻黏膜 ● 利于药液吸收 ● 发现异常立即报告
3. 整理用物	整理物品,清理污物	
4. 洗手记录	（1）按七步洗手法洗手 （2）记录老年人姓名、药名、剂量、给药时间、用药后疗效及不良反应、操作者签名	● 预防交叉感染 ● 记录及时、准确、完整、清晰

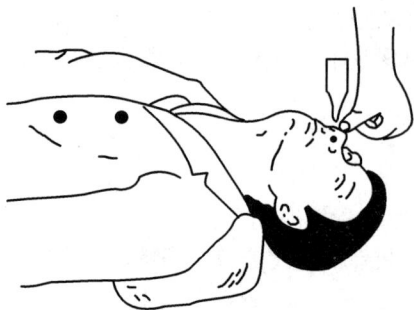

图 9-7　滴鼻药

4. 评价

（1）老年人了解滴鼻给药的相关知识,使用药物后达到预期疗效。

（2）照护人员做到安全正确给药,操作规范,无不良反应发生。

（3）老年人主动配合,与老年人沟通顺畅,对照护表示理解和满意。

【注意事项】

1. 严格执行遵医嘱给药和查对制度。

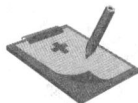

2. 如果鼻腔内有干痂,先用温盐水清洗浸泡,待干痂变软取出后再滴药。

3. 照护人员上药动作应轻柔,避免损伤鼻腔黏膜。

4. 向鼻内滴药时,注意瓶口不要碰触鼻部,防止药液污染。

5. 注意观察疗效和不良反应,避免出现反跳性黏膜充血加重。

6. 注意安全风险因素

(1)药物质量问题:未检查药物质量或药物质量问题引起严重后果。

(2)给药差错:未核对药物或核对错误,产生严重后果。

(3)黏膜损伤:照护人员上药动作粗暴,造成老年人鼻腔黏膜损伤。

(4)感染:照护人员未洗手、或交叉使用药物,造成交叉感染。

(5)出血:鼻腔内有干痂未浸泡变软后取出,造成鼻腔疼痛出血。

(6)坠床:过程中未及时抬起床挡,造成老年人坠床。

【健康指导】

1. 上药前告知老年人治疗的目的和方法,缓解老年人紧张的情绪,以取得积极的配合。

2. 使用滴鼻剂前嘱老年人清除鼻腔内的分泌物,必要时用棉签协助清洁鼻腔。

3. 嘱老年人严格遵医嘱用药,不可自行根据症状盲目加量或减量使用,也不可擅自长期盲目使用。

4. 注意观察老年人用药后的反应,如果有不良反应应立即上报医生,以确保用药的安全性。

5. 滴药后轻轻按揉鼻翼两侧,并保持原卧位 3~5min,利于药液充分吸收。

6. 用药后避免药液顺鼻腔内进入口腔,如果药液进入口腔,可协助老年人将其吐出。

7. 老年高血压、心脏病、青光眼患者慎用鼻黏膜血管收缩剂,避免病情加重。

五、插入给药照护技术

插入给药法包括直肠给药和阴道给药。常用药物为栓剂,栓剂是药物与相应基质制成的供腔道给药的固体制剂。其熔点为 37℃左右,进入体腔后能缓慢融化而产生疗效。

(一)直肠栓剂插入法

直肠栓剂给药可以软化粪便,利于粪便排出,如甘油栓,此外,栓剂中有效成分可以被直肠黏膜吸收,产生全身治疗的作用,如解热镇痛药栓剂。使用时协助老年人取侧卧位,双膝屈曲并暴露肛门。嘱其张口深呼吸,尽量放松;照护人员戴上指套或手套,将栓剂插入老年人肛门,用示指将栓剂沿直肠壁轻轻推入 6~7cm,嘱老年人保持侧卧位姿势 15min,防止药栓滑脱或融化后渗出肛门(图 9-8)。

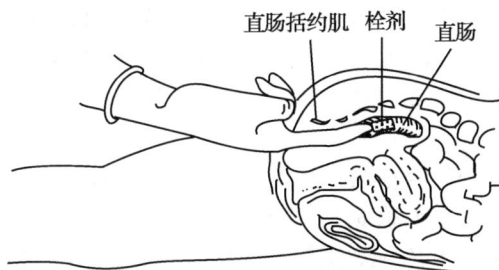

图 9-8　直肠栓剂插入法

(二)阴道栓剂插入法

阴道栓剂是治疗妇科炎症的常用药物,可以针对不同的病原体感染,效果明显、使用方便,一般适用于阴道炎、宫颈炎、盆腔炎等。使用时协助老年人取仰卧位,双腿分开,屈膝或卧于检查床上,双腿屈曲,暴露会阴部。照护人员一手戴指套或手套,以示指或利用置入器将阴道栓剂沿阴道下后方轻轻送入至 5cm 以上,达到后穹隆(图 9-9)。嘱老年人尽量至少仰卧 15min,以便药物扩散至整个阴道组织并利于药物充分吸收。

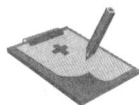

阴道内的置入
器或推进器

子宫 子宫颈 栓剂

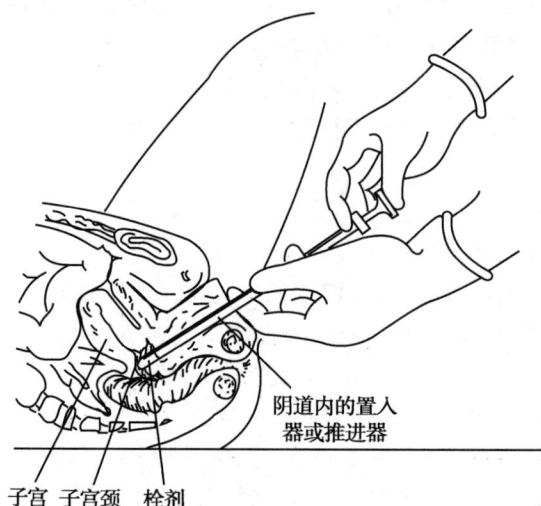

图 9-9 阴道栓剂插入法

六、舌下给药照护技术

舌下给药是通过舌下口腔黏膜丰富的毛细血管将药物吸收的一种给药方式。舌下给药可避免胃肠刺激、同时吸收完全且起效快,老年患者心绞痛发作时可以采用此方法缓解或消除心前区压迫感、疼痛感,如舌下含化硝酸甘油 0.3~0.6mg,1~2min 即可起效,作用持续 30min 左右,或舌下含化硝酸异山梨酯 5~10mg,2~5min 起效,作用持续 2~3h。使用时告知老年人将药物放在舌下,让其自然溶解吸收,不可咀嚼、不可直接吞下,否则会影响药物疗效。

七、皮肤给药照护技术

皮肤给药是将药物直接涂于皮肤,皮肤有吸收功能,从而起到局部治疗的作用。常见的皮肤给药的剂型有溶液、油膏、粉剂、糊剂等。

（一）溶液剂

溶液剂一般是非挥发性药物的水溶液,如 3% 硼酸溶液,具有清洁、收敛、消炎等作用。使用时用一次性治疗巾垫于老年人患处下方,用持物钳夹取蘸有药液的棉球,擦拭患处,直至局部皮肤清洁后,再用干棉球擦干。主要适用于急性皮炎伴有大量渗液或脓液的老年人。

（二）糊剂

糊剂是含有多量粉末的半固体制剂,如氧化锌糊、甲紫糊等,具有保护皮损、吸收渗液和消炎等作用。使用时用棉签将药物直接涂于患处,药物不宜涂得太厚,亦可先将药物涂在无菌纱布上,然后贴于皮肤患处,并包扎固定。主要适用于亚急性皮炎,有少量渗液或轻度糜烂的老年人。

（三）软膏剂

软膏剂是药物与适宜基质制成有适当稠度的膏状制剂,如硼酸软膏,具有保护、润滑、消炎、软化痂皮等作用。用棉签将药物直接涂于患处,药物不宜涂得太厚,一般不需包扎;如为角化过度的受损皮肤,应略加摩擦;局部有溃疡或大片糜烂受损皮肤时,涂药后应予以包扎。一般适用于慢性增厚性皮损的老年人。

（四）乳膏剂

乳膏剂是药物与乳剂型基质制成的软膏。分霜剂和脂剂两种,霜剂如樟脑霜,脂剂如尿素脂,具有止痒、保护和消除轻度炎症的作用。使用时用棉签将乳膏剂涂于患处,禁用于渗出较多的急性皮炎。

（五）酊剂和醋剂

酊剂是不挥发性药物的乙醇溶液,如碘酊;醋剂是挥发性药物的乙醇溶液,如樟脑醋,两者均具有杀菌、消毒、止痒等作用。使用时用棉签蘸取药物涂于患处,注意由于药物有刺激性,有糜烂面的急性

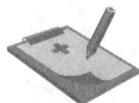

皮炎、黏膜及眼、口的周围不宜使用。一般适用于老年人慢性皮肤患者的苔藓样变。

（六）粉剂

粉剂是一种或数种药物的极细粉均匀混合制成的干燥粉末样制剂,如滑石粉等,具有干燥,保护皮肤的作用。使用时将药粉均匀地扑撒在受损皮肤处。注意粉剂多次应用后如有粉块形成,可用无菌等渗盐水湿润后除去。用药后观察局部皮肤反应,了解老年患者主观感受,倾听老年患者自觉症状,评价用药效果。一般适用于老年人急性或亚急性皮炎而无糜烂渗液的皮损。

本章小结

1. 本章讲述了老年人药物代谢和药效学特点、老年人常见药物不良反应和原因、老年人安全用药的基本原则、老年人安全用药的指导、老年人给药基本知识、老年人各类给药方法。

2. 重点是老年人安全用药指导、老年人给药基本知识及各类给药方法。

3. 难点是老年人各类给药方法的实践。

4. 学习过程中应重点注意老年人药物代谢特点及老年人给药基本知识为重要考点,同时应培养学生具有敬老、孝老、爱老美德,把老年人的生命安全和健康永远放在首位,保证用药安全。

（单伟颖　李　馨　郝庆娟）

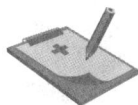

第十章 老年人生命体征测量

第十章
数字内容

学习目标

1. 掌握：体温过高、脉搏短绌、潮式呼吸、高血压的概念；体温、脉搏、呼吸、血压的正常值、测量方法及注意事项；异常体温、脉搏、呼吸、血压的评估及照护。
2. 熟悉：体温、脉搏、呼吸、血压的生理性变化；体温过低、间歇脉、间断呼吸、低血压的概念。
3. 了解：体温、脉搏、呼吸、血压有关的生理知识。
4. 学会：正确测量和记录体温、脉搏、呼吸、血压，并对体温、脉搏、呼吸、血压异常的老年人给予相应照护和健康教育。
5. 具有：敬业、精益、专注和创新的"工匠精神"；敬老、孝老、爱老理念；实事求是，一切从实际出发。

生命体征是体温（body temperature，T）、脉搏（pulse，P）、呼吸（respiration，R）和血压（blood pressure，BP）的总称，它是机体内在活动的一种客观反映，是衡量机体身心状况的可靠指标。正常情况下，生命体征在一定范围内相对稳定，变化较小且相互之间存在内在联系。但在病理情况下，生命体征的变化较为敏感。通过监测生命体征，可以了解老年人疾病的发生、发展、转归及心理状况的变化，为预防、诊断、治疗、康复和照护提供依据。因此，老年健康照护人员掌握生命体征的观察、测量与异常时的照护技能，是为老年人提供有效照护的重要保障。

导入情景

李爷爷，78岁，因子女在外地工作无人照顾入住某老年养护中心。李爷爷有高血压病史10年，按时服用降压药。近日出现咳嗽症状，体温在39~40℃波动，导致夜间睡眠质量较差，遵医嘱已服用感冒药，并定时监测生命体征。

工作任务：
1. 正确为李爷爷测量体温、脉搏、呼吸和血压。
2. 准确判断李爷爷的发热程度和发热类型。
3. 为李爷爷实施高热照护措施。

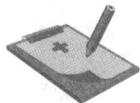

第一节　老年人体温照护

体温分为体核温度和体表温度。通常所说的体温是指体核温度,即身体内部胸腔、腹腔和中枢神经的温度,具有相对稳定且较皮肤温度高的特点。皮肤温度也称体表温度,指皮肤表面的温度,可受环境温度和衣着情况的影响且低于体核温度。

医学上所说的体温是指机体深部的平均温度,通常人的体温在某个范围内保持恒定,恒定的体温是维持机体新陈代谢和正常生命活动的必要条件。

一、正常体温及生理变化

体温是由三大营养物质糖、脂肪、蛋白质氧化分解而产生和维持的。三大营养物质在体内氧化时释放能量,其总能量的一半以上迅速转化为热能,以维持体温,并不断地散发到体外;其余的能量贮存于三磷酸腺苷内,供机体利用,最终仍转化为热能散发到体外。

（一）产热与散热

1. 产热过程　机体的总产热量主要包括基础代谢、食物特殊动力作用和肌肉活动所产生的热量,基础代谢是机体产热的基础,主要由三大营养物质代谢产生。机体的产热过程是细胞新陈代谢的过程。人体以化学方式产热,其中对体温影响较大的产热器官是肝脏和骨骼肌。机体在安静状态下,主要由内脏产热,在各内脏中,肝脏的代谢最旺盛,产热量最多;而人在活动时,肌肉则成为主要的产热器官。人在寒冷环境中主要依靠寒战来增加产热量,当机体发生寒战时,代谢量可增加 4~5 倍用以维持机体在寒冷环境中的体热平衡。

2. 散热过程　人体以物理方式散热。人体最主要的散热部位是皮肤,呼吸、排尿、排便也能散发部分热量。人体的散热方式有辐射、传导、对流和蒸发四种。

（1）辐射:指热由一个物体表面通过电磁波的形式传至另一个与它不接触物体表面的一种方式,它是人体安静状态下处于气温较低环境中主要的散热形式。辐射散热量同皮肤与外界环境的温差及机体有效辐射面积等有关。

（2）传导:指机体的热量直接传给同它接触的温度较低的物体的一种散热方式。传导散热量与物体接触面积、温差大小及导热性有关。利用传导散热的原理临床上常采用冰袋、冰帽、温水湿敷为高热老年患者物理降温。

（3）对流:对流是传导散热的一种特殊形式,是指通过气体或液体的流动来交换热量的一种散热方式。对流散热受气体或液体流动速度、温差大小的影响,它们之间成正比关系。

（4）蒸发:指水分由液态转变为气态,同时带走大量热量(1g 水蒸发可带走 2.42kJ 的热量)的一种散热方式。临床上对高热老年患者采用温水或乙醇拭浴的方法,通过温水或乙醇蒸发,起到降温作用。

当环境温度低于人体皮肤温度时,机体大部分热量可通过辐射、传导、对流等方式散热,当外界温度等于或高于人体皮肤温度时,蒸发就成为人体唯一的散热形式。

生理情况下,机体在体温调节机制的调控下,使产热过程和散热过程趋于平衡,维持正常的体温。如果机体的产热量大于散热量,体温就会升高;如果机体的散热量大于产热量,体温则会下降;当体温升高或者降低时,机体会通过增加散热减少产热或者增加产热、减少散热等方式进行调节,直到产热量与散热量重新取得平衡时才会使体温稳定在新的水平。

（二）体温的调节

体温调节分为自主性体温调节和行为性体温调节。

1. 自主性体温调节　通常意义上的体温调节主要是指自主性体温调节。其中,下丘脑的体温调节中枢是控制系统,它发出的信息通过调节肝脏、骨骼肌、皮肤血管、汗腺等器官的活动来维持体热的平衡。如果内、外环境发生变化,机体的温度感受装置就会将这些变化信号反馈至下丘脑体温调节中枢,经过中枢的整合调控活动再发出信号控制产热和散热器官的活动,通过增减皮肤的血流量、发汗或者寒战、竖毛肌收缩等生理性反应,维持产热和散热的动态平衡,以保持体温的相对恒定。

2. 行为性体温调节　是指有意识的调节体热平衡的活动。即通过在不同的环境下采取不同的姿势和行为来调节体温。例如天冷加衣保暖、天热喝冷饮降温等属于此种调节。

恒温动物是以自主性体温调节为基础,行为性体温调节则是自主性体温调节的有效补充。例如,人在寒冷环境下,则会发生肌肉寒战以增加产热,还会采取踩脚、跑步等行为御寒。

(三)正常体温

正常体温并不是固定不变的数值,而是在一定范围内波动。体温可以用摄氏度(℃)和华氏度(°F)来表示。摄氏温度和华氏温度的换算公式为:

$$°F=℃ × 9/5+32; \quad ℃ =(°F-32) × 5/9$$

由于体核温度不易测量,临床上通过测量口腔、腋下、直肠等部位的温度来表示体温。在三种测量方式中,直肠温度最接近于人体深部温度,而口腔、腋下测量体温更为方便常用。人体不同部位测量的正常体温的范围也不同(表 10-1)。

表 10-1 成人体温平均值及正常范围

部位	平均值	正常范围
口腔	37.0℃(98.6°F)	36.3~37.2℃(97.3~99.0°F)
腋下	36.5℃(97.7°F)	36.0~37.0℃(96.8~98.6°F)
直肠	37.5℃(99.5°F)	36.5~37.7℃(97.7~99.9°F)

(四)体温的生理性变化

体温受多种因素影响而发生生理性变化,但波动范围很小,一般不超过 0.5~1.0℃。性别、年龄、昼夜节律、环境等都可以影响老年人的体温。

1. 性别 成年女性的体温平均比男性高 0.3℃,可能与女性皮下脂肪层较厚,散热减少有关。

2. 年龄 由于基础代谢水平不同,随着年龄的增长,体温有所降低,老年人由于基础代谢率低,体温低于青壮年。

3. 昼夜 人体的体温在 24h 内呈现周期性波动,一般清晨 2~6 时体温最低,午后 1~6 时体温最高,其变动范围在 0.5~1℃。体温的这种昼夜周期性波动称为昼夜节律,与下丘脑的生物钟功能有关,是由内在的生物节律决定的。若长期夜间工作者,也可以出现夜间体温升高,白天体温下降的现象。

4. 环境 环境温度高低会影响体温,在环境温度较高的夏季,老年人体温高于冬季。

5. 药物 麻醉药物可抑制体温调节中枢或影响传入路径的活动并能扩张血管,增加散热,降低机体对寒冷环境的适应能力。因此对手术老年人在术中、术后应注意保暖。

此外,在测量体温时,还应考虑进食、运动、沐浴、情绪激动、精神紧张等对体温产生的影响。

(五)老年人体温及体温调节特点

老年人在基础代谢、体力活动和食物特殊动力作用等方面能量消耗都有所减少,因此老年人总能量消耗减少,能量利用率下降。老年人总能量消耗比中年人减少 20%~30%。老年人体温及体温调节有如下特点:

1. 老年人体温特点 一般来说,因老年人代谢功能低下,体内产热相对不足,所以老年人的体温比青年人低 0.5~0.7℃。据临床观察,多数老年人的体温在 36.0~36.5℃,若老年人的体温达 37.5℃,则相当于年轻人发热 38℃以上。

2. 老年人体温调节特点 老年人体温调节中枢的功能明显减退,体温调节能力降低。在正常生理条件下,老年人的耐寒与耐热要远远低于年轻人。因此老年人应根据环境温度变化及时增减衣物。冬天气温低时需适当提高室内温度,夏季气温高时需注意通风、降低室温,避免中暑。

二、老年人异常体温的评估及照护

(一)体温过高

体温过高又称发热,是指机体在致热原作用下,体温调节中枢的调定点上移而引起的体温升高超过正常范围。根据致热原的性质和来源不同,分为感染性发热和非感染性发热两大类。感染性发热较多见,主要由各种病原体感染引起,如细菌、病毒、真菌、螺旋体、支原体、寄生虫等;非感染性发热由病原体以外的各种因素引起,主要包括无菌性坏死物质的吸收所引起的吸收热、变态反应性发热、体温调节中枢功能紊乱引起的中枢性发热等。一般而言,当腋下温度超过 37℃或口腔温度超过 37.3℃,

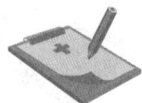

一昼夜体温波动在 1℃以上可称为发热。

1. 发热程度划分　以口腔温度为标准,发热程度可划分为低热、中等热、高热和超高热四种程度（表 10-2）。

表 10-2　发热程度划分

发热程度	体温值	发热程度	体温值
低热	37.3~38.0℃（99.1~100.4°F）	高热	39.1~41.0℃（102.4~105.8°F）
中等热	38.1~39.0℃（100.6~102.2°F）	超高热	41℃以上（105.8°F 以上）

人体能耐受的最高温度为 40.6~41.4℃（105.1~106.5°F）,体温最高达 43℃（109.4°F）则很少人能够存活。直肠温度持续超过 41℃,可引起不可逆脑损伤,高热持续 42℃以上 2~4h 可导致休克及严重并发症。

2. 发热的过程及表现　一般发热过程包括三个阶段:

（1）体温上升期:特点为产热大于散热。主要表现是疲乏无力、皮肤苍白、畏寒、干燥无汗,严重者可有寒战。体温上升有骤升和渐升两种方式,前者是指体温突然升高,数小时内即升至高峰,多见于肺炎球菌肺炎、疟疾等;后者是指体温逐渐上升,数日内达到高峰,多无明显寒战,常见于伤寒等。

（2）高热持续期:特点为产热和散热在较高水平上保持相对平衡。主要表现是皮肤灼热、颜面潮红、呼吸和脉搏加快、口唇干燥、头痛、头晕、食欲缺乏、全身不适、软弱无力,严重者可出现谵妄、昏迷。

（3）退热期:特点为散热增加而产热趋于正常,直至体温恢复正常水平。主要表现为大量出汗、皮肤潮湿和皮肤温度降低。退热方式有骤退和渐退两种,骤退是指体温突然下降,在数小时内降至正常,多见于肺炎球菌肺炎、疟疾等。体温骤退老年患者由于大量出汗,体液丢失过多,易出现血压下降、脉搏细速、四肢冰冷等虚脱现象,照护过程中应加强观察;渐退是指体温在数天内降至正常,多见于伤寒、风湿热等。

3. 常见热型　各种体温曲线的形态称为热型。某些发热性疾病具有独特的热型,加强观察有助于疾病的诊断。但须注意,由于目前抗生素的广泛使用或由于应用解热药、肾上腺皮质激素等,使热型变得不典型。常见热型有以下四种（图 10-1）:

（1）稽留热:体温维持在 39~40℃,持续数天或数周,24h 内波动范围不超过 1℃。多见于肺炎球菌肺炎、伤寒等。

（2）弛张热:体温在 39℃以上,波动幅度大,24h 内温度差可以达到 1℃以上,体温最低时仍高于正常水平。多见于败血病、风湿热、严重化脓性疾病等。

（3）间歇热:体温骤升至 39℃以上,持续数小时或更久,然后迅速下降至正常或正常以下,经过一个间歇,体温又升高,并反复发作,即高热期和无热期交替出现。多见于疟疾、急性肾盂肾炎等。

（4）不规则热:发热无规律,持续时间不等。多见于流行性感冒,癌性发热和各种发热使用退热药后。

（二）发热老年人的照护

体温过高,可增加氧的消耗,使心率加快（体温增加 1℃脉搏增加 10 次）,中枢神经系统抑制过程减弱,老年人可出现头痛、头晕、烦躁不安等。由于脑细胞缺氧及毒素对脑细胞的刺激,体弱的老年患者会出现幻觉、谵妄。因此,老年人高热时,应积极采取各种措施帮助其降低体温,密切观察病情,做好基础照护和生活照护,尽量促进老年患者舒适。

1. 降低体温　可选用物理降温或药物降温。物理降温有局部冷疗和全身冷疗两种方法。局部冷疗可采用冷毛巾、冰袋等通过传导方式散热;全身冷疗可采用温水或者乙醇拭浴方式,达到降温目的。使用药物降温时应注意药物的剂量,尤其对体弱和患有心血管疾病的老年患者应防止出现虚脱或休克现象。实施降温措施 30min 后应复测体温,并做好记录和交班。

2. 密切观察病情

（1）观察生命体征,定时测体温。一般每日测量体温 4 次,高热时应每 4h 测量一次。注意发热类型、程度及过程,同时注意呼吸、脉搏和血压的变化。

（2）观察发热的原因及诱因是否消除,发热的诱因可有受寒、饮食不洁、过度疲劳、服用某些药物等。

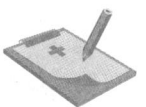

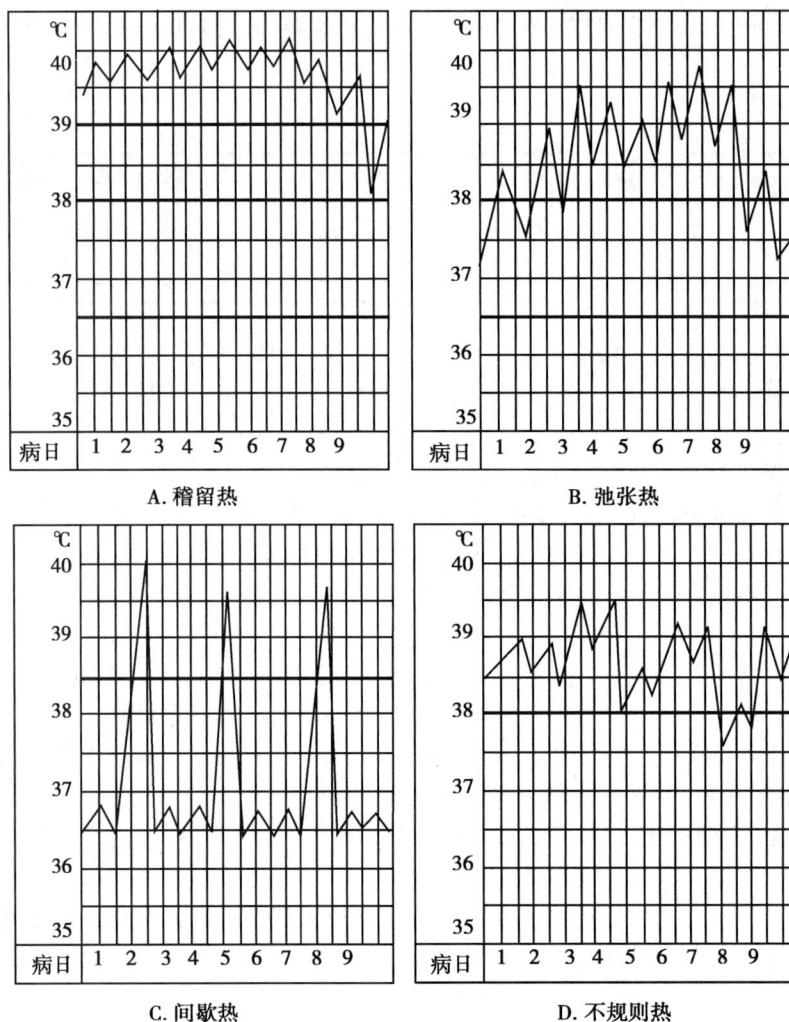

图 10-1 常见热型

（3）观察治疗效果，比较治疗前后全身症状及实验室检查结果。

（4）观察饮水量、饮食摄取量、尿量及体重变化。

（5）观察四肢末梢循环情况，高热而四肢末梢厥冷、发绀等提示病情加重；观察是否出现抽搐，并给予对症处理。

3. 休息 发热时能量消耗大，休息可减少能量的消耗，有利于机体康复。高热老年患者体质比较虚弱，需卧床休息，低热时可酌情减少活动，适当休息。

4. 促进舒适

（1）为高热老年患者提供温湿度适宜、环境安静、空气流通的休息环境。

（2）口腔照护：发热时由于唾液分泌减少，口腔黏膜干燥，且抵抗力下降，有利于病原体生长繁殖，易出现口腔感染。应鼓励和协助老年患者在晨起、餐后、睡前漱口，必要时遵医嘱给予特殊口腔护理，保持口腔清洁。

（3）皮肤照护：退热期，往往大量出汗，应及时擦干汗液，更换衣服和床单，防止受凉，保持皮肤的清洁、干燥。对持续高热者，应协助其改变体位，防止压疮、肺炎等并发症出现。

5. 安全照护 高热老年患者可能会出现躁动不安、谵妄、惊厥，应注意防止坠床、舌咬伤等意外，必要时可使用床挡或约束带。

6. 补充营养和水分 给予高热量、高蛋白、高维生素、易消化的流质或半流质食物。注意食物的色、香、味，鼓励少食多餐，以补充高热引起的消耗，增强机体抵抗力。鼓励老年患者多饮水，以每日3 000ml 为宜，以补充高热消耗的大量水分，并促进毒素和代谢产物的排出。

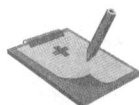

7. 心理照护　应向老年患者耐心解释发热过程中出现的各种症状,耐心解答并协助处理老年患者的问题,消除其紧张、焦虑、不安等不良情绪。高热时会有诸多身体上的不适感,应尽量满足老年患者的合理要求,缓解其病痛。

(三)体温过低

体温过低是指各种原因引起产热减少或散热增加导致体温低于正常范围,体温低于35℃称为体温不升。体温过低常见于全身衰竭的危重老年患者,因其体温调节中枢功能障碍所致,常是临终前的表现;某些休克、极度衰弱、重度营养不良老年患者可出现体温过低。体温过低常常提示疾病的严重程度和不良预后。

1. 体温过低程度划分　体温过低程度可划分为轻度、中度、重度、致死低温(表 10-3)。

表 10-3　体温过低程度划分

分度	体温值	分度	体温值
轻度	32.1~35.0℃(89.8~95.0°F)	重度	<30.0℃(86.0°F)
中度	30.0~32.0℃(86.0~89.6°F)	致死低温	23.0~25.0℃(73.4~77.0°F)

2. 临床表现　体温过低时,老年人可出现皮肤苍白冰冷、呼吸减慢、心律不齐、皮温下降、脉搏细弱、血压下降、感觉和反应迟钝,严重者可出现昏迷。

(四)体温过低老年人的照护

1. 环境温度　提供合适的环境温度,维持室温在 22~24℃。

2. 保暖措施　给予毛毯、棉被、电热毯、热水袋,添加衣服,防止体热散失。还可给予热饮,提高机体温度。

3. 加强监测　观察生命体征,持续监测体温的变化,至少每小时测量一次,直至体温恢复至正常且稳定。同时注意呼吸、脉搏、血压的变化。

4. 病因治疗　去除引起体温过低的原因,使体温恢复正常。

5. 健康指导　教会老年人认识导致体温过低的因素并尽量避免,如营养不良、衣服穿着过少、供暖设施不足、某些疾病等。

三、体温的测量技术

(一)体温计的种类和构造

1. 水银体温计　水银体温计又称玻璃体温计。

(1)测温原理:当水银体温计水银端受热后,水银膨胀沿毛细管上行,其上行的高度与受热程度呈正相关。

(2)种类和构造:分口表、肛表、腋表三种(图 10-2)。它是一根真空毛细管外带有刻度的玻璃管,毛细管与水银槽的连接处有一凹陷,使水银遇冷不会自行下降,保证数值准确并便于检视。口表和肛表的玻璃管似三棱镜状,腋表的玻璃管呈扁平状。玻璃管末端的球部装有水银,口表和腋表的球部较细长,有助于测温时扩大接触面;肛表的球部较粗短,可防止插入肛门时折断或损伤黏膜。玻璃棒外标有摄氏度温度值,自 35~42℃,每一度用短线标出 10 个小格,在 0.5℃和 1℃的地方用较粗且长的线标记,在 37℃处标醒目红色,便于查看。

2. 红外线体温计　是一种利用辐射原理来测量人体体温的测温计,它采用红外传感器吸收人体辐射的红外线感应人体的体温。

(1)种类和构造:分为接触式红外线体温计(如耳温计)(图 10-3)和非接触式红外线体温计(如额温枪)(图 10-4)。耳温计主要由外壳、感温探头、温度传感器、PCB 板线路、液晶显示器、蜂鸣器和电池组成;额温枪主要由红外探头组件、主线路板组件、LCD 显示组件、外壳组件、蜂鸣器和电池组成。

(2)测温原理:人体的红外热辐射聚焦到检测器上,检测器将辐射功率转换为电信号,该电信号在被补偿环境温度之后可以以摄氏度(或华氏度)为单位显示。

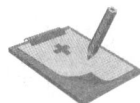

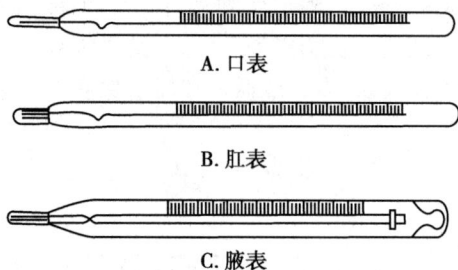

A. 口表

B. 肛表

C. 腋表

图 10-2 水银体温计

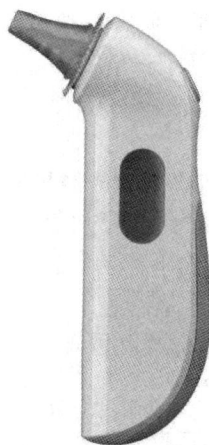

图 10-3 耳温计

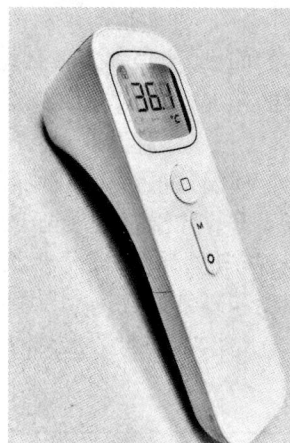

图 10-4 额温枪

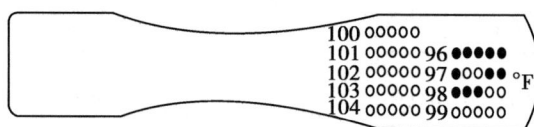

图 10-5 可弃式化学体温计

红外线体温计具有快速、安全、减少传染概率的特点。目前临床较为常用,可以测量额头、耳、手腕、脸等部位的温度,由于耳道深部温度接近人体深部温度且受影响因素少,所以接触式耳温计准确率高,但非接触式额温枪更为常用。

3. 可弃式化学体温计 是一种含有对热敏感的化学指示点薄片,测温时点状薄片颜色随机体的温度而发生变化,当颜色从白色变成蓝色时,最后蓝点的位置即为所测温度。这种体温计(图 10-5)为一次性用物,适用于测量口腔温度。

(二)体温计的消毒与检查

1. 体温计的消毒 为防止交叉感染,体温计应一人一用,用后应进行消毒处理。常用的消毒液有75% 乙醇、1% 过氧乙酸、0.5% 碘伏等。消毒方法(水银体温计):测温后将体温计全部放入消毒液中浸泡,5min 后取出用清水冲洗,擦干,用离心机或腕部力量将水银柱甩至 35℃ 以下,再放入另一容器中进行第二次浸泡,30min 后取出,清水冲净,擦干,放入清洁干燥容器中备用。消毒液应定时更换,盛放消毒液和体温计的容器应定期消毒。注意口表、腋表、肛表应分别清洗和消毒。

2. 体温计的检查 为确保测量体温的准确性,应定期对体温计进行检查。操作方法(水银体温计):将全部体温计的水银柱甩至 35℃ 以下,同时放入已测好的 40℃ 温水中,3min 后取出检视,凡误差在 0.2℃ 以上、玻璃棒有裂缝、水银自行下降等情况的体温计,则不能使用。

知识链接

额温枪的使用

额温枪是目前最常用的红外线体温计,测温时将红外线探测器部分距离额头 3~5cm,指向前额头正中央并保持垂直(测量部位不能有毛发遮挡,如有汗水应擦干)按下测量钮,仅几秒钟就可得到测量数据,非常适合急重病患者、老年人、婴幼儿及疫情监测等使用。

额温枪采集体温方便、简单、快捷,但易受环境温度影响。使用时应注意:当被测人来自环境温度差异较大的地方,应至少在测量环境内停留 5min 以上再测量;不能在风扇、空调的出风口等气流较大的地方测量;测量时建议测 3 次左右,间隔时间为 3~5s,以显示最高的一组数据为准。

日常护理:外边脏污用软布蘸水或医用酒精擦拭,注意避免流入内部造成产品的损坏;当发现红外探测器脏污时,可用棉签蘸 95% 酒精擦拭。

（三）体温测量技术

【操作目的】

1. 判断老年人体温有无异常。

2. 监测体温变化,分析热型,以了解老年人疾病发生、发展及转归。

3. 协助诊断,为预防、诊断、治疗、康复及照护提供依据。

【操作程序】

1. 评估

（1）辨识老年人,与老年人沟通。

（2）评估老年人性别,年龄,意识状态,合作程度,对疾病的态度和认知程度、确定采用何种体温测量方法。

（3）评估老年人在 30min 内有无运动、进食、冷热饮、冷热敷、洗澡、坐浴、灌肠等影响测量体温准确性的因素,若有应休息 30min 后再测量。

2. 计划

（1）环境准备:环境安静整洁、温湿度适宜,光线充足。

（2）老年人准备:了解测量体温的目的、方法、注意事项及配合要点,愿意配合测量,体位舒适,情绪稳定。

（3）照护人员准备:着装整洁,洗手,戴口罩。

（4）用物准备:治疗车上备容器 2 个（一个存放已消毒的体温计,另一个盛放消毒液）,消毒纱布,弯盘,秒表,记录本,笔。若测肛温,另备润滑油、棉签、卫生纸。

3. 实施

操作流程	操作步骤	要点说明
1. 核对解释	（1）备齐用物携至床旁,核对老年人信息,并做好解释 （2）告知测量体温的目的和配合方法	• 评估解释,确认老年人,取得配合
2. 安置体位	（1）协助老年人取舒适体位 （2）直肠测温采取侧卧、俯卧或者屈膝仰卧位	• 暴露肛门,便于测量
3. 测量体温	**口腔测温法** （1）嘱老年人张口,将体温计水银端斜放于舌下热窝（图 10-6）处 （2）嘱老年人不要说话,勿咬体温计,口唇紧闭,用鼻呼吸 （3）测量时长为 3min **腋下测温法** （1）擦干腋下汗液,将体温计放于腋窝处（图 10-7）,紧贴皮肤,嘱老年人屈臂过胸夹紧体温计 （2）嘱老年人手臂不要随意活动,若体温计滑落,应立即告知 （3）测量时长为 10min **直肠测温法** （1）润滑肛表水银端插入肛门 3~4cm （2）测量时长为 3min	• 舌下热窝位于舌系带的两侧,是口腔中温度最高的部位 • 形成人工体腔,保证测量的准确性 • 可用肥皂液或油剂润滑
4. 读取数值	取出体温计用纱布擦拭,横拿体温计上端,使其与视线平行,轻轻转动体温计,就可清晰看到水银柱上升的读数（图 10-8）	• 擦拭时,从手端擦向水银端
5. 安置老人	整理床单位,协助老年人取舒适卧位	• 肛表取出后,用卫生纸擦拭肛门处的润滑剂和污物
6. 消毒用物	将用过的体温计水银柱甩至 35℃以下,放置于体温计消毒容器中,浸泡消毒	• 防止交叉感染,测量部位不同时应分开消毒
7. 洗手记录	（1）按七步洗手法洗手 （2）将测量数值准确记录在记录单上	• 预防交叉感染

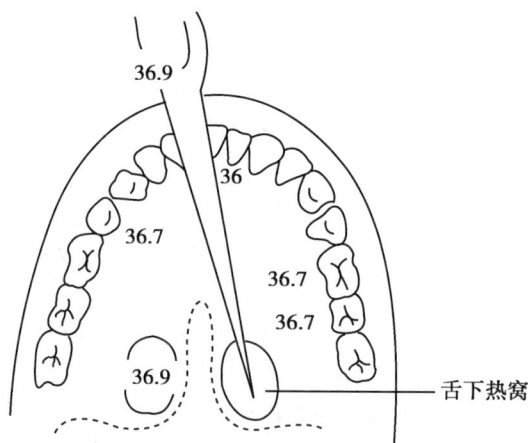

图 10-6 舌下热窝

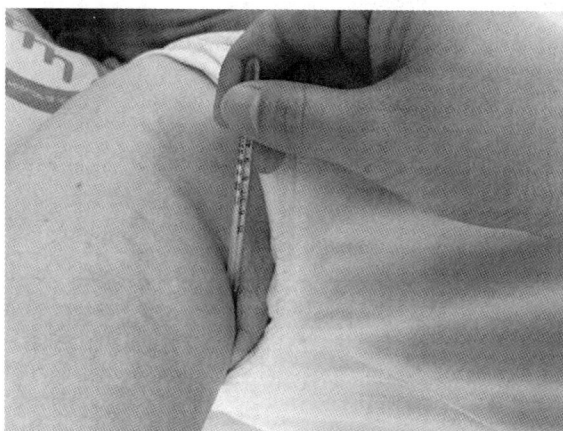

图 10-7 腋温测量法

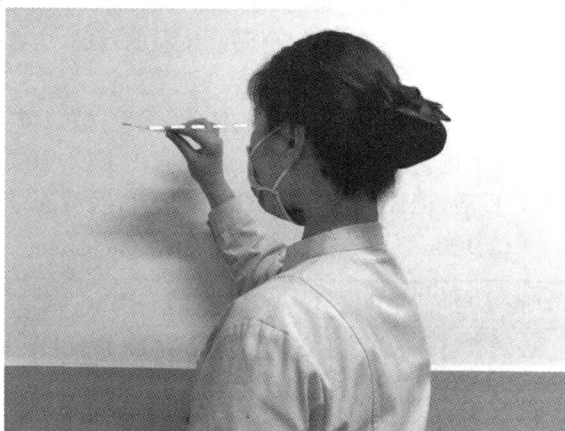

图 10-8 水银体温计数值读取方法

4. 评价

（1）老年人安全、无损伤、无不适。

（2）照护人员测量方法正确，测量结果准确。

（3）照护人员与老年人的沟通顺畅，老年人主动配合。

【注意事项】

1. 测量体温前应清点体温计数量，并检查有无破损。定期检测体温计的准确性。

2. 精神异常、昏迷、口腔疾患、口鼻手术、张口呼吸者禁忌口温测量；腋下有创伤、手术、炎症，腋下出汗较多者，肩关节受伤或消瘦夹不紧体温计者禁忌腋温测量；直肠或肛门手术、腹泻者禁忌肛温测量，心肌梗死老年患者不宜测肛温，以免刺激肛门引起迷走神经兴奋，导致心律不齐。

3. 危重老年患者、躁动老年患者测体温时，应设专人守护，防止意外。

4. 测口温时，若老年人不慎咬破体温计时，首先应及时清除玻璃碎屑，以免损伤唇、舌、口腔、食管、胃肠道黏膜，再口服蛋清或牛奶，以延缓汞的吸收。若病情允许，可食用粗纤维食物，加速汞的排出。

5. 避免影响体温测量的各种因素，如运动、进食、冷热饮、冷热敷、洗澡、坐浴、灌肠等。若发现体温与病情不符时，要查找原因，予以复测。

6. 注意安全风险因素

（1）体温计破裂：未认真检查有无破损，甩动体温计幅度过大造成体温计破裂。

（2）水银泄漏处理不当：体温计破裂未按照水银泄露的应急程序处理。

（3）意外伤害：测口温时未正确评估适应证或者未对老年人进行配合指导，导致老年人咬碎体温计，若未正确处理，破碎的玻璃碎屑损伤老年人口腔黏膜，或者吞入水银给老年人造成伤害。

（4）皮肤损伤:照护人员操作鲁莽,长指甲或金属配饰划伤老年人。

（5）坠床:过程中未及时抬起床挡,造成老年人坠床。

【健康指导】

1. 向老年人及家属解释体温监测的重要性,学会正确测量体温的方法,以保证测量结果的准确性。

2. 介绍体温的正常值及测量过程中的注意事项。

3. 教会老年人对体温进行动态观察,提供体温过高、体温过低的照护指导,增强自我照护能力。

4. 鼓励穿着宽松、棉质、通风的衣物,以利于排汗。

5. 告知高热老年患者遵医嘱服用退热药,切勿自行滥用退热药及抗菌药。

第二节　老年人脉搏照护

在每个心动周期中,随着心脏的收缩与舒张,动脉内压力和容积发生周期性变化而导致动脉管壁发生周期性搏动,称为动脉脉搏,简称脉搏。脉搏搏动沿着动脉管壁向小动脉传播,可用手指在体表触及。

一、正常脉搏及生理变化

（一）脉率

脉率指每分钟脉搏搏动的次数。正常情况下,脉率和心率是一致的,正常成人在安静状态下脉率为 60~100 次 /min。脉率的生理性波动受多种因素影响。

1. 性别　成年女性脉率比同龄男性稍快,老年男女脉率差别不大。

2. 年龄　随年龄增长而脉率逐渐减慢,老年人脉率比青壮年慢。

3. 体型　体表面积越大,脉率越慢,身材细高的老年人比矮壮的老年人稍慢。

4. 活动、情绪　运动和情绪激动时脉率稍快,休息和睡眠时稍慢。

5. 药物、食物　进食、使用兴奋剂、饮浓茶或咖啡时可使脉率增快,禁食、使用镇静剂、洋地黄类药物可使脉率减慢。

（二）脉律

脉律指脉搏的节律性,是左心室收缩情况的反映。正常脉律跳动均匀规律,间隔时间相等。

（三）动脉壁的情况

指触诊时主观感觉到的动脉壁情况。正常动脉壁柔软、光滑、有弹性。老年人动脉管壁增厚,弹性有所下降。

（四）脉搏的强弱

脉搏的强弱指触诊时对血流冲击血管壁所产生力量强度的主观感觉。正常情况下脉搏强弱相同。脉搏的强弱取决于每搏输出量、脉压和外周血管阻力,也与动脉壁的弹性有关。

二、老年人异常脉搏的评估及照护

（一）常见的异常脉搏

1. 脉率异常

（1）心动过速:成人在安静状态下脉率超过 100 次 /min,称为心动过速或速脉。常见于发热、甲状腺功能亢进、心力衰竭、血容量不足、疼痛等。一般体温每升高 1℃,脉率增加约 10 次 /min。

（2）心动过缓:成人在安静状态下脉率低于 60 次 /min,称为心动过缓或缓脉。常见于颅内压增高、房室传导阻滞、甲状腺功能减退等。

2. 节律异常

（1）间歇脉:指在一系列正常均匀的脉搏中,出现一次提前而较弱的脉搏,其后有一较正常延长的间歇（代偿间歇）,称间歇脉。每隔一个正常脉搏出现一次期前收缩,称为二联律;如每隔两个正常脉搏出现一次期前收缩,称为三联律。发生机制是心脏异位起搏点过早发出冲动而引起的。常见于各种器质性心脏病,如心肌病、心肌梗死等,也可见于洋地黄中毒的老年患者。正常人在过度疲劳、精神兴奋、体位改变时也会偶尔出现间歇脉。

（2）脉搏短绌:指在同一单位时间内脉率少于心率,称为脉搏短绌,简称绌脉。触诊时可感知脉搏细数,极不规则;听诊时心率快慢不一,心律完全不规则,心音强弱不等。发生机制是由于心肌收缩力强弱不等,有些心排血量少的搏动可发生心音,但不能引起周围血管的搏动,造成脉率少于心率。常见于心房纤颤的老年患者。绌脉越多,心律失常越严重。病情好转,绌脉可消失。

3. 动脉壁异常　正常脉搏用手指按压时,远端动脉管不能触及,若仍能触及,则提示动脉硬化。早期硬化时可触及动脉壁弹性消失,呈条索状;晚期时动脉迂曲呈结节状。其原因为动脉壁的弹性纤维减少,胶原纤维增多,使动脉管壁变硬。

4. 强弱异常

（1）洪脉:当心排血量增加,周围动脉阻力较小,动脉充盈度高,脉压较大时,脉搏变得强大有力,称为洪脉。常见于高热、甲状腺功能亢进、主动脉瓣关闭不全等。

（2）细脉:当心排血量减少,周围动脉阻力较大,动脉充盈度降低,脉压较小时,脉搏细弱无力,触之如细丝,称细脉,也可称丝脉。常见于心功能不全、大出血、休克、主动脉瓣狭窄等。

（3）水冲脉:指脉搏骤起骤落,犹如潮水涨落,急促而有力。主要由于心排血量大,收缩压偏高,舒张压偏低使脉压增大所致。触诊时,将老年人手臂抬高过头,检查者用手紧握其手腕掌面,可明显感到急促有力的冲击。常见于主动脉瓣关闭不全、甲状腺功能亢进等。

（4）交替脉:指节律正常而强弱交替出现的脉搏。主要由于心室收缩强弱交替出现所致,是心肌受损的一种表现,为左心室衰竭的重要体征。常见于高血压心脏病、冠状动脉粥样硬化性心脏病等。

（5）奇脉:在平静吸气时脉搏明显减弱或消失称为奇脉。主要是由于吸气时左心室的搏出量减少,是心脏压塞的重要体征之一。常见于心包积液和缩窄性心包炎。

（二）脉搏异常老年人的照护

1. 加强观察　观察老年人的脉搏情况及其他生命体征,指导老年人按时服药,并观察药物疗效和不良反应。

2. 给予氧气　根据病情,可适当给予氧气吸入。

3. 充分休息　嘱脉搏异常老年人增加卧床休息的时间,减少心肌的耗氧量。

4. 急救准备　危重老年患者需要准备好急救设备及药品。

5. 心理疏导　脉搏异常的老年患者常伴有心脏病变,内心比较焦虑和恐惧,照护人员要关注老年患者的诉求和心理变化,及时做好疏导。

6. 健康教育　指导老年人要保持情绪稳定,戒烟限酒,饮食宜清淡,勿用力排便;教会老年人及家属自我检测脉搏的方法,掌握简单的自救技巧等。

三、脉搏的测量技术

（一）脉搏测量的部位

凡靠近骨骼的表浅大动脉均可作为测量脉搏的部位。常见诊脉部位见图 10-9,临床上最多选择的诊脉部位是桡动脉。

（二）脉搏测量技术

【操作目的】

1. 判断脉搏有无异常。

2. 观察脉搏变化,间接了解心脏状况。

3. 协助诊断,为预防、治疗、康复和照护提供依据。

【操作程序】

1. 评估

（1）辨识老年人,与老年人沟通。

（2）评估老年人的意识状态,合作程度,身体情况,有无偏瘫及功能障碍。

（3）评估老年人在 30min 内有无影响脉搏测量准确性的因素存在。

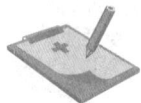

颞动脉

颈动脉

股动脉

肱动脉

腘动脉

桡动脉

胫骨后动脉

足背动脉

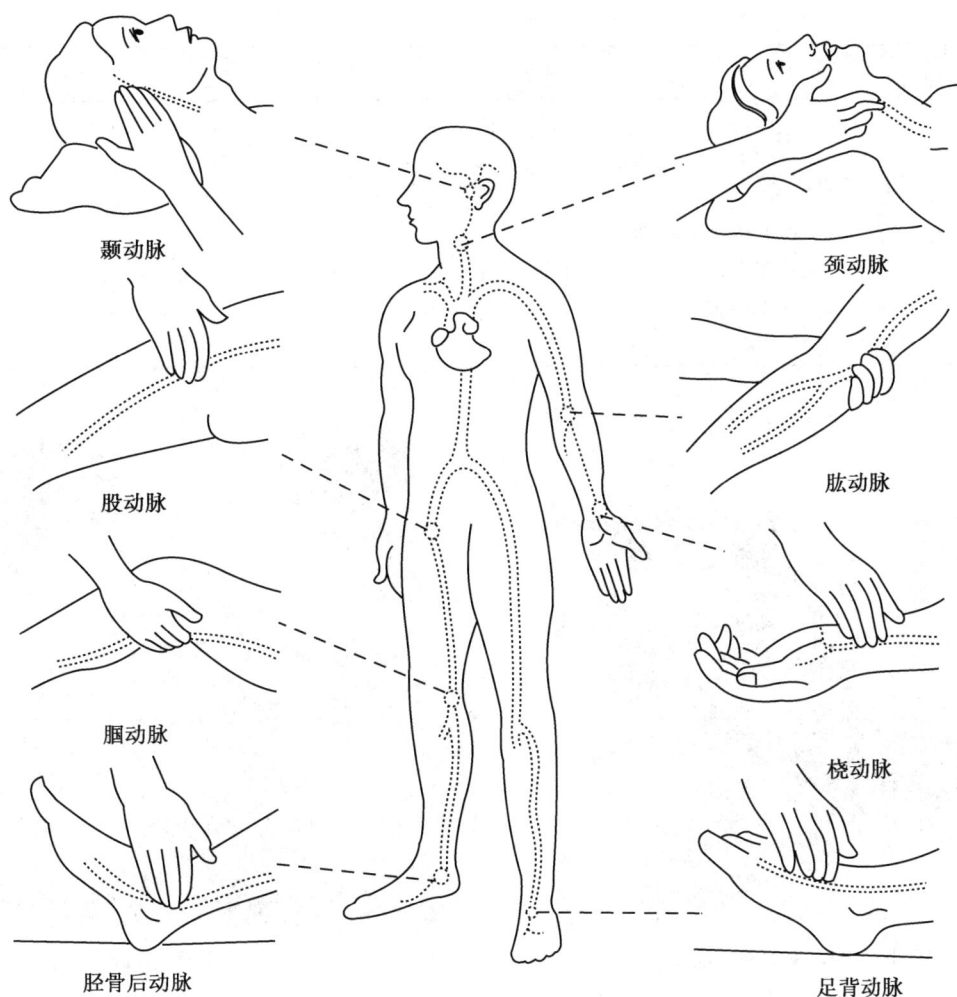

图 10-9　常用诊脉部位

2. 计划

（1）环境准备：环境安静整洁、温湿度适宜、光线充足。

（2）老年人准备：体位舒适，情绪稳定。了解脉搏测量的目的、方法、注意事项及配合要点；测量前 30min 内无剧烈运动、紧张、恐惧、吸烟、饮酒等。

（3）照护人员准备：着装整洁，洗手，剪指甲，戴口罩。

（4）用物准备：治疗盘内备秒表，笔，记录单，手消毒液；必要时备听诊器。

3. 实施

操作流程	操作步骤	要点说明
1. 核对解释	备齐用物携至老年人床旁，核对老年人信息，解释，取得合作	• 确认老年人，确定测量部位
2. 安置体位	安置老年人取卧位或坐位，手心朝上，手腕伸展、放松	• 老年人舒适，便于操作
3. 测量脉搏	（1）照护人员以示指、中指、无名指指腹按压桡动脉处（图 10-10） （2）一般情况下测量 30s，测得数值乘以 2；危重老年患者或脉搏异常老年人应测 1min （3）出现脉搏短绌时由两名照护人员同时测量，一人听心率，一人测脉率，由听心率者发出"开始"和"停止"口令，计时 1min（图 10-11）	• 力量适中，以清楚触及脉搏为度 • 同时注意脉律、脉搏强弱、动脉管壁弹性等情况 • 将听诊器放于左锁骨中线内侧第 5 肋间处

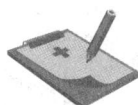

续表

操作流程	操作步骤	要点说明
4. 安置老人	整理床单位,协助老年人取舒适卧位	• 卧床老年人拉上床挡
5. 整理用物	整理用物	
6. 洗手记录	（1）按七步洗手法洗手 （2）将数值准确记录在记录单上,必要时将脉搏绘制在体温单上	• 记录方法: 次 /min • 绌脉记录方法: 心率 / 脉率 /min

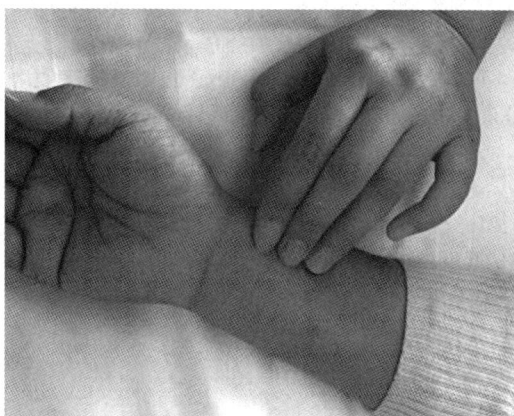

图 10-10　桡动脉脉搏测量法

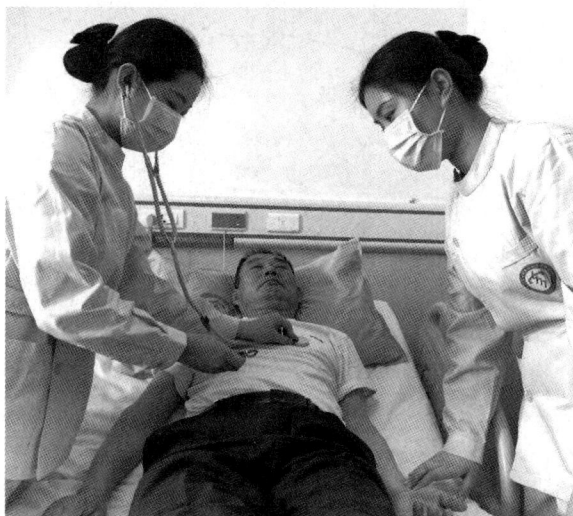

图 10-11　脉搏短绌测量法

4. 评价

（1）老年人安全,无损伤,无其他不适。

（2）照护人员测量方法正确,测量结果准确。

（3）照护人员能与老年人或家属有效沟通,取得理解和配合。

【注意事项】

1. 若测量前老年人有剧烈活动、情绪激动、紧张恐惧等情况,等安静休息 30min 后再测。

2. 为偏瘫老年人测量脉搏,应选择健侧肢体测量。

3. 不可用拇指诊脉,因拇指小动脉搏动明显,易与老年人动脉搏动相混淆。

4. 当脉搏细弱无法测量清楚时,可用听诊器听心率 1min。

5. 注意安全风险因素

（1）坠床:为卧床老年人测量脉搏过程中未及时抬起床挡,造成老年人坠床。

（2）皮肤损伤:照护者操作鲁莽,长指甲或金属配饰划伤老年人。

【健康指导】

1. 养成良好规律的生活习惯,避免过悲和过喜。

2. 合理膳食,高纤维、低盐、低脂、低胆固醇、易消化的食物。

3. 适量运动,避免过度劳累。

第三节　老年人呼吸照护

机体在新陈代谢过程中,需要不断地从外界环境中摄取氧气,并排出体内产生的二氧化碳,这种机体与外界环境之间进行气体交换的过程,称为呼吸。

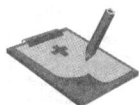

一、正常呼吸及生理变化

（一）呼吸过程

呼吸的全过程由三个相互关联的环节组成。

1. 外呼吸 是指外界环境与血液之间在肺部进行的气体交换,包括肺通气和肺换气两个过程。

肺通气是指通过呼吸运动使肺与外界环境之间进行的气体交换。实现肺通气的相关结构包括呼吸道、肺泡和胸廓等。呼吸道是气体进出的通道,肺泡是气体交换的场所,胸廓的节律性运动则是实现肺通气的原动力。

肺换气是指肺泡与肺毛细血管之间的气体交换。其交换方式通过分压差扩散进行,即气体从高分压处向低分压处扩散。如肺泡内氧分压高于静脉血氧分压,而二氧化碳分压则低于静脉血的二氧化碳分压。交换的结果使静脉血变成动脉血,肺循环毛细血管的血液不断地从肺泡中获得氧,释放出二氧化碳。

2. 气体运输 通过血液循环将氧由肺运送到组织细胞,同时将二氧化碳由组织细胞运送到肺。

3. 内呼吸 即组织换气,指血液与组织、细胞之间的气体交换。交换方式同肺换气,交换的结果使动脉血变成静脉血,体循环毛细血管的血液不断地从组织中获得二氧化碳,释放出氧气。

（二）呼吸的调节

呼吸运动是一种节律性活动,受呼吸中枢调节,由呼吸器官和辅助呼吸肌协同完成,具有随意性和自主性。

1. 呼吸中枢 指在中枢神经系统内,产生和调节呼吸运动的神经细胞群,它们分布于脊髓、延髓、脑桥、间脑、大脑皮质等部位。各级中枢的作用和地位有所不同,但又密切联系,相互协调,共同完成对节律性呼吸运动的调控。延髓和脑桥是产生基本呼吸节律性的部位,而大脑皮质可以随意控制呼吸运动。

2. 呼吸的化学性调节 动脉血氧分压、二氧化碳分压和氢离子浓度对呼吸运动产生的影响,称化学性调节。当血液中二氧化碳分压升高,氢离子浓度升高,动脉血氧分压降低时,刺激化学感受器,从而作用于呼吸中枢,引起呼吸的加深加快,维持机体内环境中动脉血氧分压、二氧化碳分压、氢离子浓度的相对稳定。其中二氧化碳分压在呼吸调节过程中发挥显著作用。

3. 呼吸的反射性调节

（1）肺牵张反射:当肺扩张时可以引起吸气动作的抑制而产生呼气;当肺缩小时可以引起呼气动作的抑制而产生吸气,这种反射称肺牵张反射,又称黑-伯反射。它的生理意义是使吸气不至于过长、过深,促使吸气及时转换为呼气,以维持正常的呼吸节律,是一种负反馈调节机制。

（2）呼吸肌本体感受性反射:指呼吸肌本体感受器在受到牵张刺激时,可以反射性引起受牵张的同一肌肉收缩,此为呼吸肌本体感受性反射,该反射参与正常呼吸运动的调节。它的生理意义是当呼吸道阻力增加时,通过加强呼吸肌的收缩力量,使呼吸运动也相应地增强。

（3）防御性呼吸反射:包括咳嗽反射和喷嚏反射。喉、气管和支气管黏膜上皮感受器受到机械或化学刺激时,可以引起咳嗽反射;鼻黏膜感受器受到刺激时,可以引起喷嚏反射。此反射能排除呼吸道内有害刺激物,对机体有保护作用。

（三）正常呼吸及生理性变化

1. 正常呼吸 正常成人在安静状态下呼吸约为 16~20 次 /min,节律规则,频率与深度均匀平稳,呼吸运动无声,不费力。男性以腹式呼吸为主,女性以胸式呼吸为主。正常情况下呼吸与脉搏的比例为 1∶4。

2. 生理性变化

（1）性别:女性呼吸频率略快于男性。

（2）年龄:年龄越大,呼吸频率越慢,老年人呼吸比青壮年慢。

（3）情绪:强烈的情绪波动,如恐惧、愤怒、悲伤等情绪可以引起呼吸改变。

（4）活动:剧烈活动可以使呼吸运动加快加深;休息、睡眠时呼吸运动减慢。

（5）其他:高温环境或海拔增高等,可以使呼吸加快加深。剧烈疼痛也会引起呼吸改变。

（四）老年人呼吸系统的衰老特点

随着年龄增长鼻黏膜会慢慢变薄,腺体萎缩,分泌减少。由于老年人鼻软骨弹性减弱鼻尖下垂,鼻前孔开口的方向由向前水平开口变为向前下方开口,致使经鼻的气流形成涡流,气流阻力增加,常

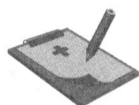

迫使老年人经口呼吸,导致鼻腔对气流的滤过、加温、加湿的功能减退或丧失,容易引起口渴。

老年人呼吸道的喉黏膜变薄,气管与支气管黏膜上皮出现萎缩、鳞状上皮化生、纤毛倒伏,平滑肌萎缩,使得管腔内分泌物排出不畅;老年人咽喉黏膜感觉、会厌反射功能降低,咽缩肌活动减弱,易产生吞咽障碍,易使食物及咽喉部寄生菌进入下呼吸道,引发坠积性肺炎。

二、老年人异常呼吸的评估及照护

(一)异常呼吸的观察

1. 频率异常

(1)呼吸过速:老年人在安静状态下呼吸频率超过 24 次 /min,称为呼吸过速,也称气促。见于发热、疼痛、甲状腺功能亢进等。一般体温每升高 1℃,呼吸频率增加 3~4 次 /min。

(2)呼吸过缓:呼吸频率低于 12 次 /min,称为呼吸过缓。见于颅内压增高、麻醉剂或镇静剂过量等。

2. 节律异常

(1)潮式呼吸:呼吸由浅慢逐渐变为深快,然后再由深快逐渐变为浅慢,经过一段时间的呼吸暂停(5~20s)后,又开始重复如上变化的周期性呼吸,其形态就如潮水涨落般称为潮式呼吸,又称陈 - 施呼吸。潮式呼吸的周期可达 30s~2min。产生机制是由于呼吸中枢的兴奋性降低,只有当缺氧严重,二氧化碳积累到一定程度,才能刺激呼吸中枢,使呼吸恢复或加强,当累积的二氧化碳呼出后,呼吸中枢又失去了有效的刺激,呼吸又再一次减弱继而暂停,从而形成周期性变化。多见于中枢神经系统疾病,如颅内压增高、脑炎、脑膜炎及巴比妥类药物中毒。

(2)间断呼吸:其特点是有规律的呼吸几次后,突然停止呼吸,间隔一个短时期后又开始呼吸,如此反复交替出现。发生机制同潮式呼吸,但比潮式呼吸更为严重,预后更差,常在呼吸完全停止前发生。

(3)叹气样呼吸:其特点是在一段浅快的呼吸节律中插入一次深大的呼吸,并伴有叹息声。偶尔一次叹息属于正常情况,可扩张小肺泡,多见于精神紧张,神经衰弱的老年人,若反复发作则是临终前的表现。

3. 深度异常

(1)深度呼吸:又称库斯莫呼吸,表现为呼吸深大而规则。多见于糖尿病、尿毒症等引起的代谢性酸中毒的老年患者,通过深大呼吸以排出体内过多的二氧化碳来调节酸碱平衡。

(2)浅快呼吸:表现为呼吸浅表而不规则,有时呈叹息样。多见于呼吸肌麻痹和某些肺与胸膜疾病,如肺炎、胸膜炎、肋骨骨折等,也可见于濒死的老年人。

4. 声音异常

(1)蝉鸣样呼吸:由于细支气管、小支气管阻塞,使空气吸入发生困难,导致吸气时发出一种高音调的似蝉鸣样的声响。常见于喉头水肿、喉头异物等。

(2)鼾声呼吸:由于气管或支气管内有较多的分泌物积蓄,引起呼气时发出粗大的鼾声。多见于昏迷老年患者。

5. 形态异常

(1)胸式呼吸减弱,腹式呼吸增强:正常女性老年人以胸式呼吸为主。当胸部或肺部发生病变时,如肺炎、胸膜炎、胸壁外伤等产生剧烈的疼痛,均可见胸式呼吸减弱,腹式呼吸增强。

(2)腹式呼吸减弱,胸式呼吸增强:正常男性老年人以腹式呼吸为主。当腹腔内压力增高,如腹膜炎、大量腹水、肝脾极度肿大、腹腔内巨大肿瘤等,使膈肌下降受限,会造成腹式呼吸减弱,胸式呼吸增强。

6. 呼吸困难 呼吸困难是指呼吸频率、节律、深浅度均出现异常,老年患者主观上感觉空气不足、胸闷,客观上表现为呼吸费力,烦躁不安,可出现发绀、鼻翼扇动、端坐呼吸。临床上可分为以下三种:

(1)吸气性呼吸困难:其特点是吸气费力,吸气时间延长,有显著的三凹征(吸气时胸骨上窝、锁骨上窝、肋间隙出现凹陷)。主要原因是上呼吸道部分梗阻,气流进入肺部不畅,导致肺内负压极度增高所致。常见于气管内异物、喉头水肿等。

(2)呼气性呼吸困难:其特点是呼气费力,呼气时间延长。主要原因是呼吸道部分梗阻,气流呼

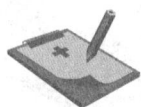

出不畅所致。常见于支气管哮喘、阻塞性肺气肿等。

（3）混合性呼吸困难：其特点是吸气、呼气均感费力，呼吸表浅、呼吸频率增加。主要原因是广泛性的肺部病变使呼吸面积减少，影响换气功能所致。常见于肺部感染、广泛性肺纤维化、大面积肺不张、大量胸腔积液、气胸等。

（二）异常呼吸老年人的照护

1. 环境舒适　调节室内温湿度，注意保持室内空气新鲜，增加老年人的舒适感。
2. 加强观察　观察老年患者的呼吸状况、伴随症状和体征，及时发现异常情况。
3. 充分休息　病情严重的老年患者卧床休息，以减少耗氧量，可根据病情取半坐卧位或端坐位，以利于呼吸。
4. 气道通畅　及时清除呼吸道内分泌物，保持呼吸道通畅。根据病情给予氧气吸入，体位引流，叩背排痰或吸痰。
5. 心理照护　消除老年患者的紧张情绪，使其主动配合治疗及照护。
6. 饮食照护　提供足够的营养和水分，选择易于咀嚼和吞咽的食物，避免过饱以及食用产气食物，以免膈肌上升影响呼吸。
7. 健康教育　指导老年患者戒烟限酒，教会老年患者正确呼吸及有效咳嗽的方法。

三、呼吸的测量技术

【操作目的】

1. 判断呼吸有无异常。
2. 观察呼吸变化，以了解老年人呼吸状况。
3. 协助诊断，为预防、治疗、康复和照护提供依据。

【操作程序】

1. 评估
（1）辨识老年人，与老年人沟通。
（2）评估老年人的性别，年龄，疾病史等情况。
（3）评估老年人意识状态，合作程度。
（4）询问老年人在30min内有无影响测量呼吸准确性的因素存在。

2. 计划
（1）环境准备：环境安静整洁、温湿度适宜、舒适安全。
（2）老年人准备：体位舒适，呼吸状态保持自然。了解呼吸测量的目的、方法及注意事项。若有影响测量呼吸准确性的因素存在，休息30min后再测量。
（3）照护人员准备：着装整洁，洗手，戴口罩。
（4）用物准备：治疗盘内备有秒表，记录本、笔，必要时备棉花。

3. 实施

操作流程	操作步骤	要点说明
1. 核对	备齐用物携至老年人床旁，核对老年人信息	• 因呼吸受自主意识控制，测量前不告知老年人
2. 安置体位	安置老年人取卧位或坐位，手心朝上，手腕伸展、放松	• 老年人舒适，便于操作
3. 测量呼吸	（1）照护人员测脉搏后仍然保持诊脉姿势 （2）观察胸部或腹部起伏（一起一伏为一次呼吸） （3）一般情况测量30s，测得数值乘以2；异常呼吸者应测1min	• 注意呼吸节律、深度、声音、形态，以及有无呼吸困难
4. 安置老人	整理床单位，协助老年人取舒适卧位	
5. 洗手记录	（1）按七步洗手法洗手 （2）将呼吸值准确记录在记录单上	• 记录方法：次/min

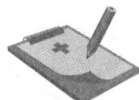

4. 评价 照护人员测量方法正确,测量结果准确。

【注意事项】

1. 若测量前老年人有剧烈活动、情绪波动等情况,待安静休息30min后再测。

2. 由于呼吸受意识控制,故测量时要分散老年人注意力,使其呼吸状态自然,以保证测量的准确性。

3. 危重老年患者呼吸微弱,可将少许棉花放于鼻孔前,观察棉花纤维被吹动的次数,计数1min(图10-12)。

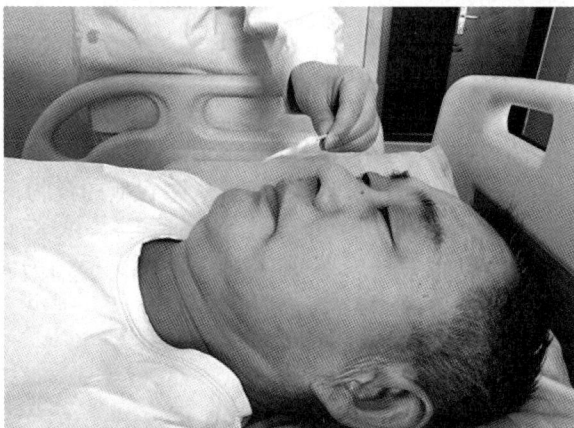

图 10-12 危重老年患者呼吸测量

【健康指导】

1. 向老年人及家属解释呼吸监测的重要性,学会正确测量呼吸的方法。

2. 指导老年人精神放松,并使老年患者及其家属具有识别异常呼吸的能力。

3. 教会老年人对异常呼吸进行自我照护。

第四节 老年人血压照护

血压是血管内流动着的血液对单位面积血管壁的侧压力。血压分为动脉血压、毛细血管压和静脉血压,一般说的血压是指动脉血压,通常指的是上臂测得的肱动脉血压。

在一个心动周期中,动脉血压随着心室的收缩和舒张发生的规律性变化。当心室收缩时,动脉内的血液对动脉管壁所形成的最大压力,称为收缩压。当心室舒张末期,动脉内的血液对动脉管壁所形成的最小压力称为舒张压。收缩压与舒张压之差称为脉压。

一、正常血压及生理变化

(一)血压的形成

循环系统内有足够的血液充盈是形成血压的前提条件,其次心脏射血和外周阻力是形成血压的两个基本因素,此外,大动脉的弹性对血压的形成也有重要的作用。在外周阻力存在的情况下,心室收缩所释放的能量约1/3以动能的形式推动血液在血管内流动,其余2/3暂时以势能的形式贮存在主动脉和大动脉内,形成对血管壁的侧压力,导致血管扩张,形成较高的收缩压。在心脏舒张期,主动脉和大动脉关闭弹性回缩,将一部分贮存的势能转变为动能,推动血液继续流动,同时维持一定高度的舒张压。

(二)影响血压的因素

1. 心率 在其他因素不变的时候,心率加快,则心脏舒张期缩短,在心脏舒张期内流向外周的血量减少,而主动脉内存留的血量增多,故舒张压明显升高。由于动脉血压升高可使血液流速加快,因此,心脏收缩期内仍有较多的血液从主动脉流向外周,故收缩压升高的程度相对较小,脉压也就减小。

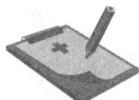

所以心率主要影响舒张压。

2. 每搏输出量　在心率和外周阻力不变时,每搏输出量增大,射入主动脉内的血量增多,则收缩压明显升高,而舒张压升高不明显,故脉压增大。因此收缩压的高低主要反映每搏输出量的多少。

3. 外周阻力　在心排血量不变时,如果外周阻力增加,血液向外流动的速度加快,在心脏收缩期内仍有血流量增多,因而舒张压明显升高。由于动脉血压升高,使血流速度加快,在心脏收缩期内,仍有较多的血液流向外周,因此收缩压升高的幅度比舒张压小,脉压相应减小。因此舒张压的高低可以反映外周阻力的大小,外周阻力的大小受阻力血管(小动脉和微动脉)口径和血液黏稠度的影响,若阻力血管口径变小,血液黏滞增多,外周阻力增大。

4. 循环血量和血管容积　正常情况下,循环血量和血管容积相适应,才能使血管足够的充盈,产生一定的体循环充盈压。如果循环血量减少或血管容积增大,则会造成血压下降。

5. 主动脉和大动脉弹性　大动脉管壁弹性扩张可以缓冲血压,老年人由于动脉管壁增厚,管壁的弹性纤维减少而胶原纤维增多,导致血管顺应性降低,大动脉的弹性贮器作用减弱,对血压波动的缓冲作用也就随之减弱,因而收缩压增高而舒张压降低,脉压明显增大。

动脉血压保持相对稳定具有重要的生理意义。稳定的动脉血压可以保证全身各器官有足够的血液供应,各器官的代谢和功能活动才能正常进行。若动脉血压过高,则心室射血所受阻力过大,心肌后负荷加重,长期持续的高血压可以导致组织器官一系列病理生理改变,是脑卒中、冠心病的主要危险因素之一。若动脉血压过低,则不能满足机体组织代谢的需要,导致组织缺血、缺氧,造成严重后果。

(三)正常血压及其生理性变化

1. 正常血压　以肱动脉血压为标准。正常成人在安静状态下血压范围比较稳定,其正常范围为收缩压90~139mmHg,舒张压60~89mmHg,脉压30~40mmHg。

按照国际标准计量单位规定,压强的单位是帕(Pa),但帕的单位较小,故血压的单位通常用千帕(kPa),由于人们长期以来使用水银血压计测量血压,因此习惯上用水银柱的高度即毫米汞柱(mmHg)来表示血压数值。其换算公式为:

$$1mmHg=0.133kPa; 1kPa=7.5mmHg$$

2. 生理性变化　正常人的血压保持相对恒定,可以在一定范围内出现波动。在生理情况下,很多因素都可以影响血压的变化,其中多以收缩压改变为主。

(1)年龄:血压会随着年龄的增长而增高,其中收缩压的升高比舒张压的升高更为显著(表10-4)。

表10-4　各年龄组的血压平均值

年龄	血压 /mmHg	年龄	血压 /mmHg
1个月	84/54	14~17岁	120/70
1岁	95/65	成年人	120/80
6岁	105/65	老年人	140~160/80~90
10~13岁	110/65		

(2)性别:女性在更年期前,血压低于男性;更年期后,血压升高,与男性差别不大。

(3)昼夜和睡眠:血压呈现明显的昼夜波动。夜间血压降低,清晨起床活动后血压迅速升高。大多数人的血压凌晨2~3时最低,上午6~10时和下午4~8时各有一个高峰,晚上8时后血压就逐渐下降,表现为"双峰双谷",这一现象称动脉血压的日节律。老年人这种血压的日夜高低现象更为显著,有明显的低谷与高峰。睡眠不佳、过度劳累时血压稍有升高。

(4)体型:通常高大、肥胖者血压偏高。

(5)体位:通常情况下,卧位血压小于坐位血压,坐位血压小于立位血压,此与重力代偿机制有

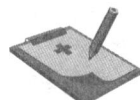

关。对于长期卧床或使用某些降压药物的老年患者,若突然由卧位改为立位时,可出现眩晕、血压下降等直立性低血压的表现。

（6）身体不同部位:一般右上肢高于左上肢,其原因是右侧肱动脉来自主动脉弓的第一大分支无名动脉,而左侧肱动脉来自主动脉的第三大分支左锁骨下动脉,由于能量消耗,右侧血压比左侧高 10~20mmHg。下肢血压高于上肢 20~40mmHg,其原因与股动脉的管径较肱动脉粗,血流量大有关。

（7）其他:剧烈运动、情绪激动、吸烟、饮酒、排泄、摄盐过多、疼痛、药物等对血压均有影响。

二、老年人异常血压的评估及照护

（一）异常血压的评估

1. 高血压　在未使用降压药物的情况下,非同日 3 次测量结果中,成人收缩压≥140mmHg 和 / 或舒张压≥90mmHg 为高血压。具体见血压水平分类和定义(表 10-5)。

表 10-5　血压水平分类和定义

分级	收缩压 /mmHg		舒张压 /mmHg
理想血压	<120	和	<80
正常高值	120~139	和 / 或	80~89
高血压	≥140	和 / 或	≥90
1 级高血压（轻度）	140~159	和 / 或	90~99
2 级高血压（中度）	160~179	和 / 或	100~109
3 级高血压（重度）	≥180	和 / 或	≥110
单纯收缩期高血压	≥140	和	<90

2. 低血压　指血压低于 90/60mmHg。常见于大量失血、休克、急性心力衰竭等疾病。

3. 脉压异常

（1）脉压增大:脉压超过 40mmHg 称为脉压增大,常见于主动脉硬化、主动脉瓣关闭不全、甲状腺功能亢进症等疾病。

（2）脉压减小:脉压低于 30mmHg 称为脉压减小,常见于心包积液、缩窄性心包炎、末梢循环衰竭等疾病。

知识链接

诊室和诊室外血压测量

2021 年 3 月,欧洲高血压学会(ESH)发布了《2021 ESH 诊室和诊室外血压测量的实践指南》,为诊室和诊室外血压测量提供了基本建议。同时使用诊室和诊室外血压测量可将测量结果分为四类:

1. 血压正常　诊室和诊室外血压均未升高。
2. 持续性高血压　诊室和诊室外血压均升高。
3. 白大衣高血压(WCH)　诊室血压升高,但诊室外血压不高。
4. 隐蔽性高血压(MH)　诊室外血压升高,但诊室血压不高。其中白大衣高血压和隐蔽性高血压的诊断需要第二次诊室外血压测量来确认。

（二）血压异常老年人的照护

1. 加强观察　检测老年患者的血压变化,指导老年人按时服药,并观察药物疗效和不良反应。

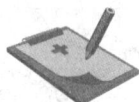

2. 合理饮食　高血压老年患者应进食低盐、低脂、低胆固醇、高维生素、高纤维素的食物。避免辛辣刺激性食物,减少钠盐摄入,2020 年国家卫生健康委疾控局发布的"全国高血压日"宣传要点指出:成人每天食盐摄入量不超过 5g。

3. 控制情绪　精神紧张、情绪激动、烦躁、焦虑、忧愁等,都是诱发高血压的精神因素,因此,高血压老年患者应注意控制情绪,保持心情舒畅。

4. 生活规律　良好的生活习惯是保持健康和维持正常血压的重要条件,如按时作息、保证足够的睡眠、注意保暖、养成定时排便的习惯,避免冷热环境刺激等。

5. 坚持运动　鼓励老年人积极参加力所能及的体力劳动和适当的运动锻炼,以改善血液循环,增强心血管功能,如快走、步行、慢跑、游泳、太极拳等,老年人运动应注意量力而为,循序渐进。

6. 健康教育　指导老年人学会自我监测血压,遵医嘱要按时服药并学会观察药物的不良反应;保持情绪稳定,戒烟戒酒,饮食清淡,保持大便通畅,注意保暖,避免冷热刺激,养成规律的生活习惯,肥胖者控制体重,适当运动。

三、血压的测量技术

血压测量分为直接测量血压法和间接测量血压法。直接测量法是指在主动脉内插管,导管末端接监护测压系统,可以显示血压数值,直接监测主动脉的压力。此方法精确可靠,但操作复杂,且有创伤性,仅适用于急危重症、特大手术和严重休克老年患者的血压监测。临床上应用的是用血压计间接测量血压法。

(一)血压计的种类与构造

1. 血压计种类　常用血压计有水银血压计(图 10-13)、无液血压计(图 10-14)和电子血压计(图 10-15)。

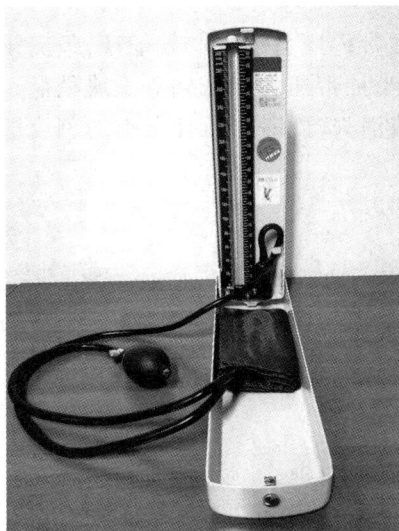

图 10-13　水银血压计

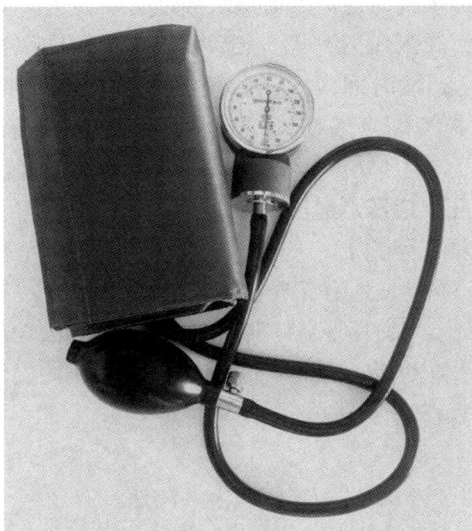

图 10-14　无液血压计

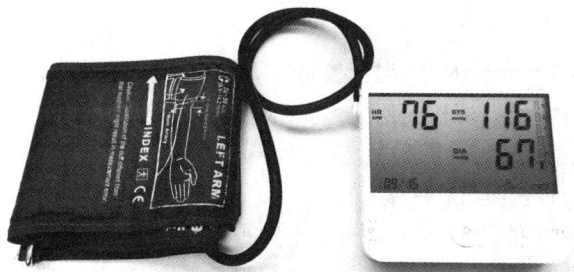

图 10-15　电子血压计

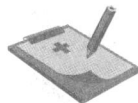

2. 血压计构造　血压计主要由三部分组成。

（1）输气球和压力活门：输气球可向袖带气囊充气；压力活门可调节压力大小。全自动电子血压计没有输气球和压力活门，有一个按钮来启动加压过程。

（2）袖带：由外层布套和内层长方形扁平的橡胶袋组成。选用大小合适的气囊袖带，气囊至少应包裹80%上臂。袖带的长度以能完全包绕肢体并固定为度。橡胶袋上有两根橡胶管，一根与输气球相连，另一根与测压计相通。

（3）测压计

1）水银血压计：又称汞柱式血压计，分为台式和立式两种。由玻璃管、标尺、水银槽三部分组成。在血压计盒盖内面固定一根玻璃管，管面上标有双刻度标尺0~300mmHg和0~40kPa，每小格为2mmHg和0.5kPa，玻璃管上盖以金属帽和大气相通，下端和水银槽（贮有水银60g）相通。水银血压计的优点是测得数值准确可靠，但玻璃管部分易碎裂，且体积较大携带较不方便，另外测量者需经过专业训练方能准确测量。水银血压计应定期校验，准确定标。

2）无液血压计：又称弹簧式血压计、压力表式血压计。外形呈表状，正面盘上标有刻度，表上的指针指示血压数值。

3）电子血压计：袖带中传感器收集血压声音，将信号经数字化处理，在显示屏上直接显示收缩压、舒张压、脉搏数值。此种血压计操作方便，清晰直观，不用听诊器，省略放气系统，排除听觉不灵敏和噪声干扰等造成的误差，但准确性有待提高。

（二）血压计的工作原理

血压计是根据血液通过狭窄的血管形成涡流时发出的响声来测量血压的。

1. 收缩压的判断　血压计的工作原理是向缠缚于测量部位的袖带加压，使动脉完全闭塞，然后缓缓放气，当袖带内的压力与心脏收缩压相等时，血液将通过袖带压迫的狭窄的血管，便能听到血液流过的声响，此时对应的血压值称之为收缩压。

2. 舒张压的判断　测量得到收缩压后，继续放气，当袖带内压力低于心收缩压，但高于心舒张压这一段时间内，心脏每收缩一次，均可听到一次声音；当袖带压力降低到等于或稍低于舒张压时，血流恢复通畅，伴随心跳所发出的声音便突然变弱或消失，此时血压计所指的刻度即为舒张压。

（三）血压测量技术

【操作目的】

1. 判断血压有无异常。

2. 监测血压变化，间接了解循环系统的功能状况，以了解疾病情况。

3. 协助诊断，为预防、治疗、康复和照护提供依据。

【操作程序】

1. 评估

（1）辨识老年人，与老年人沟通。

（2）评估老年人的意识状态，合作程度，身体情况，既往血压状况、服药情况，有无偏瘫及功能障碍。

（3）评估老年人在30min内有无影响测量血压准确性的因素。

2. 计划

（1）环境准备：环境安静、光线充足、温湿度适宜、舒适安全。

（2）老年人准备：体位舒适，情绪稳定。了解血压测量的目的、方法、注意事项及配合要点；测量前30min内无吸烟、运动、情绪变化等影响血压的情况。

（3）照护人员准备：着装整洁，洗手，戴口罩。

（4）用物准备：治疗盘内备：血压计，听诊器（检查血压计的袖带宽窄是否合适，水银是否充足，玻璃管有无裂缝，玻璃管上端是否和大气相通，橡胶管和输气球有无漏气；听诊器是否完好），记录本，笔。

3. 实施

操作流程	操作步骤	要点说明
1. 核对解释	备齐用物携至老年人床旁;核对老年人信息,解释操作目的,取得配合	• 测血压前,嘱老年人至少安静休息 5min
2. 安置体位	老年人取坐位或卧位 坐位时手臂平第四肋(图 10-16),仰卧位时平腋中线(图 10-17)	• 使被测肢体的肱动脉与心脏位于同一水平
3. 安置手臂	一般选择右上臂。卷袖(必要时脱袖),露出上臂,肘部伸直,掌心向上,自然放置	• 袖口不易过紧,以免阻断血流,影响测得的血压值
4. 开血压计	放置好血压计,开启水银槽开关	• 血压计"0"点应与肱动脉、心脏位于同一水平
5. 缠好袖带	驱尽袖带内空气,平整地缠于上臂中部,其下缘距肘窝 2~3cm,松紧以能伸入一指为宜(图 10-18)	• 袖带过松、过紧会影响测得的血压值
6. 置听诊器	将听诊器胸件放于肱动脉搏动最明显处(图 10-19),一手稍加固定,一手握输气球,关闭压力活门	• 不可将胸件放于袖带内;听诊器胸件的整个膜部要与皮肤紧密接触,但不可压得太重
7. 输气加压	充气至动脉搏动音消失后再升高 20~30mmHg(2.6~4.0kPa)	• 动脉搏动音消失说明袖带内压力大于心脏收缩压,血流阻断;充气不可过快过猛
8. 仔细视听	(1)缓慢放气,以 4mmHg/s(0.5kPa)的速度为宜,双眼平视汞柱所指刻度并注意动脉搏动音的变化 (2)当听到第一声搏动音,此时水银柱所对应刻度即为收缩压,随后搏动逐渐减弱,当搏动音消失或突然明显减弱,此时水银柱所对应刻度即为舒张压	• 视线与血压计保持水平 • 第一声搏动音出现表示袖带内压力已降至与心脏收缩压相等,血流能通过受阻的肱动脉;WHO 规定舒张压以动脉搏动音的消失作为判断标准
9. 驱气整理	测量结束,驱尽袖带内空气,整理袖带放入盒内,将血压计右倾 45°,关闭水银槽开关,盖盒,妥善放置	• 防止玻璃管碎裂;使得水银全部流回槽内
10. 安置老人	整理床单位,协助老年人穿衣,取得舒适体位	
11. 洗手记录	(1)按七步洗手法洗手 (2)正确记录血压值,记录格式为收缩压/舒张压 mmHg(kPa)	• 当变音与消失音两者之间有差异时,两个读数都应记录:收缩压/变音/消失音 mmHg(kPa);下肢血压记录时应注明(下)

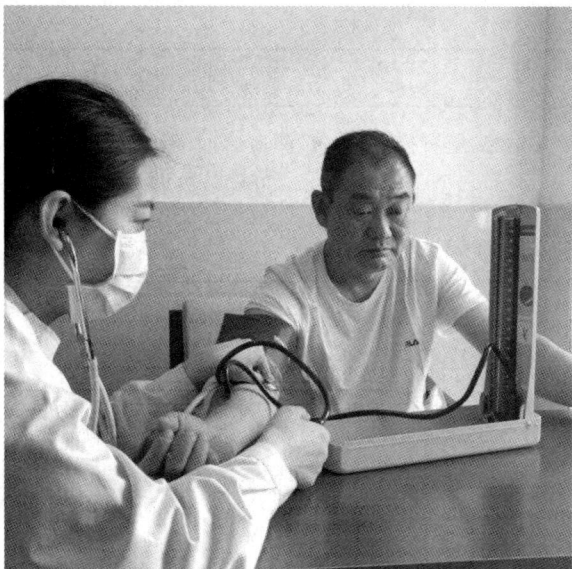

图 10-16　坐位测量血压

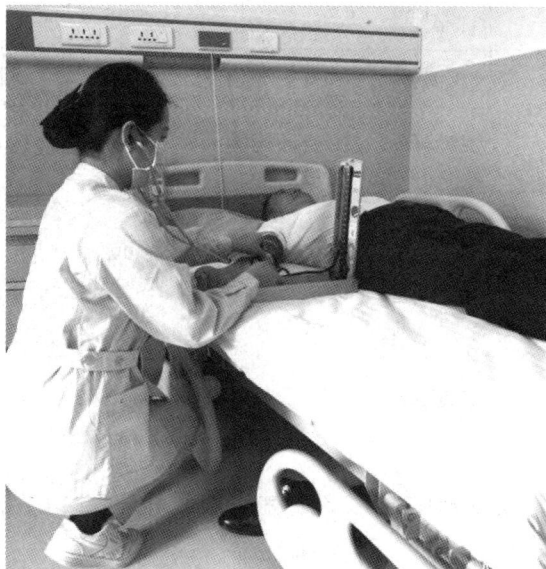

图 10-17　卧位测量血压

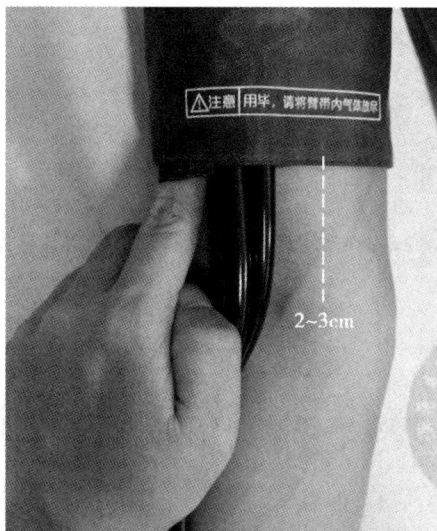

图 10-18　袖带缠绕方法

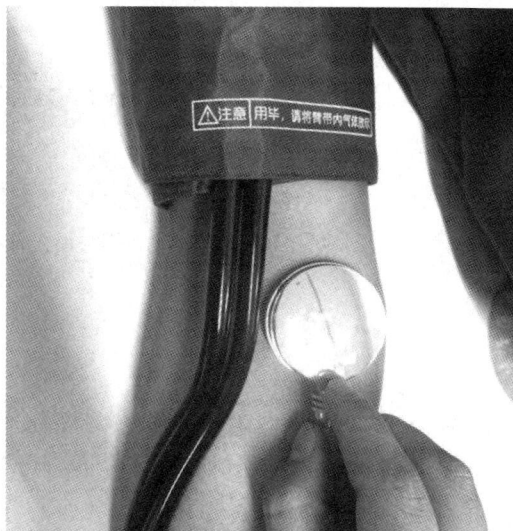

图 10-19　听诊器放置位置

4. 评价

（1）老年人安全，无损伤，无其他不适。

（2）照护人员测量方法正确，测量结果准确。

（3）照护人员能与老年人或家属有效沟通，取得理解和配合。

【注意事项】

1. 避免影响测量血压的因素　房间需保持安静，温度舒适；测量前 30min 避免吸烟、喝咖啡、进食和运动；坐位测量时保持坐姿并放松 3~5min，倚靠在椅背上，双腿不交叉，双脚平放于地面；测量血压期间，测量者和被测者避免与他人交谈。

2. 需持续监测血压应做到"四定"　定时间、定部位、定体位、定血压计，有助于测定的准确性和对照的可比性。

3. 正确选择测量部位　偏瘫、肢体有损伤的老年患者测血压时应选择健侧肢体；避免选择静脉输液的一侧肢体，以免影响液体输入。

4. 规范测量减少误差　老年人的肱动脉应与心脏相平，若高于心脏水平，由于重力原因，会使测得血压值偏低；反之则偏高；袖带松紧以伸入一指为宜，袖带过紧会使测得血压值偏低，袖带过松测得

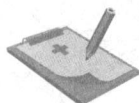

血压值偏高。

5. 发现血压听不清或异常应重测　重测时,待水银柱降至"0"点,应相隔1min重复测量,取2次读数的平均值记录。如果收缩压或舒张压的2次读数相差5mmHg以上,应再次测量,取3次读数的平均值记录;必要时,作双侧对照。首诊时要测量两上臂血压,以后通常测量较高读数一侧的上臂血压。

思政元素:敬业、精准、专注、创新的"工匠精神"

思政融入技能点:血压测量技术

思政素材:"齐鲁工匠"小王的匠心守护

某机构老年照护员小王来到需要监测血压的李爷爷床边,她并没有一见到李爷爷就立即实施测量,而是详细询问李爷爷30min内有无吸烟、运动、情绪变化等影响血压的情况,还要李爷爷回忆头天测量血压的时间、体位及具体胳膊。李爷爷有些不耐烦,埋怨小王事多。小王耐心向老人解释询问的内容都关系测量血压的准确性,而准确的血压值则是医师为李爷爷制订高血压治疗方案的依据。待李爷爷情绪稳定下来后,小王又向李爷爷详细交代了测量血压的注意事项及配合要点,李爷爷非常配合地脱掉一侧衣袖让小王测量,小王按照要求缠好袖带、放置听诊器,并蹲下测量血压。看到小王熟练又专注的操作,李爷爷赞许地点了点头。测量完毕,小王告诉李爷爷血压情况并和昨天的血压值对比,指导李爷爷控制血压的措施,并和李爷爷约定明天同一时间过来测量血压,请李爷爷提早做好准备。李爷爷非常愉快地答应了小王的要求,并夸奖小王是一个工作认真、技术过硬的好孩子,无愧于"齐鲁工匠"的称号。

"工匠精神"是一种职业精神,是职业道德、职业能力、职业品质的体现,其基本内涵包括敬业、精准、专注、创新,既是高超的技艺和精湛的技能,也是严谨细致、专注负责的工作态度,精雕细琢、精益求精的工作理念,以及对职业的认同感和责任感。老年照护员小王以匠心守护、以孝心相伴、用心服务的案例很好地塑造了老年照护岗位的"工匠精神"。老年照护人员要学会专心致志做一件事情,把其做精、做到极致,实现自身价值。

6. 注意安全风险因素

(1)血压计水银泄漏:测量前,未检查血压计玻璃管有无裂损、水银是否充足、有无断裂;测量时充气过猛过快;测量后未关闭血压计或者未右倾45°关闭血压计。

(2)测量肢体麻木、压伤:袖带缠得过紧、充气和放气时间太久、过度充气、反复多次测量等均可导致被测肢体受压过久引发不良反应。

(3)皮肤损伤:照护人员操作鲁莽,长指甲或金属配饰划伤老年人。

(4)骨折:操作时动作粗暴,骨质疏松老年人发生骨折。

(5)坠床:卧位测量血压操作过程中未及时抬起床挡,造成老年人坠床。

(6)交叉感染:照护人员操作前后未洗手,血压计袖带未有效消毒。

【健康指导】

1. 向老年人及家属宣教血压的正常值及测量过程中的注意事项。

2. 教导老年人正确使用血压计测量血压,帮助老年人创造在家中自测血压的条件,以便其能够及时掌握自己血压的动态变化。

3. 教会老年人正确判断降压效果,及时咨询医生调整用药。

4. 指导老年人养成良好的生活习惯,合理膳食,注意保暖,适量运动,提高自我保健能力。

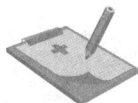

本章小结

1. 本章讲述了老年人生命体征测量,包括正常体温、脉搏、呼吸和血压及其生理性变化,异常体温、脉搏、呼吸和血压及照护,体温、脉搏、呼吸和血压的测量技术。

2. 重点是体温、脉搏、呼吸和血压的正常范围和异常评估及照护。

3. 难点是老年人生命体征测量技术。

4. 学习过程中应注意老年人生命体征的异常评估及照护为重要考点,具有严肃认真、规范准确测量生命体征的严谨态度,逐渐形成敬业、精益求精、专注和创新的工匠精神。

（宋艳苹）

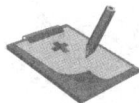

第十一章　老年人冷热疗应用

11章

第十一章
数字内容

学习目标

1. 掌握：老年人热水袋、烤灯的使用。
2. 熟悉：老年人冷热疗的目的、禁忌；影响冷热疗效果的因素。
3. 了解：冷热疗的效应；老年人冰袋（囊）、冰帽的使用。
4. 学会：协助老年人冷湿敷、温水拭浴、湿热敷、热水坐浴、温水浸泡等照护技术。
5. 具有：追求卓越，自强不息的精神。将细心、耐心、爱心贯穿于操作全过程，杜绝风险、确保安全，达到预期疗效。

随着年龄的增长，老年人各系统、器官、组织结构和生理功能逐步衰退，应激反应能力降低，机体产热和散热过程迟缓，体温调节能力下降，发生高热持续不退或低体温的几率增加，冷热相关的物理治疗成为辅助调节体温的重要手段。皮肤作为人体最大的器官，是实施冷热疗的重要部位。由于老年人多器官功能衰退，皮肤原有的代谢功能、防御功能发生了变化，不适当的冷热疗会影响老年人皮肤健康，破坏皮肤的完整性，甚至诱发慢性病急性发作。冷热疗是老年人健康管理与照护服务工作中的重要内容。因此，全面评估、规范操作对充分发挥冷热疗效、降低其安全风险尤为重要。

导入情景

李爷爷，73岁，既往高血压、糖尿病、老年性骨关节病病史，平时服用降压、降糖药物，血糖、血压控制平稳。近日气温骤降，诉双膝关节处寒凉疼痛，运动后疼痛加剧，关节局部无红肿；夜间睡觉时脚冷，影响睡眠质量。

工作任务：

1. 准确评估李爷爷实施热疗的适应证。
2. 协助李爷爷正确选择热疗的方法，并协助实施热疗。
3. 对李爷爷进行正确的热疗指导。

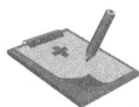

第一节 冷热疗概述

冷热疗是将低于或高于体温的物质作用于人体皮肤,激发机体产生系列效应,从而促进止血、抗炎、消肿、降温、祛寒湿、缓解疼痛、缓解疲劳、增进舒适感的临床治疗方法。根据作用面积与方式分为局部冷热疗和全身冷热疗。依据热交换介质不同分为干冷热疗(空气介导)和湿冷热疗(通常用水介导)。冷热疗作为重要的物理治疗方法,广泛应用于养生保健、慢病管理和疾病康复等领域。

一、冷热疗的效应

实施冷热疗时,冷热刺激虽然作用于皮肤表面,却会诱发机体产生局部或全身的系列反应,包括生理效应和继发效应。

（一）冷热疗的生理效应

实施冷热疗时,皮肤中的感受器受到刺激,通过神经和体液调节诱发局部和全身产生相应的生理效应。

1. 用冷产生的生理效应

（1）全身皮肤血管收缩,管壁通透性降低。

（2）血液流速减慢,血液黏度增加。

（3）细胞代谢率降低。

（4）神经传导减慢。

（5）用冷局部组织的新陈代谢变慢。

（6）毛囊收缩,抑制汗腺分泌。

2. 用热产生的生理效应

（1）血管扩张,管壁通透性增加,心肌收缩力增加,心率加快。

（2）血液流速增快,血液黏度降低。

（3）细胞代谢率增加,需氧量增加,呼吸频率增快,呼吸深度增加。

（4）感觉神经兴奋性下降。

（5）白细胞吞噬能力增强,细胞内酶活性增强,细胞活性因子特别是抗炎因子合成分泌增加。

（6）用热局部组织的新陈代谢增强,能量和物质交换活跃,局部组织供氧和代谢废物清除率提高。

（7）用热局部软组织的延展性增加,肌张力降低,缓解肌紧张,解除肌痉挛,在细胞活性因子的协同作用下缓解甚至解除疼痛。

（8）毛囊扩张,促进汗腺分泌。

（二）继发效应

人体神经系统极为精密,对外界刺激产生应激反应的同时,为防止刺激持续存在带来的组织损伤,机体会通过反馈调节系统进行防御性矫正。实施冷热疗时,当冷热刺激持续作用超过一定时间,产生与生理效应相反的作用,这种现象称为继发效应。

冷热刺激产生的生理效应与继发效应之间存在时间相关关系。持续用冷超过 30~60min 会继发小动脉扩张,持续用热超过 30~45min 扩张的小动脉会发生收缩。因此,实施冷热疗要把握适当作用时长,一般以 20~30min 为宜,如需反复使用,两次操作间隔须不低于 1h,给作用部位组织留出自修复时间窗,防止产生继发效应抵消冷热刺激的生理效应。

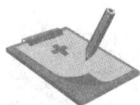

思政元素：唯物辩证法三大规律之质量互变规律

思政融入知识点：冷热疗的继发效应

思政素材：凡事有度，过犹不及

小李是一家医养结合机构的照护主管。这天，她巡视理疗室时看到一位奶奶和照护员发生了争执，连忙走上前去询问原委。原来，近日因丁奶奶的关节炎犯了，医嘱使用烤灯照射膝关节局部，每日 2 次，每次 20min。刚刚治疗时间结束了，丁奶奶却自行调节定时器，准备再多烤一会儿，被照护员发现制止了。一个要烤，一个不让，因此争执起来。了解了来龙去脉，小李给丁奶奶简明扼要地讲解了冷热疗的继发效应。丁奶奶听完小李的指导后说"我懂了，这是凡事有度，过犹不及啊！"

唯物辩证法认为，量变和质变是事物发展变化的两种基本状态，任何事物的发展变化都是量变和质变的统一，保持事物质和量的界限就是度。"过犹不及"这句成语指凡事都要"有度"，"过度"了事情就会走向反面。因此，照护人员做任何事情时都要注意分寸，掌握火候，坚持适度的原则，要认识到"度"的重要性，防止真理向谬误的方向转换。

二、冷热疗的目的、适应证和禁忌

（一）冷疗的目的、适应证和禁忌

1. 目的

（1）降温：冷作用于体表，由于温差的原因发生热交换，交换方式根据媒介不同有辐射、传导、蒸发等形式，热能由高温侧向低温侧流动，直至达到热平衡。冷刺激作用于体表皮肤，感受器向体温调节中枢传递电信号，体温中枢调节效应器减少产热，从而降低体温。

（2）减轻局部充血、促进止血：冷刺激作用下局部血管收缩，毛细血管通透性降低，流入局部组织的血量减少，血液与组织液交换减少，局部充血水肿减轻；当组织损伤处血管破裂时，血管平滑肌反应性收缩使破裂口缩小，在冷刺激作用下破裂处血管进一步收缩，同时冷刺激还可使血流速度减慢，血黏度增加，血细胞黏附聚集，促进凝血、止血，控制出血。

（3）缓解疼痛：冷刺激可以抑制实质或潜在组织损伤部位的细胞活动，抑制该区域痛觉感受器的敏感性和兴奋性，减少神经冲动，延缓神经电信号的传导，减轻疼痛感觉；冷刺激使局部血管收缩，毛细血管的通透性降低，损伤组织周围渗出减少，减轻由于组织肿胀所引起的疼痛。

（4）控制炎症：在冷刺激作用下，损伤组织局部血管收缩，血黏度增加，毛细血管通透性降低，血管内物质向组织间隙自由扩散减弱，渗出减少，局部红肿减轻，炎症得以局限；在冷刺激作用下损伤组织局部血流量减少，局部组织氧和营养物质供应减少，新陈代谢降低，炎症感染部位微生物活力降低，限制了炎症的进一步扩散。

2. 适应证　高热、中暑、急性扭挫伤、关节炎、局部急性软组织感染、损伤的早期（48h 内）、骨关节术后肿痛、烧伤、烫伤、鼻出血、偏头疼、神经痛等。

3. 禁忌

（1）血液循环障碍时：血液循环障碍是指各种原因导致全身或局部血流量不足，组织供血供氧和代谢降低，可能导致局部组织缺血缺氧甚至变性坏死，诱发相应器官功能不全。不恰当冷疗会使病情进一步加重，严重者危及生命。常见于大面积烧烫伤、弥散性血管内凝血、休克、周围血管病变、动脉硬化、糖尿病、神经病变、特发水肿等。

（2）慢性炎症或深部化脓性病灶处：冷疗使局部血管收缩血流减少，毛细血管通透性降低，渗出物减少，有利于局部红肿减轻，炎症局限，但仅适用于急性炎症早期，改善红肿热痛，限制炎症进一步扩散。当炎症进展到慢性期甚至出现深部化脓病变期，冷疗不利于血管内外的物质交换，妨碍坏死组织吸收，不利于抗炎因子的聚集，使病情迁延恶化。

（3）大面积 / 严重组织损伤、破裂或有开放性伤口处：冷刺激使局部血流灌注减少，营养供应不足，加剧组织损伤，抑制细胞分裂，影响肉芽组织生长，延缓伤口愈合。尤其是发生大范围开放性组织

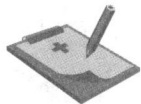

损伤时,实施冷疗会降低机体免疫力,增加病原微生物感染几率,应禁止使用冷疗。

（4）对冷过敏者:在过敏体质人群中,有一类过敏原为低温物质即对冷饮、冷空气、冷水敏感。实施冷疗时会发生变态反应,出现红斑、丘疹、荨麻疹（风团）、关节肿胀冷痛、肌肉痉挛等过敏症状。

（5）其他情况:给老年人实施冷疗时要格外谨慎,使用前必须对老年人精神、感知觉、认知功能、生命体征等情况进行综合评估。对昏迷、糖尿病伴神经病变、皮肤黏膜感觉异常、极度衰弱、严重心脏病、高血压、闭塞性脉管炎、雷诺病、红斑狼疮等老年患者应慎用冷疗。

（6）禁忌部位:由于不同部位的皮肤组织结构存在差异,对冷刺激的敏感性和耐受性相差很大,有些部位皮肤菲薄或神经末梢分布密集或邻近重要脏器,即便是短暂的冷刺激也会造成巨大的损伤甚至危及生命,故不宜选作冷疗部位。主要区域如下:①枕后、耳郭、阴囊处:在这些部位用冷极易造成严重冻伤;②心前区:在心前区用冷会出现反射性心率减慢,甚至诱发心律失常;③腹部:腹腔内脏器众多,血供丰富,体表温度较高,冷疗带来的温差会诱发系列神经体液调节,出现相应症状,如腹痛、腹泻、尿失禁等;④足底:足底有许多重要穴位且末梢神经丰富,足底用冷可刺激神经血管反射性诱发重要脏器应激反应,比如一过性冠状动脉收缩诱发心绞痛。

（二）热疗的目的、适应证和禁忌

1. 目的

（1）促进炎症的局限和消散:实施热疗的局部血管扩张,血流速度加快,血管通透性增加,有利于血管内外物质交换,促进组织内炎症反应产物排出和炎性渗出物吸收,减轻肿胀;实施热疗局部血管扩张,血流量增加,白细胞增多,在炎症趋化因子作用下,白细胞游出血管进入组织间隙发挥吞噬功能,释放蛋白溶解酶等抗炎活性因子,机体抵抗力和修复力增强,炎症局限好转;实施热疗还可激活机体单核吞噬细胞系统,一方面,外周单核吞噬细胞数量增多,吞噬能力增强,另一方面,抗体、补体、凝集素、调理素合成增加,炎症组织中钙离子增多,钾离子减少,伤口分泌物的 pH 趋向碱性,有利于炎症的控制和消散。

（2）缓解疼痛:热疗可以降低痛觉神经兴奋性,痛阈升高,达到镇痛目的;热疗使局部组织血管扩张,血流速度加快,血管通透性增加,炎性渗出物吸收和致痛物质被快速清除,渗出物对神经末梢的刺激和压迫减轻,从而缓解疼痛感;热疗可以使肌肉松弛,增强结缔组织伸展性,关节活动范围增加,减轻因肌肉痉挛、僵硬、关节强直所致的疼痛。

（3）取暖、镇静催眠、缓解疲劳:热疗局部血管扩张,血液循环加快,将热量带至全身,体感温暖和舒适;中等程度热刺激会降低感觉神经的兴奋性,抑制运动神经的传导,起到镇静催眠的作用;热疗增加作用部位软组织的延展性,降低肌张力,缓解疲劳感。

（4）减轻深部组织充血,改善局部组织营养:热疗产生的温热效应,一方面,通过神经调节反射性引起毛细血管和细小动脉扩张,血管内血流加快;另一方面,微量组织蛋白变性分解产生血管活性物质如组织胺等使血管扩张,局部血液循环改善,循环中的血液重新分布,微循环改善,毛细血管网开放数量增加,血管内外物质交换活跃,细胞营养供应充沛,代谢产物清除加速,组织充血、淤血、水肿状态得以缓解。

（5）促进伤口愈合:在适宜进行热疗的伤口附近实施热疗时,温热效应使局部血液循环增强,伤口周围组织的氧和营养物质供给得以改善,细胞内酶活性和氧化代谢过程增强,促进细胞的有丝分裂,肉芽组织和结缔组织生长加快,促使组织修复、伤口愈合;温热效应的作用下,创口处浆液性渗出物增多,渗出物中的吞噬细胞和抗炎因子能清除病理产物,收敛创面;温热效应的作用下,创面局部温度升高,水分蒸发,促使表面组织干燥结痂;热疗增强结缔组织伸展性,防止瘢痕挛缩,起到美肤作用。

（6）通经络,除寒湿:按照中医经络理论,在局部或全身腧穴实施热疗可以疏通淤堵的经络,驱寒除湿,改善相应脏腑的症状。例如伤风感冒早期,在背部和颈部实施热疗,有祛风散寒、止咳的作用。

（7）缓解痉挛:中等强度的温热效应可降低神经兴奋性,使骨骼肌、平滑肌的张力降低,收缩运动减少减弱,缓解肌肉痉挛。

（8）调节内分泌腺和内脏器官的功能:温热效应作用于肾上腺,可调节肾上腺皮质的功能,促进皮质类固醇的合成,发挥相应的生物化学功能;温热效应作用于泌尿系统可增加尿液的生成和排出,作用于胃肠系统可调节胃肠蠕动与分泌功能。

2．适应证

（1）疲乏、肌肉疲劳或痉挛、低体温等亚健康状态。

（2）亚急性、慢性炎症后期及多种疼痛，例如慢性颈肩腰腿痛、慢性退行性骨关节炎、肠胃痉挛、睑板腺囊肿、乳腺炎等。

（3）亚急性、慢性损伤，例如肌肉劳损、急性扭挫伤48h后、挛缩的瘢痕等。

（4）慢性无菌性炎症，例如滑囊炎、肌纤维组织炎、浅静脉炎、慢性淋巴结炎、神经炎、周围神经损伤等。

（5）其他适宜进行热疗的情况。

3．禁忌

（1）软组织扭伤、挫伤初期：发生扭伤、挫伤后24~48h内，局部组织受外力作用，血管内皮细胞受压损伤，甚至血管壁的完整性遭到破坏，血浆或全血流出血管外进入组织间隙，造成局部充血肿胀。此时实施热疗会促进血液循环，增加局部血流量，抑制破损血管周围组织收缩，皮下出血、肿胀、疼痛加剧。

（2）未经确诊的急性腹痛：腹腔内脏器众多，急性腹痛的原因多种多样，胆囊炎、胰腺炎、泌尿系统结石、肠套叠、胃肠穿孔、血栓性痔等都会有急性腹痛表现。实施热疗虽能缓解部分疼痛感，但也容易掩盖病情真相，发生漏诊、误诊。热疗会加剧急性期炎症进展，引发腹膜炎危及生命。因此，不明原因的急性腹痛切忌盲目实施热疗，待诊断明确后对因对症治疗。

（3）鼻周围三角区的急性感染：面部血管丰富无静脉瓣，经眼静脉与颅内海绵窦相通，当鼻根和两口角构成的三角区域发生急性感染性疖肿时，热疗使血管扩张，血流量增多，可能导致细菌和毒素进入血液循环，炎症扩散至颅内造成颅内感染或败血症，引发严重后果。

（4）各种脏器出血：热疗使血管扩张，脏器的血流量和血管通透性增加，会加重出血倾向。当老年人存在凝血功能障碍时，热疗会加重内出血导致失血性贫血，甚至发生低血容量性休克危及生命。

（5）其他情况：给老年人实施热疗时要格外谨慎，使用前必须对老年人神经系统、痛温感知觉、认知功能、生命体征等情况进行综合评估。对昏迷、糖尿病伴神经病变、皮肤黏膜感觉异常、急性炎症、严重心脏病、认知障碍的老年人应慎用热疗。

（6）禁忌部位：热疗主要通过温热效应发挥作用，当温热效应对局部组织或周边脏器带来的损害或潜在损害远大于获益时，该部位应当禁忌实施热疗。

1）恶性肿瘤病变部位：联合应用强热疗、放疗、化疗可借助协同机制发挥抑制、杀灭肿瘤细胞的作用。但当治疗部位有恶性肿瘤时，不可单独实施热疗，因为中低热会加速细胞分裂增殖，诱导恶性肿瘤细胞生长，使病情恶化。

2）有金属移植物的部位：金属是热的良导体，对热量的传导速度快，易对深部热敏组织造成烫伤。如人工金属关节置换术后关节处、外周血管金属支架术后局部禁用热疗。

三、影响冷热疗效果的因素

1．载热体的理化性质　冷热疗通过不同温度的载热体与机体之间的热交换发挥冷热效应。常用载热体包括冰、水、蒸汽、红外线等，这些载热体可以通过传导、辐射、蒸发等形式作用于人体，其中传导的作用效果优于其他形式。当传导介质为液体时，热交换效果更佳。老年人冷热疗中最常使用水作为热的载体，水是一种热的良性导体，渗透性远较空气强，对老年人干燥的皮肤还可以起到补水作用。有时还会在水中加入某些药物或者通过调节溶液的酸碱度以提高冷热疗的效果。

2．作用部位和距离　不同部位的皮肤各层组织厚度不同，对热传导性有差别，且不同部位血管神经分布不同，对冷热反应的效果存在差异。皮肤粗糙角质层较厚的区域，如脚和手对冷热的耐受性强，冷热疗效果比较差；皮肤较薄的区域，如前臂内侧、颈部、腋窝、腹股沟对冷热的敏感性强，冷热疗效果就比较好。由于热量会在传递过程被耗损，因此在确保安全的前提下，载热体距离作用部位越近疗效越好。

3．作用面积　根据热力学定律，热交换效率与接触面积有关。作用面积越大，冷热迁移越快，冷热效应就越迅速，反之则越弱。必须要注意的是老年人的耐受性，使用面积越大，老年人对冷热的

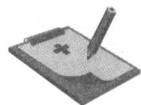

耐受性越差,越容易引起全身反应。比如实施大面积热疗,短时间内会导致周围血管扩张,血压急剧下降,老年人容易发生晕厥;实施大面积冷疗,短时间内会导致广泛性血管收缩,血压升高,血液重新分布,重要脏器功能异常。因此作用面积的确定,必须要经过详细评估,制订切实可行的实施策略。

4. 作用时间　在作用部位实施冷热疗的时间长短对治疗效果有直接影响。在一定时间内其治疗效应随着时间的增加而增强,从而达到最大治疗效果。如果时间过长,机体将启动反馈防御系统,产生继发效应抵消治疗效应,甚至引发不良反应,如继发疼痛、皮肤苍白或潮红、麻痹、冻伤、烫伤等。

5. 温度差　冷热疗是通过载热体与作用部位之间热交换进行能量转移发挥治疗效应的。载热体与作用部位的温度差越大,热交换的速度越快,人体反应越强。但并非温差越大越好,在一定区间内的温差即最适温差将发挥最优的治疗效果,否则剧烈的冷热刺激不但会加重病情甚至诱发休克等严重不良反应。其次,环境温度也可以影响冷热疗效,在环境温度高于或等于身体温度时用热,热效应会增强;而在干燥寒冷环境中用冷,冷效应会增强。

6. 个体差异　冷热疗的生物学效应具有普遍性,但不同年龄、性别、身体状况、生活环境、不同肤色等又使其生物学效应呈现出特殊差异。老年人由于生理功能衰退,各器官系统功能减退,对冷热刺激的敏感性降低,一方面起效缓慢,另一方面容易发生冻伤或烫伤,安全治疗窗口狭窄;通常女性比男性对冷热刺激更为敏感,男性则更为耐受;长期居住在热带地区的人对热的耐受性比较高,而长期居住在寒冷地区的人对冷的耐受性比较高。皮肤颜色较浅的人比皮肤颜色较深的人对冷热的反应更强烈,而皮肤颜色深的人对冷热刺激则更为耐受。

第二节　冷疗照护技术

老年人局部冷疗使用的载热体有冰袋(图 11-1)、冰囊(图 11-2)、冰帽(图 11-3)等,常用的全身冷疗方法为温水(乙醇)拭浴。本节将介绍常用的几种冷疗照护技术。

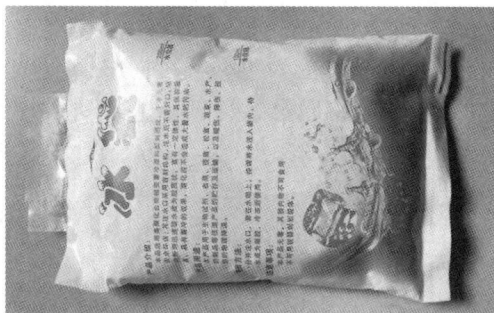
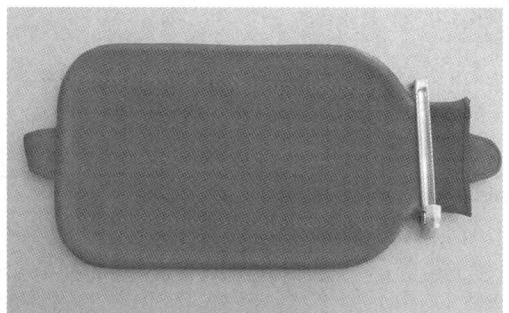

A　　　　　　　　　　　　　　　　　　B

图 11-1　冰袋

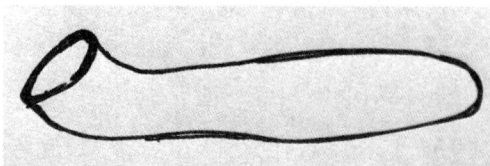
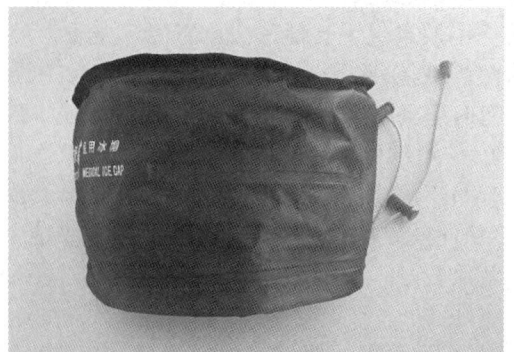

图 11-2　冰囊　　　　　　　　　　　　　图 11-3　冰帽

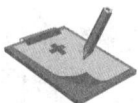

一、老年人冰袋（囊）的使用

常用的冰袋（囊）有自制橡胶冰袋（囊）和市售化学冰袋。

1. 自制橡胶冰袋（囊）　取冰块,装入布袋,砸成小块,倒入盛有凉水的量杯中制成冰水混合物,再将冰水混合物倒入已经准备好的橡胶袋（囊）内,大约 1/2~2/3 满,排尽袋内剩余空气,拧紧塞子,查无漏水,用毛巾拭干冰袋（囊）外表水渍,自制橡胶冰袋（囊）制作完成。

2. 市售化学冰袋　由无毒、无味的高聚化合物作为原料的冷疗用品,冷容量大,使用方便,目前广泛采用。

【操作目的】

帮助老年人降低体温、局部消肿、缓解疼痛、辅助止血、限制早期炎症。适用于高热、中暑、局部软组织损伤早期、鼻出血、烫伤、牙痛等。

【操作程序】

1. 评估

（1）辨识老年人,与老年人沟通。

（2）评估老年人的体温、脉搏、呼吸、血压。

（3）评估老年人的性别、年龄、既往病史、手术史、用药史、过敏史、康复史。

（4）评估老年人意识状态、认知功能、活动能力、合作程度、心理状态。

（5）评估局部皮肤状况,如完整性、颜色、温度、有无硬结、淤血等,有无感觉障碍及对冷过敏等现象。

2. 计划

（1）环境准备:整洁、安全,室温适宜,如有需要关闭门窗,拉布帘或使用屏风遮挡。

（2）老年人准备:根据病情和冷疗需要,排尿后取舒适体位。了解冰袋使用目的、方法、部位和注意事项,积极配合。

（3）照护人员准备:着装整洁,不留长指甲,不戴指环,七步法洗手,戴口罩。

（4）用物准备:自制橡胶冰袋（囊）或市售化学冰袋、布套、毛巾、体温计、手消毒液等。

3. 实施

操作流程	操作步骤	要点说明
1. 核对检查	核对冷疗计划,核对老年人信息,检查冰袋（囊）无漏水,装入布套,备齐用物,携至老年人床旁	• 遵医嘱,认真检查冰袋（囊）
2. 使用冰袋	（1）查对与沟通:再次核对老年人信息,与老年人沟通,向老年人解释冰袋（囊）使用的目的、部位、预期效果、注意事项等	
	（2）摆体位:协助老年人取适宜体位,充分暴露冰袋（囊）作用部位	• 根据老年人身体状况及意愿采取合适体位,动作忌粗暴
	（3）再评估:再次评估老年人局部皮肤情况	• 如遇特殊变化,不宜使用冷疗,应报告医生调整治疗方案
	（4）放置冰袋:用毛巾包裹冰袋（囊）置于作用部位	• 严禁冰袋直接接触皮肤
	（5）观察与询问:询问老年人感受并观察老年人面部表情及肢体动作	• 沟通障碍的老年人更应细致观察
	（6）巡视与调整:每隔 10min 观察局部皮肤颜色,触摸皮肤,询问老年人感觉	• 如遇青紫、苍白、颤抖、疼痛加剧、麻木感时,应立即移除冰袋并报告医生
	（7）时长与处置 1）使用冰袋（囊）20~30min 2）物理降温后 30min 复测腋温或肛温	• 须选择没有使用冰袋（囊）一侧复测腋温或肛温

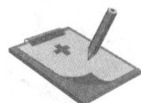

续表

操作流程	操作步骤	要点说明
3. 整理用物	（1）治疗结束,除去冰袋(囊),整理床单位,安置好老年人,使其体位舒适 （2）倒空冰袋(囊)内冰水,倒挂晾干后吹入空气,拧紧袋口塞子,置于通风阴凉处。袋套清洗消毒备用	• 以防两层橡胶粘连
4. 洗手记录	（1）按七步洗手法洗手 （2）记录使用冰袋(囊)部位、起止时间、老年人治疗后全身及局部情况变化,其他要记录的内容,操作者签名	• 预防交叉感染 • 文书记录归档

4. 评价

（1）老年人了解使用冰袋(囊)的相关知识,治疗后达到预期疗效。

（2）照护人员做到安全正确操作,无差错,无不良反应发生。

（3）意识和认知功能良好的老年人主动配合,与老年人的沟通顺畅。

【注意事项】

1. 遵医嘱施治,严格执行查对制度。

2. 认真做好巡查,防范不良反应发生,应每 10min 观察冰袋(囊)部位皮肤状况,若有异常须立即停止使用。

3. 使用过程中避免锐器刺破冰袋(囊),造成内容物泄漏。

4. 操作过程中注意保护老年人隐私,避免暴露过多。

5. 严格控制用冷时间,不可超过 30min,如需继续使用冰袋(囊)应间隔 1h。

6. 物理降温时体温不宜低于 36℃,当体温低于 39℃即可取出冰袋(囊),如居高不下应报告医生,更换部位继续使用或更换方法。

7. 注意安全风险因素

（1）冰袋(囊)破漏:由于质量问题或老化,冰袋(囊)突然破裂,内容物泄漏,污染局部。

（2）施治差错:未核对老年人信息,搞错治疗对象和或治疗部位。

（3）冻伤:直接将冰袋(囊)长时间置于治疗部位,疏于巡查,造成冻伤。

（4）皮肤损伤:照护人员操作鲁莽,长指甲或金属配饰划伤老年人。

（5）骨折:操作时动作粗暴,骨质疏松老年人易发生骨折。

（6）交叉感染:照护人员操作前后未洗手,冰袋(囊)布套未有效消毒。

（7）坠床:未及时抬起床挡,翻身摆位动作幅度过大,造成老年人坠床。

【健康指导】

1. 冰袋(囊)使用前要仔细检查有无渗漏,不使用破损冰袋(囊)。

2. 市售化学冰袋应在冰箱冷冻,取出后室温静置 2~3min,拭干冰袋表面水汽,包裹毛巾使用。

3. 冷疗可引起血管收缩,不宜用于足底、腹部和会阴部,以免反射性血管痉挛导致重要脏器急剧供血障碍。

4. 高温患者冰袋(囊)置于前额、头颈部、体表大血管流经部位(颈部两侧、腋窝、腹股沟)。视冰袋(囊)体积和重量大小,可选用支架悬吊,既不给作用部位以压迫,又要使冰袋(囊)紧贴作用部位。

二、老年人冰帽的使用

医用冰帽的种类主要有自制橡胶冰帽、普通冰帽、电冰帽。

1. 自制橡胶冰帽　由顶部填充口注入冰水混合物,制作方法同自制橡胶冰袋。

2. 普通冰帽　布质帽套内填充高分子凝胶冰袋。

3. 电冰帽　由箱体和冰帽,经软管连接而成。箱体内具有制冷系统、控制和测温系统,由软管连接的箱体和冰帽形成电冰帽封闭的制冷循环。

【操作目的】

对持续高热患者实施头部物理降温,从而降低脑细胞的代谢率,减少耗氧量,预防和减轻脑水肿,降低颅内压。

【操作程序】

1. 评估

（1）辨识老年人，与老年人沟通。

（2）评估老年人的体温、脉搏、呼吸、血压、心律等。

（3）评估老年人的性别、年龄、既往病史、手术史、用药史、过敏史、康复史。

（4）评估老年人意识状态、认知功能、活动能力、合作程度、心理状态。

（5）评估老年人头颈部皮肤状况，如完整性、血肿等，测试皮肤有无感觉障碍及对冷过敏等现象。

2. 计划

（1）环境准备：整洁、安全，室温适宜，如有需要关闭门窗，拉布帘或使用屏风遮挡。

（2）老年人准备：根据病情和冷疗需要，排尿后，采取侧卧位或仰卧位，意识清醒老年人了解使用冰帽的目的、方法、注意事项等，积极配合。

（3）照护人员准备：着装整洁，不留长指甲，不戴指环，七步法洗手，戴口罩。

（4）用物准备：普通医用冰帽、棉质方巾、脱脂棉球、海绵垫、热水袋、体温计、手消毒液等。

3. 实施

操作流程	操作步骤	要点说明
1. 核对检查	核对冷疗计划，核对老年人信息，从冰箱取出冰帽，静置2~3min，检查冰帽无渗漏，备齐用物，携至老年人床旁	• 核对医嘱，认真检查冰帽
2. 使用冰帽	（1）查对与沟通：再次核对老年人信息，与意识清醒老年人沟通，解释冰帽使用的目的、部位、预期效果、注意事项等 （2）摆体位：协助老年人取适宜体位，充分暴露头部 （3）再评估：再次评估老年人局部皮肤情况 （4）戴冰帽：老年人耳内填塞脱脂棉，双耳郭及后颈部垫上干燥的海绵垫，以免发生冻伤。用大方巾从后枕部向前额包裹整个头部，戴上冰帽 （5）观察与询问：询问老年人感受并观察老年人面部表情及肢体动作 （6）巡视与调整：每隔10min观察局部皮肤颜色，触摸皮肤，询问老年人感觉 （7）时长与处置：使用冰帽20~30min后，复测体温低于39℃，取下冰帽	• 根据老年人身体状况及意愿采取合适体位，动作忌粗暴 • 如遇特殊变化，不宜使用冰帽者应报告医生调整治疗方案 • 宜在清醒老年人足部放置热水袋，增加舒适感 • 沟通障碍的老年人更应细致观察 • 如遇青紫、苍白、颤抖、疼痛、麻木感时，应立即移除冰帽并报告医生 • 复测体温，腋温不宜低于36℃，肛温不宜低于33℃，如居高不下应报告医生
3. 整理用物	（1）治疗结束，整理床单位，安置好老年人，使其体位舒适 （2）海绵和脱脂棉球放入医疗垃圾桶。普通冰帽的冰袋取出放回冰箱备用，帽套和棉质方巾清洗消毒备用。自制冰帽则将水排空，晾干后吹入空气（以防两层橡胶粘连），拧紧注水口塞子置于通风阴凉处备用	
4. 洗手记录	（1）按七步洗手法洗手 （2）记录使用冰帽起止时间，老年人治疗后全身及局部情况变化，其他需要记录的内容，操作者签名	• 预防交叉感染 • 文书记录归档

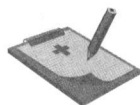

4. 评价

（1）老年人了解使用冰帽的相关知识，治疗后达到预期疗效。

（2）照护人员操作安全正确，无差错，无不良事件发生。

（3）意识和认知功能良好的老年人主动配合，与老年人的沟通顺畅。

【注意事项】

1. 遵医嘱施治，严格执行查对制度。

2. 认真做好巡查，防范不良反应发生，应每隔 10min 观察冰帽下皮肤状况，若有异常须立即停止使用及时处置。

3. 使用过程中避免锐器刺破冰帽，造成内容物泄漏。

4. 操作过程中注意保护老年人隐私。

5. 注意安全风险因素

（1）冰帽破漏：由于质量问题或老化，冰帽突然破裂，内容物污染局部；

（2）施治差错：未核对老年人信息，搞错治疗对象；

（3）冻伤：直接将冰帽长时间置于治疗部位，疏于巡查，造成冻伤；

（4）皮肤损伤：照护人员操作鲁莽，长指甲或金属配饰划伤老年人；

（5）骨折：操作时动作粗暴，骨质疏松老年人易发生骨折；

（6）交叉感染：照护人员操作前后未洗手，棉质方巾等物品未有效消毒；

（7）坠床：未及时抬起床挡，翻身摆位动作幅度过大，造成老年人坠床。

【健康指导】

1. 冰帽使用前要仔细检查有无渗漏，不使用破损冰帽。

2. 市售普通冰帽应在冰箱冷冻，取出后室温静置 2~3min 拭干表面水汽再使用。

三、老年人冷湿敷的使用

冷湿敷是临床常用的局部冷疗方法之一，主要选用吸水性好的棉质布巾和冷水进行操作。

【操作目的】

帮助老年人降低体温、局部消肿、缓解疼痛、辅助止血、控制早期炎症。

【操作程序】

1. 评估

（1）辨识老年人，与老年人沟通。

（2）评估老年人的体温、脉搏、呼吸、血压等。

（3）评估老年人的性别、年龄、既往病史、手术史、用药史、过敏史、康复史。

（4）评估老年人意识状态、认知功能、活动能力、合作程度、心理状态。

（5）评估老年人冷湿敷局部皮肤状况，如完整性、血肿等，测试皮肤有无感觉障碍及对冷过敏等现象。

2. 计划

（1）环境准备：整洁、安全，室温适宜，如有需要关闭门窗，拉布帘或使用屏风遮挡。

（2）老年人准备：根据病情和冷疗需要，排尿后采取舒适坐位或卧位。了解冷湿敷的目的、方法、注意事项等，积极配合。

（3）照护人员准备：着装整洁，不留长指甲，不戴指环，七步法洗手，戴口罩。

（4）用物准备：水盆（内盛冰水混合物）、棉质布巾 2 块、防水垫 1 块、体温计、干毛巾、凡士林、消毒纱布、手消毒液等。有伤口者配备换药包。

3. 实施

操作流程	操作步骤	要点说明
1. 核对检查	核对冷疗计划,核对老年人信息,备齐用物,携至老年人床旁	• 核对医嘱
2. 冷湿敷	(1)查对与沟通:再次核对老年人信息,与老年人沟通,解释冷湿敷的目的、部位、预期效果、注意事项等 (2)摆体位:协助老年人取适宜体位,充分暴露冷疗部位,下铺防水垫 (3)再评估:再次评估老年人局部皮肤情况,冷敷部位涂抹凡士林,上覆消毒纱布以保护皮肤 (4)敷湿巾:棉质布巾一块放入冷水盆中浸透,取出拧干,以不滴水为宜,叠成适宜的大小,置于冷敷部位上 (5)观察与询问:询问老年人感受并观察老年人面部表情及肢体动作 (6)巡视与调整:每隔3~5min更换湿敷布巾,观察局部皮肤颜色,触摸皮肤,询问老年人感觉 (7)时长与处置:冷湿敷20min后去除湿布巾,用干毛巾拭干局部	• 根据老年人身体状况及意愿采取合适体位,动作忌粗暴 • 如遇特殊变化,不宜冷湿敷,应报告医生调整治疗方案 • 沟通障碍的老年人更应细致观察 • 如遇青紫、苍白、颤抖、疼痛、麻木感时。应立即停止冷湿敷并报告医生
3. 整理用物	(1)治疗结束,整理床单位,安置好老年人,使其体位舒适 (2)倒掉盆中水,棉质布巾清洗消毒备用	
4. 洗手记录	(1)按七步洗手法洗手 (2)记录冷湿敷起止时间,老年人治疗后全身及局部情况变化,其他需要记录的内容,操作者签名	• 预防交叉感染 • 文书记录归档

4. 评价

(1)老年人了解冷湿敷的相关知识,治疗后达到预期疗效。

(2)照护人员操作安全正确,无差错,无不良事件发生。

(3)意识和认知功能良好的老年人主动配合,与老年人的沟通顺畅。

【注意事项】

1. 遵医嘱施治,严格执行查对制度。

2. 防范不良反应,仔细观察冷湿敷部位皮肤状况和老年人一般状况,若有异常须立即停止冷湿敷,做好应急处置。

3. 操作过程中注意保护老年人隐私,避免暴露过多。

4. 注意安全风险因素

(1)施治差错:未核对老年人信息,搞错治疗对象。

(2)冻伤:作用部位长时间用冷,疏于观察,造成冻伤。

(3)皮肤损伤:照护人员操作鲁莽,长指甲或金属配饰划伤老年人。

(4)骨折:操作时动作粗暴,骨质疏松老年人易发生骨折。

(5)交叉感染:照护人员操作前后未洗手,棉质方巾未有效消毒。

(6)坠床:未及时抬起床挡,翻身摆位动作幅度过大,造成老年人坠床。

【健康指导】

1. 老年人对冷敏感,耐受性差,不宜使用温度过低的冷水。

2. 当老年人皮肤苍白,鸡皮样变化时应及时处置。

3. 若用于老年人降温,时间要控制在20min以内,同一部位如需继续冷敷,须间隔1h。

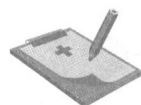

四、老年人温水(乙醇)拭浴

温水(乙醇)拭浴是一种全身性冷疗。当老年人体温高于 39.5 ℃时,使用水或乙醇擦拭老年人的躯干四肢,通过传导、蒸发作用带走热量,从而降低体温,减轻高热症状。

【操作目的】

为高热老年人降温。

【操作程序】

1. 评估

(1)辨识老年人,与老年人沟通。

(2)评估老年人的体温、脉搏、呼吸、血压等。

(3)评估老年人的性别、年龄、既往病史、手术史、用药史、过敏史、康复史。

(4)评估老年人意识状态、认知功能、活动能力、合作程度、心理状态。

(5)评估老年人全身皮肤状况,如完整性、色泽等,测试皮肤有无感觉障碍及对冷过敏等现象。

2. 计划

(1)环境准备:整洁、安全,室温适宜,关闭门窗,拉布帘或使用屏风遮挡。

(2)老年人准备:根据病情和冷疗需要,排尿后穿着宽松衣物,舒适卧位,意识清醒老年人了解温水(乙醇)拭浴的目的、方法、注意事项等,积极配合。

(3)照护人员准备:着装整洁,不留长指甲,不戴指环,七步法洗手,戴口罩。

(4)用物准备:水盆(内盛 32~34 ℃温水约 2/3 满)或治疗碗内盛放 30 ℃ 25%~35% 的乙醇 200~300ml、暖瓶、棉质布巾 2 块、大浴巾 1 条、防水垫 1 块、温度计、体温计、热水袋(内装 50 ℃热水约 2/3 满,装入布套中)、冰袋(装入布套中)、手消毒液等。酌情备衣裤。

3. 实施

操作流程	操作步骤	要点说明
1. 核对检查	核对冷疗计划,核对老年人信息,备齐用物,携至老年人床旁	• 核对医嘱
2. 温水(乙醇)拭浴	(1)查对与沟通:再次核对老年人信息,与老年人沟通,解释温水(乙醇)拭浴的目的、部位、预期效果、注意事项等	
	(2)再评估:再次评估老年人一般情况	• 如遇特殊变化,不宜温水(乙醇)拭浴,应报告医生调整治疗方案
	(3)脱衣:松开床尾盖被,协助老年人脱去衣裤,置冰袋于老年人头部,热水袋置于足底	• 根据老年人身体状况采取合适体位,脱衣遵循"先健后患"的原则,动作忌粗暴
	(4)顺序拭浴 1)协助老年人暴露拍拭部位,将防水垫和大浴巾垫于拍拭部位下,棉质布巾浸湿拧至半干(不滴水),右手拇指外展布巾缠绕其余四掌指,末端反折,叠入掌心成澡巾形状。先以离心方向拍拭,每个部位拍拭完毕后用大浴巾拭干皮肤;或用棉质布巾蘸取乙醇顺序拍拭。 2)拭浴顺序:双上肢—腰背部及臀部—双下肢。 ①上肢:颈外侧—肩峰—上肢外侧臂—手背;颈前—侧胸部—腋窝—上肢内侧—手心;②肩背—腰部—骶尾部—臀部;③下肢:髋部—下肢外侧—足背;腹股沟—下肢内侧—踝部;臀下—下肢后部—腘窝—足跟 (5)穿衣:拭干后穿好衣裤,除去足部热水袋,盖好盖被 (6)时长与处置:拭浴 20min,拭浴完成后 30 min 复测体温如低于 39 ℃,取下头部冰袋	• 密切观察老年人反应,如遇面色苍白、颤抖、脉搏或呼吸异常时,应立即停止操作并报告医生;擦拭过程中要调整盆中水温

操作流程	操作步骤	要点说明
3. 整理用物	（1）治疗结束,整理床单位,安置好老年人,使其体位舒适 （2）倒掉盆中水,棉质方巾、浴巾清洗消毒,晾干备用,冰袋热水袋处置见前述	
4. 洗手记录	（1）按七步洗手法洗手 （2）记录操作起止时间及老年人治疗后情况变化,其他需要记录的内容,操作者签名	• 预防交叉感染 • 文书记录归档

4. 评价

（1）老年人了解温水（乙醇）拭浴的相关知识,治疗后达到预期疗效。

（2）照护人员操作安全正确,无差错,无不良事件发生。

（3）意识和认知功能良好的老年人主动配合,与老年人的沟通顺畅。

【注意事项】

1. 遵医嘱施治,严格执行查对制度。

2. 防范不良反应,仔细观察拭浴部位皮肤状况和老年人一般状况,拭浴过程中应细致观察老年人反应,如遇异常情况,应立即停止操作并报告医生。

3. 操作过程中要保护老年人隐私,注意保暖,避免暴露过多。

4. 头部放置冰袋用于协助降温,并防止拭浴时表皮血管收缩,血液集中到头部,引起充血。足底放置热水袋用于促进下肢血管扩张,加速全身血液循环,有利于散热。

5. 拭浴腋窝、掌心、腹股沟、肘窝等部位时,宜稍做停留,以更好地达到降温的目的。

6. 注意安全风险因素

（1）施治差错:未核对老年人信息,搞错治疗对象。

（2）皮肤损伤:照护人员操作鲁莽,长指甲或金属配饰划伤老年人。

（3）骨折:操作时动作粗暴,骨质疏松老年人易发生骨折。

（4）交叉感染:照护人员操作前后未洗手,棉质方巾等未有效消毒。

（5）坠床:未及时抬起床挡,翻身摆位动作幅度过大,造成老年人坠床。

（6）受凉:拭浴过程中身体暴露过多,保暖措施不到位。

【健康指导】

1. 乙醇挥发性强,作用迅速,体弱老年人首选温水拭浴。

2. 当老年人皮肤苍白,鸡皮样变化时应及时处置。

3. 老年人拭浴时间要控制在 20min 以内。

4. 乙醇过敏者禁忌使用乙醇拭浴。

5. 心前区、腹部、后颈部、足底是温水（乙醇）拭浴禁忌部位。

第三节　热疗照护技术

老年人热疗常用的载热体有热水、红外线烤灯等。本节将介绍常用的几种热疗照护技术。

一、老年人热水袋的使用

老年人照护过程中,热水袋的使用率很高。使用的热水袋种类主要包括注水式橡胶热水袋（图 11-4）和电暖宝（图 11-5）。

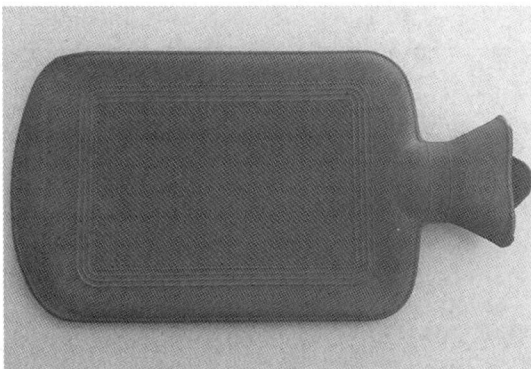

图 11-4 橡胶热水袋

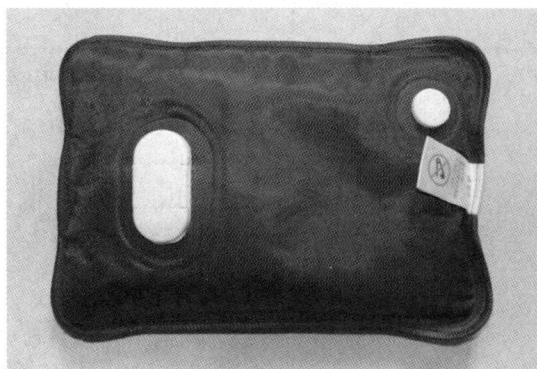

图 11-5 电暖宝

【操作目的】
帮助老年人取暖、解除肌肉痉挛、缓解疼痛、促进舒适。
【操作程序】
1. 评估
（1）辨识老年人,与老年人沟通。
（2）评估老年人的体温、脉搏、呼吸、血压等。
（3）评估老年人的性别、年龄、既往病史、手术史、用药史、过敏史、康复史。
（4）评估老年人意识状态、认知功能、活动能力、合作程度、心理状态。
（5）评估老年人全身皮肤状况,如完整性、色泽、水肿、硬结等,测试皮肤有无感觉障碍及其对热的耐受程度。
2. 计划
（1）环境准备:整洁安全,室温适宜,如有需要关闭门窗,拉布帘或使用屏风遮挡。
（2）老年人准备:根据病情和热疗需要,排尿后着宽松衣物,舒适体位,了解使用热水袋的目的、方法、注意事项等,积极配合。
（3）照护人员准备:着装整洁,不留长指甲,不戴指环,七步法洗手,戴口罩。
（4）用物准备:热水袋或电暖宝及布套、水壶（内盛 50 ℃热水）、温度计、手消毒液等。酌情备毛巾。
灌装橡胶热水袋:温度计测量水壶中的水温为 50 ℃,注入已经准备好的橡胶袋内,1/2~2/3 满,置于平台上排尽袋内剩余空气,拧紧塞子,查无漏水,擦干外壁水渍放入布套中。
电暖宝充电,自动断电后拔除电源线,放入布套中。
3. 实施

操作流程	操作步骤	要点说明
1. 核对检查	核对热疗计划,核对老年人信息,检查热水袋或电暖宝无破损,外表干燥无漏液,携至老年人床旁	• 遵医嘱
2. 用热水袋	（1）查对与沟通:再次核对老年人信息,与老年人沟通,向老年人解释使用热水袋的目的、部位、预期效果、注意事项等	
	（2）摆体位:协助老年人取适宜体位,充分暴露热水袋作用部位	• 根据老年人身体状况及意愿采取合适体位,动作忌粗暴
	（3）再评估:再次评估老年人局部皮肤情况	• 如遇特殊变化,不宜热疗应报告医生调整治疗方案
	（4）放置热水袋:用布套或毛巾包裹热水袋置于作用部位上	• 严禁热水袋直接接触皮肤,袋口朝身体外侧

操作流程	操作步骤	要点说明
2. 用热水袋	（5）观察与询问：询问老年人感受并观察老年人面部表情及肢体动作 （6）巡视与调整：每隔10min观察局部皮肤颜色，触摸皮肤，询问老年人感觉 （7）时长与处置：使用热水袋30min后撤掉热水袋	● 沟通障碍的老年人更应细致观察 ● 如遇皮肤紫色斑纹或水疱，应立即移除热水袋并报告医生
3. 整理用物	（1）治疗结束，整理床单位，安置好老年人，使其体位舒适 （2）将橡胶热水袋中的水倒空，倒挂晾干后吹入空气，拧紧袋口塞子，置于通风阴凉处。袋套清洗消毒备用，电暖宝待变凉后放入包装盒备用	● 以防两层橡胶粘连
4. 洗手记录	（1）按七步洗手法洗手 （2）记录热水袋放置部位、起止时间、老年人治疗后全身及局部情况变化，做好记录，操作者签名	● 预防交叉感染 ● 文书记录归档

4. 评价

（1）老年人了解使用热水袋的相关知识，治疗后达到预期疗效。

（2）照护人员做到安全正确操作，无差错，无不良反应发生。

（3）意识和认知功能良好的老年人主动配合，与老年人的沟通顺畅。

【注意事项】

1. 遵医嘱施治，严格执行查对制度。

2. 使用过程中避免锐器刺破热水袋，造成内容物泄漏。

3. 操作过程中注意保护老年人隐私，避免暴露过多。

4. 注意安全风险因素

（1）热水袋破漏：由于质量问题或老化热水袋突然破裂，内容物污染局部。

（2）施治差错：未核对老年人信息，搞错治疗对象和或治疗部位。

（3）烫伤：直接将热水袋长时间置于治疗部位，疏于巡查，造成低温烫伤。

（4）皮肤损伤：照护人员操作鲁莽，长指甲或金属配饰划伤老年人。

（5）骨折：操作时动作粗暴，骨质疏松老年人易发生骨折。

（6）交叉感染：照护人员操作前后未洗手，热水袋布套或毛巾未有效消毒。

（7）坠床：未及时抬起床挡，翻身摆位动作幅度过大，造成老年人坠床。

（8）触电：使用电热水袋时边充电边使用，造成触电。

思政元素：自强不息，追求卓越

思政融入知识点：热水袋的使用

思政素材：从会计员到业务院长

那一年，20岁的小宁是一家国有企业的会计，有一次家里的奶奶要使用热水袋取暖，由于小宁没有相关经验，给奶奶使用的水温太高，也未使用保护套，让奶奶的脚面发生了烫伤，同时奶奶还患有糖尿病，致使烫伤很久才被治愈。她特别内疚，也心疼奶奶的痛苦。事后，没多久，她下岗了，经过培训来到一家养老机构做起了养老护理员。她认真总结之前的教训，并暗暗下定决心，

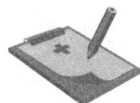

一定要成为一名优秀的老年照护工作者,更好地照护老年人群。她利用业余时间通过自学取得了护理专业专科、本科学历,考取了高级养老护理员和助理社工师资格证。工作中她勤于思考,发明和改造了许多老年照护辅具。由于工作出色很快成长为该养老机构的业务院长。

2014年教育部等九部委《关于加快养老服务业人才培养的意见》文件和2019年国务院办公厅《关于推进养老服务发展的意见》文件中明确提出,要提高从业人员素质,提升教育水平、执业能力和福利待遇,促进养老服务业高质量发展。时代在呼唤,政策在助推。同学们,让我们一起投身老年照护事业,自强不息,追求卓越,在国家大力发展养老产业的大背景下,成为这朝阳产业中的时代弄潮儿。

【健康指导】

1. 在给电暖宝充电之前,要保持插座干燥。
2. 电暖宝切忌边充电边使用,以防漏电触电。
3. 使用过久、老化的热水袋要及时更换,以免发生爆裂。
4. 老年人感觉多不灵敏,一定将热水袋用布套或毛巾包裹后再使用,用热30min后同一部位需间隔1h或变换部位后继续使用。
5. 电热水袋严禁针刺、重压,以免发生漏液、漏电现象。
6. 电暖宝禁止使用强溶剂擦洗或浸泡在水中擦洗。

二、老年人烤灯的使用

使用烤灯是红外线疗法的俗称。烤灯是利用灯泡发射红外光波,分子产热运动加速,局部组织温度升高,通过温热效应改善局部微循环和新陈代谢,促进机体对深部淤血和积液的吸收,起到消炎、镇痛、促进伤口干燥结痂、愈合的作用。

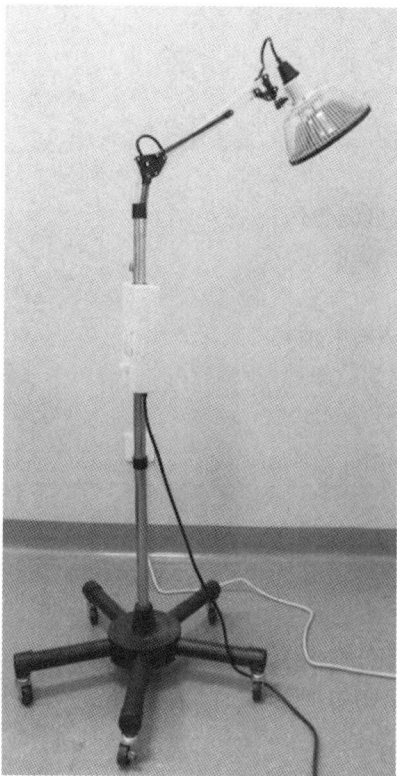

图11-6 烤灯

烤灯种类有白炽灯或红外线灯(图11-6)等。

【操作目的】

局部解痉、镇痛,促进创面干燥结痂,伤口尽早愈合。

【操作程序】

1. 评估

(1)辨识老年人,与老年人沟通。

(2)评估老年人的体温、脉搏、呼吸、血压等。

(3)评估老年人的性别、年龄、既往病史、手术史、用药史、过敏史、康复史。

(4)评估老年人意识状态、认知功能、活动能力、合作程度、心理状态。

(5)评估老年人热疗局部皮肤状况,如完整性、色泽、水肿、硬结、淤血等,测试皮肤有无感觉障碍及其对热的耐受程度。

2. 计划

(1)环境准备:整洁、安全,室温适宜,如有需要关闭门窗,拉布帘或使用屏风遮挡。

(2)老年人准备:根据病情和热疗需要,排尿后着宽松衣物,舒适体位,了解使用烤灯的目的、方法、注意事项等,积极配合。

(3)照护人员准备:着装整洁,不留长指甲,不戴指环,七步法洗手,戴口罩。

（4）用物准备:烤灯、手消毒液等。

3. 实施

操作流程	操作步骤	要点说明
1. 核对检查	核对热疗计划,核对老年人信息,检查烤灯和电源线安全无破损,携至老年人床旁	• 遵医嘱,认真检查烤灯状况
2. 使用烤灯	（1）查对与沟通:再次核对老年人信息,与老年人沟通,向老年人解释使用烤灯的目的、部位、预期效果、注意事项等 （2）摆体位:协助老年人取适宜体位,充分暴露作用部位 （3）再评估:再次评估老年人局部皮肤情况 （4）开启烤灯:移动烤灯灯头至治疗部位上方或侧方,调节灯距为 30~50cm,根据烤灯功率大小与治疗部位组织结构特点等具体情况进行适当调整。接通电源,打开开关,照护人员将手掌置于照射部位,以手感温热不烫为宜 （5）观察与询问:询问老年人感受并观察老年人面部表情及肢体动作 （6）巡视与调整:每隔 10min 观察局部皮肤颜色,触摸皮肤,询问老年人感觉并再次用手试温,必要时调节灯距 （7）时长与处置:使用 20min 后移除烤灯	• 根据老年人身体状况及意愿采取合适体位,动作忌粗暴 • 如遇特殊变化,不宜热疗应报告医生调整治疗方案 • 调整距离严防烫伤皮肤 • 沟通障碍的老年人更应细致观察 • 若出现心慌、头昏、皮肤紫红色、水疱立即移除烤灯停止照射
3. 整理用物	（1）治疗结束,整理床单位,安置好老年人,使其体位舒适 （2）将烤灯收回,待变凉后擦拭干净,放固定位置备用	
4. 洗手记录	（1）按七步洗手法洗手 （2）记录烤灯作用部位、使用起止时间、老年人治疗后全身及局部情况变化,其他要记录的内容,操作者签名	• 预防交叉感染 • 文书记录归档

4. 评价

（1）老年人了解使用烤灯的相关知识,治疗达到预期疗效。

（2）照护人员做到正确操作,安全无差错,无不良反应发生。

（3）意识和认知功能良好的老年人主动配合,与老年人的沟通顺畅。

【注意事项】

1. 遵医嘱施治,严格执行查对制度。

2. 防范发生不良反应,密切巡查,观察局部皮肤颜色,触摸皮肤,询问老年人感觉,如遇异常情况,立即移除烤灯,停止照射,对症处置。

3. 治疗结束,协助老年人穿好衣服,嘱老年人在室内休息 15min 后方可外出,防止感冒。

4. 操作过程中注意保护老年人隐私,避免暴露过多。

5. 照射前胸、面颈时,为避免强光对视光系统的损害,应使用纱布为老年人遮盖双眼或为老年人戴上墨镜保护眼睛。

6. 注意安全风险因素

（1）施治差错:未核对老年人信息,弄错治疗对象或治疗部位。

（2）烫伤:在治疗部位近距离长时间使用烤灯,疏于巡查,造成烫伤。

（3）皮肤损伤:照护人员操作鲁莽,长指甲或金属配饰划伤老年人。

（4）骨折:暴露治疗部位时动作粗暴,骨质疏松老年人易发生骨折。

（5）触电:烤灯线路老化,丧失绝缘性或金属丝裸露,造成触电。

（6）坠床:未及时抬起床挡,翻身摆位动作幅度过大,造成老年人坠床。

（7）火灾:烤灯周围放置易燃物,长时间热照射自燃。

【健康指导】

1. 使用前检查烤灯的质量和线路。

2. 烤灯的作用是改善局部血液循环,促进伤口干燥愈合,周围正常皮肤长时间炙烤后涂擦润肤乳液进行安抚保养。

3. 老年人感觉多不灵敏,须控制照射时间,密切观察局部皮肤和全身情况变化。

4. 使用烤灯时,局部皮肤出现均匀桃红色斑为合适剂量。红外线多次反复照射治疗部位皮肤可出现色素沉着,系酪氨酸酶被激活,色素合成分泌增加所致,属正常现象。

三、老年人湿热敷的使用

湿热敷是以温热液体为载体,通过传导作用在局部组织发挥温热效应。

湿热敷多用于局部热疗,有热水湿热敷、药液湿热敷、外加电源离子导入湿热敷等。这里仅介绍最为常用的热水（药液）湿热敷。

【操作目的】

改善局部微循环,缓解肌紧张,消炎、镇痛。

【操作程序】

1. 评估

（1）辨识老年人,与老年人沟通。

（2）评估老年人的体温、脉搏、呼吸、血压等。

（3）评估老年人的性别、年龄、既往病史、手术史、用药史、过敏史、康复史。

（4）评估老年人意识状态、认知功能、活动能力、合作程度、心理状态。

（5）评估老年人湿热敷局部皮肤状况,如完整性、血肿等,测试皮肤有无感觉障碍及对热的耐受程度。

2. 计划

（1）环境准备:整洁、安全,室温适宜,如有需要关闭门窗,拉布帘或使用屏风遮挡。

（2）老年人准备:根据病情和热疗需要,排尿后采取舒适坐位或卧位,了解湿热敷的目的、方法、注意事项等,积极配合。

（3）照护人员准备:着装整洁,不留长指甲,不戴指环,七步法洗手,戴口罩。

（4）用物准备:水盆（内盛 50~60℃热水）、温度计、热水瓶（内盛热水）、棉质长方布巾 2 块（大小视热敷的面积而定）、防水垫 1 块、凡士林、消毒纱布、干毛巾、手消毒液等。有伤口者需备换药包。

3. 实施

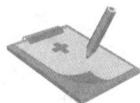

操作流程	操作步骤	要点说明
1. 核对检查	核对热疗计划,核对老年人信息,备齐用物,携至老年人床旁	• 核对医嘱
2. 湿热敷	（1）查对与沟通:再次核对老年人信息,与老年人沟通,解释湿热敷的目的、部位、预期效果、注意事项等 （2）摆体位:协助老年人取适宜体位,充分暴露热敷部位,下铺防水垫 （3）再评估:再次评估老年人局部皮肤情况,热敷部位涂抹凡士林,上覆消毒纱布以保护皮肤 （4）敷湿巾:棉质长方布巾一块,手持两端,中间1/2部分完全进入水盆中浸透,两手反方向用力拧干,以不滴水为宜,抖开,折叠成适宜大小,手腕掌侧皮肤试温无烫感,湿面在下干面在上置于热敷部位 （5）观察与询问:询问老年人感受并观察老年人面部表情及肢体动作 （6）巡视与调整:每隔3~5min观察局部皮肤颜色,触摸皮肤,询问老年人感受,同时调整盆中水温,更换另一块敷布巾 （7）时长与处置:湿热敷20min后去除湿布巾,用干毛巾拭干局部	• 根据老年人身体状况及意愿采取合适体位,动作忌粗暴 • 如遇特殊变化,不宜湿热敷,应报告医生调整治疗方案 • 折叠后布巾大小以覆盖热敷部位为宜 • 沟通障碍的老年人更应细致观察 • 如出现紫色斑纹、水疱或其他不适,应立即停止湿热敷报告医生
3. 整理用物	（1）治疗结束,整理床单位,安置好老年人,使其体位舒适 （2）倒掉盆中水,棉质方巾和毛巾等清洗消毒备用	
4. 洗手记录	（1）按七步洗手法洗手 （2）记录湿热敷作用部位、使用起止时间、老年人治疗后全身及局部情况变化,其他要记录的内容,操作者签名	• 预防交叉感染 • 文书记录归档

4. 评价

（1）老年人了解湿热敷的相关知识,治疗后达到预期疗效。

（2）照护人员操作安全正确,无差错,无不良事件发生。

（3）意识和认知功能良好的老年人主动配合,与老年人的沟通顺畅。

【注意事项】

1. 遵医嘱施治,严格执行查对制度。

2. 防范不良反应发生,仔细观察湿热敷部位皮肤状况和老年人一般状况,若有不适须立即停止湿热敷,做好应急处置。

3. 操作过程中注意保护老年人隐私,避免暴露过多。

4. 湿热敷局部如有创面,湿热敷后须按照无菌技术换药。

5. 注意安全风险因素

（1）施治差错:未核对老年人信息,弄错治疗对象或治疗部位。

（2）烫伤:水温过热或倾倒热水时溢出,造成老年人烫伤。

（3）皮肤损伤:照护人员操作鲁莽,长指甲或金属配饰划伤老年人。

（4）骨折:暴露治疗部位时动作粗暴,骨质疏松老年人易发生骨折。

（5）感染:湿热敷部位有创面,无菌操作不规范造成创面感染。

（6）坠床:未及时抬起床挡,翻身摆位动作幅度过大,造成老年人坠床。

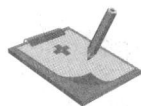

【健康指导】

1. 老年人感觉多不灵敏,须控制湿热敷时间,密切观察局部皮肤和全身情况变化。

2. 水的热传导性强,热交换速度快,湿敷处感觉热时,可掀开干巾散热以免烫伤皮肤。

3. 头面部湿热敷后,毛孔张开,汗腺分泌,需休息15min待无汗后方可外出,以免受凉感冒。

四、老年人热水坐浴

热水坐浴是指将外阴和臀部完全浸泡在适宜温度的水或药液中,通过温热效应和透皮吸收舒缓盆底肌,改善局部组织新陈代谢,促进创面愈合。

【操作目的】

主要目的是预防肛门、会阴区域伤口感染;促进肛门、会阴区域伤口的愈合;减轻盆腔充血、水肿及疼痛,并促进会阴、肛门、外生殖器炎症消散。

【操作程序】

1. 评估

（1）辨识老年人,与老年人沟通。

（2）评估老年人的体温、脉搏、呼吸、血压等。

（3）评估老年人的性别、年龄、既往病史、手术史、用药史、过敏史、康复史。

（4）评估老年人意识状态、认知功能、活动能力、合作程度、心理状态。

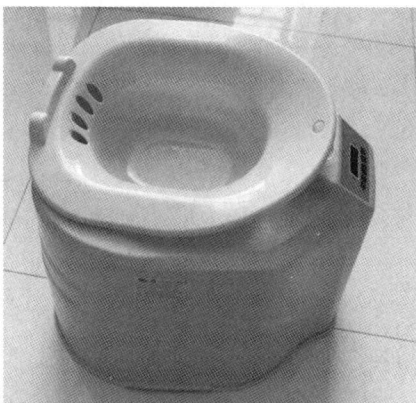

图 11-7 插电式恒温坐浴器

（5）评估老年人坐浴局部皮肤状况,如伤口状况等,测试皮肤有无感觉障碍及其对热的耐受程度。

2. 计划

（1）环境准备:整洁、安全,室温适宜,关闭门窗,拉布帘或使用屏风遮挡。

（2）老年人准备:根据病情和热疗需要,排净尿便后擦拭干净。了解热水坐浴的目的、方法、注意事项等,积极配合。

（3）照护人员准备:着装整洁,不留长指甲,不戴指环,七步法洗手,戴口罩。

（4）用物准备:插电式恒温坐浴器（图 11-7）或坐浴椅及配套的无菌坐浴盆（浴盆内盛 1/2 满 40~45℃热水或根据医嘱加药）、无菌纱布、温度计、毛巾、手消毒液等。

3. 实施

操作流程	操作步骤	要点说明
1. 核对检查	核对热疗计划,核对老年人信息,备齐用物,携至老年人床旁	• 核对医嘱
2. 实施坐浴	（1）查对与沟通:再次核对老年人信息,与老年人沟通,解释热水坐浴的目的、部位、预期效果、注意事项等	
	（2）摆体位:协助老年人卷起上衣,褪下裤子,充分暴露臀部	• 动作忌粗暴
	（3）再评估:再次评估老年人局部皮肤情况	• 如遇特殊变化,不宜坐浴,应报告医生调整治疗方案
	（4）坐入浴盆:先协助老年人试水温,适应后方可坐入水中,将全部臀部泡入水中	• 如有伤口,应备无菌浴盆及药液
	（5）观察与询问:询问老年人感受并观察老年人面部表情及肢体动作	• 沟通障碍的老年人更应细致观察
	（6）巡视与调整:随时调整水温至老年人感觉舒适,注意观察皮肤变化	• 如出现不适,应立即停止坐浴,并报告医生
	（7）时长与处置:坐浴 20min 后用毛巾或无菌纱布拭干局部	

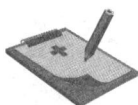

操作流程	操作步骤	要点说明
3. 整理用物	（1）治疗结束协助老年人穿好衣裤,安置好老年人,使其体位舒适 （2）倒掉盆中水,毛巾、浴盆等清洗消毒备用	
4. 洗手记录	（1）按七步洗手法洗手 （2）记录热水坐浴起止时间、老年人治疗后全身及局部情况变化,其他要记录的内容,操作者签名	• 预防交叉感染 • 文书记录归档

4. 评价

（1）老年人了解热水坐浴的相关知识,治疗后达到预期疗效。

（2）照护人员操作安全正确,无差错,无不良事件发生。

（3）意识和认知功能良好的老年人主动配合,与老年人的沟通顺畅。

【注意事项】

1. 遵医嘱施治,严格执行查对制度。

2. 防范不良反应发生,仔细观察坐浴部位皮肤黏膜状况和老年人一般状况,若有不适须立即停止热水坐浴,做好应急处置。

3. 操作过程中注意保护老年人隐私。

4. 热水坐浴局部皮肤黏膜如有创面,坐浴结束后须按照无菌技术清洁换药。

5. 因热水浴有镇静、催眠作用,老年人坐浴时间不要太长,尽量有人陪伴。

6. 冬季坐浴注意保暖,夏季坐浴注意避风。

7. 注意安全风险因素

（1）施治差错:未核对老年人信息,弄错治疗对象或治疗部位。

（2）烫伤:水温过热或倾倒热水时溢出,造成老年人烫伤。

（3）皮肤损伤:照护人员操作鲁莽,长指甲或金属配饰划伤老年人。

（4）骨折:暴露治疗部位时动作粗暴,骨质疏松老年人易发生骨折。

（5）感染:热疗部位有创面,无菌操作不规范造成创面感染。

（6）触电:插电式恒温坐浴器线路老化或质量问题,造成触电。

（7）跌倒:老年人长时间坐位,起立时容易发生直立性低血压而引起头晕、晕厥以至跌倒。

【健康指导】

1. 老年人感觉多不灵敏,须控制热水坐浴时间,密切观察局部皮肤和全身情况变化。

2. 水的热传导性强,热交换速度快,老年人感觉过热时应调整水温。

3. 热水坐浴后毛孔张开,汗腺分泌,需休息15min待无汗后方可外出,以免受凉感冒。

4. 药液坐浴时,药液须按医嘱临用现配。若为高锰酸钾,其浓度为1:5 000,高锰酸钾为氧化剂,浓度过高会灼伤皮肤。

5. 临床上坐浴常用于慢性肛门疾患(痔疮、肛裂、脱肛、肛瘘、肛门瘙痒等)、慢性前列腺炎及会阴伤口、炎症等,坐浴可以使局部血管扩张,促进血液循环,减轻局部充血,消除肿胀,减轻疼痛,促进炎症好转。

五、老年人温水浸泡

老年患者的全身或一部分浸入水中进行治疗的方法称为浸泡。

按照温度不同,浸泡包括冷水浸泡(水温26℃以下)、凉水浸泡(水温26~33℃)、不感温水浸泡(水温34~36℃)、温水浸泡(水温37~38℃)、热水浸泡(水温39℃以上)。

温水浸泡按照作用范围分为全身浸泡与局部浸泡。按照液体的成分包括纯水浸泡、盐水浸泡、药物浸泡、气泡浸泡。

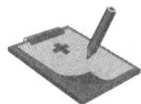

【操作目的】

利用温热效应,结合药物的透皮吸收,起到清洁、消炎、镇静、镇痛作用。多用于兴奋过程占优势的神经症、自主神经功能紊乱、痉挛性瘫痪、雷诺病、关节炎、皮肤病变等。

【操作程序】

1. 评估

（1）辨识老年人,与老年人沟通。

（2）评估老年人的体温、脉搏、呼吸、血压等。

（3）评估老年人的性别、年龄、既往病史、手术史、用药史、过敏史、康复史。

（4）评估老年人意识状态、认知功能、活动能力、合作程度、心理状态。

（5）评估老年人全身或局部皮肤状况,如完整性、硬结、皮疹等,测试皮肤有无感觉障碍及其对热的耐受程度。

2. 计划

（1）环境准备:整洁、安全,室温适宜,关闭门窗,拉布帘或使用屏风遮挡。

（2）老年人准备:根据病情和热疗需要,排净尿便后擦拭干净。了解温水浸泡的目的、方法和注意事项等,积极配合。

（3）照护人员准备:着装整洁,不留长指甲,不戴指环,七步法洗手,戴口罩。

（4）用物准备:插电式恒温浴盆或无菌浴盆（浴盆内盛 1/2 满的 37~38℃温水或根据医嘱加药）无菌纱布、防水垫、温度计、毛巾、手消毒液。

3. 实施

操作流程	操作步骤	要点说明
1. 核对检查	核对热疗计划,核对老年人信息,备齐用物携至老年人床旁	• 核对医嘱
2. 温水浸泡	（1）查对与沟通:再次核对老年人信息,与老年人沟通,解释温水浸泡的目的、部位、预期效果、注意事项等 （2）摆体位:协助老年人充分暴露作用部位 （3）再评估:再次评估老年人局部皮肤情况 （4）浸泡:先协助老年人试水温,适应后缓慢将肢体浸入水中 （5）观察与询问:询问老年人感受并观察老年人面部表情及肢体动作 （6）巡视与调整:随时调整水温至老年人感觉舒适,注意观察皮肤变化 （7）时长与处置:浸泡 20min 后出浴,用毛巾或无菌纱布拭干局部	• 动作忌粗暴,避免打湿衣物 • 如遇特殊变化,不宜浸泡,应报告医生调整治疗方案 • 如有伤口,应使用无菌浴盆及药液 • 沟通障碍的老年人更应细致观察 • 如出现不适,应立即停止浸泡,并报告医生
3. 整理用物	（1）治疗结束,协助老年人穿好衣裤,安置好老年人,使其体位舒适 （2）倒掉盆中水,毛巾、浴盆等清洗消毒备用	
4. 洗手记录	（1）按七步洗手法洗手 （2）记录温水浸泡起止时间、老年人治疗后全身及局部情况变化,其他要记录的内容,操作者签名	• 预防交叉感染 • 文书记录归档

4. 评价

（1）老年人了解温水浸泡的相关知识,治疗后达到预期疗效。

（2）照护人员操作安全正确,无差错,无不良事件发生。

（3）意识和认知功能良好的老年人主动配合,与老年人的沟通顺畅。

【注意事项】

1. 遵医嘱施治,严格执行查对制度。

2. 防范不良反应发生,仔细观察坐浴部位皮肤黏膜状况、老年人一般状况,若有不适须立即停止浸泡,做好应急处置。

3. 操作过程中注意保护老年人隐私。

4. 浸泡部位如有创面,浸泡结束后须按照无菌技术换药。

5. 因温水浸泡有镇静、催眠作用,老年人浸泡时间不要太长,尽量有人陪伴。

6. 冬季浸泡注意保暖,夏季浸泡注意避风。

7. 注意安全风险因素

（1）施治差错:未核对老年人信息,弄错治疗对象或治疗部位。

（2）烫伤:水温过热或倾倒热水时溢出,造成老年人烫伤。

（3）皮肤损伤:照护人员操作鲁莽,长指甲或金属配饰划伤老年人。

（4）骨折:暴露治疗部位时动作粗暴,骨质疏松老年人易发生骨折。

（5）感染:热疗部位有创面,无菌操作不规范造成创面感染。

（6）触电:插电式恒温坐浴器线路老化或质量问题,造成触电。

（7）跌倒:老年人起立时容易发生直立性低血压,引起头晕、晕厥以至跌倒,或者浸泡后地面湿滑跌倒。

（8）交叉感染:浴盆等用具消毒不严格,残留病原体造成交叉感染。

【健康指导】

1. 水的热传导性强,热交换速度快,老年人感觉多不灵敏,应及时调整水温。

2. 在水中加入松脂粉有镇静作用,如在睡前进行治疗,效果可能更好。

3. 在水中加入碳酸氢钠有软化角质层的作用,适用于角质增厚的皮肤病变。

4. 使用药液浸泡时,药液按医嘱现用现配。热浴对体力有一定消耗,特别是全身浸泡后应休息,补充水分及适量食物。全身药浴的水位应在膈肌以下,以免胸闷心慌。

5. 全身浸泡时,血液重新分布于体表,导致部分内脏缺血,极易诱发脑缺血或心绞痛等心脑血管疾病,老年人尤其应引起重视,积极防范。

6. 全身温水浸泡不宜在饥饿或饱餐后 1h 内进行,饭前 30min 温水浸泡易发生低血糖,饭后饱腹浸泡会影响消化功能。尤其是体弱、活动不便的老年人要做好保护,防止发生意外。

7. 注意保暖,浸泡后适当喝温水,补充水分。

> **知识链接**
>
> **中　药　浴**
>
> 中药浴是选配适当的中草药煎煮,先利用蒸汽熏蒸后使用药液进行全身或局部洗浴。利用温热的药液透过皮肤孔窍、腧穴等部位直接吸收,直达腠理,借助经脉血络输布全身,从而达到温通经络、调和气血、发汗退热、散寒除湿、消肿止痛、解毒止痒、祛瘀生新、除污洁净、滋润皮肤、驱邪防御等作用。中药浴是防治疾病的常用外治方法之一,与内服药一样,中药浴用药也需要在中医理论的指导下辨证论治临证组方,根据体质、时辰等因素,选用不同的药物配伍调剂。

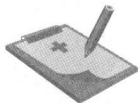

本章小结

1. 本章讲述了老年人冷热疗的生理效应、影响因素,实施冷热疗的目的和禁忌,冷热疗常用照护技术。

2. 重点是为老年人实施冷热疗常用照护技术及操作及其注意事项及安全风险防范等。

3. 难点是老年人各种冷热疗照护技术方法实践。

4. 培养学生追求卓越,自强不息的精神。将细心、耐心、爱心贯穿于操作全过程,杜绝风险、确保安全,达到预期疗效。

（康素娴）

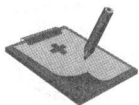

第四篇　老年人常见慢性疾病照护

第十二章　循环系统常见疾病老年患者照护

12章

第十二章
数字内容

学习目标

1. 掌握：老年人高血压、老年人冠状动脉粥样硬化性心脏病的临床表现、照护问题和照护措施。
2. 熟悉：老年人高血压、老年人冠状动脉粥样硬化性心脏病的发病原因；老年人心律失常的临床表现；心肺复苏术。
3. 了解：老年人循环系统解剖生理特点；老年人高血压、老年人冠状动脉粥样硬化性心脏病和老年人心律失常的发病机制。
4. 学会：照护患有高血压、冠状动脉粥样硬化性心脏病、心律失常的老年人的技能。
5. 具有：全民健康与全面小康的理念，对老年人关心体贴，敬老、孝老、助老，树立健康老龄化的观念，确保照护安全。

　　循环系统由心脏、血管和调节血液循环的神经体液组成。循环系统疾病是全球最主要的居民死亡原因，也是我国居民的头号杀手。随着年龄的增加，老年人心血管的老化问题及相应功能的改变，容易引起高血压、心律失常、心肌梗死、心功能不全等疾病。因此，有效预防循环系统疾病，做好循环系统疾病老年患者的照护刻不容缓。

第一节　高血压老年患者照护

导入情景

　　李爷爷，65岁，入住养老机构8个月。平素身体健康，近2个月来自感头痛、头晕、眼花、耳鸣等，遂入院检查。经查体温36.5℃，脉搏95次/min，呼吸22次/min，血压170/110mmHg。

　　工作任务：

1. 对李爷爷实施饮食和运动照护措施。

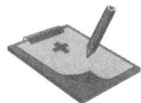

2. 指导李爷爷实施慢病自我管理。

3. 对李爷爷实施高血压疾病知识的健康指导。

【疾病学概要】

（一）概念

高血压是以体循环动脉血压增高为主要表现的临床综合征。高血压是多种心脑血管疾病的重要病因和危险因素，影响心、脑、肾等重要器官的结构和功能，最终可导致脑卒中、心力衰竭及慢性肾脏病等并发症。老年人高血压是指年龄在 65 岁以上的老年人，在未使用抗高血压药物的情况下，血压持续或非同日 3 次以上收缩压≥140mmHg 和／或舒张压≥90mmHg。如果只有收缩压≥140mmHg，舒张压 <90mmHg 者，称为老年单纯收缩期高血压。在血压升高的老年人中，95% 无明确病因，称为原发性高血压；约 5% 是由明确而独立的疾病引起的，称为继发性高血压。

（二）病因

高血压病因不明，可能和遗传因素、环境因素有关。许多研究表明，大动脉硬化是老年人高血压发病机制中的主要因素，是老年人高血压和中、青年高血压临床表现不同的主要原因。

1. 遗传因素　高血压具有明显的家族聚集性，父母均有高血压的子女发病率明显增高，半数以上高血压患者有高血压家族史。

2. 环境因素　指各种不良的生活方式及生活环境。

（1）饮食：高钠、低钾、高钙饮食和高血压的发生有关，高蛋白质饮食、饮食中饱和脂肪酸或饱和脂肪酸／不饱和脂肪酸比值较高和高血压的发生有关；饮酒量与血压水平相关，每天饮酒量超过 50g 乙醇者高血压发病率明显增高。

（2）精神应激：城市脑力劳动者高血压患病率超过体力劳动者，从事精神紧张度高的职业者发生高血压的可能性较大，长期生活在噪声环境中听力敏感性减退者患高血压也较多，高血压患者经休息后往往症状和血压可获得一定改善。

3. 其他因素

（1）体重：超重或肥胖是血压升高的重要危险因素，尤其是腹型肥胖者容易发生高血压。

（2）睡眠呼吸暂停低通气综合征：50% 的患者有高血压，血压高度与睡眠呼吸暂停低通气综合征病程有关。

（三）临床表现

1. 高血压分级　高血压分为 3 级，具体分级方法详见第十章。

2. 高血压危险程度分层　高血压的预后不仅与血压升高水平有关，而且与其他心血管危险因素存在以及靶器官损害程度有关。为指导治疗和判断预后主张对高血压患者作心血管危险分层，将高血压患者分为低危、中危、高危和极高危。

（1）分层依据

1）高血压分为 1、2、3 级，详见第十章。

2）心血管疾病危险因素包括：高脂血症、糖尿病、吸烟、年龄 >60 岁、男性或绝经后女性、心血管疾病家族史。

3）靶器官损害及合并的临床疾病包括：①心脏疾病：左心室肥大、心衰、心绞痛、心肌梗死等；②脑血管疾病：脑卒中或短暂性脑缺血发作；③肾脏疾病：尿蛋白或血肌酐升高；④周围血管疾病。⑤高血压视网膜病变≥Ⅲ级。

（2）危险度的分层

1）低度危险组：高血压 1 级，不伴有危险因素。

2）中度危险组：①高血压 1 级伴 1~2 个危险因素；②高血压 2 级不伴有危险因素。

3）高度危险组：高血压 1~2 级伴 3 个或 3 个以上危险因素者，或出现肾功能 3 期改变、糖尿病、心血管病和靶器官受损者。

3. 临床特征　随着年龄的增加，机体在进一步的衰退，因此老年高血压的表现与青年有所不同。

（1）单纯收缩压升高多见：60 岁以上高血压患者，以单纯收缩压升高为主。收缩压随着年龄增

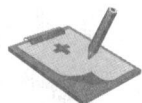

长而增高,舒张压降低或不变,由此导致脉压增大。脉压随着年龄增长而增加,是反映动脉损害程度的重要标志,比收缩压或舒张压更能预测心血管事件的发生。

（2）血压波动性大:因老年人压力感受器调节血压的敏感性降低,使得血压波动大。主要表现为收缩压波动大,一天内波动达 40mmHg。常见血压昼夜节律异常,表现为夜间血压下降幅度小于 10%或超过 20%,血压"晨峰"现象增多,使心、脑、肾等靶器官损害的危险性显著增加。血压波动大,使老年人易发生直立性低血压和餐后低血压。

（3）易发生直立性低血压:由于老年人的主动脉弓和颈动脉窦的反应性随增龄而降低,而使体位变化或服药后应有的代偿性心率增快和反射性血管收缩能力减弱所致。因此,老年人高血压容易发生直立性低血压,尤其常见于降压治疗过程中。

（4）并发症多且严重:半数以上老年人高血压早期无明显症状,而头晕、头痛、记忆力下降等表现容易被误认为是生理性老化现象。因为老年人常合并较严重的动脉硬化,会加重对靶器官的损害,因而患者的并发症发生率高达 40%,其中冠心病、脑卒中为常见且严重的并发症。如收缩压升高 10~12mmHg 或舒张压升高 5~6mmHg,发生脑卒中的危险增加 35%~40%、冠心病意外增加20%~25%。

（5）多种疾病并存:老年高血压常与糖尿病、高脂血症、动脉粥样硬化、前列腺增生、支气管哮喘等疾病共存并相互影响。因此,给老年高血压患者选用降压药时,应注意这些情况,以免造成其他影响。

（6）病死率高:老年人各脏器随年龄增长而逐渐老化,功能衰退,在此基础上患老年高血压会加速各重要器官功能衰退,使病死率增高。

4. 体格检查

（1）测量血压:定期测量血压是早期诊断高血压的主要途径。可根据非同日 3 次安静状态下血压平均值升高作为诊断,对可疑者应重复多次测量。测量血压时应注意加测立位血压,有必要时分别测量左上肢和右上肢的血压。

（2）测量身高、体重:计算体重指数,BMI= 体重 / 身高的平方（kg/m^2）。

（3）心血管系统检查:心脏大小、周围血管征、血管杂音、心脏杂音等是重点检查的项目。

（4）眼底检查:有无高血压性视网膜改变。

（5）神经系统检查:有无脑血管受损的证据,如意识障碍、肢体感觉、运动障碍等。

5. 辅助检查

（1）常规项目:常规检查的项目是尿常规、血糖、血胆固醇、血甘油三酯、肾功能、血尿酸和心电图。这些检查有助于发现相关的危险因素和靶器官损害。部分患者根据需要和条件可以进一步检查眼底、超声心动图、血电解质、低密度脂蛋白胆固醇与高密度脂蛋白胆固醇。

（2）特殊检查:如 24h 动态血压监测、踝 / 臂血压比值、心率变异、颈动脉内膜中层厚度、动脉弹性功能测定、血浆肾素活性等。24h 动态血压监测有助于了解血压昼夜节律,指导降压治疗以及评价降压药物疗效。

6. 心理 - 社会状况　主要评估老年人有无对疾病发展、治疗方面的焦虑和猜疑;有无对终身用药的担心和焦虑;靶器官受损的程度是否影响老年人的社交活动;由于老年人医疗费用支付能力较低,评估老年人的家庭和社区支持度。

（四）治疗要点

治疗高血压的主要目的是最大限度地降低心脑血管并发症的发生和死亡危险。在治疗高血压的同时,要干预可逆性心血管危险因素、靶器官损害及各种临床并存情况。原则上在老年人能耐受的前提下,逐步降压达标。65 岁以下的老年人,应将血压降至 140/90mmHg 以下;≥65 岁的老年人,血压降至 <150/90mmHg,如果能耐受,可进一步降至 <140/90mmHg。糖尿病或慢性肾脏病合并高血压患者,血压控制目标值 <130/80mmHg。收缩期性高血压的降压目标水平,收缩压 140~150mmHg,舒张压 <90mmHg 但不低于 65~70mmHg。常用治疗方法包括非药物治疗和药物治疗。非药物治疗主要措施有:控制体重;减少钠盐摄入,增加钾盐摄入;减少脂肪摄入;戒烟、限酒;适当运动;减少精神压力,保持心理平衡。

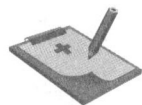

【照护措施】

（一）一般照护

1. **饮食照护** 合理饮食有利于降压及控制心血管危险因素,是防治心血管疾病安全、有效的措施。

（1）减少钠盐摄入:首先减少烹调用盐,每日食盐应以 5g 以下为宜,严重高血压患者食盐控制在 2g。

（2）常食含钾、钙的食物:每人每日吃新鲜蔬菜 400~500g,喝牛奶 500ml,可补充钾 1 000mg 和钙 400mg。

（3）减少脂肪的摄入,控制体重:膳食中脂肪的含量应控制在总热量的 25% 以下,少吃甜食、动物脂肪及煎炸食物,并尽量将体重指数控制在 $<25kg/m^2$。

2. **运动照护** 运动有利于减轻体重和改善胰岛素抵抗,提高心血管适应调节能力,稳定血压水平。

（1）运动原则:老年高血压患者要坚持有恒、有序、有度的运动原则,采取个体化的运动方案,才能达到最佳疗效。

（2）运动方式:较好的运动方式是低或中等强度的等张运动,可根据年龄及身体状况选择慢跑或步行,一般 3~5 次/周,每次 20~60min。无明显脏器功能损害的老年人,除保证足够的睡眠外,应当选择运动量适宜、动作简单的有氧运动,如快走、慢跑、打太极拳等。快走除合并严重心绞痛、心力衰竭等疾病者不能耐受外,几乎适用于所有老年高血压患者;慢跑对于无并发症的高血压患者有益处,但对于合并心、脑并发症的高血压老年患者应慎重;太极拳不仅运动量小,而且在降压的同时,能改善老年人神经系统稳定性,提倡推广。对于血压较高、症状明显的老年人应充分休息;有明显脏器损害的老年人应卧床休息。并且老年高血压患者不宜参加剧烈活动、登高、提重物等。

（二）心理照护

告知老年人不良的心理状态可以影响血压,可能导致高血压的发生。部分高血压老年人心理非常脆弱,容易将高血压与脑卒中、心肌梗死等紧密联系在一起,心情容易产生焦虑、抑郁或恐惧状态,要帮助老年人树立战胜疾病的信心,给予必要的解释和安慰,让老年人保持情绪稳定。采取各种措施,帮助老年人预防和缓解精神压力以及纠正和治疗病态心理,必要时建议老年人寻求专业心理辅导或治疗。

（三）对症照护

1. **用药照护** 血压 >160/100mmHg 或合并糖尿病或有心、脑、肾靶器官损害和并发症的老年人,改善生活行为后血压仍未获得有效控制患者,必须使用降压药物治疗。老年人肝、肾功能均有不同程度的减退,无论是单一用药或联合用药,应从小剂量开始,根据老年患者年龄、降压反应采取个体化治疗措施,密切注意药物不良反应的发生。

（1）利尿剂:以噻嗪类利尿剂为代表,对老年单纯收缩期高血压疗效明显。常用药物有氢氯噻嗪、吲达帕胺等。使用时可与保钾利尿剂合用,防治低钾血症。

（2）β 受体阻滞剂:适用于老年高血压合并心绞痛且心率偏快者。常用药物有普萘洛尔、阿替洛尔、美托洛尔(倍他乐克)等。应注意其抑制心肌收缩力、心动过缓等不良反应。不适用于伴糖耐量异常、传导阻滞、支气管哮喘、慢性阻塞性肺气肿的患者。

（3）钙通道阻滞剂:可明显降低老年高血压患者发生脑卒中的危险。常用药物有硝苯地平、氨氯地平等。主要副作用:头痛、面部潮红、踝部水肿,个别有心动过速。对老年高血压患者推荐选用长效制剂或控释片、缓释片,可减少副作用的发生。

（4）血管紧张素转化酶抑制剂:血管紧张素转化酶抑制剂作用平稳,副作用少于利尿剂、β 受体阻滞剂和中枢降压药,易为老年人耐受。常用药物有卡托普利、依那普利等。主要副作用有咳嗽、皮疹,比较少见的副作用有味觉异常、肾功能恶化。肾功能衰竭的老年人禁用。

（5）血管紧张素 Ⅱ 受体拮抗剂:适合于不能耐受血管紧张素转化酶抑制剂干咳副作用的老年人。常用药物有氯沙坦、缬沙坦、伊贝沙坦。

2. **并发症预防**

（1）直立性低血压：老年人高血压较易出现直立性低血压，以药物引起直立性低血压较常见。主要表现为头晕目眩、视力模糊、软弱无力、冷汗淋漓等，严重时甚至晕厥。①由于老年人循环调节反射减弱，一般都有心、脑、肾等器官动脉硬化，降压治疗时容易发生直立性低血压。应向老年人说明降压治疗时，应从小剂量开始。②服药后嘱卧床 0.5~1h，测量并记录卧、立位血压。如果两者相差过多，应警惕发生直立性低血压。③起床时应缓慢改变体位，由坐起、双下肢垂于床边摇晃到站立循序渐进，床边备椅凳及其他辅助设备，尤其是夜间起床时，应注意血压突然下降引起昏厥而发生意外。④老年人应避免长时间站立，避免沐浴时水温过高，避免饮浓茶、饮酒，避免过度用力增加腹腔压力而影响静脉回流。⑤对经常发生直立性低血压者，起床活动时应先穿上弹力长袜再下床活动。⑥当直立性低血压发生时，立刻躺下，抬高脚部超过头部，屈腿和摇动脚趾，以促进静脉血向心脏回流，升高血压。

（2）心、脑、肾等重要器官的病变：老年人因为各系统老化和多种疾病并存的现象，在用药过程中应密切观察精神状态、心率、血压的变化，详细记录出入量及每日体重。如果突然发生严重头晕与眩晕可能发生了短暂性脑缺血发作。还要观察有无胸闷、气短、心绞痛、多尿等症状，警惕心、脑、肾等器官病变。

3. 注意安全风险

（1）跌倒：由于直立性低血压或高血压引起头晕目眩等致跌倒。

（2）坠床：发生脑血管疾病时，肢体偏瘫，容易发生坠床。

思政元素：生命至上，学以致用

思政融入知识点：老年人高血压照护措施

思政素材：大学生见义智为，勇救摔倒老人

2019 年 3 月 4 日，某高校护理专业大三女生在求职返程途中，看到一位骑着三轮车的老人连人带车翻倒在地。她没有过多思考，直接来到老人身边，对老人的病情进行了初步判断，老人有高血压病史，目前意识清醒，没有明显外伤，只是说头晕，为了防止盲目搬动带来的不良后果，她拨打了 120 急救电话，并把老人三轮车上的垫子垫在老人身下，给老人戴上帽子，并一直握着老人的手，与他说话，一直到救护车赶到，才离开现场，因为她的正确处理，老人得到了很好的救治。事后，她求职的医院了解到她的义举，决定免试录用她进入该医院工作。

医务人员不仅要掌握娴熟的救治技能，还必须具备良好的医德。要视生命健康高于一切、重于一切、大于一切。高尚的医德体现在友好的服务态度，精湛的医疗服务技术。在挽救生命健康的过程中不带任何私心杂念，抛开私利、敢于担当、实事求是、真正为患者着想，才能成为让百姓信服的好医务人员。

---

4. 慢病自我管理

（1）血压监测：坚持监测血压，建议每天晨起前、三餐饭后、睡前各测量血压一次。血压稳定后，可以改为每天晨起和睡前各测量一次。

（2）体重控制：减轻体重，尽量将体重指数控制在 $<25kg/m^2$。体重降低对改善胰岛素抵抗、糖尿病、高脂血症和左心室肥厚均有益。

（3）戒烟限酒：吸烟、饮酒可促进动脉粥样硬化形成。饮酒量每日不可超过相当于 50g 乙醇的量。

（4）服药依从性：老年人高血压需要终生服药治疗，很多老年人都不能坚持按医嘱规律服药，甚至责怪照护人员总让他吃药。我们要对老年人充满爱心，耐心地告诉老年人为什么要坚持服药，不坚持服药会产生什么样的后果，通过各种方式提醒老年人按时按量服药。

（四）健康指导

1. 一级预防　主要有以下措施：①改变生活方式，干预高血压老年人的饮食和活动，重视养生细节，调整情绪，保持乐观的心态；②定期健康教育，把高血压的危险性告知每一位老年人，给每位老年人定期测量血压;③建立老年高血压防治体系,建立老年人的健康档案,对疑似高血压的老年人定期随访;④老年人群定期健康体检,经常自测并记录血压。

2. 二级预防 对已诊断为高血压的老年人,应积极干预,延缓并发症的发生。①提高老年人有关高血压的知识、技能和自信心,使老年人明确定期检测血压、长期坚持治疗的重要性;②进行系统正规的抗高血压治疗,遵医嘱长期服药,避免不愿服药、不难受不服药、不按医嘱服药的三大误区。

3. 三级预防 以治疗为主,防止疾病继续恶化,减轻残疾程度和降低死亡率。恢复生活与劳动能力达到病而不残,残而不废,促进健康。

第二节 冠状动脉粥样硬化性心脏病老年患者照护

冠状动脉粥样硬化性心脏病指冠状动脉粥样硬化使血管腔狭窄或阻塞,和/或因冠状动脉功能性改变(痉挛)导致心肌缺血缺氧或坏死而引起的心脏病,统称冠状动脉性心脏病,简称冠心病,亦称缺血性心脏病。近年来临床医学专家将本病分为急性冠脉综合征和慢性冠脉病或称慢性缺血综合征两大类。前者包括不稳定型心绞痛、非 ST 段抬高性心肌梗死和 ST 段抬高性心肌梗死,也有将冠心病猝死包括在内的;后者包括稳定型心绞痛、冠脉正常的心绞痛(如 X 综合征)、无症状性心肌缺血和缺血性心力衰竭(缺血性心肌病)。本节将重点讨论"心绞痛"和"心肌梗死"。

导入情景

李爷爷,65 岁。因快速行走时出现心前区疼痛入住某医养结合机构。经查体温 36.9℃,脉搏 90 次/min,呼吸 22 次/min,血压 140/90mmHg。心电图示 ST 段下移,T 波低平或倒置。

工作任务:

1. 请评估李爷爷的身体状况。
2. 请说出李爷爷的照护问题。
3. 请对李爷爷实施照护措施。

【疾病学概要】

(一)心绞痛

1. 概念 心绞痛是指冠状动脉供血不足,心肌急剧的、暂时的缺血缺氧而引起的临床综合征。本症患者男性多于女性,多数患者年龄在 40 岁以上。

2. 病因与发病机制 劳累、情绪激动、饱食、受寒、急性循环衰竭等为常见的诱因。当冠状动脉的供血与心肌的需血之间发生矛盾,冠状动脉血流量不能满足心肌代谢的需要,引起心肌急剧的、暂时的缺血缺氧时,即发生心绞痛。

3. 临床表现 心绞痛以发作性胸痛为主要临床表现。

(1)疼痛的特点

1)部位:主要在胸骨体中段或上段之后,可波及心前区,手掌大小范围。常放射至左肩、左臂内侧达无名指和小指,或至颈、咽或下颌部。

2)性质:常为压迫、发闷或紧缩性,也可有烧灼感,偶伴濒死感。部分患者仅觉胸闷不适。发作时,患者往往被迫停止正在进行的活动,直至症状缓解。

3)诱因:发作常由体力劳动或情绪激动(如愤怒、焦急、过度兴奋等)、饱食、寒冷、吸烟、心动过速、休克等诱发。多发生在劳累或激动的当时,而不是在一天劳累之后。

4)持续时间:持续 3~5min,可数天或数星期发作一次,亦可一日内多次发作。

5)缓解方式:在停止原来诱发症状的活动后可缓解;舌下含用硝酸甘油也能在几分钟内缓解。

(2)心绞痛严重度的分级

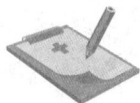

Ⅰ级:一般体力活动(如步行和登楼)不受限,仅在强、快或持续用力时发生心绞痛。

Ⅱ级:一般体力活动轻度受限。快步、饭后、寒冷、精神应激或醒后数小时内发作心绞痛。一般情况下平地步行200m以上或登楼一层以上受限。

Ⅲ级:一般体力活动明显受限,一般情况下平地步行200m,或登楼一层引起心绞痛。

Ⅳ级:轻微活动或休息时即可发生心绞痛。

(3)体格检查:一般无异常体征。心绞痛发作时常见心率增快、血压升高、有时出现第四心音或第三心音奔马律。可以出现乳头肌缺血以致功能失调引起二尖瓣关闭不全,出现暂时性心尖部收缩期杂音。

(4)辅助检查:因心绞痛发作时间短暂,在发作间期检查异常也可直接或间接反映心肌缺血。

1)心脏X线检查:可无异常发现,如已伴发缺血性心肌病可见心影增大、肺充血等。

2)心电图检查:是发现心肌缺血、诊断心绞痛最常用的检查方法。发作时心电图绝大多数患者可出现暂时性心肌缺血引起的ST段移位。

3)心电图负荷试验:最常用的是运动负荷试验,运动方式主要为分级活动平板或踏车。目前国内外常用的是以达到按年龄预计可达到的最大心率或亚极量心率(85%~90%的最大心率)为负荷目标。运动中出现典型心绞痛,心电图改变主要以ST段水平型或下斜型压低≥0.1mV持续2min为运动试验阳性标准。运动前、运动中、运动终止后即刻及此后每2min均应重复心电图记录直至心率恢复至运动前水平。运动中出现心绞痛、步态不稳,出现室性心动过速或血压下降时,应立即停止运动。心肌梗死急性期,有不稳定型心绞痛,明显心力衰竭,严重心律失常或急性疾病者禁做运动试验。

4)心电图连续动态监测:常用方法是让患者在正常活动状态下,携带慢速转动的记录装置,以双极胸导联(现已可同步12导联)连续记录并自动分析24h心电图。

5)放射性核素检查:可依据核素显像判断心肌缺血。

6)冠状动脉造影:是诊断冠心病的金指标,冠脉狭窄达25%或以上。

7)二维超声心动图:可探测到缺血区心室壁的运动异常,心肌超声造影可了解心肌血流灌注。

(5)心理-社会状况:主要评估老年人有无对疾病发展、治疗方面的焦虑和猜疑;有无对预后的担心和焦虑;发病频率和程度是否影响老年人的社交活动;由于老年人医疗费用支付能力较低,评估老年人的家庭和社区支持度。

4. 治疗要点 治疗原则主要是改善冠状动脉血供,降低心肌耗氧,减轻症状和/或缺血发作;积极治疗动脉粥样硬化,避免各类诱因和危险因素;预防心肌梗死和猝死,疼痛发作频繁或持续不缓解者应立即住院,监控病情变化。

(二)心肌梗死

1. 概念 心肌梗死是冠状动脉血供急剧减少或中断,使相应的心肌严重而持久地急性缺血导致心肌坏死,属急性冠脉综合征的严重类型。

2. 病因与发病机制

(1)基本病因:是冠状动脉粥样硬化(偶为冠状动脉栓塞、炎症、先天性畸形、痉挛和冠状动脉口阻塞所致),造成一支或多支血管管腔狭窄和心肌血供不足,而侧支循环未充分建立,心肌严重而持久地急性缺血达30min以上,即可发生心肌梗死。

(2)诱因:饱餐特别是进食高脂饮食;重体力活动、情绪过分激动、血压剧升或用力排便时,致左心室负荷明显加重;休克、脱水、出血、外科手术或严重心律失常,致心排血量骤降,冠状动脉灌流量锐减。

3. 临床表现 与梗死的大小、部位、侧支循环情况密切有关。

(1)先兆:半数以上老年人在发病前数日有乏力,胸部不适,活动时心悸、气急、烦躁、心绞痛等前驱症状,其中以新发生心绞痛(初发型心绞痛)或原有心绞痛加重(恶化型心绞痛)为最突出。心绞痛发作较以往频繁、程度较剧、持续较久、硝酸甘油疗效差、诱发因素不明显。

(2)症状

1)疼痛:是最先出现的症状,多发生于清晨,疼痛部位和性质与心绞痛相同,但诱因多不明显,

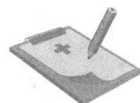

且常发生于安静时,程度较重,持续时间较长,可达数小时或更长,休息和含用硝酸甘油片多数不能缓解。患者常烦躁不安、出汗、恐惧、胸闷或有濒死感。少数老年人无疼痛,一开始即表现为休克或急性心力衰竭。部分疼痛位于上腹部,被误认为胃穿孔、急性胰腺炎等急腹症;疼痛可放射至下颌、颈部、背部上方,被误认为骨关节痛。

2)全身症状:有发热、心动过速、白细胞增高和红细胞沉降率增快等。体温一般在 38℃ 左右,很少达到 39℃,持续约一周。

3)胃肠道症状:疼痛剧烈时常伴有频繁的恶心、呕吐和上腹胀痛。

4)心律失常:绝大多数老年人都可发生,多发生在起病 1~2d,而以 24h 内最多见,各种心律失常中以室性心律失常最多。

5)低血压和休克。

6)心力衰竭:主要是急性左心衰竭。

(3)体格检查

1)心脏体征:心脏浊音界增大;心率增快;心尖区第一心音减弱;第四心音奔马律,第三心音奔马律;心包摩擦音;心尖区可出现粗糙的收缩期杂音或伴收缩中、晚期喀喇音;各种心律失常。

2)血压:除极早期血压可增高外,几乎所有患者都有血压降低。起病前有高血压者,血压可降至正常,且可能不再恢复到起病前的水平。

3)其他:与心律失常、休克或心力衰竭相关的其他体征。

(4)辅助检查

1)心电图:常有进行性的改变。对心肌梗死的诊断、定位、定范围、估计病情演变和预后都有帮助。特征性改变主要有:ST 段弓背向上抬高、宽而深的 Q 波(病理性 Q 波)、T 波倒置。

2)放射性核素检查:可显示心肌梗死的部位和范围。

3)超声心动图:也有助于了解心室壁的运动和左心室功能,诊断室壁瘤和乳头肌功能失调等。

4)血液检查:白细胞增高,中性粒细胞增多,嗜酸性粒细胞减少或消失;红细胞沉降率增快;C 反应蛋白增高均可持续 1~3 周。起病数小时至 2d 内血中游离脂肪酸增高。

5)血心肌坏死标记物

①肌红蛋白:起病后 2h 内升高,12h 内达高峰;24~48h 内恢复正常。

②肌钙蛋白 I 或 T:起病 3~4h 后升高。肌钙蛋白 I 于 11~24h 达高峰,7~10d 降至正常;肌钙蛋白 T 于 24~48h 达高峰,10~14d 降至正常。

③肌酸激酶同工酶升高:在起病后 4h 内增高,16~24h 达高峰,3~4d 恢复正常。其增高的程度能较准确地反映梗死的范围,其高峰出现时间是否提前有助于判断溶栓治疗是否成功。

(5)心理 - 社会状况:主要评估老年人有无对疾病发展、治疗方面的焦虑;有无对死亡的恐惧;由于老年人医疗费用支付能力较低,评估老年人的家庭和社区支持度。

4. 治疗要点 强调早发现、早入院、早治疗。加强入院前的就地处理,尽量缩短老年人就诊、检查、处置和转运等时间。治疗原则是尽早恢复心肌再灌注,挽救濒死的心肌,防止梗死面积扩大和缩小心肌缺血范围,保护和维持心功能,及时处理严重心律失常等并发症,防止猝死,注重二级预防。

> **知识链接**
>
> **世界心脏病日**
>
> 心脏疾病是威胁人类生命健康的头号杀手,为唤起公众对心血管疾病及其危险因素(高血压、肥胖、缺乏运动、营养失衡、吸烟等)的关注,世界心脏联盟确定了每年一次的"世界心脏日"。世界心脏日于 1999 年设立,每年一次。2000 年 9 月 24 日为第一个世界心脏日,以后每年 9 月的最后一个星期日为世界心脏日。2011 年起,改为每年 9 月 29 日。世界心脏日的永恒主题为"健康的心,快乐人生"。

【照护措施】

（一）老年人心绞痛

1. 一般照护

（1）饮食照护：适当控制饮食热量，以低脂肪、低胆固醇、低钠、高钾、高维生素、高纤维素饮食为宜，少量多餐。避免辛辣刺激性食物、油腻食物。戒烟限酒。

（2）运动照护：合理的运动锻炼有利于提高机体的运动耐量，减轻症状。稳定型心绞痛的老年人可以每天有氧运动30min，每周不少于5d。

（3）注意保暖，避免受寒。

2. 心理照护　心绞痛常反复发作，引起老年人出现焦虑、恐惧的心理变化。这些心理变化又会加重或诱发心绞痛的发作。向老年人介绍疾病相关知识，告诉老年人调整心态，减轻精神压力，避免剧烈的情绪变化，以免加重病情。

3. 对症照护

（1）发作时的照护

1）休息：发作时立刻休息，一般患者在停止活动后症状即可消除。

2）药物治疗：首选硝酸酯制剂。副作用有头晕、头胀痛、头部跳动感、面红、心悸等，偶有血压下降。因此第一次用药时，患者宜平卧片刻。①硝酸甘油：0.3~0.6mg，置于舌下含化，迅速为唾液所溶解而吸收，1~2min即开始起作用，约半小时后作用消失。②硝酸异山梨酯：5~10mg，舌下含化，2~5min见效，作用维持2~3h。还有供喷雾吸入用的制剂。

（2）缓解期的照护　避免各种诱发因素。调节饮食，不宜过饱；戒烟酒；规律作息，减轻精神负担；适当运动。

1）药物照护：使用作用持久的抗心绞痛药物，防止心绞痛发作，可单独选用、交替应用或联合应用下列被认为作用持久的药物。β受体阻滞剂、硝酸酯制剂、钙通道阻滞剂、曲美他嗪等。还可以中医中药治疗。

2）运动锻炼疗法：谨慎安排适宜的运动锻炼有助于促进侧支循环的形成，提高体力活动的耐受量而改善症状。

4. 健康指导

（1）疾病知识指导：生活方式的改变是冠心病治疗的基础。指导老年人合理膳食，适量运动，保持平衡的心状。

（2）避免诱发因素：告知老年人和照护员、家属，避免情绪激动、饱餐、用力排便、寒冷刺激等诱发因素。

（3）病情监测指导：教会老年人和照护员、家属心绞痛发作时的缓解方法，立即停止活动或舌下含服硝酸甘油。如含服硝酸甘油不能缓解，或心绞痛发作的频率、程度、时间改变，就立即就诊，要警惕心肌梗死的发生。告知他们要定期复查心电图、血压、血糖、血脂等。

（4）用药指导：指导遵医嘱用药，不要擅自增减药量或换药，自我监测药物的不良反应。外出时随身携带硝酸甘油备用。硝酸甘油见光易分解，应放在棕色瓶内保存，开瓶后6个月内有效。

（二）老年人心肌梗死

照护原则是尽快恢复心肌的血液灌注（到达医院后30min内开始溶栓或90min内开始介入治疗）以挽救濒死的心肌、防止梗死扩大或缩小心肌缺血范围，保护和维持心脏功能，及时处理严重心律失常、泵衰竭和各种并发症，防止猝死。

1. 一般照护

（1）休息：急性期卧床休息，保持环境安静。减少探视，防止不良刺激，解除焦虑。

（2）监测：在冠心病监护室进行心电图、生命体征的监测，必要时还需监测肺毛细血管压和静脉压。

（3）吸氧：间断或持续鼻导管或面罩吸氧。

（4）运动照护：急性期12h卧床休息。若无并发症，24h内应鼓励患者在床上行肢体活动；若无低血压，第3d就可在病房内走动；梗死后第4~5d，逐步增加活动直至每天3次步行100~150m。

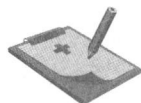

2. 心理照护 心肌梗死的老年人会出现强烈的濒死感和恐惧感。向老年人介绍病区的环境,告知他们现有的诊疗条件和技术可以严密监控他的病情变化,他们可以安心休息。允许老年人表达内心感受,给予心理支持,鼓励老年人战胜疾病。保持忙而不乱的工作作风,给老年人以信赖感。保持动作轻、说话轻、走路轻,避免影响老年人休息。

3. 对症照护

(1)解除疼痛:尽快解除疼痛,首选哌替啶肌内注射或吗啡皮下注射,可以减轻交感神经过度兴奋和濒死感,注意观察有无呼吸抑制和血压下降。也可使用硝酸甘油 0.3mg 或硝酸异山梨酯 5~10mg 舌下含服或静脉滴注,注意观察有无心率增快、血压下降。心肌再灌注疗法是最有效地解除疼痛的方法。

(2)恢复期的处理:如病情稳定,体力增进,可考虑出院。心肌梗死恢复后,进行康复治疗,逐步作适当的体育锻炼,有利于体力和工作能力的增进。经 2~4 个月的体力活动锻炼后,酌情恢复部分或轻工作,以后部分患者可恢复全天工作,但应避免过重体力劳动或精神过度紧张。

(3)注意安全风险因素

1)跌倒:由于疼痛、休克等致摔倒。

2)坠床:照护过程中未拉好床挡,容易发生坠床。

知识链接

心肌梗死患者的预后

预后与梗死范围的大小,侧支循环产生的情况以及治疗是否及时有关。急性期住院病死率过去一般为 30% 左右,采用监护治疗后降至 15% 左右,采用溶栓疗法后再降至 8% 左右,住院 90min 内施行介入治疗后进一步降至 4% 左右。死亡多发生在第一周内,尤其在数小时内,发生严重心律失常、休克或心力衰竭者,病死率尤高。

---

4. 健康指导 老年人冠心病的预防分为三级。

(1)一级预防

1)改变生活方式:干预冠心病老年人的饮食和活动,重视养生细节,调整情绪,保持乐观的心态。

2)定期健康教育:把冠心病的危险性告知每一位老年人。

3)建立老年冠心病防治体系:建立老年人的健康档案,对冠心病老年人定期随访。

4)老年人群定期健康体检。

(2)二级预防:二级预防应全面综合考虑,为便于记忆可归纳为以 A、B、C、D、E 为符号的五个方面。

A 指抗血小板聚集(如氯吡格雷,噻氯匹定);抗心绞痛治疗,硝酸酯类制剂。

B 指预防心律失常,减轻心脏负荷等;控制好血压。

C 指控制血脂水平;戒烟。

D 指控制饮食;治疗糖尿病。

E 指普及有关冠心病的教育,包括患者及其家属;鼓励有计划的、适当的运动锻炼。

(3)三级预防:以治疗为主,防止疾病继续恶化,减轻残疾程度和降低死亡率。恢复生活与劳动能力达到病而不残,残而不废,促进健康。

第三节　心律失常老年患者照护

导入情景

李爷爷,65 岁,入住养老机构 8 个月。平素身体健康,近 3 天来心悸、胸闷,就诊。经心电图等检查后,诊断为室性期前收缩。

工作任务:

1. 请说出李爷爷的照护问题。

2. 请对李爷爷实施照护措施。

【疾病学概要】

（一）概念

心律失常是指心脏冲动的频率、节律、起源部位、传导速度或激动顺序的异常。按其发生原理,区分为冲动形成异常和冲动传导异常两大类。按照心律失常发生时心率的快慢,可将其分为快速性心律失常与缓慢性心律失常两大类。

（二）病因与发病机制

1. 心律失常的病因分为遗传性和后天获得性。遗传性心律失常多为基因突变导致;后天获得性心律失常可由生理性因素、病理性因素及胸部手术、麻醉过程等诱发。

2. 心律失常的发病机制包括冲动形成异常和冲动传导异常。

（1）冲动形成的异常:窦房结、结间束、冠状窦口附近、房室结的远端和希氏束-浦肯野氏系统等处的心肌细胞均具有自律性。自主神经系统兴奋性改变或其内在病变,均可导致不适当的冲动发放。此外,原来无自律性的心肌细胞,如心房、心室肌细胞,亦可在病理状态下出现异常自律性,诸如心肌缺血、药物、电解质紊乱、儿茶酚胺增多等均可导致自律性异常增高而形成各种快速性心律失常。

（2）冲动传导异常:折返是快速心律失常的最常见发生机制。产生折返的基本条件是传导异常。

（三）临床表现

1. **窦性心动过缓**　成人窦性心律的频率低于 60 次/min,称为窦性心动过缓。常见于老年人、健康的青年人、运动员与睡眠状态。其他原因包括颅内疾患、严重缺氧、低温、甲状腺功能减退、阻塞性黄疸,以及应用拟胆碱药物、胺碘酮、β 受体阻滞剂、非二氢吡啶类的钙通道阻滞剂或洋地黄等药物。窦房结病变和急性下壁心肌梗死亦常发生窦性心动过缓。

2. **窦性停搏**　窦性停搏或窦性静止是指窦房结不能产生冲动。迷走神经张力增高或颈动脉窦过敏均可发生窦性停搏。此外,急性下壁心肌梗死、窦房结变性与纤维化、脑血管意外等病变、应用洋地黄类药物、乙酰胆碱等药物亦可引起窦性停搏。过长时间的窦性停搏,并且无逸搏发生时,患者可出现黑矇、短暂意识障碍或晕厥,严重者可发生阿-斯综合征,甚至死亡。

3. **病态窦房结综合征**　是由窦房结病变导致功能减退,产生多种心律失常的综合表现。患者常出现与心动过缓有关的心、脑等脏器供血不足的症状,如发作性头晕、黑矇、乏力等,严重者可发生晕厥。

4. **房性期前收缩**　激动起源于窦房结以外心房的任何部位。房性期前收缩是最常见的心律失常。各种器质性心脏病患者均可发生房性期前收缩,并可能是快速性房性心律失常的先兆。

5. **心房扑动和心房颤动**　心房扑动简称房扑,心房颤动简称房颤。均可见于正常人,可在情绪激动、手术后、运动或大量饮酒时发生。心脏与肺部疾病老年人发生急性缺氧、高碳酸血症、代谢或血流动力学紊乱时亦可出现。心血管疾病老年人也很常见,如风湿性心脏病、冠心病、高血压性心脏病、甲状腺功能亢进、缩窄性心包炎、心肌病、感染性心内膜炎以及慢性肺源性心脏病。其症状的轻重受心室率快慢的影响。心室率超过 150 次/min,患者可发生心绞痛与充血性心力衰竭。心室率不快时,患者可无症状。房颤并发体循环栓塞的危险性甚大。栓子来自左心房,多在左心耳部,因血流淤滞、心

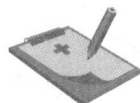

房失去收缩力所致。心脏听诊第一心音强度变化不定、心律极不规则、脉搏短绌。

6. 阵发性室上性心动过速　患者通常无器质性心脏病表现。心动过速发作突然起始与终止,持续时间长短不一。症状轻重取决于发作时心室率快速的程度及持续时间,亦与原发病的严重程度有关。症状包括心悸、胸闷、焦虑不安、头晕,少见有晕厥、心绞痛、心力衰竭与休克者。体检心尖区第一心音强度恒定,心律绝对规则。

7. 室性期前收缩　正常人与各种心脏病患者均可发生室性期前收缩。正常人发生室性期前收缩的机会随年龄的增长而增加。常见于心肌炎、缺血、缺氧、麻醉和手术、洋地黄、奎尼丁、三环类抗抑郁药等药物中毒、电解质紊乱(低钾、低镁等)、精神不安、过量烟、酒、咖啡以及高血压、冠心病、心肌病、风湿性心脏病与二尖瓣脱垂老年人。

8. 室性心动过速　简称室速。常发生于各种器质性心脏病患者。最常见为冠心病,特别是曾有心肌梗死的患者。其次是心肌病、心力衰竭、二尖瓣脱垂、心瓣膜病等,其他病因包括代谢障碍、电解质紊乱、长 QT 综合征等。通常发作突然开始,临床症状轻重视发作时心室率、持续时间、基础心脏病变和心功能状况不同而异。听诊心律轻度不规则,第一、二心音分裂,收缩期血压可随心搏变化。

9. 心室扑动与心室颤动　是致命性心律失常。常见于缺血性心脏病、严重缺氧、缺血、预激综合征合并房颤与极快的心室率、电击伤等引起。心室颤动一旦发生,出现意识丧失、抽搐、呼吸停止、听诊心音消失、脉搏触不到、血压亦无法测到。心室颤动的心电图表现为波形、振幅与频率均极不规则,无法辨认 QRS 波群、ST 段与 T 波(图 12-1)。

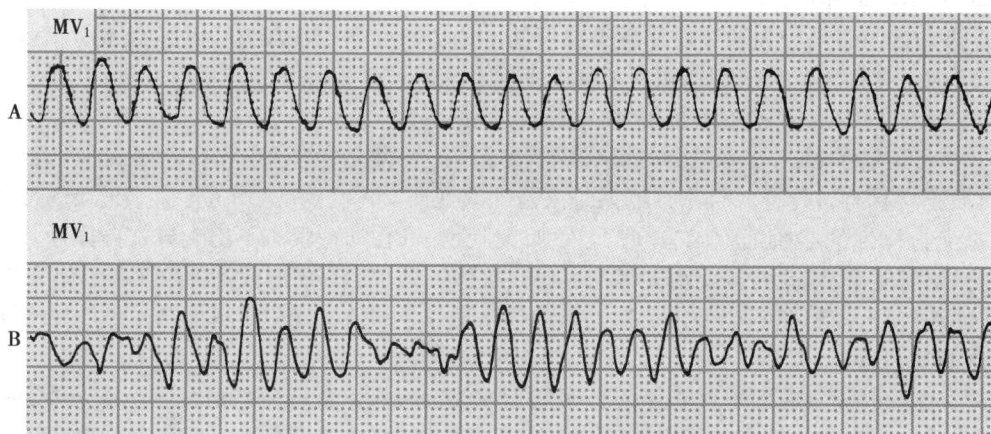

图 12-1　心室扑动、心室颤动

A. 监护导联呈连续的波动,形态似正弦波,频率 230 次 /min,无法分辨 QRS-T 波群,为心室扑动;B. 监护导联呈形态、振幅各异的不规则波动,频率约 310 次 /min,QRS-T 波群消失,为心室颤动。

（四）治疗要点

积极治疗原发病和诱因。无明显症状的老年人不予以治疗;有症状者选择合适的治疗方法控制发作。

【照护措施】

（一）一般照护

1. 体位　避免左侧卧位,以免引起不适。如果出现血压下降,取头低位;出现休克,取中凹位;出现意识丧失时,取平卧位,头偏向一侧。

2. 休息与活动　偶发的、无器质性心脏病的心律失常老年人,注意劳逸结合,可以正常工作和生活。对有血流动力学改变的心律失常老年人应适当休息,避免劳累。有器质性心脏病或严重心律失常的老年人要卧床休息,直至病情好转后再逐渐起床活动。

3. 饮食照护　以清淡易消化饮食为宜。低钠饮食,减轻心脏负担。高纤维素饮食,防止便秘,以免用力排便时诱发心律失常。戒烟、酒、茶、咖啡等。

4. 病情观察　密切观察患者脉搏、心率、心律和血压的变化,尤其是夜间及补钾时。

（1）当听心率、测脉搏 1min 以上发现心音、脉搏消失，心率低于 40 次 /min 或心率大于 160 次 /min 时应及时报告医师并做出及时处理。①有潜在猝死危险的心律失常有：频发、多源、成联律的室性期前收缩，房颤，二度Ⅱ型的房室传导阻滞等。②随时有猝死危险的心律失常有：心室扑动、心室颤动，三度房室传导阻滞等。

（2）观察老年人的血压，如果收缩压低于 90mmHg，出现面色苍白、脉搏细速、出冷汗、神志不清、四肢厥冷、尿量减少等，应立即进行抗休克处理。

（3）观察老年人有无出现意识丧失、昏迷或抽搐等，警惕阿 - 斯综合征。

（4）如果老年人出现突然意识丧失、大动脉搏动消失、心音消失、血压为 0、呼吸停止或发绀、瞳孔放大，意味着老年人发生了心跳呼吸骤停，要马上抢救。

（二）心理照护

喜、怒、哀、乐、惊、恐、悲，这些情绪变化均可通过中枢神经系统，使心脏神经功能及内分泌激素释放失衡，诱发心律失常。要做好老年人的心理照护，教育老年人正确看待疾病，树立战胜疾病的信心，保持平和的心态，避免焦虑紧张。各类操作要轻稳，在床旁前要保持沉着，避免慌张和忙乱。做特殊检查及治疗时，如电击复律、射频消融等，术前做好解释工作，消除老年人顾虑。

（三）对症照护

1. 终止心律失常

（1）按摩颈动脉窦：通过提高迷走神经张力，减慢窦房结冲动发放频率和延长房室结传导时间与不应期，可及时终止多种心律失常。

（2）心脏电复律：临床常用的有直流电同步电复律和非同步电复律。同步电复律主要用于除心室颤动以外的快速型心律失常。非同步电复律主要用于心室颤动。电复律的机制是将一定强度的电流通过心脏，使全部或大部分心肌在瞬间除极，然后心脏自律性最高的起搏点重新主导心脏节律，通常是窦房结。电复律时应做好照护。

2. 心脏起搏治疗　心脏起搏器通过发放一定形式的电脉冲，刺激心脏，使之激动和收缩，即模拟正常心脏的冲动形成和传导。永久性心脏起搏器的适应证有完全性房室传导阻滞、病态窦房结综合征心室率低于 50 次 /min 等。

3. 药物照护　根据不同抗心律失常药物的作用及副作用，给予相应的照护。

（1）利多卡因：可致头晕、嗜睡、视力模糊、抽搐和呼吸抑制，因此静脉注射累积不宜超过 300mg/2h。是治疗室性心动过速的首选药物。

（2）苯妥英钠：可引起皮疹，白细胞减少。用药期间应定期复查白细胞计数。

（3）普罗帕酮：易致恶心、口干、头痛等，故宜饭后服用。

（4）奎尼丁：可出现神经系统方面改变，同时可致血压下降、QRS 增宽。Q-T 延长，故给药时须定期测心电图、血压、心率，若血压下降、心率慢或不规则应暂时停药。

（5）腺苷：可出现胸部压迫感、呼吸困难、面部潮红、窦性心动过缓、房室传导阻滞等不良反应。是治疗阵发性室上性心动过速的首选药物。

4. 注意安全风险因素

（1）猝死：注意有无引起猝死的危险征兆，一旦发现立即报告医生配合抢救，如立即卧床休息、吸氧、心电监护、建立静脉通道、准备好抗心律失常的药物。

（2）跌倒：因心律失常引起血流动力学改变，致血压骤降等，引起跌倒。

（3）坠床：照护过程中未拉好床挡，容易发生坠床。

（四）健康指导

1. 疾病知识宣教　介绍心律失常的常见病因、诱因和防治知识。嘱老年人注意劳逸结合，避免过度劳累；生活规律，避免熬夜，保证充足的睡眠时间；保持乐观、稳定的情绪；戒烟酒，避免摄入刺激性食物，如咖啡、浓茶等，避免饱餐；注意保暖，防止感冒；保持大便通畅，尤其是心动过缓的老年人要避免排便时过度屏气，防止迷走神经兴奋加重心动过缓。

2. 用药指导　说明抗心律失常药物的重要性，指导患者规律用药，不可自行减量、停药和换药。告诉老年人药物可能出现的不良反应，嘱有异常时及时就医。

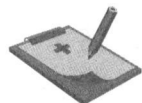

3. 出现心律、心率变化等不适时随时就诊。

【照护技术】

这里主要阐述心肺复苏术。

（一）操作目的

1. 正确识别心脏呼吸骤停者的临床表现。

2. 叙述心脏呼吸骤停的急救程序,正确有效地实施心肺复苏术。

3. 具有"时间就是生命"的急救意识和应变能力,冷静、果断地发现问题和解决问题的能力,具有慎独修养和爱伤观念。

（二）操作程序

1. 评估

（1）评估意识,呼之不应。10s 内完成。

（2）评估大动脉搏动,通常检查颈动脉,最常在气管旁开 1~2cm 触摸,颈动脉搏动消失。5~10s 内完成。

（3）评估呼吸,观察胸廓无起伏。5~10s 内完成。

（4）评估瞳孔,用手电筒观察患者的瞳孔对光反射,消失。

2. 计划

（1）判断环境:评估环境是否安全、做好自我防护,确保自身安全。

（2）启动急救反应系统:判断老年人的意识消失和大动脉搏动消失就可以立即启动急救反应系统,向他人快速求救并获取体外自动除颤仪。同时拨打急救电话"120",启动急救医疗服务系统。

（3）置老年人于复苏体位,即仰卧于硬质平面上,头、颈、躯干保持在同一轴面上,将双上肢放置在身体两侧,解开衣服,暴露胸壁。急救人员位于患者的一侧,近胸部部位。按照 C-A-B 的顺序实施急救。

3. 实施

操作流程	操作步骤	要点说明
1. 准备工作	（1）照护员准备、环境准备和物品准备 （2）评估:评估意识、呼吸和大动脉搏动 （3）呼救	• 评估环境,注意自身安全 • 确定意识和大动脉搏动消失开始急救 • 一人在场,先呼救再施救;两人或多人在场,一人呼救、其他人急救;呼救时应说清楚地点、伤者的情况和联系电话
2. 操作过程	（1）胸外心脏按压（C） 　1）按压部位:胸部正中胸骨下半部,两乳头连线中点的胸骨处或剑突上两横指处 　2）胸外按压方法:操作者一只手的掌根部紧贴按压部位,另一只手掌根叠放其上,两手手指交叉相扣,手指尽量向上,避免触及胸壁和肋骨,按压者身体稍前倾,双肩在患者胸骨正上方,肩、肘、腕关节呈一条直线,按压时以髋关节为支点,应用上半身的力量垂直向下用力快速按压 　3）按压的频率和深度:按压频率每分钟 100~120 次,胸骨下陷 5~6cm	• 按压和放松所需时间相等,要保证每次按压后胸部回弹到正常位置,手掌根部不能离开胸壁 • 现场如果有自动除颤仪,从胸外心脏按压开始心肺复苏,并尽快在 3~5min 内使用自动除颤仪;多个按压者,可每 2min 更换按压者,换人时间应在 5s 内完成,尽量减少中断按压的时间

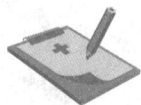

操作流程	操作步骤	要点说明
2. 操作过程	（2）开放气道（A） 首先检查并清除口腔中分泌物、呕吐物、固体异物、义齿等，解开衣领、领带和裤带。然后打开气道，常用方法有： 1）仰头抬颏法：适于没有头和颈部创伤的老年人。方法是用一手的示、中两指抬起下颏，将另一手掌置患者前额用力向下推，两者合力使头后仰，使下颌角和耳垂的连线与地面成90° 2）托颈压额法：老年人平卧位，术者站在患者一侧，用一手置于患者前额向下压，另一只手放在其颈后部向上用力使头后仰 3）托颌法：此法用于疑似头、颈部创伤的老年人，操作者站在患者头部，肘部放置在患者头部两侧，双手同时将患者两侧下颌角托起，将下颌骨前移，使其头后仰 （3）口对口人工呼吸（B） 1）施救者张开口紧贴患者口部，以封闭患者的口周围。吹气量以患者胸廓隆起为宜。每次吹气量400~600ml 2）吹气完毕，救护者头稍抬起并侧转换气，同时松开捏鼻孔的手，让患者的胸廓及肺依靠其弹性自动回缩，排出肺内的二氧化碳。连续吹气2次，每次吹气时间持续1s以上 3）吹气频率14~16次/min （4）判断复苏效果 1）意识：复苏有效时，可见患者有眼球运动，睫毛反射与对光反射出现，甚至手脚开始抽动，发出呻吟等 2）肤色：复苏有效时，可见面色及口唇由发绀转为红润。如若变为灰白，则说明复苏无效 3）动脉搏动：动脉搏动恢复 4）呼吸：出现较强的自主呼吸，说明复苏有效 5）瞳孔：复苏有效时，可见瞳孔由大变小，同时出现对光反应	• 使用仰头抬颏法需注意避免用拇指抬下颌，勿用力压迫下颌部软组织，否则有可能造成气道梗阻 • 当患者口周外伤或牙关紧闭、张口困难者可用口对鼻人工呼吸。救护者深吸气后以口唇紧密封罩住患者鼻孔周围，用力向鼻孔内吹气，吹气时应用手将患者颏部上推，使上下唇合拢，呼气时救护者口离开鼻子 • 出现下列情况时可终止心肺复苏：（1）恢复有效的自主循环和自主呼吸；（2）由更专业的生命支持抢救小组接手；（3）医生确认已死亡；（4）继续复苏将对施救者自身安全产生危险

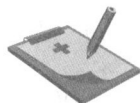

续表

操作流程	操作步骤	要点说明
2. 操作过程	（5）复苏成功后,转运医院继续治疗	• 告诉老年人应积极治疗原发疾病和诱因,减少心律失常和猝死的发生
	（6）复苏未成功,做好尸体料理,安抚家属	• 做好家属的心理照护等
3. 整理用物	整理用物,将物品放回原处	
4. 洗手记录	（1）按七步洗手法洗手 （2）记录老年人姓名、抢救时间、抢救效果、施救者签名	• 预防交叉感染 • 记录及时、准确、完整、清晰

本章小结

1. 本章讲述了老年人常见循环系统疾病:高血压、冠状动脉粥样硬化性心脏病和心律失常的照护评估、照护问题和照护措施。

2. 重点是老年高血压、老年冠状动脉粥样硬化性心脏病和老年常见心律失常的照护评估和照护措施。

3. 难点是心室颤动的心电图改变和心肺复苏术的达标。

4. 学习过程应注意临床症状和照护措施是重要知识点,指导老年人自我管理和心律失常的预防是学习的重要目的,同时应培养学生敬老、孝老、爱老美德。

（杨礼芳）

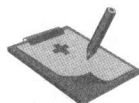

第十三章　神经系统常见疾病老年患者照护

学习目标

1. 掌握：脑卒中、帕金森病和失智症早、中、晚期老年患者照护措施。
2. 熟悉：脑卒中、帕金森病和失智症早、中、晚期老年患者临床表现。
3. 了解：脑卒中、帕金森病和失智症的概念、病因和发病机制及治疗要点。
4. 学会：脑卒中、帕金森病和失智症早、中、晚期老年患者各期的照护方法。
5. 具有：高度的慎独精神和责任心，尊重、关心、爱护老年病患者，具有同理心。

随着人体老化的进程，大脑体积缩小，重量减轻。自 50 岁以后，脑细胞的数量每年减少约 1%。感觉和运动神经纤维传导速度减慢，老年人会出现步态不稳，或"拖足"现象；手的摆动幅度减小，转动身体时步态不稳，容易导致跌倒的发生。脑动脉血管粥样硬化和血脑屏障功能的退化，易导致脑血管破裂、脑梗死、神经系统感染性疾病等的发生。脑内的蛋白质、脂类物质、神经递质等逐渐减少；同时可有神经纤维缠结、类淀粉物沉积等改变，这些是脑老化的重要标志，可致脑萎缩、认知功能障碍以及帕金森病等老年性疾病。由于老年人的神经传导速度减慢、感觉迟钝、信息处理功能和记忆力减退而导致的性格改变、注意力不集中以及脑血管动脉粥样硬化引起的脑供血不足等所致的思维和判断能力下降，这些是老年人容易发生神经系统疾病的病理生理基础。

第一节　脑卒中老年患者照护

导入情景

钱奶奶，78 岁，5 个月前晨起如厕时突然歪倒在卫生间，神志逐渐不清，口角歪斜，右侧肢体不能活动被家人送入医院进行治疗。现钱奶奶病程已有 5 月余，病情稳定，转诊至养老机构接受进一步康复治疗和照护，目前神志清楚，右侧肢体活动不便，大部分时间卧床，仅能在轮椅上靠坐 30min 左右，钱奶奶言语表达不清，因害怕如厕不愿多饮水，出现过 2 次尿路感染，对每日进行的康复锻炼存在抵触情绪。

工作任务：

1. 照护人员列出钱奶奶目前的照护重点。
2. 照护人员督促钱奶奶按时按量完成康复锻炼。

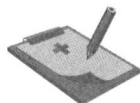

脑卒中是指各种原因引起的脑血管疾病急性发作,造成脑供血动脉狭窄或闭塞,或非外伤性的脑实质出血,并引起相应临床症状及体征。分缺血性脑卒中和出血性脑卒中,临床以缺血性脑卒中为多见。据估算,我国每年新发脑卒中患者约为 200 万人,在存活的脑卒中患者中,约有 3/4 的患者不同程度的丧失生活自理能力,其中重度残疾的约占 40%。我国脑卒中发病率有北方高于南方、西部高于东部的特征,且寒冷季节发病率高,尤其是出血性脑卒中的发病季节性更明显。脑卒中的发病率、死亡率和患病率与年龄呈正相关,75 岁以上者发病率是 45~55 岁组的 5~8 倍。

知识链接

世界卒中日

由世界卒中组织设立,目的为呼吁在全球范围内加强公众对脑卒中疾病的认识。世界卒中组织将每年的 10 月 29 日定为"世界卒中日",每年设定一个主题,全世界各国都围绕这个主题开展各种相关活动。2020 年的宣传主题是"医体融合,预防卒中",口号是"科学运动,健康生活"。

【疾病学概要】

（一）缺血性脑卒中

1. 概念　脑梗死又称缺血性脑卒中,指各种原因引起的脑部血液供应障碍,使局部脑组织发生不可逆性损害,导致脑组织缺血、缺氧性坏死。根据发病机制不同,脑梗死又可以分为动脉粥样硬化性血栓性脑梗死、脑栓塞、腔隙性脑梗死以及分水岭梗死。动脉粥样硬化性血栓性脑梗死即脑血栓形成,是脑梗死最常见的临床类型,约占全部脑梗死的 60%,下面就脑血栓形成为例进行缺血性脑卒中的病因和发病机制、临床表现以及治疗要点的讨论。

2. 病因与发病机制

（1）脑动脉粥样硬化:是脑血栓形成的最常见、最基本的病因。病变使得管腔狭窄、闭塞或有血栓形成,造成局部脑组织血流供应中断引起相应的神经系统症状和体征。高血压常与脑动脉粥样硬化并存,两者相互影响。糖尿病、高脂血症、冠心病、吸烟、肥胖、活动较少也会加速脑动脉粥样硬化过程,属危险因素。

（2）脑动脉炎:使管腔狭窄或闭塞。

（3）其他:真性红细胞增多症,颅内、外夹层动脉瘤等。

3. 临床表现　临床表现与梗死部位、受损区侧支循环等情况有关。

（1）起病特点:常在安静状态下或者睡眠时发病。由于血压过低、血流缓慢、血液黏稠度高等原因使血栓形成而发病。部分老年患者起病前有短暂性脑缺血发作等前驱症状,如一过性黑矇,视野中有黑点,头痛,一侧面部或肢体麻木,无力等。

（2）发病速度:起病缓慢,病情常在数小时或数日内达到高峰。

（3）病情程度:多数老年患者意识清楚、生命体征平稳、颅内高压情况比较少见。

（4）既往病史:多数老年患者有高血压、动脉硬化、高血脂和糖尿病等病史。

（5）神经系统表现:因闭塞的血管不同,神经系统可表现为:

1）大脑中动脉闭塞:最为常见,主要影响内囊区供血。老年患者可出现头、眼向病灶侧凝视及典型的偏瘫、偏身感觉障碍和偏盲"三偏征"。偏瘫即病灶对侧舌瘫、面瘫和肢体瘫痪;偏身感觉障碍表现为病灶对侧面部、肢体感觉异常;偏盲为病灶对侧同向性偏盲。其他表现包括病变累及左半脑时,可出现失语;部分有意识障碍。若脑部特定部位损害可出现失读、失写、失认等情况。

2）颈内动脉闭塞:一般表现为失语、偏瘫及局部抽搐。

3）椎 - 基底动脉闭塞:出现眩晕、复视、恶心、呕吐、眼球震颤、共济失调、交叉性瘫痪或四肢瘫、瞳孔针尖样改变、眼肌麻痹、构音障碍、吞咽困难等,重者还可出现不同程度的意识障碍。

4）短暂脑缺血发作:多数无前驱症状,突然起病,持续时间短,多在 1h 内恢复,可出现偏身感觉障碍、偏瘫或单瘫、眩晕、恶心、呕吐等症状。

4. 治疗要点

（1）急性期治疗：早期可进行溶栓、调整血压、防治脑水肿、控制血糖、抗凝以及脑保护等治疗。高压氧舱、中医中药、外科或介入以及早期康复治疗对病情恢复也起到非常重要的促进作用。

（2）恢复期治疗：继续控制血压、血脂和血糖。恢复期间患侧肢体由弛缓性瘫痪进入痉挛性瘫痪，故康复治疗是重要的治疗手段，要综合各种康复手段如物理疗法、针灸、语言康复、认知康复等，促进患肢随意运动的出现，强化日常生活活动能力训练，为老年患者早日回归家庭和社会做好准备。

（二）出血性脑卒中

1. 概念　脑出血又称自发性脑出血，是指原发性非外伤性脑实质内出血。该病占急性脑血管病的 20%~30%，急性期病死率为 30%~40%，为急性脑血管病中最高的。

2. 病因与发病机制　高血压和脑动脉硬化同时存在，相互促进，是构成脑出血最常见、最基本的病因。少数脑出血是由其他原因所致，如先天性脑动脉瘤、脑部血管畸形、白血病、恶性贫血等。

3. 临床表现　临床表现的轻重主要取决于出血量和出血部位。出血量小，可表现为单纯某一症状或体征，无全脑症状或较轻；出血量大，发病后即昏迷，全脑症状明显，出现脑水肿或脑疝。

（1）起病特点：脑出血多在白天发生，常发生于情绪激动、活动过度、排便用力时或者大量饮酒后，因血压急剧升高，导致脑血管破裂而发病。表现为剧烈头痛、恶心、呕吐。体检时可发现老年患者颜面潮红，脉搏缓慢而有力，血压可高达 200mmHg 及以上。男性较女性多见，冬季发病率较高。

（2）发病速度：起病快，病情常在数分钟至数小时内达到高峰。

（3）病情程度：迅速出现意识障碍，出血量越大，意识障碍越严重，可伴有鼾声呼吸、抽搐和大小便失禁，同时部分老年患者还会出现上消化道出血等症状。

（4）既往病史：有高血压、动脉硬化、先天性脑动脉瘤、脑血管畸形、白血病等病史。

（5）神经系统表现：出血部位不同，神经系统可表现为：

1）内囊区出血：内囊区是脑出血好发部位，主要表现为"三偏征"即偏瘫、偏身感觉障碍、对侧同向偏盲。急性期偏瘫侧肌张力减弱，腱反射消失，数天后出现瘫痪侧肌张力增高，腱反射亢进，病理反射阳性体征，如出血量大，老年患者可因颅内压增高引起的脑疝而死亡。

2）脑桥出血：少量出血，仅有头痛、呕吐等表现。出血量大时，出血侧周围性面瘫，对侧肢体中枢性瘫痪，称交叉瘫。出血累及两侧时可出现四肢瘫和双侧瞳孔缩小呈针尖样。

3）小脑出血：表现为眩晕、呕吐、枕部剧痛、眼球震颤、共济失调。

4）蛛网膜下腔出血：常在活动中发病，老年患者表现为剧烈头痛、喷射性呕吐、脑膜刺激征阳性，一般无肢体瘫痪。

4. 治疗要点　治疗原则为脱水降颅内压、调整血压、防止继续出血、减轻血肿所致的继发性损害、促进神经功能恢复、防止并发症。

【照护措施】

（一）缺血性脑卒中老年患者照护措施

1. 一般照护

（1）体位：急性期平卧位，尽量不要抬高头部，以免影响脑部血液供应量。头部禁止使用冰袋及冰敷，以免减少脑部血液供应。维持肢体功能位（良肢位），尽量采取偏瘫侧上肢各关节伸展，下肢各关节屈曲的体位。可将枕头横立足底，不宜厚被压足，使足与小腿垂直，防止足下垂和足内翻。

（2）饮食照护：良好的营养摄入能促进老年患者康复进程，要做到：

1）正确评估：老年患者入院后应进行吞咽功能和营养状况的评估，根据评估结果决定经口、管饲或胃肠外营养。对于吞咽困难、呛咳较重或者意识障碍者，及早安置管饲饮食。

2）食物选择：经口进食者，应选择老年患者喜爱和富有营养且易消化的食物。所选食物应当适当黏性、密度均匀、不易在黏膜上残留及利于通过口腔和黏膜（如蒸鸡蛋）。如为液体，可使用增稠剂增加食物黏稠度，防止误吸的发生。

3）体位安置：进食时尽量采取坐位，躯干直立，头部略向前倾，下颌微微弯曲，将患肢置于餐桌上，勿下垂，鼓励老年患者用健侧手自主进餐。若不能坐起，可将床头摇高 30°~50°，头部前屈，偏瘫侧颈部用小毛巾垫起,肩部用软枕垫高,喂食者立于患侧,将食物送至健侧口腔后部,利于吞咽。

4）协助进食:掌握好食物的一口量,先从少量开始,逐渐增加,嘱老年患者在吞咽时不说话,喂食时照护人员可适当进行语言提示,如张开嘴巴、咀嚼、开始往下咽等。

5）水分摄入:保证每日摄入水量维持在 1 500~2 000ml。

6）注意事项:进食后维持原体位 30min,不宜翻身、拍背或吸痰,以免食物反流引起呛咳。

（3）生活照料:根据老年患者残存生活自理能力的不同协助完成口腔、皮肤和头发等日常清洁工作。鼓励老年患者做力所能及的事情,告知老年患者一些生活小技巧,如刷牙,由于一侧偏瘫,无法双手配合将牙膏挤至牙刷上,告知可以将牙膏直接挤在舌头上,然后再进行刷牙;选择一手握持的电动而非手动剃须刀;采用坐位浴凳自主完成沐浴等。自主完成生活照料对老年患者来说不但能促进功能恢复,而且对保持心理健康也会起到非常重要的促进作用。

（4）排泄照护:脑卒中老年患者可出现大小便排泄异常,如尿潴留、尿失禁、大便失禁以及便秘等,应根据排泄异常的类型,给予针对性的处理。

（5）病情观察:脑卒中老年患者入院后,应立即给予全面的身体状况以及功能障碍的评估,尤其入院初期,要密切观察老年患者的神经功能状态以及生命体征的变化。

1）体温:部分老年患者在入院后会出现体温升高,脑卒中老年患者急性期若出现体温升高常会伴有不良结果,有效的控制体温可以在一定程度上减少颅脑损伤。照护人员应每 4h 测量体温一次,体温过高时遵医嘱予以降温。

2）心血管系统:持续心电监护,观察血压、血氧饱和度以及心电图的变化。

3）昏迷评分:临床常使用格拉斯哥昏迷量表来评估老年患者的昏迷程度,一般每 8~12h 评估一次。总分 = 睁眼反应 + 语言反应 + 肢体运动分数总和。最高分为 15 分,表示意识清楚;8 分以下为昏迷,分数越低则意识障碍越重(表 13-1)。

表 13-1 格拉斯哥昏迷量表

睁眼反应	计分	语言反应	计分	运动反应	计分
自动睁眼	4	回答正确	5	遵嘱活动	6
呼唤睁眼	3	回答错误	4	刺痛定位	5
刺激睁眼	2	胡言乱语	3	躲避刺痛	4
不能睁眼	1	只能发声	2	刺痛肢屈	3
		不能发声	1	刺痛肢伸	2
				不能活动	1

4）卒中神经功能缺损评分:可以使用美国国立卫生研究所卒中量表对老年患者进行评估,为治疗、照护和康复提供依据,一般每 8~12h 评估一次。

5）颅内高压、脑疝症状:颅内高压的老年患者可出现剧烈头痛、喷射性呕吐和视神经盘水肿,会伴有不同程度的意识障碍、血压升高、脉搏变慢、呼吸变深变慢等。随着颅内压的进一步升高,瞳孔直径缩小,对光反射迟钝,会导致脑疝形成,主要表现为头痛、呕吐。如发生枕骨大孔疝,临床表现为剧烈头痛、恶心、呕吐、血压升高,数分钟内就可以出现呼吸心搏骤停;如发生小脑幕切迹疝除了有明显头痛、呕吐外,老年患者的两侧瞳孔不等大,对光反射迟钝。

6）有无出现新的瘫痪症状:若梗死面积扩大或颅内出血,原有的偏瘫症状会加重或出现新的偏瘫症状。

2. 心理照护 几乎每个脑卒中老年患者和每个脑卒中老年患者的家庭成员都会存在不同程度的心理障碍。照护人员要加强老年患者的心理疏导,指导老年患者学会自我调节,保持乐观情绪,鼓励老年患者"能走就走,能动就动";培养自己的兴趣爱好,多与人沟通,尤其是身边患相同疾病而恢复良好者。部分情况下照护人员采用向下对比的方法,即选择一些比其更为严重的患者做横向对比,使老年患者意识到自己不是最为严重和最为不幸的人,也会收到意想不到的效果,从而促使老年患者积极配合治疗康复,自强自立。指导家庭成员多给予他/她精神和生活上的支持,创造他/她与外界沟通的机会,重塑家庭和社会的角色功能,使老年患者情绪稳定,树立战胜疾病的信心。

3. 对症照护

(1)用药照护:使用溶栓剂、抗凝剂和抗血小板聚集药要注意观察有无出血倾向(如皮肤黏膜出现瘀点、瘀斑、牙龈出血等),延长穿刺点拔针后的按压时间;使用脱水降颅压药物时记录老年患者24h出入量。指导老年患者遵医嘱坚持服用阿司匹林等抗血小板聚集药,防止血栓形成。告知老年患者和家属长期使用阿司匹林除了注意观察有无出现倾向外,此药还可引起胃肠道溃疡,服药过程中发现异常随时告诉医务人员或及时就诊。

(2)居住环境:脑卒中老年患者居住环境重要的原则是安全便利。可以对老年患者发病后即将居住的场所进行适当改造,旨在提高实用性,使生活更方便,也方便照护活动的开展。

1)建议移走一切不必要尤其是地面上的家具设备,使空间开阔,利于轮椅通行。家具一定要稳固,去掉锐角或做好防护,并且保持家具颜色和地面颜色的不一致性。

2)固定好所有线路和电毯边缘,如有门槛,可以改装成斜面,防止绊倒老年患者并且方便轮椅的使用。

3)在浴室,楼梯和墙壁上安装扶手,并使扶手能够连续起来,方便老年患者进行行走训练。

4)改门把手为压把式门把手,不要使用弹簧门。

5)尽量不改变老年患者物品摆放的习惯。

6)在老年患者能使用到的房间内装上感应灯,并且多放置一些被子、枕头和大按键的无线电话分机,方便老年患者若摔倒,可以及时保暖并进行电话求救。

7)给老年患者配备取低处物时不用弯腰、取高处物不伸展的"抓手"。

8)如条件允许,可以安装监控设备以便在意外发生时,及时发现从而进行急救。

4. 健康指导

(1)自我管理:向老年患者及其家属宣讲本病的基本知识,使其主动配合控制危险因素。老年人脑卒中明确且可以改变的危险因素包括高血压、糖尿病、冠心病、心房颤动、吸烟、血脂异常、短暂性脑缺血发作、肥胖、饮酒、缺乏体育锻炼、血液高凝状态以及呼吸睡眠暂停综合征等;不可干预的危险因素包括家族遗传、年龄、性别、种族、低出生体重等。根据中国脑卒中筛查与防治指导规范(试行),依据以下8项危险因素对筛查人群进行脑卒中风险评估,筛查人群为既往有脑卒中/短暂性脑缺血发作病史或者40岁以上者,风险评估≥3分者为高危人群(表13-2)。

表 13-2　脑卒中筛查

项目		评分
血压	高血压病史(≥140/90mmHg),或正在服用降压药	1
心脏	心房颤动或心瓣膜病变	1
血脂	血脂异常或未知	1
糖尿病	是	1
吸烟	是	1
体重	明显超重或肥胖(BMI≥26kg/m^2)	1
活动	很少进行体育活动(体育锻炼的标准是每周锻炼≥3次,每次≥30min,持续时间超过1年。从事农业体力劳动可视为有体育活动。)	1
家族史	有卒中家族史	1

(2)自我检测:告知老年患者脑卒中的预警症状,如突发一侧面部或肢体麻木无力、口角歪斜、单侧或双侧视力丧失或模糊、双眼向一侧凝视、眼前发黑或重影、言语表达或理解发生障碍、突发不明原因的头痛、头晕、恶心、呕吐、心慌、出汗、步态不稳或跌倒、意识障碍或抽搐等。2016年,我国提出了中国人群卒中快速识别工具"脑卒中1-2-0",即1看:1张脸不对称,口角歪斜;2查:2只手臂,平行举

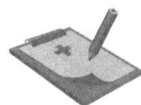

起,单侧无力;0:(聆)听语言,言语不清,表达困难。预警症状的持续时间可能非常短暂,但只要有异常症状,应立即到医院诊治,及早发现并解除脑卒中风险。指导老年患者及其家属正确监测血糖、血脂、血压等变化并积极治疗原发病。

（3）生活指导:老年患者有一定自主活动能力后,应指导其逐步学会自理日常生活。可尝试采用"约束诱导治疗"法,即通过约束健侧肢体而让患侧肢体完成各种活动,此法需要花费很长时间,经历多次练习才能做好。初始练习时,老年患者适应起来比较困难,会出现明显的挫败感,但坚持一段时间后,效果会比较明显。老年患者独立完成的活动越多,生活就越方便。照护人员应给予老年患者耐心的指导,必要时提供帮助,同时做好安全防护工作,尤其是要预防跌倒的发生。

（4）预防并发症:指导老年患者及其家属日常生活中采取各种措施积极预防各种并发症的发生。缺血性脑卒中老年患者常见的并发症包括:

1）脑疝:一旦发生,死亡率及致残率极高,应引起照护人员足够的重视。指导老年患者避免用力咳嗽,勿用力排便。日常生活中注意观察有无颅内压增高的早期表现,如恶心、呕吐等。若无禁忌,保持老年患者半卧位,照护操作时要注意避免剧烈翻身。

2）压疮:根据老年患者的生活自理能力以及压疮的危险程度采取针对性措施,预防压疮发生。采取的措施包括保持床单干燥、平整、清洁;每2h正确有效翻身1次,避免拖、拉、推、拽老年患者。保持老年患者皮肤清洁、干燥,禁止按摩已经受损的受压部位,必要时使用气垫床、海绵圈、棉垫等将受压部位轻轻垫起,可酌情使用半透膜敷料或者水胶体敷料保护受压皮肤,但皮肤脆薄者禁止使用。

3）跌倒:应用跌倒评估量表评估老年患者跌倒风险,对于高风险者加强预防措施。老年患者的活动场所应宽敞无障碍物,地面平整、干燥,光线充足,墙壁设有扶手。告知老年患者改变体位时动作应缓慢,防止直立性低血压导致跌倒。衣着宽松,鞋底防滑,尽量避免穿拖鞋。行动不便者使用助行设备,活动时要有人陪同。告知老年患者活动时一旦出现头晕、心慌等症状时,应就地休息,避免跌倒。

4）肺部感染:老年患者卧床时间久,易发生坠积性肺炎,可通过床上被动运动、定时翻身、有效咳嗽、深呼吸、雾化吸入等促使痰液排出,保持呼吸道通畅。照护人员要正确喂食,防止食物被误吸引起相关性肺炎的发生。

5）预防尿路感染:由于长期卧床、进水量减少以及留置导尿等原因,容易发生尿路感染。应保持外阴清洁,生活不能自理者,每日进行外阴部清洁。鼓励多饮水,留置导尿者按照标准流程进行照护。

6）深静脉血栓形成:一旦发生深静脉血栓,老年患者可出现下肢肢体肿胀、局部皮温较高,行血管彩超检查可发现深静脉血栓形成。卧床老年患者每1~2h变换体位一次,定时做下肢主动或者被动运动,鼓励老年患者深呼吸及咳嗽。病情允许时,尽量下床活动,必要时可以穿医用弹力袜,增加静脉回流,减少血液淤积。静脉注射时避免在同一部位,同一静脉反复穿刺。告知老年患者若感觉下肢胀痛、沉重等异常感觉时,不可按摩下肢,也不可盲目活动,应及时告知医护人员。

7）抑郁:当老年患者的治疗效果与期望值存在差异时,绝大部分老年患者会出现悲伤、抑郁和无望感,给老年患者的康复和生活带来不良影响。照护人员和家人要鼓励老年患者表达内心的真实感受,及时阻止老年患者负面和消极的想法,可以用老年患者已经取得的成绩和进步进行鼓励,同时设计安排能使老年患者获得成就感的活动。对于老年患者提出的敏感问题采用折中的答案,灵活地进行回答,既不使其丧失希望,能够顺其自然,也让老年患者树立信心,坚持康复治疗。生活中尽量避免老年患者独处时间,改善居住环境,营造出欢快积极的生活氛围。鼓励家属为老年患者提供尽可能多的关爱和情感支持。

（5）康复指导:脑卒中的康复治疗是一个系统而长期的过程。急性期后,老年患者就要进行康复治疗和自理能力训练,有些老年患者甚至要终身进行训练。老年患者和家属掌握康复相关理论、知识和技能,有助于并发症的预防,从而提高康复效果。

1）良肢位:可防止和对抗痉挛姿势的出现。大部分偏瘫的老年患者会出现肩下沉后缩、肘关节屈曲、前臂旋前、腕关节和手指屈曲、下肢外旋、足下垂外翻等症状,采用良肢位可有效避免或减轻痉挛姿势的出现。告知老年患者在采取仰卧位、健侧卧位、患侧卧位以及坐位时肢体的正确摆放姿势。

2）肢体功能运动：主要包括被动运动、主动运动和辅助运动三部分。运动时要在无痛或少痛范围内进行，动作要轻柔缓慢，避免形成二次伤害。

3）床上翻身：进行向健侧翻身和向患侧翻身训练，翻身时加强安全防护，防止坠床的发生。

4）坐起训练：发病后初次坐起，要避免直立性低血压的发生，可逐步采取增加坐起角度和延长坐起时间训练。可协助和指导老年患者进行从健侧坐起和从患侧坐起训练。

5）语言康复：如老年患者存在言语功能障碍，要尽早开展语言训练。对失语的老年患者可进行语言和非语言交流。患病后早期可采用图片、实物演示、手势等与他/她进行非语言沟通，逐步过渡到通过口腔操来练习舌、唇、颌及软腭的运动范围、运动力量、运动速度、协调性和准确性，并对老年患者进行听、说和语言节奏的训练。语言训练过程中要寻找他/她感兴趣的点，激发其进行表达的欲望。训练时指导者语速缓慢，发音清晰，态度耐心。训练要由易到难、由简到繁、逐渐递进、持之以恒。训练过程中要注意避免老年患者产生疲劳，鼓励他/她大胆、大声练习，增强信心。

（6）康复辅具的选择和使用：康复辅具可以通过代偿或者补偿方法来矫正畸形、弥补功能缺陷和预防功能的进一步退化，使得老年患者最大限度实现生活自理。常用的康复辅具包括矫形器如上肢矫形器（上肢吊带、腕手矫形器）、下肢矫形器（丁字鞋、踝足矫形器）；助行器如手杖（单足手杖、双足手杖、四足手杖）；轮椅（普通轮椅、偏瘫轮椅）；生活辅具如加长加粗的勺子、长柄梳子（图 13-1）、带有碟档的餐盘、穿袜自助器等。辅具的正确使用可以从生理和心理两方面改善患者的生活质量，为老年患者重返社会打下基础。

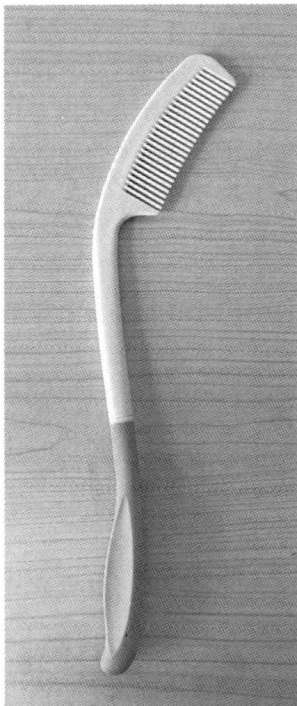

图 13-1　长柄梳子

（7）定期复查：告知老年患者复诊时间及地点，按时进行复查。

（二）出血性脑卒中老年患者照护措施

1. 一般照护

（1）体位和休息：发病初 24~48h 内绝对卧床休息，避免搬动老年患者和大幅度翻身，避免摆动头部，取侧卧位。床头抬高 15°~30°，以减轻脑水肿。若为蛛网膜下腔出血者应绝对卧床休息 4 周，限制探视人员，保持老年患者情绪稳定，一切治疗和照护操作均应轻柔，头部可置冰袋，防止继续出血，拉上床挡，防坠床意外的发生。

（2）饮食照护：意识障碍或伴有消化道出血时，禁食 24~48h，昏迷者给予鼻饲饮食。病情好转，意识清醒后若无吞咽困难，可酌情给予半流质或软食。保持电解质平衡，每日饮水量（除去饮食中的水），一般以每日每千克体重 30ml 左右为宜进行计算。

（3）生活照护：协助瘫痪的老年患者排便、洗漱、擦浴、更衣、修剪指/趾甲、清洗会阴及保持床单位清洁等。

（4）病情观察：观察老年患者神志、瞳孔、生命体征的变化，注意有无颅内高压或脑疝症状，原有症状是否加重或出现新的瘫痪症状，了解水电解质是否平衡，准确记录 24h 出入量。

2. 心理照护　急性期若老年患者神志清楚，照护人员要了解其思想状况，防止情绪过度激动。消除老年患者紧张、恐惧心理。做好家属的指导工作，对经历亲朋好友探视后老年患者的情绪变化，开展针对性的心理疏导。恢复期注意帮助老年患者克服焦虑、抑郁心理，保持情绪稳定。

3. 对症照护

（1）用药照护：要根据高血压的原因决定是否使用降压药，服药过程中坚持按时、按量服药。使用止血药物过程中要防止深静脉血栓形成。降颅压药使用过程中注意事项同缺血性脑卒中老年患者照护措施。

（2）中枢性高热：给予老年患者吸氧并进行物理降温，必要时根据医嘱予以药物降温或进行人工冬眠疗法。

（3）保持呼吸道通畅：使老年患者头偏向一侧，吸氧，必要时使用人工气道辅助呼吸。

（4）康复训练：老年患者病情平稳后宜尽早进行康复训练，具体方法见缺血性脑卒中老年患者照护措施。

4. 健康指导

（1）自我管理：指导老年患者平日保持情绪稳定，避免增高血压、颅内压的诱因，如情绪大起大落，用力排便等。其余同缺血性脑卒中老年患者照护措施。

（2）指导老年患者及其家属日常生活中采取各种措施积极预防各种并发症的发生，出血性脑卒中老年患者常见的并发症包括：

1）再出血：照护人员在急性期避免搬动老年患者，要严密监控血压，避免血压过高。各项照护操作集中完成，动作轻柔，减少对老年患者的频繁刺激。保持病室安静，避免声、光刺激。若老年患者有明显头痛、过度烦躁不安时，应及时向医护人员汇报。

2）脑疝：指导老年患者避免剧烈咳嗽、打喷嚏、情绪激动、头低脚高位等导致血压、颅内压增高的有关因素。保持大便通畅，避免屏气，用力排便，禁止灌肠。静脉滴入甘露醇等脱水剂时滴速要快，同时密切观察生命体征等病情变化。

3）其他：采取措施预防压疮、坠床、跌倒、肺部感染、便秘、深静脉血栓形成及抑郁，详见缺血性脑卒中老年患者照护措施。

第二节　帕金森病老年患者照护

导入情景

黄爷爷，78 岁，在养老机构居住 7 年，确诊为帕金森病 4 年，爷爷现走路缓慢，肢体僵硬，吃饭喝水经常发生呛咳，并具有典型的"面具脸"。子女计划近期将爷爷接回家中进行照护。

工作任务：

1. 照护人员对子女家中环境改造提出建议。

2. 照护人员进行防呛咳饮食照护指导。

3. 照护人员进行防跌倒知识宣教。

知识链接

世界帕金森病日

欧洲帕金森病联合会从 1997 年开始，将每年的 4 月 11 日被确定为"世界帕金森病日"。这一天是帕金森病的发现者英国内科医生詹姆斯·帕金森博士的生日。许多国家的政府部门和社会各界都选择在 4 月 11 日这天举办帕金森病主题活动。2021 年是第 25 个"世界帕金森日"，主题为"关注帕金森生活质量"。

【疾病学概要】

1. 概念　帕金森病又称震颤麻痹，简称 PD，是中老年常见的神经系统变性疾病，以静止性震颤、运动迟缓、肌强直和姿势平衡障碍为临床特征。主要病理改变为黑质多巴胺能神经元变性和路易小体形成。因脑部炎症、肿瘤、脑动脉硬化以及使用某些药物等产生的震颤、肌强直等症状，称为帕金森综合征。帕金森病属运动障碍性疾病，发病率随年龄增长而显著增高，我国 65 岁以上人群总发病率为 1 700/10 万，男性稍多。本病呈慢性进行性发展，患者主要死于疾病晚期出现的各种并发症。

2. 病因和发病机制　帕金森病发病机制复杂，并非单一因素致病，目前认为帕金森病是在以下多种因素交互作用下发病：

（1）环境因素：长期接触某些杀虫剂和除草剂可能导致多巴胺能神经元变性死亡。误用与神经毒物吡啶类衍生物 1- 甲基 4- 苯基 1，2，3，6- 四氢吡啶分子结构类似的工业化学品可能也是发病的危险因素之一。

（2）年龄老化：帕金森病主要发生于中老年人，60 岁以上人口的患病率高达 1%，而 40 岁以前发病者甚少，提示神经系统老化与发病有关。研究发现，自 30 岁后，纹状体内黑质多巴胺能神经元数量减少，且与黑质细胞的死亡数成正比，但只有当神经元数量和黑质细胞数降低到一定程度后，临床上才会出现症状，提示老化只是此病的促发因素，生理性多巴胺能神经元退变不足以引起本病。

（3）遗传因素：约 10% 的患者有家族史，呈常染色体显性遗传或常染色体隐性遗传，而绝大多数患者为散发性。

3. 临床表现　本病起病隐匿，发展缓慢，呈逐渐加剧。早期常被误认为是正常老化的表现，病程中会有一些比较明显的症状，包括运动症状和非运动症状。前者如静止性震颤、运动障碍、肌肉僵直、姿势与平衡障碍；后者常见的有神经、精神障碍、自主神经功能紊乱、睡眠障碍。

4. 临床特征

（1）静止性震颤：属早期的主要症状之一，也是本病的特征性表现。老年患者在静止时会出现明显颤抖，多从一侧上肢远端开始。手指呈现有规律的拇指对掌和余指屈曲的"搓丸"或者"数钞票"样动作，逐渐扩展到同侧下肢及对侧上下肢，上肢震颤一般明显于下肢。震颤在变换位置或运动时减轻或停止，情绪激动或精神紧张时加剧，睡眠时停止，故称之为"静止性震颤"，疾病后期，震颤可累及下颌、口唇和头部。老年患者在自己强烈的意志和主观努力下可暂时抑制震颤，但过后抖动会有加剧趋势。少数老年患者无震颤，尤其是发病年龄在 70 岁以上者。

（2）运动障碍：动作变慢，超出了正常老化进程的范围。疾病早期即可表现手指的精细动作受到限制，诸如系鞋带、扣纽扣、刷牙、洗脸等动作不能顺利完成。文字书写变得越来越困难，所写笔迹不正，而且字体越写越小，临床称之为"小写症"。多样性运动缺陷表现为面部肌肉运动减少、面部表情缺乏、瞬目少、呈"面具脸"或"扑克牌脸"。口、舌、喉、腭等运动障碍可造成大量流涎、咀嚼和吞咽困难，出现呛咳或反呛。初期出现发音障碍，逐步发展为发音模糊、吐字不清、口吃等。随着病程发展会出现运动启动和变换困难，表现为坐下后不能站起，卧床时不能自行翻身。手持筷、勺时因手抖不能将食物准确送入口中。

（3）肌肉僵直：身体失去柔软性，出现肌肉僵硬，超出了正常老化的程度，属于帕金森病的主要运动症状之一。多从一侧上肢或下肢近端开始，最初为运动不灵活，后逐渐演变为运动迟缓，上肢的肌肉僵直一般比下肢严重。

1）当患老年者关节做被动运动时，阻力大小始终一致，操作者像在来回折一根铅管一样，称为"铅管样强直"。

2）如老年患者合并有震颤，则在伸屈肢体时感到在均匀的阻力上出现断续的停顿，如齿轮转动一般，称为"齿轮样强直"。

3）老年患者由于四肢、躯干和颈部肌肉同时强直，肌肉张力增高，容易出现特有的姿势，即头前倾、躯干俯屈、上臂内收、肘关节屈曲、髋及膝关节略弯曲，类似于"猿猴姿势"。

4）腕关节因伸肌僵直，手腕会保持伸直位置，类似于铁路上竖起的路标，因而被称为"路标现象"。

5）肌肉僵直常常先出现在颈后肌和肩部，当老年患者仰卧于床上时，头部可能保持前屈曲数分钟，在头和床垫之间留有一定的空间，称之为"心理枕"。

（4）姿势与平衡障碍：走路时上肢摆动幅度小，步伐变小变慢，通常起步困难，但一旦迈步后，即以极小的步伐向前冲去，越走越快，不能及时停步或转弯，称"慌张步态"。平衡方面亦会出现障碍，当站位时，轻推（拉）他 / 她即可出现明显不稳。行走时，尤其在转弯、上下楼梯时易发生跌倒现象。因躯干僵硬加上平衡障碍，故当老年患者企图转弯时，必须连续原地小步移动，使躯干和头部一起转动。有时在行走中会突然出现短暂的不能活动的情况，双脚似乎粘在地上，或者前行时忽然出现短暂的不能迈步，称为"冻结步态"，持续时间从数秒到数分钟不等，往往出现在起步、转身或者担心不能通过障

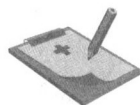

碍物时,多出现在疾病的中晚期。

（5）神经和精神障碍:部分与疾病本身有关,也可与服用相关药物后引起的副作用有关。与帕金森病相关最常见的精神疾病是抑郁症,会影响疾病的临床表现和预后,增加了治疗的难度。老年患者往往表情严肃,情绪低落,并发焦虑者会感到莫名的烦躁不安、恐惧、心神不宁、不能集中注意力。疾病晚期大脑额叶功能损害,部分老年患者会出现记忆力减退和失智症症状。老年患者可"看到"或"听到"事实上根本不存在的事物,怀疑被人跟踪或者伴侣有外遇等。

（6）自主神经功能紊乱:由于自主神经功能紊乱,加之行动不便致活动量减少、咀嚼功能减弱引起进食量减少以及部分治疗药物等影响,老年患者可出现顽固性便秘。部分还会出现排尿功能障碍、直立性低血压、出汗、体温改变等。

（7）睡眠障碍:发生失眠的几率高,可与药物剂量不足或者过量有关。此外,还会出现不宁腿综合征,即老年患者的小腿在休息时出现难以忍受的不适,经按摩或活动后可缓解,虽然该症状对生命无威胁,但却严重影响老年患者的生活质量,尤其是睡眠质量。

5. 治疗要点

（1）药物治疗:早期无须药物治疗,当疾病进展到影响老年患者日常生活和工作能力时,适当的药物治疗可不同程度地减轻症状,并可因减少并发症而延长生命。以替代药物如复方左旋多巴、多巴胺受体激动剂等效果较好,但不能完全控制疾病的进展,且都存在不良反应和长期用药后药效衰减的缺点。

（2）外科治疗:对于长期药物治疗疗效明显减退,同时出现异动症的老年患者可以考虑手术治疗,但手术只是改善症状,不能根治,术后仍需药物治疗。

（3）康复治疗:如进行肢体运动、语言、进食等训练和指导,可改善老年患者的生活质量,减少并发症。心理疏导与疾病教育也是帕金森病的重要综合治疗措施。

【照护措施】

（一）一般照护

老年患者由于存在震颤、肌肉僵直、动作迟缓、慌张步态等运动障碍,以及疾病后期可能伴发的骨质疏松、直立性低血压等,这些都会严重影响老年患者的日常生活,甚至会对他/她的安全造成极大的隐患。对于上述功能障碍,除了接受必要的医疗措施外,不间断地进行活动和运动也是非常有益。

1. 生活指导　鼓励和指导老年患者进行自我照护,做力所能及的事情,可以根据老年患者的具体情况拟定详细的日常活动计划,列出每个时间段中要完成的活动内容,原则为鼓励老年患者尽量独立完成日常生活活动,如进食、穿衣、如厕、移动、协助完成家务等;尽可能多的参加社交活动;根据具体状况决定是否可以继续维持原来的工作;指导他/她培养业余爱好,如养花、下棋等。进行活动选择时要注意简单而适合老年患者参与的活动,可配合他/她从前的习惯与长处,如收拾衣物、摘菜叶、剥豆子等,也可以选择与他/她以往的工作生活经历有关的活动,如女同志大多数对烹饪有兴趣,可以让她制作小零食等。

2. 饮食照护　疾病会影响到老年患者的进食能力,故老年患者在进食上也会花费较多时间。照护人员要为老年患者提供舒适的桌椅等相关物品,预留30min以上的进餐时长,一次进食过程中可能需要照护人员对食物进行多次加热。照护人员要将所有的进餐食品都放在老年患者可接触的视线范围以内,病情许可的情况下鼓励老年患者自主进食,因为只有本人才可以更好地控制进食的量和频率,减少误吸发生率。采用大把手的叉子、汤勺、不易碎的不锈钢饭碗、水杯等。若老年患者颤抖厉害,可将碗、勺暂时固定在手上。尽量让老年患者和家人或其他人员一同进餐,让他/她觉得自己仍然属于家庭成员/大家庭中的一员。采用正确的进餐姿势,坐位时背部伸直,下颌内收,身体稍向前倾,床上进餐时,上半身抬高呈半坐位,下颌内收。自主进食时老年患者要能清晰地看到饭菜,他人喂食时,食物应平行或从下面送入口中。对于有吞咽困难者来说,密度均匀、有一定黏性、不易松散、通过咽部和食管时容易变形且不在食管壁上残留的食物是比较理想的选择。可以通过让他/她在每吃一小口后都进行两次吞咽,照护人员在两次张口之间放下勺子不催促,在每两口之间都喝些液体来改善老年患者的进食咀嚼和吞咽困难。

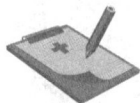

3. 生活照护　纵观抗帕金森病药物起效的整个时期,老年患者的身体能力在不断发生变化,某些时期需要他人帮助穿衣和吃饭等,但其他时间又不需要,因此,要尽可能让他 / 她保持独立性。随着病情的发展,症状日益恶化,就需要照护人员协助老年患者完成日常活动,如皮肤、头发及口腔清洁以及仪容修饰等,让他 / 她感觉舒服,并能保持良好的健康水平。部分帕金森病老年患者会对流水感到害怕,可以在沐浴时让他 / 她手握毛巾得到安慰。对于女性患者,可以适当进行化妆,能够帮助她找回部分自信,更加积极与外界进行接触,这对疾病的康复非常有利。由于肢体僵硬,老年患者在穿衣方面会花费更多的时间,尤其在穿脱袜子、裤子方面更是如此。照护人员和家人可以为老年患者选择松紧裤、一脚蹬或者魔术贴鞋等简易服装,不要穿烦琐的服装,衣着以开襟、宽松为宜,避免使用细小的纽扣或盘扣。实践证明,半腰短裤更容易穿上。老年患者穿衣时,周围环境中避免有容易引起他 / 她分心的谈话或噪声,将他 / 她安置在带有扶手的椅子上,将要穿的衣物按照穿着顺序摆放,可以边穿边口述每个身体部位的动作,如:"左手伸进袖子里"。可使用穿袜器或者鞋拔子等穿戴助手让他 / 她自主进行穿衣,减轻疾病带来的挫败感。穿衣前,可以让他 / 她想象一下自己穿衣服的动作,给他 / 她预留足够的穿衣时长,不要催促,以免紧张不知所措造成穿衣的进一步困难。指导老年患者将所有的扣子扣好后再站起来。对于长期卧床的老年患者,可以使用背后系扣的衣服,方便使用便器。

4. 排泄照护　在帕金森病老年患者中,至少有一半以上受到便秘的困扰,按照老年便秘的预防和处理实施照护。

5. 家庭环境　由于对新事物的理解力减弱,帕金森病老年患者容易形成错乱感,往往难以适应新环境以及生活习惯的突然改变,告诉家属尽可能让他 / 她维持原有的生活状态,避免大幅度改造家居环境和改变生活方式。

6. 病情观察　观察肌震颤、肌强直、运动状况、姿势步态等进展情况以及药物治疗后有无改善。注意吞咽困难程度及每日进食量,了解体重变化情况。

（二）心理照护

老年患者会因为静止性震颤、肌强直、慌张步态等症状不愿意参加社交活动,也会因生活自理能力下降需要他人协助产生自卑无助感。作为帕金森病老年患者的家人或者照护人员,应该了解疾病的相关常识,尽可能多地了解老年患者的想法,设身处地地为他 / 她着想。病情发展过程中,他 / 她既会出现性急、顽固、易怒、自以为是等强势一面,也会有依赖别人、爱抱怨、没有信心以及惶恐不安等弱势一面,这些可能都是由于老年患者极度不安时表现出来的两面性。要加强沟通,鼓励他 / 她说出自己的感受。学会尊重他们,鼓励老年患者保持过去的兴趣爱好,或者培养简单、易学、易做的新爱好,对老年患者表现出来的任何进步都要给予真诚的肯定,采取各种措施促进老年患者与社会的交往。告知老年患者此病虽不能根治,但积极配合药物治疗可以减轻症状,预防并发症发生,调动他 / 她配合治疗的积极性。指导老年患者保持自我形象的尽量完美,增强战胜疾病的信心。

（三）对症照护

1. 用药照护　帕金森病老年患者脑内的多巴胺水平降低,所以大多数治疗帕金森病的药物旨在补充、模拟或提升脑内多巴胺水平,可有效缓解症状,提高工作能力以及改善老年患者的生活质量。坚持"剂量滴定"原则以避免产生药物的急性副作用,力求以"小剂量达到满意临床效果",降低运动并发症发生率。

（1）左旋多巴:是多巴胺的前体,补充的左旋多巴可以通过血脑屏障,在颅内经多巴胺脱羧酶的脱羧转变为多巴胺,发挥替代治疗的作用,为治疗帕金森病的最基本和最有效的药物之一。服药过程中需注意:①此药可导致服用者出现食欲减退、恶心、厌食、口干和运动障碍等不良反应,应饭后服药;②部分老年患者可出现直立性低血压,指导其改变体位时速度应缓慢,并且本品与降压药同时使用,可增强降压效果,故不能同时服用;③长期服用左旋多巴制剂会出现运动障碍,表现为怪异的扭转、摇头、回旋以及双臂、双腿和躯干的异常运动,常与左旋多巴的峰值效应有关;④维生素 B_6 能在中枢神经系统以外促进 L- 多巴转变为多巴胺,使脑内多巴胺减少,疗效降低,副作用加重,所以限用维生素 B_6 及富含维生素 B_6 的食物;⑤避免某些食物因素（含蛋白质）对左旋多巴吸收及通过血脑屏障的影响,宜餐前 1h 或餐后 1.5h 服药,去除食物与药物不良的相互作用。

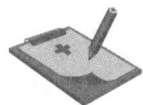

（2）多巴胺受体激动剂：直接作用于脑内的多巴胺受体而模拟多巴胺的作用。服药过程中需注意：①此药最常见不良反应为恶心、呕吐，同时服用多潘立酮（吗丁啉），可有效缓解症状；②本药也可引起头晕、乏力、皮肤瘙痒、便秘、嗜睡等不适，要给予对症处理；③剂量过大时，可有精神症状、直立性低血压等发生。宜从小剂量开始，逐渐缓慢增加剂量直至有效；④不宜同时用利血平、氯丙嗪等，以免导致直立性低血压。

（3）抗胆碱能药：通过抑制乙酰胆碱的活性，相应的提高多巴胺的效果，有助于控制帕金森病的震颤症状。服药过程中需注意：①常见的不良反应包括口干、眼干涩、视物模糊、便秘、排尿功能障碍以及青光眼恶化等；②服药期间避免进食富含拟胆碱的食物（如槟榔），以免降低抗胆碱药的疗效；③合并有前列腺肥大以及青光眼者禁用此药。

知识链接

常见的帕金森病治疗术语

掌握帕金森病诊治过程中常用术语及其处理方法，有助于照护人员更加密切的观察病情，把握容易被忽视的症状和体征。

1. 开放期　抗帕金森病药物治疗有效，症状得以良好控制的时期。

2. 关闭期　抗帕金森病药物对该病不再起作用。

3. 开关现象　指症状在突然加重与突然缓解之间波动。"开"时虽然未加任何相关治疗，但患者肢体僵硬突然消失，可以自如活动。而"关"时主要表现为突然出现肢体僵直，运动不能，就像断电一样。

4. 剂末效应　某种剂量药物的改善症状效应开始逐渐减弱，药效维持时间变短，从而导致药量不断增加的现象。出现"剂末效应"时，照护人员要使患者保持心态的平和，知晓帕金森病的药物治疗需要"细水长流"，千万不可为求"速效"而自行调整用药剂量。应加强与医生的沟通，根据他/她的感受、所从事的职业特点、对药物疗效的期望值以及家庭的经济情况等因素综合考虑，制订个体化治疗方案。

5. 延迟　使用药物治疗和药物起效之间存在延迟现象。

（4）注意事项：帕金森病老年患者常伴有视力减退，若同时存在认知障碍，更容易导致错服、漏服或重复服药现象。除了了按一般老年患者服药进行照护外，还需要做到：

1）正确服药：服药时确定老年患者将药物从包装里取出，防止连同包装一起服下，造成不适。

2）漏服处理：因遗忘漏服药物时，照护人员或者老年患者不要擅作主张把漏服的药物凑在一起补服顿服，这样会因剂量过大而加重毒副作用，正确的做法是和经治医生取得联系。

3）按量服药：嘱老年患者不能随意增减剂量或者停药，晚期老年患者即使停药一次也可能会出现明显的症状，如果服药过程中出现任何不适，一定及时与医生取得联系。

2. 安全照护　老年患者活动功能有损害，照护时尤其要避免跌倒造成的伤害，树立安全意识为照护措施中重要关注点。

（1）居住环境：老年患者居住的环境或者活动场所不宜放置小型地毯，茶几等障碍物；经常活动的地点可以铺设泡沫地砖或者地毯，边缘妥善固定防止绊倒；去除门槛，消除台阶等高度差；楼梯和墙壁上安装扶手，尤其在门把手附近的墙壁增设扶手，使患者开、关门时有把扶；各种线路靠墙或者墙上固定。

（2）家具设备：使用的椅子以垂直靠背和带有扶手为宜或坐较硬的沙发；桌子的高度适合老年患者在坐直时保持头颈稍屈曲体位为宜；洗手间宜安装声控灯；门改装成滑动门或者采用门帘；地面放置防滑地毯并安装紧急呼叫设备；条件允许可以多安装几台无线电话，方便老年患者随时随地接听电话。

（3）防坠床：床旁设有床挡；可在床尾处绑上粗长的绳索，便于老年患者拉绳安全坐起。

（4）防损伤：用地毯代替旧毛巾或者旧衣服作为卫生间防滑设备；去除尖角家具；将刀、剪利器以及消毒液等妥善收藏甚至上锁；禁止老年患者自行使用液化气炉灶；建议使用恒温盛水设备以免烫伤。

（5）防跌倒：告知老年患者上下楼梯时，最好侧身行走，例如侧身下楼时，可以先伸一只脚，站稳于下一台阶后再换另一只脚；穿防滑鞋；不穿大脚裤和拖鞋。

3. 防止直立性低血压

（1）可给患者适当增加水分和盐的摄入量。

（2）睡眠时不宜平躺，抬高头部。

（3）日常活动时可以穿弹力袜或弹力裤。

（4）改变体位时（如从卧位变换为坐位或立位）动作应缓慢。

（四）健康指导

1. 自我管理　告诉老年患者生活中要保持情绪稳定，遇事不慌乱，因情绪紧张和激动会加重病情。

2. 生活照护　部分晚期老年患者因认知功能受到损害，会出现颠倒日常生活规律的现象。可以简化日常活动，建立简明时间表，协助老年患者按照时间表安排建立规律的作息习惯。

3. 外出活动　帕金森病老年患者外出是无法避免，这对维持老年患者的生理和心理功能都很重要，但须注意合理安排好时间，尤其是服药时间，尽量有人陪同，随身携带有老年患者姓名、住址、病情和联系方式的"安全卡"或手环，告知老年患者外出行走时，一定要选择平坦、干净的地面，如果是不熟悉的场所，一定有人陪同，外出时，一旦出现身体不适，应当就地休息。

4. 知识宣教　向老年患者及家属介绍本病基本知识，帮助老年患者保持良好心态，坚持参加力所能及的社会活动和体育锻炼，尽量保持最大限度的全关节活动，加强平衡功能和语言功能康复训练。尽可能生活自理，保证充足休息与睡眠，增加营养。注意观察药物疗效及不良反应，进行自我检测，按期复诊，发现病情加重，及时就诊。

【照护技术】

帕金森病老年患者的日常活动受到一定程度的限制，运动可以避免肌肉萎缩，保持关节活动以及改善身体的协调性来缓解症状。疾病早期，老年患者的各种功能障碍相对较轻，如果能够及时的进行运动治疗，效果会非常明显；疾病中期采取适当、正确的运动在一定程度上可以减轻各种不适症状的进展速度，大大提升老年患者的生活质量；即使在疾病晚期，通过一些被动运动也可达到预防肌肉萎缩和压疮等并发症发生。适合老年患者的运动多种多样，如可以指导患者进行科学的松弛训练从而达到放松全身肌肉，减轻肌肉僵直；进行四肢伸展运动缓解"猿猴姿势"；开展站立和坐位等平衡功能锻炼，增强患者的平衡能力，从而减少或避免跌倒的发生；跨步练习、手脚同步锻炼、转弯练习和前后移动练习、大步走、听口令、听音乐或者跨越物体（假想或者真实）均可有效缓解患者的行动障碍。下面介绍一些适合帕金森病老年患者进行活动的方式方法。

（一）操作目的

通过运动，可以缓解帕金森病老年患者的各种运动障碍以及预防肌肉萎缩、骨质疏松、直立性低血压等继发性功能障碍。

（二）操作程序

1. 评估

（1）辨识老年人，与老年人沟通。

（2）评估老年患者的生命体征、面色、情绪状态、合作程度、肢体活动程度。

2. 计划

（1）环境准备：安静、整洁、宽敞，地面无障碍物和水渍，温、湿度适宜。

（2）老年患者准备：了解活动目的，愿意配合。

（3）照护人员准备：着装整洁，态度亲切。

（4）物品准备：根据具体活动项目准备皮球、座椅、毛巾和水杯等用物。

3. 实施

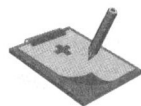

操作流程	操作步骤	要点说明

1. 活动流程	（1）工作人员自我介绍
	（2）向老年患者介绍即将开展的活动内容和方法
	
	（3）介绍所用物品的名称和作用
	（4）带领老年患者开展训练活动
	
	    1）坐位运动
	      ①老年患者取坐位
	      ②双脚并拢,向左边转腿,两只胳膊抬起平行向右边伸直,恢复原位
	      ③双脚并拢,向右边转腿,两只胳膊抬起平行向左边伸直,恢复原位
	      ④反复练习
	    2）卧床运动
	
	      ①老年患者取仰卧位,将胳膊尽量向下伸直
	
	      ②将胳膊慢慢举起,从前方向头部上举
	      ③胳膊还原
	      ④反复练习
	    3）脚踝被动运动
	      ①老年患者取坐位或仰卧位
	      ②照护人员一手握住老年患者左或右脚足跟,另一只手握住脚趾
	      ③做向上、下屈伸运动,顺时针、逆时针旋转
	      ④同法练习对侧
	      ⑤握住一只脚做向内、外活动
	      ⑥同法练习对侧
	      ⑦反复进行
	    4）腿部松弛训练
	      ①老年患者取仰卧位,胳膊屈曲,双手握于胸前,双腿屈曲,双脚踩在床上
	      ②老年患者头部慢慢向左移动,同时双腿向右侧转动,双手位置不变
	      ③保持 3s,回位
	      ④老年患者头部慢慢向右移动,同时双腿向左侧转动,双手位置不变
	      ⑤保持 3s,回位
	      ⑥反复练习
	    5）坐位伸展运动
	      ①老年患者取坐位,用一只手掌接触对侧后脑勺
	      ②另一只手尽量触及对侧脚尖
	      ③同法练习对侧
	      ④反复进行
	    6）双上肢交互运动
	      ①老年患者取站位或者坐位,上身保持直立
	      ②两手交替拍打对侧肩部位置,重复数次
	      ③两手握拳,交替做身体前方、后方旋转动作
	      ④重复进行
		• 讲解语速易慢,询问有无疑问
		
		• 每次可反复练习其中的一种或若干种
		
		• 选用带扶手的椅子
		• 照护人员在一旁保护老年人安全
		
		• 适当协助老年人的肢体活动
		• 询问老年人感受,掌握合适力度,防损伤
		
		• 穿防滑鞋,防跌倒

操作流程	操作步骤	要点说明
1. 活动流程	7）站立位平衡训练 ①照护人员和老年患者面对面站立,双方左手拉右手,右手拉左手 ②老年患者抬起一只脚,单腿站立,尽量保持平衡 ③同法练习另一只脚 ④反复练习 8）跨步练习 ①老年患者取站姿 ②迈步前行时,尽量将肩膀和胳膊前后甩开 ③照护人员注意保持老年患者平衡 ④反复练习 9）舌、面头颈肌肉练习 ①让老年患者练习皱眉、睁闭眼、露齿、吹口哨、鼓腮以及微笑、大笑等动作 ②练习头后仰、低头动作。后仰式眼睛注视天空,低头时下颌尽量触及胸部 ③练习头部左右转动。向左转动时,上身不动,下颌尽量触及左肩,保持 5s 左右,同法进行右侧练习 ④练习头部左右摆动。上身直立,将一侧头部慢慢靠近肩部,尽量将耳朵触及肩部,同法进行右侧练习 ⑤反复练习 （5）活动小结:回顾训练过程中涉及的动作,对老年患者的参与给予肯定和赞扬,并提醒下次活动开始的时间和地点	• 保护老年患者,防止跌倒
2. 整理用物	与老年患者一起将活动用物归置到固定位置	
3. 洗手记录	（1）按七步洗手法洗手 （2）记录老年患者参与活动过程中的表现,活动效果等	• 预防交叉感染

4. 评价

（1）患者情绪稳定,训练由易到难,时间逐渐递增。

（2）照护人员与老年患者沟通顺畅,收到了良好效果。

（三）注意事项

1. 运动时间　饭前和饭后 30min 内不进行运动。

2. 运动前准备　评估老年患者的脉搏、血压和情绪等,确保老年患者无身体不适;运动前先排便排尿;着宽松、吸汗和透气服饰,选择轻便合脚的鞋子,运动场所要配备护栏、手杖、呼叫设备等。注意安全,避免跌倒。

3. 强度合适　照护人员可先协助老年患者练习,一段时间后,老年患者可以尝试自己练习。练习初期,不必强制要求时间,循序渐进,逐步达到每周至少 3 次,每次至少 30min,可重复大量简单的动作。练习时注意力要集中,运动之后要进行放松训练,避免疲劳,否则,一旦疲劳有可能加重肌肉僵直和震颤。如果运动过程中出现异常,需要减轻运动量或者终止运动。

4. 主动参与　最为关键的是让老年患者和家属理解运动锻炼的目的,并共同制订切实可行的运动锻炼计划,使其积极、主动参与到运动中来,充分利用自我感觉和视、听觉反馈来增强运动的效果,树立与疾病对抗的信心。

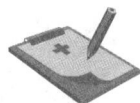

5. 注意安全风险因素

（1）跌倒：由于活动功能损害、地面湿滑、鞋和衣服不合适等导致摔倒。

（2）坠床：未将床挡固定在位，容易发生坠床。

（3）受凉：活动过程中未注意保暖。

第三节　失智症老年患者照护

导入情景

王奶奶，78 岁，离休前在高校从事行政管理工作。已进行性记忆减退 8 年余，目前不认识子女和照护人员，无法自主进食和穿衣，顽固性便秘，偶尔也会出现大小便失禁，在他人辅助下能短距离行走，说话含糊不清，每日 17 时左右，王奶奶精神亢奋，不停嚷嚷要去会议室参加会议。近 1 个月来，王奶奶进食量极少，经常将食物含在口内不下咽，出现呛咳现象。

工作任务：

1. 请照护人员对王奶奶进行正确喂食。

2. 请列出王奶奶目前的照护重点。

3. 请照护人员采取措施减轻王奶奶的精神症状。

知识链接

国际失智症日

每年的 9 月 21 日是国际失智症日，又称世界阿尔茨海默病日、世界老年痴呆日。国际失智症日的设立是为了关爱失智症患者，预防老年痴呆。2020 年的主题是"美好生活，从记忆开始"

【疾病学概要】

（一）概念

失智症是指发生在老年期由于大脑退行性病变、脑血管性病变、感染、外伤、肿瘤、营养代谢障碍等多种原因引起的，以认知功能缺损为主要临床表现的一组综合征。主要包括阿尔茨海默病、血管性痴呆、混合性痴呆和其他类型痴呆，其中以阿尔茨海默病和血管性痴呆为主，占全部失智症的 70%~80%。失智症在 65 岁以上老年人口中患病率约为 5%，85 岁及以上老年人患病率为 20%~30%。整个病程自几年到十几年不等。

（二）病因和发病机制

1. 病因

（1）遗传因素：研究表明失智症与一级和二级亲属的家族史有关，认为是常染色体显性基因遗传，估计外显率为 50%。

（2）社会心理因素：性格孤僻、兴趣狭隘、重大不良生活事件等与发病有关。精神崩溃和躯体活动过少为早发危险因素，而营养不良、噪声为晚发危险因素。

2. 发病机制　老年患者的大脑皮质发生萎缩，以前额叶、颞叶及顶叶受累最多；神经元数量减少或丧失，伴有神经元纤维缠结、老年斑或神经炎性斑，神经元存在颗粒性空泡变性；突触变性和消失；海马、杏仁核、蓝斑和中缝核胆碱能系统受损。

（三）临床表现

1. 记忆力减退　以近期记忆减退为首发症状，早期经常忘记近期事件和重要谈话，记不起物品存放地点和物品的名称，不清楚现在的具体日期，不能胜任原有工作，学习新知识困难等，各种远期记忆相对保持；中期可发展为忘记已经发生的事情，如刚吃完饭、刚洗完澡，重复询问同一个问题，对于人

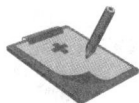

物和环境的区别发生障碍,远期记忆也受到损害;晚期连身边熟悉的人,如子女、配偶等也不记得,甚至连自己是谁也忘记。

2. 语言障碍　通常表现为语句缓慢、说话吞吞吐吐想不起来要说什么或者物品的名称是什么,最初仅限于少数物品,最终发展到包括普通常见物体。语句不通,不知如何选用词汇,用词不当,语言空洞无意义。疾病中晚期,老年患者会慢慢丧失语言能力,几乎不说话或只重复某句固定的话。

3. 失认和失用　老年患者感觉功能正常,但不能认识或鉴别物体。

(1)视觉失认:可表现为对人或者物体的形状、颜色、空间距离等视觉障碍,如不知道自己身处哪里或者如何来到这里,甚至在自己家周围迷路或者找不到回家的方向,视觉失认还可以造成阅读困难。

(2)听觉失认:表现为对语言的意义和语调失认,无法理解简单名词如什么是面包。

(3)体感觉失认:可表现为对各种刺激不能分辨其强度和形状,如用过热的水泡脚而导致烫伤的发生。还可表现为空间判断障碍,很难判断物体的具体位置或三维空间,例如无法准确判断身体和座椅之间的距离,坐下时会坐空或走路不稳或下楼摔倒,行动缓慢。

(4)失用症:老年患者理解和运动功能正常,但不能执行运动,无法胜任原本熟悉的活动包括刷牙、穿衣和梳头等,如煮饭时不知道第一步该做什么。

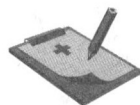

知识链接

失智症与正常老化记忆力减退的区别

正常老化引起的记忆减退	预示失智症的记忆减退
偶尔出现健忘,能够独立完成日常活动	忘记曾经熟悉的技能,难以应对简单日常生活如洗漱、购物、穿衣
可能忘记,但事后能回忆起来	完全忘记
在熟悉的地点不会迷失方向	即使熟悉的地方也不记得或迷失自我
偶尔会忘记个别词,但不影响正常交流	经常想不起字词来描述,重复说一个字或词,很难进行有意义的交流
可以正常判断是非,有决定与控制能力	执行能力缺失,个性行为改变

4. 焦虑及抑郁　早期当老年患者意识到认知功能损害给生活和工作带来各种不便以及担心会对家人和家庭产生影响时,焦虑和抑郁比较明显,情绪会低落,对各种事物提不起精神。随着病程的进展,焦虑及抑郁会逐步减轻或者消失,睡眠功能障碍,幻觉和妄想等症状的发生率则明显升高。

5. 睡眠功能紊乱　可表现为日夜颠倒,夜间起床漫游或者从事其他活动。路易体病老年患者可在睡眠周期的快速动眼睡眠时相出现行为紊乱,表现为睡眠时出现各种不自主运动或行为异常,如拳打脚踢、翻滚喊叫、打人、性攻击等猛烈粗暴动作,半数老年患者还会出现颜面、口周及肢体的不自主运动,并伴有生动、惊人的梦境,常会引起自伤或伤及同睡者。

6. 幻觉和妄想　以幻视常见,经常会"看到"人或动物,如兔子、老鼠、蜘蛛等,甚至可以生动的对细节加以描述。少数老年患者会出现幻听,如向人描述夜间听到脚步声或敲门声。由于幻觉如半夜经常"听到"敲门或脚步声,误认为有陌生人住在家里等情况会使他/她的精神长期处于紧张状态。妄想可表现为怀疑配偶有外遇,认为周围的人偷拿了自己的钱财或物品或者有想伤害他的计划,这些会给照护措施的实施带来很大困扰。

7. 人格改变　是失智症老年患者容易出现的精神症状。如兴趣狭窄、对人冷漠、将他人物品占为己有、争吃抢喝犹如孩童、不恰当的穿衣(冬天穿夏装或夏天穿棉袄)、脱衣(在公共场所脱成一丝不挂)、乱进别人的房间、乱翻别人的物品、暴言、攻击性行为如大声说话、动手打人、介护抵抗(抗拒入浴或更换衣服)。老年患者常常会将物品藏在不合理或者不恰当的地方,如把水果放在被窝里、鞋子放进冰箱里或者把衣服放进锅里蒸煮。

8. 情绪不稳定　血管性失智症老年患者早期表现明显,一天或几个小时之内从心情愉悦到大哭大笑。晚期典型的情绪改变与本人以前的表现截然相反,如一向知书达礼、待人温和转变为语言粗暴、不可理喻甚至破口大骂。

（四）治疗要点

目前治疗老年期痴呆的药物主要有两大类,一类为改善认知功能的药物,包括胆碱酯酶抑制剂、促智药、钙通道阻滞剂、神经生长因子等;另一类药物可防止或延缓病程的发展,主要有抗炎药、抗氧化剂等。另外,须积极治疗脑血管疾病以预防和缓解血管性痴呆症状。

【照护措施】

（一）失智症早期老年患者照护措施

1. 一般照护

（1）识别早期迹象:此期大约在病后 1~3 年。由于目前尚无明确有效的治疗方法,对于失智症老年患者来说,及时的认识早期症状,做到早期发现,早期治疗,早期干预,是目前对于失智症老年患者来说最好的帮助方式。失智症早期会出现一些迹象,照护人员和家人要注意观察以下情况:

1）记忆力衰退:近期记忆减退明显,即使经提醒也回忆不起来,会出现重复问同一个问题或重复说同一件事情,忘记已经约定的活动,重复购物,重复吃饭等,学习新知识困难,对新的事物感到难以理解。记忆力衰退会明显影响老年患者的日常生活。

2）日常生活能力受损:原本很熟悉的事情,现在要花费更多的时间去完成或者逐渐不能完成,例如一日三餐的准备,非新置办家用电器的使用,提笔忘字、管理钱财出现困难等。

3）语言表达:出现困难,说话变得不流畅,语句简单或者词不达意,会不断重复已经说过的话。

4）定向力障碍:包括时间和地点等出现混乱,如分不清今天是几月几日、是上午或者下午、容易迷路、搭乘公共交通常常会出现下错站的现象。

5）人格改变:变得敏感多疑、胆小、抑郁、焦虑、孤僻、自私,部分老年患者出现情感淡漠或暴怒、爱发脾气等,对周围环境兴趣减少、对人缺乏热情。

6）异常行为:老年患者会出现一些与过往不太一致甚至完全相反的一些行为,例如往日很节俭忽然变得非常大方、以前很遵守交通规则现在却横冲直撞。

7）抽象思维发生改变:无法理解别人说话的内容、数字计算能力下降、看不懂产品说明书。

（2）生活照护:失智症早期老年患者生活自理能力未受到明显影响,要鼓励老年患者尽可能独立完成自我照护活动。照护人员可以和老年患者共同制订日常生活活动安排表,张贴于明显处,定期检查执行效果并进行改进,更有助提高老年患者的执行度。

（3）语言交流:老年患者的语言沟通出现障碍或者出现妄想,与老年患者交流时尽量采用闭合式提问,不涉及复杂的问题,一次只问一个问题,询问患者"你想吃稀饭吗"优于"你想吃什么";不使用命令式语气,也不要和老年患者发生争辩,如果老年患者怀疑别人偷拿了他的钱财,不要急于否认,可以安慰说"我明白,你是觉得自己的钱被偷了",然后注意倾听他 / 她的意见,提出一些温和的中性的解决方法,如和老年患者一起寻找丢失的物品来安抚他 / 她的情绪。交流时照护人员要从正面靠近,保持目光接触,适当放慢语速,不要催促,也尽量不要打断他 / 她的话语,注意观察他 / 她的情绪反应,因为失智症老年患者的内心通过表情很容易进行解读,他 / 她的脸上表情出现什么,就代表他 / 她的内心想什么。保持沟通环境的安静,使老年患者的注意力能够集中在谈话和倾听上。鼓励他 / 她使用记事本来协助记忆。

（4）运动照护:适合失智症早期老年患者的活动有多种,在此阶段的运动中,老年患者一般不会遇到困难。可以选择单人运动方式,如散步、做家务、气功等,也可以参加社区的群体性活动,如集体步行、各种球类运动、太极、广场舞等。有研究表明在专业教练指导下进行游泳可以改善失智症老年患者的平衡能力,减少跌倒风险。运动量要根据老年患者的具体情况而定,通常我们参考世界卫生组织建议的标准,即每周 150min 以上的中等强度的运动量,建议老年患者每天运动 30min,可分上、下午完成,每周 5 次。

2. 心理照护

（1）陪伴关心：患有失智症，患者既痛苦又失尊严，亲属也负担沉重、身心疲惫。到目前为止，失智症的病因未明，缺乏治愈的手段和药物，但良好的生活照护和早期干预对提高老年患者的生活质量、提前规划未来生活及安抚家属的焦虑情绪均有非常好的预期效果。鼓励家人多来探视和陪伴老年患者，给予老年患者各方面必要的帮助，多陪老年患者外出散步，鼓励他／她参加一些学习和力所能及的社会及家庭活动，减轻其孤独、寂寞感，感到所处环境的温馨和生活的快乐。

（2）心理开导：当老年患者情绪悲观低落时，照护人员和家人应耐心询问原因，予以解释，可播放一些轻松愉快的音乐以活跃情绪，或者带老年患者外出散步缓解情绪。

（3）维护自尊：注意尊重老年患者的人格。对话时要和颜悦色，耐心倾听；照护人员和家属都要做到回答老年患者询问时语速缓慢，使用简单、直接、形象的语言；多鼓励、赞赏、肯定老年患者在自理和适应方面做出的任何努力；切忌使用刺激性语言，避免使用"呆傻""愚笨"等词语。

（4）不嫌弃：要有足够的耐心，态度温和，周到体贴，不厌其烦，积极主动地去关心照顾老年人，以实际行动关爱老年人。

知识链接

失智症名称

失智症，英文名称为 Dementia，来自拉丁语，de 意指"远离"，mens 意指"心智"，发病年龄大都在 60 岁及以上，所以又被称为老年期痴呆。但此称谓有"歧视"老年患者和家属之嫌疑。我国政府部门的文件中，使用"失智症"这一名称，为了体现对老年患者和家属的尊重，顺应我国的研究发展趋势，本书中统称为"失智症"。

3. 对症照护

（1）用药照护

1）失智症老年患者常忘记吃药、吃错药或忘了已经服过药又重复服用，所以老年患者服药时必须有人陪伴，帮助其将药全部服下，以免遗忘或错服。失智症老年患者常不承认自己有病，或者因幻觉、多疑认为所服药物是毒药而拒绝服药。照护人员和家属需要耐心说服，向老年患者解释。对拒绝服药的老年患者，一定要看着老年人将药吃下，并让老年人张开嘴，检查确认药物是否咽下，防止老年患者把药含在口中不下咽，在无人看管时吐掉药物，即做到"送药到手、服药到口、确认咽下"。也可在征求医生同意后将药物研碎拌在饭中吃下。

2）有吞咽困难的老年患者不宜吞服药片，可经医生同意后研碎药片溶于水中服用；昏迷者由胃管注入药物。

3）大多数失智症老年患者服药后不能正确诉说不适，照护人员和家属要细心观察老年患者有何不良反应，如胆碱酯酶抑制剂部分老年患者可出现腹泻、恶心、呕吐、食欲下降和眩晕等不良反应。阿尔茨海默病治疗一线药物盐酸美金刚可出现恶心、眩晕、腹泻和激越的不良反应，出现不良反应照护人员应及时报告医生进行对症处理。

（2）防走失

1）尽量维持老年患者原先的生活环境，避免因为迁入新环境而带来的陌生感。

2）老年患者随身携带有疾病诊断、电话和地址的卡片或"黄手环"。

3）定期更新机构或家中留存或卡片上老年患者的照片。给老年人穿辨识度高的服装，如大红衣服、戴红帽子，以便走失时能有效识别。

4）当发现老年患者有闲逛嫌疑时，给他／她安排一些小任务，如有偿分拣豆子、制作小手工销售等，让老年患者"忙"起来，避免外出走失。

（3）保证室内安全

1）家具的设置简单实用，固定牢固，靠墙放置，过道安装扶手，保持环境整洁，无障碍物，2 楼以上的窗户或阳台安装护栏等设备，防坠落事件发生。

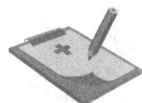

2）去除松散滑动的地毯,密封有安全隐患的地毯边缘。

3）厕所安装感应灯,方便夜起的老年患者找到去洗手间的方向。

4）药物储存于上锁的药箱,只有照护人员可以打开取药。

5）尽量避免使用电热毯、热水袋等有安全隐患的物品。

6）房间内应设有防火报警器和烟雾探测器。

7）但凡有热水的设备一定要确保水温在安全范围内。

8）使用盘绕或可伸缩的电线,以免过多的电线影响老年患者行走并增加摔跤风险。

9）检查有无打火机、火柴、剪刀、水果刀等物品,以免引起误伤或火灾的发生。消毒液和洗浴用品放置合适位置,避免误食。

10）房门不上锁,如果老年患者能够在室内反锁门,照护人员必须可以在外面打开。

（4）保证室外的安全

1）失智症老年患者可能会自行乘电梯或从出口外出,故每个出口均需设有门禁或密码门,装有监控摄像头,有门卫24h值班。

2）楼梯过道设扶手,使行动不便的老年患者方便上、下楼梯,防止跌倒。

3）清除活动场所或花园里有毒、有害的花草,防止误食。

4）保持室外路面平整、干燥,无障碍物。

（5）居住环境:要给失智症老年患者创造一个个性化环境,一个温暖如"家"的空间。

1）房间内可以摆放自己和家人的照片、对老年患者有纪念意义的物品和其他熟悉的物品。遵循老年患者以前的爱好作为居住房间的主题,使用住宅式家具及装饰品,努力营造出家的温馨感、熟悉感。提供柔和的灯光、柔软的寝具和衣物面料、毛绒动物、放置象征平和安静的图片等。如果条件许可,尽量不改变老年患者的生活环境。

2）涉及老年患者使用的各区域光照充足、无眩光,可以增设阳光房。房间内家具摆放时,调整床和椅子的位置,要做到不管老年患者是躺还是坐,都能够面对户外或能与他人交流。

3）各个物品之间要形成鲜明的色彩对比,有助于老年患者区分不同的界面,以便安全地在环境中进行"导航"。如床单、墙壁、地板和窗帘的色彩对比明显,浴室中,使用与浴室墙壁形成鲜明对比的彩色毛巾等。但要避免使用复杂的图案,如地毯上有图案,会让失智症老年患者误以为是物体或者破洞,他们会想办法去捡起来或者用手去挖,对于心情烦躁的老年患者来说不利于保持心情平静。

4）设置显著的导向或提示,如大屏幕的时钟、日历。显著位置摆放季节性装饰图案,每个季节以及节假日可以让老年患者以做手工的方式参与装饰,有助于在一定程度上缓解失智症时间混乱。

5）有宽敞的活动空间,活动区域内可以放置饮水机和座椅,方便老年患者随时补充水分和休息。沙发和椅子应柔软舒适,颜色为纯色为佳。材质的选择上除参考舒适性外,还应考虑到老年患者可能存在的排泄障碍,以皮料为首选。

6）噪声对老年患者来说属于不良刺激,可影响情绪和休息睡眠,故老年患者居住的环境或房间的门、窗和墙面要具有很好的隔音效果。

4. 健康指导

（1）自我管理:老年人要面对现实,合理安排生活,多与社会保持密切联系,不脱离社会,培养兴趣,常动脑,不间断学习;参加一些力所能及的劳作,如家务料理等;按照自己的志趣培养爱好,如种花、钓鱼、跳舞、下棋等。

（2）鼓励子女与老年人同住:子女不仅要在生活上给予老年人照顾,同时要在精神上给予关心,提倡精神赡养。和睦、温暖的家庭和社交圈,有助于老年人预防和度过灰色的抑郁期。避免或减少住所的搬迁,以免老年人不易适应陌生环境而感到孤独。

（3）社会重视:社区和老年机构等应创造条件让老年人进行相互交往和参加一些集体活动,针对老年期抑郁症的预防和心理健康促进等开展讲座,有条件的地区可设立网络和电话热线进行心理健康教育和心理指导。

（4）照护人员自我管理:失智症照护为一漫长的过程,照护人员自身也要避免陷入生理、心理的疾病状态或是社交孤立或隔离。照护人员可以接受来自家人、朋友和社会（如"日托中心"）的暂时性支持,使照护人员得到"喘息"修整,以维持自身健康和进行正常社会交往。

（二）失智症中期老年患者照护措施

病程较长,一般在病后 2~10 年。此期老年患者日常生活中应有人陪伴确保安全,结合每日的作息规律,尽量维持原有的生活节奏,形成有序的活动安排。失智症中期老年患者的日常生活会受到不同程度的影响,此期是本病病程照护中最困难的时期,下面就失智症老年患者日常照护小技巧进行叙述。

1. 一般照护

（1）常见的问题

1）记忆力:衰退得更为明显,不仅近期记忆下降,远期记忆也受到影响。忘记人和事件,可在居住周围迷路,不认识邻居和同事,甚至不认识镜子中的自己。

2）日常生活能力:自我照护能力下降明显,如穿衣、洗漱、如厕等,需要在他人帮助下方可完成。不会随着季节的变更选择衣服,不再保持个人仪表,已基本不再能够独立进行户外活动。

3）语言表达:思维混乱,说话答非所问,难以理解别人的话语,别人也难以理解老年患者想表达什么。

4）精神行为症状:失智症老年患者常常会出现各种精神行为症状,包括激越行为、妄想、易激惹、幻觉、攻击性行为、饮食异常、睡眠障碍以及日落综合征等。有些老年患者由淡漠转为烦躁,不停徘徊,不分昼夜地喊叫,也有老年患者出现活动减少,静坐一隅,对周围的任何事情都漠不关心。

（2）饮食照护:失智症的进食障碍有不同表现,如忘记吃饭时间、忘记已经进食或者看到食物就吃,无法自我控制;不知道已经吃饱;丧失分辨可食或不可食食物的能力;不能区分自己的食物和他人的食物;无法用语言表达饮食需求,进食时容易分心或进食时牙关紧闭拒食或将嘴中食物吐出;将食物含在嘴里不下咽;吞咽困难;无法识别餐具与食物,依赖他人帮助以至于发展为丧失自我进食的独立性,直至最终经鼻胃管进食。

1）"过食"老年患者的照护:患者没有饱腹感,不记得刚刚已经吃过饭、看见食物就要吃或者部分患者觉得进食很快乐,能得到满足感,所以也会不断要求进食。照护人员可通过转移老年患者注意力的方式,如让老年患者做自己喜欢的小游戏、外出散步、和他/她说"您喜欢吃什么,我现在就去做"等使老年患者忘记吃饭这件事情;可以采用记录法,在每餐后记录进餐时间和所吃食物,张贴于明显处;可将老年患者带入厨房,指着刚洗完的碗碟给他/她看,告诉他们刚进餐结束,对提醒他/她已经餐毕也会很有帮助;若仍无效果,选择一些蔬菜水果,或者鱼、鸡肉等低热量食物供患者食用;可以在下一次时进餐前将他/她一餐的食量分为几份,分次给老年患者食用。

2）"拒食"老年患者的照护:老年患者出现牙关紧闭,拒绝进食时,在排除口腔疾病问题而致的拒绝进食后,可以将食物替换成其他喜好的种类,如果他/她仍拒绝,可稍等片刻后再继续尝试,或者和他/她做一些喜欢做的活动,再慢慢过渡到吃饭。若无效,可在两餐之间提供点心及其他食物。如果老年患者将食物含在嘴里不下咽,照护人员可以用手轻轻按摩两侧颊部或者喂食少量液体,促使食物下咽。若失智症老年患者由于担心被人谋害,而对进食、进水产生排斥,照护人员除了平日应与他/她建立良好的人际关系外,也可以与他/她共同进食饮水,从而打消其疑虑。

3）其他:失智症老年患者的味觉发生了变化,可以增加调味品提高食物对他/她的吸引力;餐具与食物的对比要明显;进餐地点和坐位相对固定;鼓励集体进餐;时间充裕;餐桌布置简单,不要放置花瓶和装饰品,不用格子餐布,以免转移他/她注意力或引起混乱;如老年患者使用餐具困难,可以选择一些用手抓的食物如包子,菜饼等降低进餐难度;采用一些长柄或粗柄汤勺增加自主进餐成功率。

（3）排泄照护:失智症老年患者常见的排泄问题包括随地大小便、直接在裤子里排尿排便、便后玩弄排泄物、排尿排便失禁、便秘或尿潴留。采取的照护措施如下:

1）排便环境的设置:卫生间门口张贴醒目、适宜的卫生间标识,以女卫生间为例（图 13-2）,不宜标识容易使失智症老年患者产生"卫生间已有人如厕"的错觉。门始终保持打开的状态。白天和夜间均保持卫生间充足的照明。采用与周围环境区别明显的便器,使患者能够明确这是如厕的场所。老年患者居住的房间内不放置垃圾桶和花盆等物品,以防他/她把这些物品误认为是便器而就地大小便。

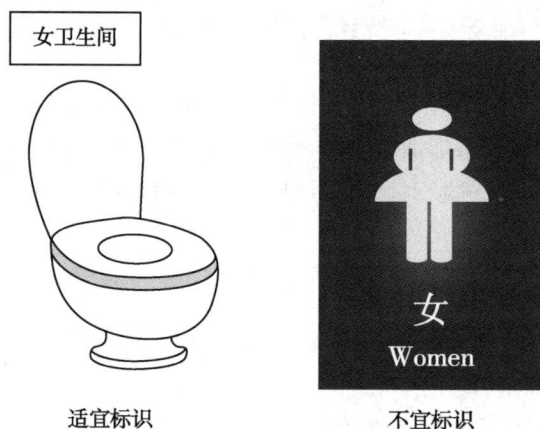

女卫生间

适宜标识　　　　　　　不宜标识

图 13-2　女卫生间标识

2）排便的引导：定时引导老年患者如厕，如晨起后一次；白天时段，根据不同情况，每隔 2h 上一次卫生间；进餐或喝水后 1h 左右，可询问是否想去卫生间；临睡前再如厕一次。傍晚即减少饮水量，晚餐不进食含水量高的食物如稀饭，面条等。

3）注意观察：当老年患者出现拉扯裤子、坐立不安、不停踱步时照护人员应询问有无如厕需求，照护人员要能够快速识别老年患者已排尿和排便的迹象，如老年患者身上或者房间出现异味，以免部分老年患者出现把误排后的排泄物、脏衣物及照护垫藏起来等行为。

4）衣物选择：应穿轻便易穿脱的裤子，以松紧裤为宜，以免因动作慢，来不及脱裤子而造成的大小便污染被服。

（4）穿衣照护：失智症老年患者常见穿衣问题包括不知冷暖导致的衣着无常、分不清穿衣顺序等。采取的照护措施如下：

1）照护人员可以在老年患者的衣柜内只放置当季衣服，不要同时提供多种衣服，以免出现选择困难。衣着以开衫、大一号以及松紧裤等方便穿脱为宜。

2）选择老年患者喜欢的颜色和款式，若老年患者出现不愿换洗衣服时，可以就同样的衣服再备一套，轮流更换。

3）尽量维持老年患者独立穿脱衣服的能力，可按穿着顺序排好，并依次递给老年患者，给予充足时间，勿催促。出现扣错纽扣等现象，照护人员可婉转的提示及鼓励，若老年患者坚持自己的扣法，照护人员可先暂停劝说，稍后再尝试，千万不要强迫老年患者重新扣扣子。

4）注意身体重要部位的保暖，即使在室内，添加一件棉背心，戴顶"老头帽"，对防止受凉有很大帮助。

（5）沐浴照护：失智症老年患者常见的沐浴问题包括不能自主完成沐浴、不愿意进行皮肤清洁或出现照护抗拒等。采取的照护措施如下：

1）时机选择：选择固定时间和固定照护人员为老年患者沐浴，使用简单的词语进行指导，如："奶奶，把脚放到脚盆里"；沐浴时可以先从下肢开始，并询问水温是否适宜，待适应之后再洗上半身和头部，特别注意不可拿着花洒直冲头部，以免造成老年患者恐惧而发生攻击性行为。

2）简化沐浴过程：选择二合一沐浴洗发水，时间不宜过长，沐浴频次可以从一周一次逐渐增加。

3）如果老年患者拒绝沐浴，可以让他 / 她自主选择沐浴时间，在沟通时可以将洗澡一词替换为水疗，浴室的环境可以稍加装饰，如点上蜡烛，播放老年患者喜欢的老歌或者轻音乐，水里撒些干花瓣。整个洗澡过程中注意保护隐私，照护人员可以站在老年患者身后，减少尴尬。

4）沐浴过程中多鼓励、少责备、少催促，老年患者不能独立完成时应该及时给予帮助。

（6）语言交流

1）每天都要和老年患者交流，避免他 / 她产生孤独自闭。交流时要让他 / 她看到说话者的面部。

2）和老年患者交流时要专心，不可边做操作边说话，语速慢，声音切当，不要把他 / 她当成小朋友一样进行哄骗。

3）可以配合使用肢体语言,如轻触摸或者握住他／她的手,照护人员不要双手交叉抱在胸前,这样的姿势会使他／她感觉到紧张不安。

4）沟通时要有耐心,允许他／她重复说话和较长时间的回应。

5）注意保持沟通环境的安静,不要在门口或者刺眼的阳光照射下与他／她进行交流。

（7）活动照护:失智症中期老年患者的运动方式可以参照早期进行,依病程进展可适当减少活动总时长和强度。规律的运动有助于创造老年患者与他人和社会接触的机会,提高他／她的生活自理能力,保持良好的情绪,减少生活和情感上对他人的依赖,这对延缓疾病的发展,减轻照护人员的负担也起到一定的作用。

2. 心理照护　同失智症早期老年患者的心理照护。

3. 对症照护　失智症中晚期老年患者会出现精神行为症状,表现因人而异,下面就几种常见精神行为症状照护要点进行介绍:

（1）激越行为:老年患者常会出现攻击性行为,应做到:

1）照护人员态度要友善,有耐心,做任何操作前,要取得老年患者的信任和配合。在与其接触过程中避免使用命令、强制性语言和行动,不要催促老年患者,这样他／她易出现攻击性行为或者将攻击性行为以其他形式表现出来。

2）照护活动中尽量维持老年患者规律的生活节奏,不要勉强他／她去做有难度的事情,对他／她无法独立完成的事情应及时提供帮助,以免因为不能完成产生的急躁出现攻击性行为。

3）尊重老年患者,多陪伴、表扬和鼓励,对有攻击行为者尽量固定照护人员,不与老年患者发生争执。

4）有研究证明,当老年患者出现激惹症状时,让其看过去喜欢看的照片或者外出散步具有很好的安抚其情绪作用。

5）避免将老年患者置于人多,环境嘈杂的场所,以免引发情绪激动。

6）当出现攻击行为时,照护人员首先要保持冷静,后退一步,避免与老年患者有目光交流,以免受到伤害。出现激越行为后要分析并寻找出现攻击行为的原因,观察周围环境中的人或事是否刺激老年患者,如存在诱因,照护人员应尽量避免老年患者再接触这些人或事。

7）若老年患者频繁出现攻击性行为时,应尽快就诊。

（2）幻觉

1）照护人员首先要了解老年患者所处的环境中有无能够引起幻觉的可疑物品,并将之妥善处理。例如由于日光照射的影响,部分老年患者会在固定的时间内觉得树的影子是黑衣人在房间内,对此照护人员可以拉上窗帘,打开室内照明;部分老年患者也会误把镜子里的自己当成陌生人,故在失智症老年患者房间内一般不放置镜子。

2）当老年患者描述“栩栩如生”的幻觉时,照护人员不要急于否定,现场的解释是徒劳的,反而易引起老年患者攻击性行为,照护人员要耐心倾听,可以轻握老年患者双手,以平静、理解的态度回应。

3）不要把老年患者一人留在房间内,多陪伴,可采取外出散步或者到光线充足的地方小坐等方式分散其注意力。

4）必要时在医生指导下使用镇静药物予以治疗,并注意观察药物的不良反应。

（3）睡眠障碍:针对失智症老年患者的睡眠问题,可以采取以下措施:

1）营造舒适的睡眠环境:卧室内温湿度适宜,避免嘈杂喧闹,拉上窗帘,房间内不要太黑,可以打开小夜灯,建议采用右侧卧位为佳。

2）合理安排睡眠时间:建立作息时间表,晚上按时就寝,早晨按时起床,维持正常的作息规律。如老年患者有午睡习惯,可以把午睡时间安排的早一些,同时控制时间在 30~60min 为宜。午睡时老年患者可以更衣上床睡觉或者多穿一些衣服躺在摇摇椅上入睡。

3）营造睡前气氛:临睡前换上睡衣,热水泡脚,适当调暗房间光线,减少人员走动,照护人员和老年患者一起整理床铺等。

4）日间活动多样化:鼓励白天多晒太阳,每天上、下午各进行 1h 左右的活动,如唱歌、手指操等。

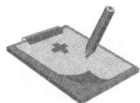

睡前不宜进行兴奋性活动,如看战争片等,否则容易变得兴奋而影响睡眠。

5)合理控制饮食:晚饭不宜过饱,过迟,下午和晚上避免摄入兴奋性的食物(咖啡、绿茶等)。

6)夜间躁动老年患者的照顾:躁动且容易跌倒的老年患者需进行一对一的看护,做好安慰工作,房间内可播放轻音乐,以促进睡眠,若老年患者晚上坚持不睡,照护人员可陪伴在房间或走廊短时间散步,再引导回床入睡,必要时在房间进行陪护。如老年患者半夜吵闹,不要突然开灯,也不要训斥,应耐心劝导,引导入睡。

7)必要时根据医嘱进行药物治疗。

(4)日落综合征:部分老年患者会在傍晚时分出现精神错乱、躁动不安、游走或急切要求回家等症状,照护措施如下:

1)白天可以让老年患者多进行户外活动,多晒太阳,下午尤其是 16~17 时,避免他/她所处环境中过多的人员或环境嘈杂,把每天要完成的事情尽量安排在上午或下午 16~17 时前。

2)让老年患者睡个午觉,下午增加一些刺激性的活动,傍晚时分打开尽可能多的灯。

3)安排熟悉的人照护,安抚、稳定老年患者的情绪,可以陪老年患者外出散步一圈,那时大多数老年患者会忘记了要回家的事情后,照护人员再带领其回到房间。

4)组织老年患者做自己喜欢的事情,傍晚时分配合播放舒缓的音乐,转移老年患者的注意力。

(5)易激惹:针对易激惹老年患者,应做到:

1)分析出现激惹的原因,是否为身体疼痛或者其他需求无法表达,照护人员应及时给予处理。例如面对老年患者做出捂肚子的动作分析其是否想表达肚子痛,而捂肚子,到处行走等可能为老年患者想如厕或者是口渴所发出的信号,照护人员应及时帮助解决需求。

2)尽量固定照护的人员,不轻易更换,照护人员要与失智症老年患者建立良好的信任关系。

3)对于需要照护人员协助完成的活动,照护人员应一步一步引导和告知老年患者,取得配合,如给他/她洗澡时,可以引导:"爷爷/奶奶,我们把扣子先解开,手弯曲,再把袖子脱下来……"。

4)转移老年患者注意力,如让其看喜欢的照片,也可以带老年患者外出散步从而安抚其情绪。

5)如老年患者出现严重的激惹行为时,应及时上报医生采取适当的治疗和干预措施。

4. 健康指导　同失智症早期老年患者照护措施。

(三)失智症晚期老年患者照护措施

1. 一般照护　一般在发病后 8~12 年进入晚期阶段。

(1)失智症晚期老年患者常见的健康问题

1)记忆力:晚期老年患者的记忆力完全丧失,仅存片段记忆。不认识子女、配偶或照护人员。智力严重衰退,已无法与周围环境正常接触。

2)日常生活能力丧失:完全依赖照护人员帮助完成穿衣、进食、洗漱,可出现大小便失禁。

3)其他:语言支离破碎,毫无意义。无法感知时间和地点,出现严重的睡眠功能紊乱,终日少语少动,部分老年患者会出现间歇性尖叫、秽语等。到疾病终末期一般会完全卧床,最终昏迷。大多数失智症老年患者会死于肺部感染、皮肤感染、尿路感染或骨折等并发症。

(2)生活照护:此期老年患者生活自理能力完全丧失,照护人员应加强对老年患者的饮食、排泄、皮肤等综合照护,维持合适的睡眠,提高失智症老年患者的终末生活质量,维护老年人的生命尊严。

(3)运动照护:对于晚期失智症老年患者也应保持一定的活动量,从而预防关节和肌肉萎缩、预防便秘的发生。运动形式和量因个体而异,可以是床上姿势的变换,也可以是短距离行走,还可以进行轮椅和椅子之间坐位的变换。只要老年患者身体条件许可,运动要尽可能多的开展,并定时进行,但应保持适宜的量,运动开始前可进行适度的热身,结束后有放松练习。

2. 心理照护　同失智症早、中期老年患者照护。

3. 对症照护　同失智症早、中期老年患者照护。

4. 健康指导　同失智症早、中期老年患者照护。

失智症的临床症状分期不甚明显,故早、中、晚期的照护措施无严格界限。一般来说,失智症老年患者能做到的事情让他/她自己去做;有困难做到的事情,照护人员提供适当的支持(包括物品和环境）协助完成；老年患者不能做到的事情，帮助老年人完成，但是绝对不能完全替代老年患者完成所有的事情，要尽可能地发挥老年患者残存的功能。失智症老年患者和照护人员都要明确身体功能"用进废退"理论。

思政元素：慎独

思政融入知识点：照护人员始终牢记慎独精神

思政素材：照护人员虐待失智症老年患者被拘役

2018年，澳大利亚某养老院发生1例照护人员虐待并试图让一位老者窒息的恶性事件。老人患有晚期失智症，行动不便，也不能正确表达。家人探视时发现老人身上有瘀伤，于是搜集证据。监控录像显示，养老院的护理人员在给老人喂饭时，用力地把勺子塞进老人的喉咙，奚落嘲笑老人甚至用一张餐巾塞住老人的嘴巴。家属立刻报警，照护人员随即被养老院辞退并被判2项严重伤害罪，入狱10个月。

慎独《辞海》注释为："谓在独处无人注意时，自己的行为也要谨慎不苟"。由于老年照护职业的特殊性，决定照护人员独自一人完成工作的机会比较多，加之患神经系统疾病的老年患者会存在不同程度的意识障碍，照护人员的夜班工作等往往都是在无人监督下独自完成。能否准确无误，按时按量完成工作任务，在很大程度上是要靠道德修养和自律的信念，靠自己的自觉性和责任心，这更体现了老年照护工作中的"慎独"修养的必要性和重要性。具有慎独精神不仅是重要的医德修养之一，也是老年照护工作人员必须具备的一种美德。

【照护技术】

失智症老年患者的认知功能持续下降，不仅严重影响了他/她的生活质量，也给照护人员和家庭带来沉重负担。认知功能促进是指通过设计可以刺激大脑功能的任务，来改善失智症老年患者受损的认知功能。常用的认知功能促进包括记忆力训练、数字再认训练、感知训练、手工活动、音乐疗法、怀旧疗法等。

（一）记忆力训练

根据老年患者记忆损害程度，针对性地进行记忆训练非常重要，可以采取不同的训练方式和内容，难易程度应该循序渐进，常用的记忆训练可以有瞬时记忆训练，短时记忆训练，长时记忆训练等，下面以短时记忆训练为例，了解活动流程。

1. 操作目的　引导失智症老年患者重新按照记忆图形排列顺序，增强失智症老年患者对图形的认知。

2. 操作程序

（1）评估

1）辨识老年患者，与老年患者进行沟通。

2）评估老年患者的健康状况、情绪、合作程度、对疾病的态度。

3）家属对训练方案的认同程度。

（2）计划

1）环境准备：安静、整洁、为老年患者熟悉的环境，可根据老年患者喜好播放音乐等。

2）老年患者准备：了解活动目的，愿意配合。

3）照护人员准备：着装整洁，态度亲切。具备实施记忆训练的技能。

4）物品准备：普通磁力白板，彩色磁力图形卡片。

（3）实施

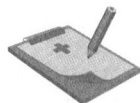

操作流程	操作步骤	要点说明
1. 活动流程	（1）工作人员自我介绍 （2）向老年患者介绍即将开展的活动内容和方法	• 可以单人训练,也可以团队训练;每次 20~30min,每周 3~5 次
	（3）介绍所用物品的名称和作用 （4）工作人员进行游戏示范玩法:将任意三幅图形组合在一起,辨认结束后打乱顺序让老年患者进行重新排序,每次增加一图形,直至不能重复为止	• 讲解游戏规则时语速慢,询问老年患者有无疑问
	（5）带领老年患者开展训练活动	• 可以从两幅图形组合开始训练
	（6）活动小结:回顾训练过程中涉及的图形,对老年患者的参与给予肯定和赞扬,并提醒下次活动开始的时间和地点	
2. 整理用物	与老年人一起将活动用物归置到固定位置	
3. 洗手记录	（1）按七步洗手法洗手 （2）记录老年患者参与活动过程中的表现,活动效果等	• 预防交叉感染

（4）评价

1）老年患者情绪稳定,配合活动开展。

2）照护人员与老年患者沟通顺畅,收到了良好效果。

（二）音乐疗法

1. 操作目的　舒缓焦虑情绪,使老年患者心情愉快,改善睡眠。

2. 操作程序

（1）评估

1）了解老年患者平日喜好,有无特别爱好的曲目。

2）评估老年患者的身体状况,情绪。

（2）计划

1）环境准备:安静、整洁、温湿度适宜。

2）老年患者准备:了解活动目的,愿意配合。

3）照护人员准备:着装整洁,态度亲切。

4）物品准备:音箱、话筒、歌单和歌词（可视老年患者情况每人一份）。

（3）实施

操作流程	操作步骤	要点说明
1. 活动流程	（1）工作人员自我介绍 （2）向老年患者介绍即将开展的活动内容和方法	• 每次至少有 3 名照护人员参与,带领老年患者唱歌、打节拍、协助老年患者饮水,如厕等 • 每次 30~60min,每周 2~3 次
	（3）介绍所用物品的名称和作用 （4）播放音乐,让老年患者跟着节奏大声歌唱,同时鼓励失智症老年患者在享受音乐时加入动作	• 团队训练的效果优于单人训练
	（5）活动小结:回顾本次活动涉及的曲目,对老年患者的参与给予肯定和赞扬,询问老年患者有无特别想听想唱的曲目,并提醒下次活动开始的时间和地点	

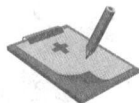

操作流程	操作步骤	要点说明
2. 整理用物	整理消毒使用物品,与老年人一起将活动用物归置到固定位置	• 使用设备进行消毒,防止交叉感染
3. 洗手记录	（1）按七步洗手法洗手 （2）记录老年患者参与活动过程中的表现,活动效果等	• 预防交叉感染

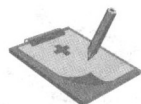

（4）评价

1）老年患者情绪饱满,积极主动配合活动开展。

2）照护人员与老年患者沟通顺畅,收到了良好效果。

（三）数字再认训练

1. 操作目的　通过认识和计算数字,提高老年患者对数字的再认识和敏感度。

2. 操作程序

（1）评估

1）辨识老年患者,与老年患者进行沟通。

2）评估老年患者的健康状况,情绪状态,合作程度,肢体活动程度。

（2）计划

1）环境准备:安静、整洁、宽敞,地面无障碍物和水渍。

2）老年患者准备:了解活动目的,愿意配合。

3）照护人员准备:着装整洁,态度亲切。

4）物品准备:普通大白板一块,马克笔一支,大骰子2个(以布类或泡沫材质制作,尺寸约 40cm × 40cm × 40cm)(图 13-3,见文末彩图)。

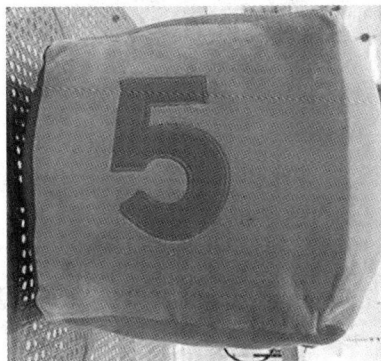

（3）实施

图 13-3　大骰子

操作流程	操作步骤	要点说明
1. 活动流程	（1）工作人员自我介绍 （2）向老年患者介绍即将开展的活动内容和方法 （3）介绍所用物品的名称和作用 （4）工作人员进行游戏示范玩法:将手中的骰子扔至地上,读出并记住骰子数,两次后让老年患者将自己的骰子数相加并说出最后的结果 （5）带领老年患者开展训练活动 （6）活动小结:回顾训练过程中涉及的数字,对老年患者的参与给予肯定和赞扬,并提醒下次活动开始的时间和地点	• 讲解时语速慢,询问老年患者有无疑问;每次20~30min,每周3~5次 • 可以单人训练,也可以团队训练 • 也可以三次甚至更多次数字相加进行训练
2. 整理用物	与老年人一起将活动用物归置到固定位置	
3. 洗手记录	（1）按七步洗手法洗手 （2）记录老年患者参与活动过程中的表现,活动效果等	• 预防交叉感染

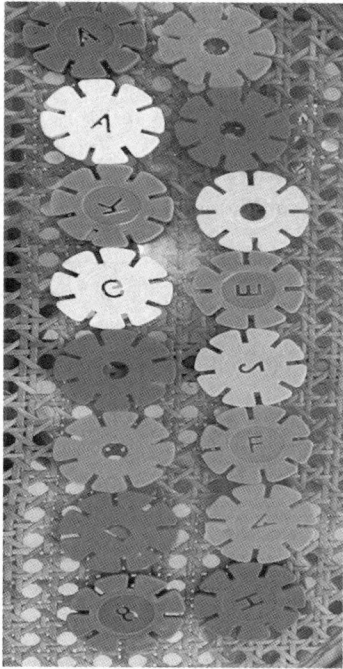

图 13-4　雪花图拼片

（4）评价

1）老年患者情绪稳定，训练由易到难，积极参与，有参与下一次活动的意愿。

2）照护人员与老年患者沟通顺畅，收到了良好效果。

（四）手工活动

1. 操作目的　通过简单的手工活动，锻炼老年患者手指灵活度，同时进行认知训练，可以改善老年患者的认知能力和精神状态。

2. 操作程序

（1）评估

1）与老年患者进行沟通，对活动内容进行简单介绍。

2）评估老年患者的健康状况，情绪，合作程度，上下肢活动能力。

（2）计划

1）环境准备：安静、整洁、空气清新，可选择失智症老年患者熟悉的场所，温湿度合适，可根据老年患者喜好播放音乐等。

2）老年患者准备：了解活动目的，愿意配合，活动开始前排尿。

3）照护人员准备：着装整洁，态度亲切。

4）物品准备：雪花图拼片（或彩色积木）（图 13-4，见文末彩图）若干。

（3）实施

操作流程	操作步骤	要点说明
1. 活动流程	（1）工作人员自我介绍 （2）向老年患者介绍即将开展的活动内容和方法 （3）介绍所用物品的名称和作用 （4）工作人员进行游戏示范玩法：根据雪花片的形状相互对接拼插，构建出不同造型家具、交通工具、动物、花卉等 （5）带领老年患者开展训练活动 （6）活动小结：回顾训练过程中涉及的图案，对老年患者的参与给予肯定和赞扬，并提醒下次活动开始的时间和地点	• 具有单手活动能力的老年患者也可进行训练；每次20~30min,可每天都开展 • 事先打印一些形状照片，让老年患者模拟拼插 • 可将活动过程中拼插的模型拍照打印出来，张贴在老年患者房间内，激励老年患者
2. 整理用物	与老年人一起将活动用物归置到固定位置	
3. 洗手记录	（1）按七步洗手法洗手 （2）记录老年患者参与活动过程中的表现，活动效果等	• 预防交叉感染

（4）评价

1）老年患者情绪稳定，配合活动开展。

2）照护人员与老年患者沟通顺畅，收到了良好效果。

（五）怀旧疗法

1. 操作目的　维持和提高老年患者的自我积极性，增强社会联系，提高归属感。

2. 操作程序

（1）评估

1）意识清醒,情绪稳定。

2）评估老年患者的健康状况,情绪,合作程度。

3）具有一定的认知知觉和表达能力。

4）家属对训练方案的认同程度。

（2）计划

1）环境准备:安静、整洁、为老年患者熟悉的环境,温湿度适宜。

2）老年患者准备:了解活动目的,愿意配合。

3）人员准备:着装整洁,态度亲切,具备实施作业疗法和心理治疗的技能。

4）物品准备:根据具体情况事先准备老年患者经历过印象比较深的照片、图片、物品等。

（3）实施

操作流程	操作步骤	要点说明
1. 活动流程	（1）工作人员自我介绍 （2）引导老年患者介绍个人信息,家庭和社会生活背景 （3）播放一些老电影或者老歌曲,鼓励老年人说出喜欢的理由或者与电影和歌曲有关的事件 （4）通过老照片或者老物件,讲述难忘的往事,有助于找回部分记忆 （5）活动小结:谈谈对此次活动的感受及对未来的期望和规划,与老年人约定下次活动开始的时间	● 每次 40~60min,每周 1 次 ● 如老年患者回忆起不愉快事件时,治疗师负责及时引导
2. 整理用物	与老年人一起将老物件妥善放置在合适处	
3. 洗手记录	（1）按七步洗手法洗手 （2）记录老年患者参与活动过程中的表现,活动效果等	● 预防交叉感染

（4）评价

1）老年患者情绪饱满,活动后有成就感,积极配合活动开展。

2）照护人员与老年患者沟通顺畅,收到了良好效果。

3. 注意事项

（1）设计的认知功能活动要确保老年患者安全,但凡新奇,刺激性较强的活动不宜开展。所选活动要符合老年患者的能力,简单易学,既动手又动脑,老年患者的参与性较强。

（2）活动过程中照护人员和工作人员要多用鼓励性语言。训练难度适当,避免因难度过大而使老年患者丧失参与热情或引起焦躁情绪。

（3）活动开始前评估老年患者的身体状况,情绪和参与活动的意愿。活动过程注意观察老年患者变化,若老年患者出现抵触情绪,可暂时中断活动进行,无缓解,可终止活动;一旦发现老年患者面色苍白、出冷汗或者意识障碍时要立即停止活动,给予处理。

（4）合理安排时间,一般不在临睡前开展,以免影响老年患者夜间睡眠。

（5）可适当引入激励机制,如加盖小印章,颁发虚拟货币等激发老年患者参与度。

（6）注意安全风险因素

1）跌倒:因睡眠障碍、幻觉、地面湿滑、鞋裤不合适、患者速度过快等增加了活动时跌倒的风险。

2）误食:患者认知功能障碍,误将活动过程中的小物件吞服。

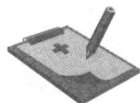

本章小结

    1. 本章讲述了老年人脑卒中、老年人帕金森病和老年人早、中、晚期失智症患者的疾病学概要、照护措施及照护技术。

    2. 重点是脑卒中老年患者、帕金森病老年患者和失智症早、中、晚期老年患者的照护措施。

    3. 难点是脑卒中老年患者、帕金森病老年患者和失智症早、中、晚期老年患者的照护措施。

    4. 学习过程中应关注神经系统疾病老年患者照护的特点,尤其是以生活照护为重点,形成照护人员的慎独精神以及爱心、耐心。

（刘东梅）

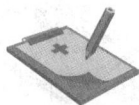

第十四章　呼吸系统常见疾病老年患者照护

第十四章
数字内容

学习目标

1. 掌握：老年肺炎及老年慢性阻塞性肺疾病临床表现；照护措施；照护技术。
2. 熟悉：老年肺炎及老年慢性阻塞性肺疾病的发病原因。
3. 了解：老年肺炎及老年慢性阻塞性肺疾病的发病机制。
4. 学会：照护患有老年肺炎及老年慢性阻塞性肺疾病的老年人。
5. 具有：耐心和责任心，热爱老年照护职业、关爱老年人。

机体在进行新陈代谢过程中，经呼吸系统不断地从外界吸入氧，由循环系统将氧运送至全身的组织和细胞，同时将细胞和组织所产生的二氧化碳再通过循环系统运送到呼吸系统排出体外。随着年龄的增长，老年人呼吸系统结构与功能老化日趋明显，呼吸肌萎缩，收缩力减弱，韧带萎缩，肋骨硬化，肺及气管弹性减弱，肺泡变薄，肺活量减少，而残气量增多；同时老年人的器官功能下降，因而使老年人呼吸系统的化学感受器和神经系统感受器敏感性降低，神经传导功能减弱，对体外刺激应答迟缓，对缺氧或酸碱平衡调节能力远不如年轻人。老年人呼吸道黏膜上皮的萎缩和脱落，腺体萎缩和导致腺体分泌减少。

第一节　肺炎老年患者照护

导入情景

张奶奶，73 岁，1 个月前外出受凉后出现发热，体温最高 38.5 ℃，伴畏寒、寒战、无咳嗽、咳痰，无头晕、头痛，无腹痛、腹泻，无尿急、尿频、尿痛，医生给予输液治疗 3d，体温下降，症状好转。1 周前无明显诱因出现咳嗽、咳痰、胸痛伴气短，胸痛以左侧为主，遂来院就诊，胸片示双下肺感染，左侧明显。

工作任务：
1. 请列出张奶奶的照护措施。
2. 请对张奶奶实施照护。

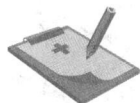

【疾病学概要】

（一）概念

老年肺炎是指发生于老年人的终末气道、肺泡和肺间质的炎症，可由病原微生物、理化因素及过敏因素等引起。老年肺炎是老年人的常见病，常起病隐匿，易被忽视。

（二）病因

老年肺炎绝大多数由感染所致，病情的严重程度与病原体及老年人自身状况有关，老年肺炎的病原体中，细菌仍然占据主要地位。

1. 病原体　肺炎链球菌是引起老年社区获得性肺炎最主要的致病菌。革兰氏阴性杆菌、金黄色葡萄球菌在老年社区获得性肺炎中比例较小，但较年轻人多见。院内感染以革兰氏阴性杆菌最常见，其中以克雷伯杆菌及铜绿假单胞菌最常见，金黄色葡萄球菌、肺炎链球菌和厌氧菌也多见。此外，老年人基础疾病多，免疫功能及上呼吸道防御功能下降，临床上老年肺炎经常由多种病原体混合感染，以吸入性肺炎和坠积性肺炎为常见。

2. 口腔卫生　多数虚弱高龄的慢性病患者口腔卫生状况较差，细菌滋生较快，容易导致感染。口咽部细菌密度升高，菌群平衡失调，则可导致吸入性肺炎。

3. 合并慢性病　老年肺炎患者 70%~90% 有一种或多种基础疾病存在。常伴多种慢性疾病，如神经系统疾病、慢性阻塞性肺疾病、糖尿病、肿瘤等，使机体免疫功能及上呼吸道防御功能下降。

（三）临床表现

老年肺炎的临床表现大多不典型，其主要特点如下：

1. 临床特征

（1）起病隐匿，临床表现不典型：老年人肺炎起病缓慢，少数患者可有低热、呼吸急促、心动过速，而半数以上患者无典型高热、咳嗽、咳痰症状。全身症状较肺部更明显，常表现为食欲减退、乏力、精神萎靡、意识模糊、营养不良等，而胸痛、咳嗽、咳痰相对较轻。

（2）并发症多且重：主要有休克、心律失常、呼吸衰竭、心力衰竭、水电解质紊乱及酸碱失调等，治疗不及时可导致死亡应引起重视。

（3）病程较长：老年肺炎常为多种病原菌合并感染，耐药情况多见，病灶吸收缓慢。

2. 体格检查

（1）症状：起病急缓，有无发热、食欲缺乏等症状；咳嗽、咳痰的量、颜色及其性状的特点，有无休克及呼吸衰竭征象。

（2）体征：老年人面容与表情，呼吸频率及发绀的情况；有无患侧肺实变体征；有无湿啰音及胸膜摩擦音。

3. 心理 - 社会状况　老年肺炎患者病程长易产生急躁、紧张甚至恐惧等负面情绪。因此，应注意评估患者及家属对疾病的认知程度，以及家庭经济能力和社会支持情况。

（四）治疗要点

老年肺炎的治疗原则是早期、足量的使用抗生素治疗。治疗中需严密观察不良反应，老年人易发生菌群失调、假膜性肠炎、二重感染等，应及时防治。

【照护措施】

（一）一般照护

1. 环境与休息　保持室内空气新鲜，温度控制在 18~25℃，湿度 50%~60% 为宜。早期应卧床休息，如并发休克者中凹位。

2. 饮食护理　给予高热量、优质蛋白、高维生素、易消化的流质或半流质饮食，少量多餐。鼓励患者多饮水，以补充丢失的水分，且有利于痰液的排出。

3. 病情观察　老年肺炎并发症严重，应严密观察老年患者的生命体征和病情变化，如患者出现烦躁不安、面色苍白、四肢厥冷、呼吸前快、脉搏细数、血压下降、尿量减少等早期休克征象时应立即通知医生，并做好抢救准备。

（二）心理照护

关心、安慰患者，认真倾听患者的主诉，耐心细致地解释肺炎的相关知识，经常帮助和指导患者有

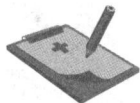

效咳嗽,给予心理支持解除顾虑心理,使其以积极的心态配合治疗。

（三）对症照护

1. 降温照护　肺炎致老年患者高热时应卧床休息,寒战时注意保暖。可采用温水擦浴、冰袋、冰帽等措施物理降温措施,以逐渐降温为宜,防止虚脱。患者出汗后应及时为其更换衣服和被褥,保持其皮肤的清洁和干燥。

2. 促进排痰的照护

（1）稀释痰液：老年人因咳嗽反射减弱,咳嗽无力、失水等原因,导致痰液黏稠不易咳出,进而阻塞支气管加重感染。口服和静脉补充水分是稀化痰液最有效的方法,但应注意适量补充。

（2）促进排痰：照护人员应鼓励和指导患者有效咳嗽、深呼吸,翻身叩背,痰液黏稠时可使用祛痰剂、超声雾化;也可以为其进行患侧体位排痰。

（3）吸痰：为了保持呼吸道的通畅、促进呼吸功能、预防并发症,对于无力咳痰的老年肺炎患者或者昏迷、休克的老年肺炎患者,照护人员可以为其吸痰,吸痰时应严格遵守无菌操作原则,佩戴无菌手套,一根吸痰管只用一次,同时每天常规 2 次呼吸道雾化。

3. 感染性休克抢救

（1）体位：取中凹位,抬高头胸部 20°、抬高下肢 30°,有利于呼吸和静脉血回流。

（2）吸氧：有发绀或者动脉血氧分压 <60mmHg 应给予高流量吸氧,维持动脉血氧分压≥60mmHg 以上,改善缺氧状况。

（3）病情观察：随时监测患者一般情况、血压、尿量、尿比重、血细胞比容等;监测中心静脉压。

4. 用药照护　遵医嘱使用有效抗感染药物,应注意观察药物疗效及不良反应。尤其是长期应用抗生素需防控二重感染的发生;在使用头孢类药物时,提醒患者用药前、后一周不能饮酒,以免发生意外;教会老年人气雾剂的正确使用和保管。

（四）健康指导

1. 指导患者和家属了解肺炎的病因和诱因。

2. 避免受凉、淋雨、酗酒和过度疲劳。

3. 老年人坚持有氧运动以增强机体抵抗力,但注意劳逸结合。

4. 饮食营养均衡、戒烟忌酒保持口腔清洁卫生。

【照护技术】

（一）有效咳嗽

有效咳嗽可以排出呼吸道内的分泌物,对于保持呼吸道的通畅、促进呼吸功能、预防并发症具有重要作用。当老年人呼吸道分泌物增多又不能进行有效排痰时,照护人员应及时采取有效措施：①在病情许可的情况下,可以适当增加活动量,有助于老年人痰液的松动排出。②痰液黏稠不易咳出时,可遵医嘱进行雾化吸入,促进气道湿化,利于排痰。③对神志清醒、能够配合、痰多黏稠的老年人,应指导老年人进行有效咳嗽。

1. 操作目的　促进老年人有效咳嗽,从而促进痰液排出。

2. 操作程序

（1）评估

1）辨识老年人,与老年人沟通交流。

2）评估老年人的精神状态及合作程度,向老年人解释有效咳嗽的目的、方法、注意事项及配合要点。

（2）计划

1）环境准备：整洁、安静、舒适、安全。

2）老年人准备：能配合有效咳嗽、咳痰的方法。

3）照护人员准备：着装整洁,修剪指甲后洗净并温暖双手,戴口罩。

4）用物准备：软枕、痰杯、漱口水、纸巾等。

（3）实施

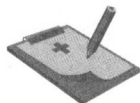

操作流程	操作步骤	要点说明
1. 核对检查	核对医嘱,核对姓名,备齐用物携至老年人床旁	
2. 实施过程	（1）老年人取坐位或者半卧位,屈膝,上身稍向前倾。双手抱膝或在胸部与膝盖间放置一个枕头并用两肋夹紧 （2）指导老年人进行 4~5 次深呼吸 （3）最后一次深呼吸的吸气末屏气 3~5s,身体前倾,腹肌收缩,进行 2~3 次短促而有力地爆破性咳嗽,张口将痰咳出,咳嗽过程中双臂施加压力,以帮助咳嗽。照护人员可在老年人咳嗽时,用双手稳定地按压胸壁下侧,有助于咳嗽 （4）指导老年人缩唇呼吸也可以引起咳嗽反射,有助于排痰。嘱老年人闭口经鼻吸气,然后通过缩唇（吹口哨样）呼气,同时收缩腹部,以引起咳嗽反射	• 注意保护胸、腹部伤口 • 操作过程中密切观察患者意识及生命体征变化
3. 整理用物	整理用物,将物品放回原处	
4. 洗手记录	（1）按七步洗手法洗手 （2）记录老年人姓名、咳嗽的效果	• 预防交叉感染

（4）评价

1）与老年人沟通顺畅,老年人主动配合,并了解有效咳嗽的相关知识。

2）指导老年人有效咳嗽并达到预期疗效。

（二）叩背排痰

对于长期卧床,痰多不能自行咳出的老年人,可采取叩背排痰,借助叩击力量,促使痰液的排出,以保证呼吸道通畅,预防并发症的发生。

1. 操作目的 协助老年人排痰。

2. 操作程序

（1）评估

1）辨识老年人,与老年人沟通交流。

2）评估老年人的精神状态及合作程度,向老年人解释叩背排痰的目的、方法、注意事项及配合要点。

（2）计划

1）环境准备:整洁、安静、舒适、安全。

2）老年人准备:老年人平卧在床,已拉起床挡,能配合照护人员进行叩背排痰。

3）照护人员准备:着装整洁,修剪指甲后洗净并温暖双手,戴口罩。

4）用物准备:纸巾、毛巾。

（3）实施

操作流程	操作步骤	要点说明
1. 查对评估	核对医嘱,核对姓名,备齐用物携至老年人床旁	
2. 实施过程	（1）协助老年人采取坐位或翻身侧卧面向照护人员 （2）暴露老年人背部,叩击部位垫薄毛巾,照护人员一手扶住老年人,保持体位稳定,另一手手指弯曲并拢,使掌指关节屈曲 120°,掌侧呈杯状,指腹与大小鱼际着落,利用腕关节力量从下至上,从外至内有节律地叩击。背部从第 10 肋间隙开始,向上叩击至肩部,叩击频率 120~130 次 /min,注意避开脊柱和肾区,每侧叩击 1~3min	• 操作前应温暖双手,以免过凉引起老年人的不适感 • 叩背时由后背部的肺底向上叩击至肩下,每次叩击部位要与上次叩击部位有 1/3 的重叠,不可遗漏。叩击一侧之后再叩击另一侧,每侧叩击次数至少3 遍

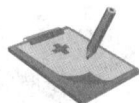

操作流程	操作步骤	要点说明
2. 实施过程	（3）操作过程中协助老年人进行间歇性深呼吸并用力咳嗽,咳出痰液后协助擦净面部,清洁口腔	● 密切观察老年人状况,如出现呼吸困难、发绀或其他不适症状,应立即停止操作
3. 整理用物	整理物品,将物品放回原处	
4. 洗手记录	（1）按七步洗手法洗手 （2）记录老年人姓名、记录叩背排痰的效果和排出痰液的性质、颜色及量	● 预防交叉感染

（4）评价

1）与老年人沟通顺畅,老年人主动配合,并了解叩背排痰的相关知识。

2）为老年人叩背排痰并达到预期疗效。

3）照护人员做到正确叩背排痰。

3. 注意事项

（1）用单层薄布保护胸廓部位,避免直接叩击引起皮肤发红,但覆盖物不宜过厚,以免降低叩击效果。叩击时要避开乳房、心脏、骨骼突出(如脊柱、肩胛骨、胸骨)及衣服拉链、纽扣等。

（2）叩击力量要适中,以患者不感到疼痛为宜;应在餐后 2h 至餐前 30min 完成,注意患者的反应,以免发生呕吐引起窒息。

（3）叩击后协助老年患者休息、漱口,以去除口腔痰液气味,询问老年患者的感受,观察痰液情况等。

（4）有咯血、肺水肿、未经引流的气胸、肋骨骨折及病理性骨折史的老年患者禁用叩背排痰。

（5）注意安全风险因素

1）坠床:重症肺炎卧床老年人做好防坠床照护。

2）误吸:肺炎患者进食时避免出现误吸。

（三）吸痰

吸痰法是指经口腔、鼻腔、人工气道将呼吸道的分泌物吸出,以保持呼吸道通畅,预防吸入性肺炎、肺不张、窒息等并发症的一种方法。临床上主要用于年老体弱、危重、昏迷、麻醉未清醒等各种原因引起的不能有效咳嗽、排痰者。

吸痰装置有中心负压吸引器、电动吸引器两种,它们利用负压吸引原理,连接导管吸出痰液。医院设有中心负压装置,通过管道连接到各病室床单位,使用时只需连按吸痰导管,开启开关,即可吸痰,十分便利。

电动吸引器由马达、偏心轮、气体过滤器、负压表、安全瓶、贮液瓶组成(图 14-1)。安全瓶和贮液瓶可贮液体 1 000ml,瓶塞上有两个玻璃管,通过橡胶管相互连接。接通电源后马达带动偏心轮,从吸气孔吸出瓶内空气,并由排气孔排出,不断循环转动,使瓶内产生负压,将痰液吸出。

在紧急状态下,可用注射器吸痰和口对口吸痰。前者用 50~100ml 注射器连接吸痰管进行抽吸;后者由照护人员托起老年人下颌,使其头后仰并捏住鼻孔,口对口吸出呼吸道分泌物,解除呼吸道梗阻症状。

1. 操作目的

（1）清除呼吸道分泌物,保持呼吸道通畅。

（2）促进呼吸功能,改善肺通气。

（3）预防肺部并发症发生。

2. 操作程序

（1）评估

1）辨识老年人,与老年人沟通交流,向老年人及家属解释吸痰的目的、方法、注意事项及配合要点。

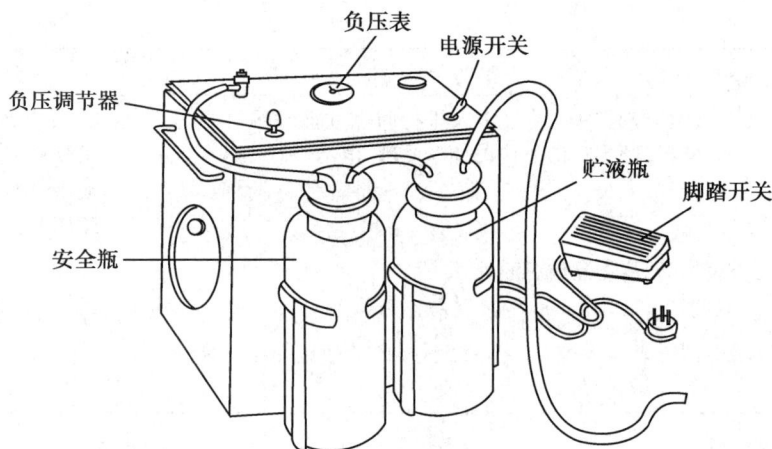

图 14-1　电动吸引器

2）评估老年人的年龄、病情、意识、治疗情况,自行排出呼吸道分泌物的能力,心理状态及合作程度,目前老年人的血氧饱和度。

（2）计划

1）环境准备:室温适宜、光线充足、环境安静。

2）老年人准备:了解吸痰的目的、方法、注意事项及配合要点;体位舒适,情绪稳定。

3）照护人员准备:衣帽整洁,修剪指甲,洗手,戴口罩。

4）用物准备

①治疗盘内备:治疗碗 2 个（试吸和冲洗分开,内盛无菌生理盐水）、一次性无菌吸痰管数根、无菌纱布、无菌血管钳或镊子、无菌手套、弯盘。

②治疗盘外备:电动吸引器或中心负压吸引器。必要时备压舌板、张口器、舌钳、电源插板等。

（3）实施

操作流程	操作步骤	要点说明
1. 核对解释	携用物至老年人床旁,核对老年人床号、姓名、腕带,向老年人解释操作目的、过程及方法	• 确认老年人;解除老年人紧张情绪,取得配合
2. 准备工作	（1）接通电源,打开开关,检查吸引器性能,调节负压	• 一般成人 40.0~53.3kPa（300~400mmHg）
	（2）检查老年人口腔、鼻腔,取下活动义齿	• 防止义齿脱落;若口腔吸痰有困难,可由鼻腔吸引;昏迷老年人可用压舌板或张口器帮助张口
	（3）老年人头部偏向照护人员一侧	
3. 实施吸痰	（1）连接吸痰管,在试吸碗中试吸少量生理盐水	• 检查吸痰管是否通畅,同时润滑导管前端
	（2）照护人员一手反折吸痰管末端,另一手用无菌血管钳（镊）或者戴手套持吸痰管前端,插入口咽部（10~15cm）,然后放松导管末端,先吸口咽部分泌物,再吸气管内分泌物（经鼻腔插入 20~25cm 至气管）	• 插管时不可带有负压,以免引起呼吸道黏膜损伤;若气管切开吸痰,注意无菌操作,先吸气管切开处,再吸口（鼻）部;采取左右旋转向上提拉的手法,以利于呼吸道分泌物的充分吸尽;一根吸痰管只使用一次
	（3）吸痰管退出时,在冲洗碗中用生理盐水抽吸冲洗	
	（4）观察气道是否通畅;老年人的反应,如面色、呼吸、心率、血压等;吸出痰液的颜色、性状及量	• 动态评估患者

操作流程	操作步骤	要点说明
4. 整理用物	（1）拭净老年人脸部分泌物,取舒适体位,整理床单位	
	（2）吸痰管按一次性用物处理,玻璃接管插入盛有消毒液的容器中浸泡	• 吸痰用物根据情况每班更换或每日更换
5. 洗手记录	（1）按七步洗手法洗手	• 预防交叉感染
	（2）记录痰液的量、颜色、黏稠度、气味,老年人反应等	

（4）评价

1）老年人愿意配合,有安全感。

2）老年人的痰液及时吸出,气道通畅,呼吸功能改善;呼吸道黏膜未发生机械性损伤。

3）照护人员操作过程规范、安全、有效。

3. 注意事项

（1）吸痰前,检查电动吸引器性能是否良好,连接是否正确。

（2）严格执行无菌操作,每次吸痰应更换吸痰管。

（3）负压适宜、动作轻稳,防止老年人呼吸道黏膜损伤。

（4）吸痰前后给予老年人高流量吸氧 3~5min,每次吸痰时间 <15s,以免造成老年人缺氧。

（5）痰液黏稠时,可配合叩击、雾化吸入等,提高吸痰效果。

（6）电动吸引器连续使用时间不宜过久;贮液瓶内液体不超过 2/3,及时倾倒,以免液体过多吸入马达内损坏仪器。贮液瓶内放少量清水,使吸出液不至于黏附于瓶底,便于清洗消毒。

（7）注意安全风险因素

1）呼吸道黏膜损伤:带负压插管、吸引负压过大或照护人员动作粗暴引起。

2）缺氧:每次吸痰时间过长导致。

3）感染:照护人员未严格按照无菌技术要求进行操作。

4）坠床:过程中未及时抬起床挡,造成老年人坠床。

4. 健康指导

（1）教会清醒的老年人吸痰时正确的配合方法,向老年人及家属讲解呼吸道疾病的预防保健知识。

（2）指导老年人呼吸道有分泌物时应及时排出,确保气道通畅,改善呼吸,纠正缺氧。

第二节　慢性阻塞性肺疾病老年患者照护

导入情景

刘大爷,71 岁,吸烟史 30 年,患慢性支气管炎 20 余年。近 3 年活动后气喘加重,冬季咳嗽、咳痰、气喘加重,伴有双下肢水肿,常需住院治疗。

工作任务:

1. 请列出对刘大爷的照护措施。

2. 请对李爷爷实施照护。

【疾病学概要】

（一）概念

慢性阻塞性肺疾病（简称慢阻肺）是指由于慢性气道阻塞引起通气功能障碍,以气流受限为特征的一组疾病,是呼吸系统疾病中的常见病和多发病。慢阻肺与慢性支气管炎和肺气肿有密切关系,是一种常见的、可防可治的疾病。在慢性支气管炎和肺气肿的早期,多数患者有慢性咳嗽、咳痰的症状,但肺功能检查尚无气流受限。当病情严重到一定程度时,肺功能检查出现气流受阻且不完全可逆时,即可诊断为慢阻肺。

（二）病因

1. 吸烟 为重要的发病因素,烟草中的焦油、尼古丁和氢氰酸等化学成分,可损伤气道上皮细胞,使巨噬细胞吞噬功能降低和纤毛运动减退;黏液分泌增加,使气道净化功能减弱;支气管黏膜充血水肿和黏液积聚,而易引起感染。

2. 职业性粉尘和化学物质 职业性粉尘及化学物质,如烟雾、过敏原、工业废气及室内空气污染等,浓度过大或接触时间过长,均可导致与吸烟无关的慢阻肺。

3. 空气污染 大气中的二氧化硫、二氧化氮、氯气等有害气体可损伤气道黏膜,并有细胞毒作用,使纤毛清除功能下降,黏液分泌增多,为细菌感染创造条件。

4. 感染 长期、反复感染会破坏气道正常的防御功能,损伤细支气管和肺泡的功能。病毒、细菌和支原体是本病急性加重的重要原因。

（三）临床表现

1. 临床症状

（1）慢性咳嗽:通常慢性咳嗽为慢阻肺的首发症状,起初咳嗽呈间歇性,早晨较重,以后早晚或整日均有咳嗽,但夜间咳嗽并不显著。

（2）咳痰:一般为白色黏液或浆液性泡沫样痰,早晨排痰较多,急性发作期痰量增多,可有脓性痰。

（3）呼吸困难:呼吸困难是慢阻肺的典型症状,老年人随着气道阻力的增加,呼吸功能发展为失代偿时,轻度甚至静息时即有胸闷、气促发作。

（4）全身症状:如体重下降、食欲减退、外周肌肉萎缩和功能障碍、精神抑郁和焦虑等。

（5）易反复感染,并发症多:老年人气道屏障功能和免疫功能减退,故易反复感染,且肺源性心脏病、休克、电解质紊乱、呼吸性酸中毒、肺性脑病、弥散性血管内凝血等并发症的发生率高,其中心血管系统疾病是最重要的合并症,是导致慢阻肺患者死亡的首要原因。

2. 体格检查

（1）听诊:听诊有明显的气流受阻或气流受限导致呼吸延长;并发感染时肺部可有啰音、剑突下出现心脏搏动、心音较心尖部明显增强,提示并发早期肺源性心脏病。

（2）视诊:桶状胸。

3. 辅助检查

（1）肺功能检查:肺功能检查是判断气道阻塞和气流受限的主要客观指标,对慢阻肺诊断、病情严重程度和预后的评价有重要意义。

（2）胸部 X 线检查:慢阻肺早期胸片可无异常变化,以后可出现慢性支气管炎、肺气肿的影像学改变,呈现肺纹理增粗、紊乱等。

（3）胸部 CT 检查:不应作为慢阻肺的常规检查,但对慢阻肺的鉴别诊断有较高价值。

（4）血气分析:对确定发生低氧血症、高碳酸血症、酸碱平衡失调及判断呼吸衰竭的类型有重要价值。

（5）其他检查:慢阻肺合并感染时,外周血白细胞增高、分类中性粒细胞增高。痰培养可检测出致病菌。

4. 心理 - 社会状况 老年人因呼吸困难导致自理能力下降,易产生焦虑、孤独等消极反应,病情反复可造成失眠及抑郁症,对治疗缺乏信心。评估患者心理状况及其家庭成员的支持和照护能力。

（四）治疗要点

目标是改善呼吸功能和运动能力,降低抑郁程度,减少疾病发作和并发症的发生,缓解或阻止肺功能下降。慢阻肺急性期的治疗以控制感染、改善症状为主,稳定期以改善肺功能和预防感染为主。

【照护措施】

（一）一般照护

1. 休息与活动　为老年患者提供安静的环境,避免光线刺激,居室要经常通风换气,温湿度适宜。根据病情制订适当的运动计划,如散步、太极拳、体操等,并做好安全防护。

2. 饮食照护　根据患者病情,给予含高热量、高蛋白、充分维生素的易消化饮食,补充适量的水分。

（二）心理照护

照护人员应多关心和鼓励患者积极面对疾病,耐心倾听患者的主诉,与患者及家属相互协作,共同制订和实施康复计划,缓解患者的不适症状,鼓励患者积极配合治疗与照护,树立战胜疾病的信心。

（三）对症照护

1. 增强呼吸功能

（1）保持呼吸道通畅:老年人咳嗽无力,常出现排痰困难,应鼓励患者摄入足够的水分,指导患者有效咳嗽,采取正确的排痰方法,如拍背、胸部叩击,痰液黏稠者给予雾化吸入。痰量较多且无力咳嗽或昏迷的患者,病情允许的情况下可给予吸痰或体位引流。

（2）长期氧疗:呼吸困难伴低氧血症的老年患者,遵医嘱给予氧疗,氧疗有效的指标是患者呼吸困难减轻、呼吸频率减慢、发绀减轻、活动耐力增加等。对晚期严重的慢阻肺患者,一般采用低浓度、低流量持续吸氧的方式,氧流量为 1~2L/min,吸氧时间为 10~15h/d。吸氧时密切观察患者的面色、发绀程度、咳嗽、排痰能力、呼吸幅度和节律,同时观察氧中毒、肺不张、呼吸道分泌物干燥、晶状体后纤维组织增生等氧疗副作用。

2. 用药照护　常用药物有支气管扩张剂、糖皮质激素、止咳药及祛痰药。抗感染治疗时一般首选静脉滴注给药。老年人用药宜充分,疗程应稍长,且治疗方案应根据监测结果及时调整。

（1）支气管扩张剂:是控制慢阻肺症状的主要治疗药物。包括 β_2 肾上腺素受体激动药,抗胆碱能药和茶碱类药。首选是 β_2 受体激动药定量吸入,大剂量使用可引起心动过速、心律失常,长期使用可发生肌肉震颤;抗胆碱能药同 β_2 受体激动药联合吸入可加强支气管扩张作用。如合并前房角狭窄的青光眼,或因前列腺增生而尿道梗阻者应慎用,常见不良反应有口干、口苦等;茶碱类药使用过程中要监测血药浓度,当大于 15mg/L 时,恶心、呕吐等副作用明显增加。

（2）糖皮质激素:慢阻肺加重期住院患者宜在应用支气管扩张药的基础上,口服或静脉滴注,激素剂量要权衡疗效及安全性。糖皮质激素的使用是一把双刃剑,长期使用可引起老年人高血压、白内障、糖尿病、骨质疏松及继发感染等,故对慢阻肺患者不推荐长期口服糖皮质激素,长期吸入仅适用于有症状且治疗后肺功能有改善者。

（3）止咳药:可待因有麻醉性中枢镇咳作用,可因抑制咳嗽而加重呼吸道阻塞,不良反应有恶心、呕吐、便秘等。喷托维林是非麻醉性中枢镇咳药,不良反应有口干、恶心、腹胀、头痛等。

（4）祛痰药:盐酸氨溴索为润滑性祛痰药,不良反应轻;溴己新偶见恶心、转氨酶增高,老年胃溃疡者慎用。

3. 康复治疗　在病情允许的情况下指导患者进行呼吸功能锻炼,如缩唇式呼吸法、腹式呼吸等,还可加强呼吸肌训练,以加强胸、膈呼吸肌的肌力和耐力,改善呼吸功能。

（四）健康指导

1. 健康宣教　讲解老年慢阻肺的诱发因素、临床表现、防治措施等基础知识。教会患者和家属家庭氧疗的方法及注意事项,使患者了解就诊时机和定期随访的重要性。

2. 改变不良生活方式　帮助患者戒烟忌酒,进食高热量、高蛋白、高维生素饮食。注意劳逸结合,选择合适的运动项目,如慢跑、太极拳等。

3. 指导用药　指导患者遵医嘱按时服药,不可骤然停药和擅自减少药量,告知患者药物的疗效、用法、疗程和副作用。

4. 自我保健　指导患者学会腹式呼吸、缩唇呼吸,指导患者学会呼吸操等。保持良好的心态,预防呼吸道感染,避免受凉、淋雨、防止粉尘及有害气体吸入,尽量不去人多拥挤的公共场所,发生呼吸道感染时及早进行治疗。

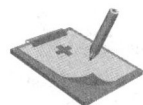

呼吸功能的康复指导

指导患者实行腹式呼吸,患者取仰卧位,放松全身,使其腹部微微隆起,对腹肌进行收缩,呼吸时使用双手对其肋下以及腹部进行按压,促进其腹肌的尽快收缩,训练的时间是 10~15min/ 次,频次是 2 次 /d。除此之外还要对患者实行缩唇呼吸训练,具体做法是患者取舒适体位,用鼻呼吸,把嘴唇缩成鱼嘴状,缓慢呼气,训练时间是 5min/ 次,频次是 3 次 /d。

【照护技术】

慢性阻塞性肺疾病常用照护技术是氧气疗法。氧气疗法是指通过供给机体氧气,提高机体动脉血氧分压和动脉血氧饱和度,增加动脉血氧含量,纠正各种原因引起的缺氧状态,促进组织的新陈代谢,维持机体生命活动的一种治疗方法。

（一）双侧鼻导管给氧法

将一次性吸氧管前端插入鼻孔内约 1cm,固定稳妥即可（图 14-2）。此法简单,老年人舒适感较好,容易接受,因而是目前临床上常用的给氧方法之一。

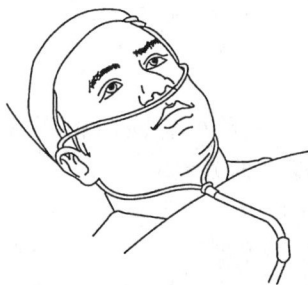

图 14-2　鼻导管给氧法

1. 操作目的　纠正各种原因引起的缺氧状态,提高动脉血氧分压和动脉血氧饱和度,增加动脉血氧含量。促进组织的新陈代谢,维持机体生命活动。

2. 操作程序

（1）评估

1）辨识老年人,与老年人沟通交流,向老年人及家属解释吸氧法的目的、方法、注意事项及配合要点。

2）评估老年人的年龄、病情、意识、治疗情况,心理状态及合作程度。

（2）计划

1）环境准备:室温适宜、光线充足、环境安静、远离火源。

2）老年人准备:了解吸氧法的目的、方法、注意事项及配合要点。体位舒适,情绪稳定,愿意配合。

3）照护人员准备:衣帽整洁,修剪指甲,洗手,戴口罩。

4）用物准备

①治疗盘内:备治疗碗（内盛冷开水）、纱布、弯盘、一次性吸氧管、棉签、扳手。

②治疗盘外:备管道氧气装置或氧气筒及氧气压力表装置、用氧记录单、笔、标志。

YYX 型一次性使用吸氧管

YYX 型一次性使用吸氧管得到了广泛的应用。有研究证明,YYX 型一次性使用吸氧管湿化气道的效果明显优于传统吸氧管。其使用方法如下:

1. 氧气流量计处于关闭状态,将流量计插入设备带。

2. 拔除加湿通路瓶体进口密封帽或撕下密封膜后,将加湿通路瓶体进气口插入流量计快插接头内,听到"咔"声并略用力向下拉动不脱离即为连接成功。

3. 拔下加湿通路瓶体出气口密封帽或撕下密封膜,接通氧气调至所需流量。

4. 10s 后,将输送管路与加湿通路瓶体出气口连接,即可吸氧。

5. 卸载时,应确保流量计处于关闭状态,握持加湿通路瓶体的同时将快插接头压套上提即可取下产品。

（3）实施

操作流程	操作步骤	要点说明
1. 核对解释	携用物至老年人床旁,核对老年人信息,解释操作目的、过程及方法	• 确认老年人
2. 准备工作	（1）用湿棉签清洁老年人双侧鼻腔并检查 （2）将鼻导管与湿化瓶的出口相连接 （3）调节氧流量 （4）鼻导管前端放入治疗碗内冷开水中湿润,并检查鼻导管是否通畅	• 检查鼻腔有无分泌物堵塞及异常 • 根据病情遵医嘱调节氧流量 • 减轻鼻导管对老年人鼻腔黏膜的刺激
3. 吸氧	（1）将一次性吸氧管插入老年人鼻孔 1cm （2）将导管环绕老年人耳部向下放置并调节松紧度 （3）记录给氧时间、氧流量、老年人反应 （4）观察老年人缺氧症状、实验室指标、氧气装置无漏气并通畅、有无氧疗不良反应	• 动作轻柔,以免引起黏膜损伤 • 松紧适宜,防止因导管太紧引起皮肤受损
4. 停氧	（1）先取下鼻导管 （2）给老年人取舒适体位 （3）卸表 **用氧装置** 关闭总开关,放出余气后,关闭流量开关,再卸表 **中心供氧** 关流量开关,取下流量表	• 防止操作不当,引起肺泡组织损伤 • 整理床单位
5. 整理用物	用物处理,物品放回原处	• 一次性用物消毒后集中处理 • 用氧装置上悬挂"空"或"满"标志
6. 洗手记录	（1）按七步洗手法洗手 （2）记录停止用氧时间及效果	• 预防交叉感染

（4）评价

1）老年人愿意配合,有安全感。

2）老年人缺氧状况得到改善。

3）老年人及家属了解用氧的相关知识,对服务满意。

4）老年人未出现呼吸道损伤及其他意外。

3. 注意事项

（1）用氧前,检查氧气装置有无漏气,是否通畅。

（2）严格遵守操作规程,注意用氧安全,切实做好"四防",即防震、防火、防热、防油。用氧装置搬运时要避免倾倒、撞击。用氧装置应放置在阴凉处,周围严禁烟火及易燃品,距明火至少 5m,距暖气至少 1m,以防引起燃烧、爆炸。氧气表及螺旋口勿涂油,也不用带油的手装卸氧气表。

（3）使用氧气时,应先调节流量后再使用。停用氧气时,应先拔出鼻导管,再关闭氧气开关。使用氧气途中若要改变氧流量,须先分离鼻导管与湿化瓶连接处,调节好氧流量再接上。以免一旦调节开关失误,导致大量氧气进入呼吸道而损伤老年人肺部组织。

（4）用氧装置内氧气勿用尽,压力表至少要保留 0.5MPa（5kg/cm²）,以免灰尘进入用氧装置内,再次充气时引起爆炸。

（5）对未用完或已用尽的用氧装置,应分别悬挂"满"或"空"的标志牌,便于及时调换,提高抢救效率。

（6）用氧过程中,应加强监测。

（7）注意安全风险因素

1）老年人受伤:用氧装置倾倒、撞击老年人;用氧装置燃烧、爆炸造成烧伤;调节氧气开关失误导致大量氧气进入呼吸道损伤老年人肺泡组织;插管过于用力,造成老年人鼻黏膜损伤,湿化瓶水量过少,干燥氧气对呼吸道黏膜的刺激,易损伤鼻黏膜等。

2）呛咳:湿润一次性吸氧管时蘸水过多;氧流量过大将湿化瓶内液体带入呼吸道。

3）压疮:一次性吸氧管固定时松紧不适宜,使老年人局部皮肤受压。

4. 健康指导

（1）向老年人及家属解释氧疗的重要性。

（2）指导正确使用氧疗的方法及注意事项。

（3）积极宣传呼吸道疾病的预防保健知识。

（二）其他氧疗方法

1. 鼻塞法 鼻塞是一种用塑料或有机玻璃制成的球状物,操作时将鼻塞塞入一侧鼻孔鼻前庭内给氧。此法刺激性小,老年人较为舒适,且两侧鼻孔可交替使用。适用于长期吸氧的老年人。

2. 面罩法 将面罩置于老年人的口鼻部供氧,氧气自下端输入,呼出的气体从面罩两侧孔排出（图 14-3）。老年人的口、鼻部都能吸入氧气,效果较好。给氧时必须有足够的氧流量,一般需6~8L/min。

3. 氧气枕 氧气枕是一长方形橡胶枕,枕的一角有橡胶管,上有调节器可调节氧流量,氧气枕充入氧气,接上湿化瓶即可使用（图 14-4）。此法可用于老年人家庭氧疗、危重老年人的抢救及转运,以代替氧气装置。

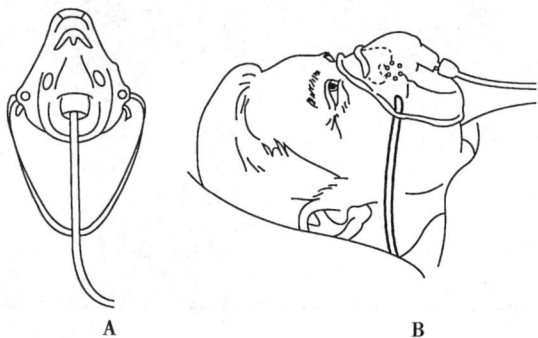

图 14-3 面罩给氧法

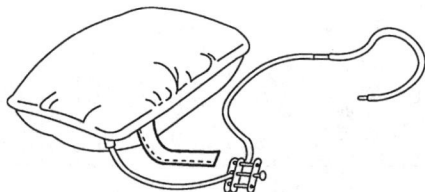

图 14-4 氧气枕

（三）家庭供氧方法

随着便携式供氧装置的面世和家庭用氧源的发展,一些慢性呼吸系统疾病和持续低氧血症的老年人可以在家中进行氧疗。慢阻肺患者由于长期通气功能障碍同期功能障碍和通气血流比例失调导致缺氧和二氧化碳潴留,尤其夜间低氧血症更严重,因此慢阻肺患者的氧疗越来越得到重视。家庭氧疗一般采用制氧器、小型氧气瓶等方法。对改善老年人的健康状况,提高他们的生活质量和运动耐力有显著疗效。

1. 家用制氧机 家用制氧机使用方便,移动轻巧,适合老年人家庭使用。工作原理是利用分子筛物理吸附和解吸技术。制氧机内装填分子筛,在加压时可将空气中氮气吸附,剩余的未被吸收的氧气被收集起来,经过净化处理后即成为高纯度的氧气。分子筛在减压时将所吸附的氮气排放回环境空气中,在下一次加压时又可以吸附氮气并制取氧气,整个过程为周期性地动态循环过程,分子筛并不消耗。对于慢性阻塞性肺疾病老年患者而言处理氧疗是一个关键。医生必须对其进行长期治疗和随访管理,随访频率通常为每 1~2 个月随访 1 次,内容包括患者治疗方案是否规范,使用吸入剂型药物的方法是否正确,指导患者康复训练以及提醒患者发生急性加重后及时就诊,以免贻误病情。

2. **便携式制氧器**　原理为制氧剂 A 和催化剂 B 在反应仓中与水产生化学反应制造氧气。具有纯度高（>99.0%）、供氧快、易操作、易携带的优点。缺点是维持时间短（一次反应制出的氧气仅维持20min），老年人如需反复用氧，要不断更换制剂。

3. **小型氧气瓶**　小型瓶装医用氧，系天然纯氧，具有安全、小巧、经济、实用、方便等特点。有各种不同容量的氧气瓶，如 2L、4L、8L、10L、12L、15L 等。尤其适用于哮喘、支气管炎、肺气肿等慢性疾病老年人的家庭氧疗。

（四）氧疗监护

1. **缺氧症状改善**　老年人由烦躁不安变为安静、心率变慢、血压上升、呼吸平稳、皮肤红润温暖、发绀消失，说明缺氧症状得到改善。

2. **实验室检查**　可作为氧疗监护的客观指标。主要观察氧疗后 PaO_2、$PaCO_2$ 等。

3. **氧气装置**　观察有无漏气，管道是否通畅。

4. **氧疗的副作用**　当用氧浓度高于 60%、持续时间超过 24h，可出现氧疗副作用。常见的副作用如下：

（1）氧中毒：表现为胸骨下不适、疼痛、灼热感，继而出现呼吸增快、恶心、呕吐、烦躁、断续的干咳，其特点是肺实质的改变。预防措施是避免长时间、高浓度氧疗，经常做血气分析，动态观察氧疗的治疗效果。

（2）肺不张：吸入高浓度氧气后，肺泡内氮气被大量置换，一旦支气管有阻塞时，其所属肺泡内的氧气被肺循环血液迅速吸收，引起吸入性肺不张。表现为烦躁，呼吸、心率增快，血压升高，继而出现呼吸困难、发绀、昏迷。预防措施是鼓励老年人做深呼吸，多咳嗽和经常变换体位，防止呼吸道分泌物阻塞。

（3）呼吸道分泌物干燥：氧气是一种干燥气体，吸入后可导致呼吸道黏膜干燥，分泌物黏稠，不易咳出，损伤纤毛运动。因此，氧气吸入前一定要先湿化再吸入，以此减轻对呼吸道黏膜的刺激作用，并定期给予老年人雾化吸入。

（4）呼吸抑制：见于 II 型呼吸衰竭老年人，由于机体动脉 $PaCO_2$ 长期处于高水平，呼吸中枢失去了对二氧化碳的敏感性，呼吸的调节主要依赖缺氧对外周化学感受器的刺激来维持，如吸入高浓度氧，解除了缺氧对呼吸的刺激作用，使呼吸中枢抑制加重，甚至呼吸停止。因此 II 型呼吸衰竭老年人应给予低浓度、低流量（1~2L/min）持续吸氧，维持动脉血氧分压在 8kPa 即可。

思政元素：积极老龄化

思政融入知识点：老年呼吸系统疾病患者的自我保健

思政素材：志愿者小李利用业余时间指导社区老人做呼吸锻炼操

杭州市某社区内日间照料中心的小李每逢周末休息都会坚持指导社区老人做呼吸锻炼操。她告诉老人呼吸操锻炼可以有效地改善肺功能、增大通气量，坚持做呼吸操能达到强身健体、预防因呼吸肌疲劳而引起的呼吸衰竭，还可以提高肺泡通气量、提高血氧饱和度。通过小李每次耐心地讲解和示范，社区很多老年人意识到呼吸操锻炼是一种非常行之有效的自我保健活动，可以重塑日常生活能力，重返家庭和社会角色，减轻家庭和社会负担，是积极老龄化的体现。

《"健康中国 2030"规划纲要》提到要从广泛的健康影响因素入手，以普及健康生活、优化健康服务、完善健康保障、建设健康环境、发展健康产业为重点，把健康融入所有政策，全方位、全周期保障人民健康，大幅提高健康水平，显著改善健康公平。照护人员作为专业人士，应该落实积极老龄化国家战略，把自己的智慧、专业技能有效融入到人民的健康促进中。

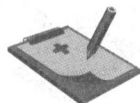

本章小结

1. 本章讲述了老年肺炎、老年慢性阻塞性肺疾病患者的照护措施和照护技术。

2. 重点是老年肺炎、老年慢性阻塞性肺疾病患者照护措施和有效咳嗽、吸痰和氧疗等照护技术。

3. 难点是指导呼吸系统疾病老年患者的呼吸功能锻炼。

4. 学习过程中应关注呼吸系统疾病老年患者照护的特点,强调生活照护和呼吸功能锻炼,逐渐形成积极老龄化理念。

（郭莎莎　李文平　宋艳苹）

第十五章　内分泌与代谢性常见疾病老年患者照护

第十五章
数字内容

学习目标

1. 掌握：老年人糖尿病、痛风、高血脂、骨质疏松症患者照护措施。
2. 熟悉：老年人糖尿病、痛风、高血脂、骨质疏松症患者临床表现。
3. 了解：老年人糖尿病、痛风、高血脂、骨质疏松症的发病机制及治疗要点。
4. 学会：测量血糖的照护技术。
5. 具有：仁爱之心；慎独精神；体现敬老、孝老、爱老理念，关爱、尊重患病老年人的职业素养和团队协作精神。

老年人内分泌系统疾病是指由于衰老引起的一系列与增龄有关的内分泌系统疾病，是由于老年人的机体功能衰退和障碍而发生的疾病，常见疾病包括糖尿病、痛风、高血脂、骨质疏松症、更年期综合征等。老年人内分泌疾病的产生存在个体间的高度异质性，与遗传、生活方式、营养及环境因素密切相关。

第一节　糖尿病老年患者照护

导入情景

李奶奶，75岁，多饮、多食、多尿、体重明显减轻4个月，于2020年9月28日9点步行入院。查体温36.5℃，脉搏72次/min，呼吸21次/min，血压150/84mmHg，空腹血糖12.1mmol/L。

工作任务：

1. 请对李奶奶进行照护评估。
2. 请对李奶奶实施照护措施。
3. 请对李奶奶进行血糖的测量和记录。

【疾病学概要】

（一）概念

糖尿病是一组以慢性血葡萄糖（简称血糖）水平增高为特征的代谢性疾病，是由于胰岛素分泌和/或作用缺陷所引起。长期碳水化合物以及脂肪、蛋白质代谢紊乱可引起多系统损害，导致眼、肾、神经、心脏、血管等组织器官的慢性进行性病变、功能减退及衰竭；病情严重或应激时可发生急性严

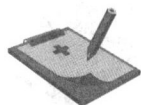

重代谢紊乱,如糖尿病酮症酸中毒、高血糖高渗状态。老年糖尿病是指老年人(年龄≥60岁)因体内胰岛素分泌不足或胰岛素作用障碍,所引起糖、蛋白质、脂肪、水和电解质等一系列物质代谢紊乱的疾病。临床以血糖增高为主要表现,可导致多系统损害,常见类型包括1型糖尿病、2型糖尿病、妊娠糖尿病和其他特殊类型糖尿病。老年糖尿病95%以上是2型糖尿病,其并发症多且重,致残、致死率较高,严重影响老年人的生活质量和寿命。

（二）病因和发病机制

1. 病因　糖尿病病因尚未完全阐明,老年2型糖尿病,可能与遗传因素、环境因素有关,是一种特异性疾病。

2. 发病机制　老年人体力活动逐渐减少,肌肉摄取葡萄糖的能力降低,对胰岛素敏感性降低。外周组织的胰岛素抵抗和B细胞功能缺陷导致的不同程度胰岛素缺乏是2型糖尿病发病的两个主要环节,并与动脉粥样硬化性心血管疾病、高血压、血脂异常、中心型肥胖等有关,是代谢综合征的重要表现之一。

（三）临床表现

1. 起病隐匿且症状不典型　糖尿病老年患者仅有1/4或1/5的老年人有糖尿病的典型症状如多尿、烦渴多饮、善饥多食和体重减轻等症状;发病形式多样化,表现为疲乏无力、尿频、皮肤瘙痒、四肢酸痛麻木及视力障碍等。部分老年患者常在健康体检或因其他疾病就诊时做生化检查才发现血糖水平高于正常范围。

2. 多伴有神经精神症状　糖尿病老年患者的认知能力相对较差,抑郁症的发病率较高,容易出现嗜睡、晕厥、昏迷、躁动或精神错乱等表现。

3. 以并发症为首发症状　糖尿病老年患者急、慢性并发症多,死亡率高。常以呼吸、泌尿、皮肤等多系统感染为首发症状。

（1）急性并发症:以低血糖、糖尿病高渗综合征和乳酸性酸中毒多见。其中低血糖多见于长期口服磺脲类降糖药、多重用药及营养不良、肾功能不全的老年人,表现为饥饿感、心悸、乏力,偶有头晕、嗜睡等,重者出现昏迷甚至死亡;糖尿病高渗综合征多见于饮水量减少、口渴中枢敏感性下降的老年人,"三多一少"症状明显,伴有脱水表现,如口唇干裂、低血压,严重时出现昏迷和循环衰竭;乳酸酸中毒的诱因是急性感染,苯乙双胍使用过量导致乳酸堆积引起酸中毒。

（2）慢性并发症

1）糖尿病视网膜病变:表现为视力明显下降,重者失明。

2）糖尿病肾病:表现为水肿、高血压、泡沫尿、多尿等,是导致老年人肾衰竭的最常见病因。

3）糖尿病神经病变:糖尿病病程10年以上者,常有明显的糖尿病神经病变,主要累及周围神经,以远端对称性、多发性神经病变为主,呈手套或袜套样分布的肢端感觉异常,如麻木感、针刺感、烧灼感等,重者肢端感觉减退甚至丧失。

4）动脉粥样硬化:老年糖尿病还易并发各种大血管或微血管症状,合并脑血管病时脑梗死多、脑出血少;中小梗死多、多发病灶多;椎基底动脉梗死多,直接引起死亡少、癫痫发作多。

5）动脉粥样硬化闭塞症:双下肢动脉硬化闭塞症,中重度者可有皮温降低、皮肤苍白或变黑、间歇性跛行、静息痛、足部溃疡或坏疽等;双侧颈动脉硬化闭塞可引起头晕甚至晕厥。

6）糖尿病皮肤病变:表现为全身或局部皮肤瘙痒,以夜间阵发性发作常见,常由一处开始逐渐扩延。也可有糖尿病性硬肿病,表现为背部、颈肩部皮肤增厚、硬化;糖尿病性大疱好发于四肢末端,足趾多见。

（四）治疗要点

糖尿病的预后取决于治疗的效果。治疗原则是强调早期治疗和长期、良好的血糖、血压和血脂的控制可明显延缓和防止慢性并发症的发生和发展,降低致残率。因老年人低血糖的危险性高于高血糖,故血糖控制不可过分严格。

治疗目标是纠正代谢紊乱、消除症状、防止或缓解并发症的发生,提高患者生活质量,保持良好的心理状态。治疗方法是采用目前国际糖尿病联盟提出的糖尿病治疗的五个要点(五驾马车):即医学营养治疗、运动治疗、血糖监测、药物治疗和糖尿病教育,其中医学营养治疗是最基本的治疗措施。

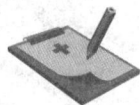

【照护措施】

（一）一般照护

1. 饮食照护　饮食疗法是糖尿病老年患者最根本的治疗措施。其目的是控制血糖、维持理想体重，最大限度减少或延缓各种并发症的发生。

（1）饮食照护原则：少量多餐，蔬菜为主，鱼肉适当，品种多样，搭配合理。合理的饮食有利于减轻体重，控制高血糖和防止低血糖。

（2）控制每日总热量：标准体重（kg）= 身高（cm）–105；根据标准体重和活动情况计算每日所需的总热量（表 15-1）。

表 15-1　糖尿病患者每日能量供给量　　　　　　　　　　　　　　　　单位：kcal/kg

体型	卧床	轻体力	中等体力	重体力
消瘦	20~25	35	40	45~50
正常	15~20	30	35	40
肥胖	15	20~25	30	35

注：年龄超过 50 岁者，其基础代谢率降低，能量需求减少，因此每增加 10 岁，总能量比标准值酌情减少 10%。

（3）碳水化合物：约占饮食总热量的 50%~60%，提倡用粗制米、面和一定量的杂粮，忌食葡萄糖、蔗糖、蜜糖及其制品。

（4）蛋白质：约占总热量的 10%~15%，糖尿病老年患者的蛋白质摄入量为每日每千克理想体重0.6~1.0g，营养不良或伴有肾功能减退者适当增减摄入量。应至少有 1/3 来自动物蛋白质，以保证必需氨基酸的供给。

（5）脂肪：不超过总热量的 30%，以植物油为主，少食用动物内脏、蟹黄、虾子、鱼子等含胆固醇高的食物。饱和脂肪、多价不饱和脂肪与单价不饱和脂肪的比例应为 1∶1∶1，每日胆固醇摄入量宜在300mg 以下。

（6）根据老年患者的生活习惯、病情和药物治疗的需要进行安排，每日三餐比例分配为 1/3、1/3、1/3 或 1/5、2/5、2/5，或每日四餐比例分配为 1/7、2/7、2/7、2/7。

（7）多食含纤维素多的食物，如绿色蔬菜、豆类、块根类、粗谷物、含糖成分低的水果等；盐每天小于 6g；限制饮酒。

（8）严格遵医嘱进食，控制总热量，若有饥饿，可用蔬菜、豆制品、纤维素食物充饥，但不能用含糖高的瓜类。

（9）进食时间应尽量固定，注意配合胰岛素和口服降糖药的用药时间。

（10）定期监测体重和血糖变化，注意防止低血糖反应的发生。每周定期测量体重 1 次，如果体重改变大于 2kg，应报医生并协助查找原因。

2. 运动照护　适量运动有助于增强肌肉对糖的利用，提高胰岛素的敏感性，降低血糖、血脂，改善代谢紊乱。长期有规律的运动有利于减轻体重，还可以减轻老年人的压力。

（1）运动时间：每次运动持续 20~30min 为宜；可根据患者情况逐渐延长，每日一次，1 型糖尿病者运动宜在餐后 1h 进行，不在空腹时运动，运动量不宜过长，以避免运动后低血糖反应。2 型糖尿病尤其是肥胖者根据个人健康状况可适当增加活动次数和时间。

（2）运动方式：老年患者最好选择有氧运动，如散步、打太极拳、慢跑等，其中步行活动安全，容易坚持，可作为首选的锻炼方式。

（3）运动量：合适的运动强度为患者的心率应达到个体 60% 的最大耗氧量，个体 60% 最大耗氧量时心率简易计算法为：心率 =170– 年龄。

（4）运动前评估糖尿病老年患者的身体状况，根据具体情况选择合适运动方式、时间及运动量。

（5）运动前先做热身运动，运动中注意心率变化，若出现乏力、头晕、心慌、胸闷、出虚汗、腿痛等不适，应立即停止运动。

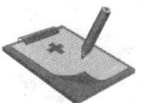

（6）随身携带糖果，以防止发生低血糖。出现低血糖症状时应立即停止运动，并及时服用糖果等处理。

（7）随身携带糖尿病识别卡，写明姓名、年龄、家庭电话、疾病和用药相关情况，以备急需。

（8）运动后仔细检查双脚，发现红肿、青紫、水疱、血疱、感染等应及时到医院处理。

（9）做好运动日记，以便观察疗效和不良反应。

3. 监测血糖　为控制好血糖及防止并发症的发生，必须在专科医生指导下定期检查空腹血糖及餐后 2h 血糖，按照老年人血糖标准控制血糖，空腹血糖宜控制在 9mmol/L 以下，餐后 2h 血糖在 12.2mmol/L 以下。老年人除了控制血糖外，还需定期检测血脂、糖化血红蛋白、血压、心电图等，并随时观察和预防各种并发症的发生。

（二）心理照护

了解老年患者患病后的心理反应，加强护患沟通，以消除患者焦虑、悲观心理，提高治疗的依从性。与患者及家属共同商讨制订饮食、运动计划，鼓励家属和朋友多给予亲情和温暖，增强其战胜疾病的信心。

（三）用药照护

1. 口服降糖药物　主要包括磺脲类、双胍类、噻唑烷酮类、α- 糖苷酶抑制剂等。磺脲类药物主要不良反应为低血糖；双胍类药物可诱发乳酸性酸中毒；噻唑烷二酮类药物不良反应为外周性水肿，并可诱发或加重心力衰竭和肺水肿；α- 糖苷酶抑制剂主要不良反应为肠胀气、腹痛、腹泻等，伴有肠道感染者不宜使用。用药过程中，要注意评估老年患者的血糖控制情况和药物不良反应，并及时给其提供用药指导和不良反应的照护措施（表 15-2）。

表 15-2　口服降糖药的适应证、注意事项及不良反应

常用药物	适应证	注意事项	不良反应
第二代磺脲类 格列本脲 格列吡嗪 格列齐特 格列喹酮 格列美脲	①新诊断的 2 型糖尿病非肥胖者、用饮食和运动治疗血糖控制不理想者 ②年龄 >40 岁、病程 <5 年、空腹血糖 <10mmol/L 时效果较好	治疗从小剂量开始，早餐前 30min 一次服用，根据血糖测量结果，按治疗需要逐渐增加剂量	①低血糖（最常见而重要）；②消化系统损害；③体重增加；④皮肤瘙痒、过敏性皮炎等；⑤个别有心血管系统不良反应
格列奈类 瑞格列奈 那格列奈	2 型糖尿病早餐后高血糖阶段或餐后高血糖为主的老年患者，主要控制餐后高血糖	于餐后或进餐时口服，不进餐不服药	低血糖和体重增加，但低血糖的风险较磺脲类轻
双胍类 二甲双胍	①2 型糖尿病治疗一线药物 ②2 型糖尿病与胰岛素联用	餐中或餐后，从小剂量开始；儿童不宜服用；年老患者慎用，药量酌减，同时监测肾功能	①消化不良；②皮肤过敏；③乳酸中毒（严重但罕见）；④与胰岛素和胰岛素促泌剂联合用药可增加低血糖的风险
噻唑烷二酮类 罗格列酮 吡格列酮	2 型糖尿病，尤其是肥胖、胰岛素抵抗明显者	单独或与其他降糖药联合用药治疗 T2DM	水肿、体重增加，有心脏病、心力衰竭倾向或肝病者不用或慎用
α- 葡萄糖苷酶抑制剂 阿卡波糖 伏格列波糖	碳水化合物为主食成分，或空腹血糖正常（或偏高）而餐后血糖明显升高者	与第一口饭同咀嚼服用	胃肠道反应

2. 胰岛素　对于通过饮食和运动疗法或口服降糖药物，血糖控制不佳的糖尿病老年患者，主张积极、尽早启用胰岛素治疗，适时优化胰岛素治疗。老年患者使用胰岛素注意事项如下：

（1）适合选择单一剂型，从小剂量开始逐渐增加。血糖控制不可过分严格，空腹血糖控制在

9mmol/L,餐后 2h 血糖控制在 12.2mmol/L 以下即可。

（2）准确用药：严格遵医嘱应用，做到剂型、剂量、注射时间准确无误，不可随意停药。普通胰岛素于饭前 30min 注射,鱼精蛋白锌胰岛素在早餐前 1h 注射。

思政元素：勇于探索、集体荣誉感和团队合作意识

思政融入知识（技能）点：胰岛素的用药指导

思政素材：我国科学家人工合成牛胰岛素

我国的牛胰岛素研制工作开始于 1958 年 8 月。刚刚成立的中国科学院上海生物化学研究所的科学家,提出了"世界上第一次用人工方法合成的蛋白质在中华人民共和国实现"的宏伟目标,并开始进行艰苦的创造性科学研究。科学家们废寝忘食、夜以继日地工作。他们不断总结经验、肯定成绩,发扬团结协作的精神,在经历 600 多次失败、经过 200 多步的化学合成后,终于在 1965 年 9 月 17 日,人工合成了具有全部生物活性的结晶牛胰岛素,它是第一个在实验室中用人工方法合成的蛋白质,这一成果促进了生命科学的发展,开辟了人工合成蛋白质的时代,被认为是 20 世纪 60 年代多肽和蛋白质合成领域最重要的成就,极大地提高了我们国家的科学声誉,对我国在蛋白质和多肽合成方面的研究起到了积极的推动作用。人工牛胰岛素的合成,标志着人类在认识生命,探索生命奥秘的征途中,迈出了关键性的一步,产生了极其巨大的意义与影响。

中共中央、国务院《关于加强和改进新形势下高校思想政治工作的意见》提出的坚持全员全过程全方位育人（简称"三全育人"）文件指出,"三全育人"要坚持以促进学生全面发展为导向,着力培养担当民族复兴大任的时代新人,同时立足全过程育人,强化爱国主义教育,注重引导学生把个人理想追求与祖国利益和人民需要紧密结合在一起,培养学生勇于探索、集体荣誉感和团队合作意识。

（3）正确保存：未开封的胰岛素放于冰箱 4~8℃冷藏保存,正在使用的胰岛素在常温下可使用 28d。胰岛素不能冰冻,避免过冷（<2℃）、过热（>30℃）、太阳直晒或剧烈摇晃,以免造成蛋白质凝固变性而失效。使用前 1h 从冰箱内取出,恢复常温后注射。

（4）严格消毒：注射胰岛素时应严格无菌操作防止感染。消毒皮肤的酒精干了才注射,以免酒精带入改变胰岛素的药效。

（5）注射技术：注意注射部位的轮换,因老年人记忆力较差,可选用固定的次轮换或日轮换,多选择皮下脂肪较多、皮肤松软的部位注射,如上臂外侧、臀部、大腿前及外侧、腹部（避开脐及膀胱）和腰部均可。腹壁注射吸收最快,腹部注射时需避开脐周 5cm 的范围;血糖控制不可过分严格,空腹血糖控制在 9mmol/L,餐后 2h 血糖控制在 12.2mmol/L 以下即可。

> **知识链接**
>
> **胰 岛 素 泵**
>
> 胰岛素泵为一种持续皮下胰岛素输注装置,以基础量和餐前追加量的形式,模拟生理胰岛素控制血糖的持续基础分泌和餐时释放,保持体内胰岛素维持在一个基础水平,保证患者正常的生理需要。

（四）健康指导

1. 预防并发症

（1）酮症酸中毒：为最常见的糖尿病急症,需立即配合医生进行抢救。治疗原则为尽快补液,以恢复血容量、纠正失水状态,降低血糖。

1）严密观察和记录老年患者生命体征、神志、呼吸气味、皮肤弹性及 24h 出入量等变化,遵医嘱监测血糖、尿糖、血酮体、尿酮体及电解质变化。

2）遵医嘱大量补液和用药,补液过程中注意观察心率、血压、尿量、周围循环的表现,注意纠正水、电解质平衡紊乱。

3）加强生活照护,注意保暖,做好皮肤和口腔护理,昏迷老年患者给予定期翻身、拍背、按摩下肢、吸痰等照护,以预防感染、压疮、坠积性肺炎及下肢静脉血栓形成等。

4）强调预防为主,良好的控制血糖,及时防治感染和消除诱因。

（2）低血糖:老年患者血糖低于 3.9mmol/L 时,可出现交感神经兴奋症状（如心悸、焦虑、出汗、饥饿感等）和中枢神经症状（如神志改变、认知障碍、抽搐和昏迷）。

1）诱发因素与胰岛素剂量过大、饮食失调、运动量增加、饮酒等有关。

2）当发生低血糖时,应及时检测血糖,根据病情进食糖果或静脉注射 50% 葡萄糖,神志不清的老年患者,切忌喂食,以免发生窒息。

3）加强合理用药教育,提倡饮食规律、适量运动及少量饮酒,预防低血糖发生。

（3）心、脑、肾及血管病变:因糖尿病老年患者糖代谢和脂质代谢异常,易伴发动脉粥样硬化,导致缺血性心脏病、脑动脉硬化、肾病、视网膜病、周围神经病变等。评估老年患者有无头晕、困倦,有无心慌、胸闷及心前区不适,有无颜面水肿及高血压,有无肢端感觉异常、麻木、疼痛和间歇性跛行,有无白内障、青光眼、视力减退等表现。指导老年患者提高自我监测和自我照护能力,延缓并发症的发生。

（4）感染:糖尿病老年患者容易并发各种感染。

1）皮肤感染:化脓性感染如疖、痈等;真菌感染如足癣、体癣等。

2）呼吸道感染:肺炎、肺结核等。

3）泌尿道感染:肾盂肾炎、膀胱炎,严重者可发生肾周围脓肿、肾乳头坏死。

4）照护措施:保持皮肤及口腔清洁卫生,勤洗澡,选择质地柔软的衣服;预防上呼吸道感染,避免到人员聚集的场所;保持会阴部清洁,对老年女性患者,每次小便后,要用温水清洗;对于使用胰岛素治疗的老年患者,要严格执行无菌操作。

（5）足部照护:糖尿病足趾下肢远端神经异常和不同程度周围血管病变导致足部溃疡、感染和/或深层组织破坏。轻者表现为皮肤干燥、发凉、足部畸形;重者表现为足部溃疡、坏疽,是糖尿病患者截肢、致残的主要原因。

1）足部检查:每天检查双足,观察皮肤颜色、温度改变,注意检查趾甲、趾尖、足背、足底部皮肤有无干燥、皲裂、鸡眼、甲沟炎、脚癣、红肿、水疱、溃疡及坏死等,评估足部有无感觉减退、麻木、刺痛、足背动脉搏动减弱等情况。

2）促进足部的血液循环:冬天注意足部保暖,避免长期暴露于寒冷或潮湿的环境中,尽量不用热水袋取暖,以免烫伤皮肤;经常按摩足部,按摩方向由足端往上,手法要轻柔;每天进行适量活动,避免同姿势站立过久,坐位时,不要盘腿或两腿交叉;积极戒烟戒酒。

3）保持足部清洁:勤换鞋袜,每天用温水清洗足部,擦拭毛巾应柔软;若足部皮肤干燥,可用羊脂类护肤品涂擦;修剪趾甲应与脚趾平齐,避免过短;夏季不光脚走路,不穿露脚趾的鞋子;局部若有红、肿、热、痛,应立即到医院处理。

4）选择合适的鞋袜:糖尿病老年患者选择弹性好、散热好的棉袜为宜;鞋子选择宽松、柔软、透气性好的平跟厚底鞋,并经常清洗和晒太阳。

2. 自我管理

（1）建立良好生活方式,告知糖尿病老年患者坚持合理饮食、适量运动及药物治疗的重要性,防止或延缓并发症的发生。

1）知识宣教:向老年人及家属介绍糖尿病的有关知识,正确对待糖尿病。

2）生活指导:指导老年人自觉长期控制饮食,适当运动,生活规律,戒除烟酒,注意个人卫生,预防各种感染。

3）用药指导:指导老年人严格遵医嘱服用降糖药及注射胰岛素。

4）血糖监测:指导老年人自我监测血糖并做好监测日记。

5）预防并发症:能识别各种急性并发症,并能及时处理。

6）定期复查:一般每 3~6 个月复查 1 次,每年全身检查 1 次,尽早防治慢性并发症,避免心、脑、

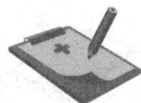

肾、眼、血管和神经等病变,维持较好的健康和劳动能力,提高老年人生活质量,降低病死率和致残率。

（2）提高自我管理能力:照护者应帮助糖尿病老年患者,提高自我管理能力,密切关注血糖状态、定期体检、遵医嘱服药,教会老年患者及家属识别酮症酸中毒及低血糖等急性并发症的先兆表现,一旦出现,立即就医。

【照护技术】

血糖的测量与记录

1. 操作目的　掌握血糖测量的操作方法,正确记录血糖值,检测患者血糖水平,评价代谢指标,为临床治疗提供依据。

2. 操作程序

（1）评估

1）辨识老年人,与老年人沟通交流。

2）解释检测目的和方法。

3）评估老年人的病情、饮食情况、意识和合作能力。

4）评估老年人指尖皮肤是否有破损、水肿、硬结等,是否对酒精过敏。

5）评估患者/家属对血糖或糖尿病的了解程度。

（2）计划

1）环境准备:整洁、安静、舒适、安全。

2）老年人准备:是否空腹或餐后 2h,解释目的、操作过程及如何配合。

3）照护人员准备:着装整洁,洗手,戴口罩。

4）用物准备:治疗盘、血糖仪、采血针头、血糖试纸、75% 酒精、棉签、一次性治疗巾、生活垃圾桶、医疗垃圾桶、记录卡、笔、手消毒剂。

（3）实施

操作流程	操作步骤	要点说明
1. 评估解释	评估环境(安静、整洁、舒适、安全),携病历至病床,核对老年人信息,评估老年人合作程度,告知血糖监测的目的、方法、注意事项及配合要点	
2. 患者准备	协助患者如厕 协助患者取舒适体位	
3. 用物准备	准备用物,洗手、戴口罩 检查血糖仪性能、血糖试纸的有效期	• 检查棉签包装、有效期(有无漏气)
4. 核对解释	再次核对老年人信息,协助患者取舒适体位,在患者手下垫一次性治疗巾	
5. 调节机器	开机,确认血糖试纸的编号与血糖仪设置的编号一致,准备好血糖试纸	
6. 采血测试	用酒精消毒手指的指腹,手指向上直立待干,左手捏住患者手指指腹两侧,右手用采血针快速扎针,将血糖试纸插入血糖仪中,将血糖试纸吸附垫与血液充分接触,使试纸测试区完全变成红色,等待测试结果,棉签按压测试点至无出血	• 确认患者手指酒精充分干燥后实施采血;滴血量为使试纸测试区完全变成红色;指导患者穿刺后按压时间为 1~2min
7. 整理用物	整理床单位,协助患者取舒适卧位,整理床单位,用物分类处理	• 告知患者检测的结果及目的;对需要长期监测血糖的患者,可以教会患者血糖检测的方法
8. 洗手记录	（1）按七步洗手法洗手 （2）记录血糖数值及老年人反应	• 预防交叉感染

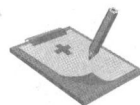

（4）评价

1）老年患者了解血糖测量的相关知识。

2）照护人员做到安全和正确测量血糖,无不良反应发生。

3）老年患者主动配合,照护者与老年患者沟通顺畅。

3. 注意事项

（1）严格执行查对制度和无菌操作原则。

（2）确认血糖仪上的号码与试纸号码一致,血糖试纸在有效期内且干燥保存。

（3）采血时要让血液自然流出,在取血过程中切勿过分按摩和用力挤血。

（4）吸血量应使试纸测试区完全变成红色。检测时不挪动试纸条或倾斜血糖仪。

（5）不要触碰试纸条的测试区,以免发生试纸污染。

（6）需要多次采血的患者,采血部位要交替轮换;避免在输液同侧肢体穿刺,选择末梢循环好、皮肤薄的指尖穿刺。

（7）安全风险因素

1）血糖仪器及试纸质量问题:未检查血糖试纸质量或血糖仪质量问题造成血糖数值存在偏差。

2）感染:照护人员未洗手、给老年患者使用过期的酒精、棉签等用物,造成感染。

4. 健康指导

（1）严格执行查对制度及无菌技术。

（2）测血糖前,确认血糖仪上的号码与试纸号码一致。

（3）避免试纸发生污染。

（4）注意护理安全,预防采血针刺伤等院内感染的产生。

（5）不宜采用含碘消毒剂（如碘伏、碘酒）消毒皮肤;碘酒、碘伏中的碘可以与血糖试纸中的酶发生反应,使测量结果产生误差。

（6）避免在输液同侧肢体穿刺,选择末梢循环好、皮肤薄的指尖穿刺。

第二节　痛风老年患者照护

导入情景

李爷爷,65岁,体检发现血尿酸升高,但没有任何症状。昨晚参加同学聚会时喝了大量啤酒,吃了大量海鲜,午夜突发足拇趾跖趾关节剧痛而惊醒,醒后疼痛难忍。

工作任务:

1. 指导李爷爷预防痛风发作。

2. 对李爷爷进行饮食指导。

3. 指导李爷爷缓解痛风的剧痛。

【疾病学概要】

（一）概念

痛风是单钠尿酸盐沉积于骨关节、肾脏和皮下等部位而引发的急、慢性炎症和组织损伤,与嘌呤代谢紊乱及/或尿酸排泄减少所致的高尿酸血症直接相关。其病理特点为高尿酸血症。临床表现为痛风性急性关节炎反复发作、痛风石沉积,严重者关节畸形和功能障碍,常累及肾脏引起慢性间质性肾炎和肾尿酸性结石形成。由于受环境、饮食习惯、种族因素的影响,各地发病率差异较大。我国痛风的患病率为0.34%~2.84%,较以前明显升高,可能与生活方式和饮食结构的改变有关。

（二）病因

根据病因不同,痛风分为原发性和继发性两大类,其中以原发性痛风上占绝大多数。

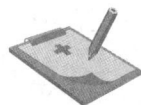

1. **原发性痛风** 多基因遗传缺陷,引起肾脏排泄尿酸功能障碍,尿酸排泄减少;嘌呤代谢酶的缺陷,导致尿酸生成增加,均引起高尿酸血症。原发性者常伴有肥胖、原发性高血压、血脂异常、糖尿病,这些可能都与胰岛素抵抗有关。

2. **继发性痛风** 某些血液病及恶性肿瘤放、化疗后细胞大量破坏,尿酸生成过多;慢性肾病使尿酸排泄减少,导致高尿酸血症。

（三）临床表现

临床仅有 10%~20% 高尿酸血症患者发生痛风。多见于 40 岁以上的男性,女性多在绝经期后发病。5%~25% 的患者有痛风家族史。

1. **无症状期** 仅有波动性或持续性高尿酸血症,从血尿酸增高至症状出现的时间可长达数年至数十年,有些患者可终身不出现症状,但随着年龄增长,痛风患病率增加,并与高尿酸血症的水平和持续时间有关。

2. **急性关节炎期** 为痛风的首发症状,是尿酸盐结晶、沉积引起的炎症反应。常有以下特点:

（1）多在午夜或清晨突然起病,关节剧痛,呈撕裂样刀割样或咬噬样,难以忍受,常因剧痛而惊醒。数小时内出现受累关节的红、肿、热、痛及功能障碍,可有关节腔积液,伴发热、白细胞增多等全身反应。

（2）单侧第 1 跖趾关节最常见,其余依次为踝、膝、腕、指、肘等关节。

（3）初次发作常呈自限性,一般经 1~2d 或数周自然缓解,缓解时局部偶可出现特有的脱屑和瘙痒表现。缓解期可为数月、数年乃至终生。

（4）可伴有高尿酸血症,但部分患者急性发作时血尿酸水平正常。

（5）关节液或皮下痛风石抽取物中发现双折光的针形尿酸盐结晶,是确诊本病的依据。

（6）秋水仙碱可以迅速缓解关节症状。

3. **痛风石及慢性关节炎期** 痛风石是痛风的一种特征性损害,常见于耳郭、跖趾、指间和掌指关节,常多关节受累,且多见于关节远端,表现为关节肿胀僵硬、畸形及周围组织的纤维化和变性,严重时患处皮肤发亮、如破溃则有豆渣样白色物质排出。形成瘘管时周围组织呈慢性肉芽肿,虽不易愈合但很少感染。

4. **肾病变**

（1）痛风性肾病:是痛风特征性的病理变化之一。为尿酸盐结晶沉积引起慢性间质性肾炎,进一步累及肾小球血管床,可出现蛋白尿、夜尿增多等渗尿,进而发生高血压、氮质血症等肾功能不全表现,最终可因肾衰竭或并发心血管病而死亡。

（2）尿酸性肾石病:10%~25% 的痛风患者出现,结石呈泥沙样,常无症状,结石较大者可发生肾绞痛、血尿。结石引起梗阻时,导致肾积水、肾盂肾炎等,感染可加速肾实质损害。

（四）治疗要点

治疗目的是使血尿酸维持在正常水平。目前临床应用的降尿酸药,主要有抑制尿酸生成药和促进尿酸排泄药两类,均应在急性发作缓解 2 周后小剂量开始使用,逐渐加量,根据血尿酸的目标水平调整至最小有效剂量并长期甚至终生维持。

【照护措施】

（一）一般照护

1. **饮食照护** 饮食原则为控制总热量的摄入、限制嘌呤食物、降低血尿酸水平及促进尿酸排泄、调节饮食方式。

（1）控制总热量摄入:痛风老年患者大多肥胖,因此总热量限制在 5 020~6 276kJ/d（1 200~1 500kcal/d）,其中碳水化合物占总热量的 50%~60%,应尽量避免进食蔗糖或甜菜糖,因其分解代谢后一半成为果糖,而果糖能增加尿酸生成。蛋白质摄入量控制在 1g/（kg·d）。

（2）限制高嘌呤性食物摄入:减少外源性核蛋白摄入,降低血清尿酸水平,对防止或减轻痛风急性发作具有重要意义。患者应禁食动物内脏、鱼卵、酵母等,限制食用肉类、蘑菇、黄豆、扁豆、豌豆等高嘌呤性食物。

（3）增加碱性食物摄入:碱性食物可使患者尿液呈碱性,增加尿酸在尿中的可溶性,促进尿酸的

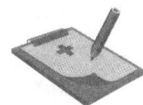

排泄。指导老年患者摄入牛奶、鸡蛋、马铃薯、各类蔬菜、柑橘类水果等碱性食物。

（4）鼓励多饮水：以饮用矿泉水为佳，多饮水可稀释尿液，增加尿酸的排泄。要保证患者每天水的摄入总量2 000ml以上，防止结石的形成；在使用排尿酸药期间多喝水，有助于尿酸随尿排出。

（5）饮食：宜清淡易消化，忌辛辣和刺激性食物，严禁饮酒。长期饮酒易使体内乳酸堆积，乳酸对尿液的排泄有竞争性抑制作用，故饮酒可使血清尿酸含量明显增高，诱使痛风发作。另外，长期慢性少量饮酒，可刺激嘌呤合成的增加，使血尿酸水平升高，故应戒酒。

2. 运动照护　当痛风性关节炎急性发作时，要绝对卧床休息，抬高患肢，避免受累关节负重，可在病床上安放支架支托盖被，减少患部受压，疼痛缓解72h后方可恢复活动。病情控制后，鼓励患者保持适当的活动。

（二）心理照护

由于疼痛影响生活质量，久病反复发作导致关节畸形和肾功能损害，思想负担较重，常表现为情绪低落、忧虑，应向其宣教痛风的有关知识，讲解饮食与疾病的关系，给予精神上的安慰和鼓励。

（三）用药照护

1. 急性痛风关节炎期　痛风治疗药物均应早期、足量使用，见效后逐渐减停。急性发作期不进行降尿酸治疗，但已服用降尿酸药物者不需停用，以免引起血尿酸波动，导致发作时间延长或再次发作。

（1）秋水仙碱：为传统治疗痛风急性发作的特效药，但因其药物毒性现已少用。一般首次剂量1mg，以后每1~2h服用0.5mg，24h总量不超过6mg。秋水仙碱不良反应较多，主要是严重的胃肠道反应，如恶心、呕吐、腹泻腹痛等，也可引起骨髓抑制、肝细胞损害、过敏、神经毒性等，肾功能不全者减量使用。

（2）非甾体抗炎药：各种非甾体抗炎药均可缓解急性痛风症状，为急性痛风关节炎的一线用药。常用药物：①吲哚美辛，每次50mg，每天3~4次。②双氯芬酸，每次50mg，每天3~4次。③依托考昔120mg，每天1次。常见不良反应是胃肠道溃疡及出血，心血管系统毒性反应。活动性消化性溃疡禁用，伴肾功能不全者慎用。

（3）糖皮质激素：治疗急性痛风有明显的疗效，通常用于不耐受非甾体抗炎药或秋水仙山碱或肾功能不全者。中小剂量的糖皮质激素，可口服、肌内注射、静脉注射，如口服泼尼松20~30mg/d。停药后症状易"反跳"。

2. 间歇期和慢性期

（1）促进尿酸排泄药

1）苯溴马隆：25~100m/d，该药的不良反应轻，一般不影响肝肾功能，少数患者有胃肠道反应，过敏性皮炎、发热少见。

2）丙磺舒：初始剂量为0.25g，每日2次，两周后可逐渐增加剂量，最大剂量不超过2g/d。约5%的患者可出现皮疹发热、胃肠道反应等不良反应。

以上两种药物用药期间嘱患者多饮水，口服碳酸氢钠等碱性药，从小剂量开始逐渐递增。

（2）抑制尿酸生成药：别嘌醇，每次100mg，每日2~4次，最大剂量600m/d，使血尿酸降至360μmol/L以下，可减量至最小量；或别嘌醇缓释片250mg/d，与排尿酸药联合使用效果更好。不良反应为胃肠道反应，皮疹、发热、肝损害、骨髓抑制等，肾功能不全者剂量减半。

（3）碱性药物：碳酸氢钠可碱化尿液，使尿酸不易在尿中积聚形成结晶，老年患者口服3~6g/d，长期大量服用致代谢性碱中毒，并且因钠负荷过高引起水肿。

（四）健康指导

1. 疾病知识指导　告知患者及家属有关本病的知识，使其保持良好的心态，生活有规律，肥胖者应减轻体重。避免受凉、劳累、感染、外伤等诱因。

2. 饮食指导　教导患者严格控制饮食，避免进食高蛋白和高嘌呤的食物，勿饮酒。每日饮水量至少2 000ml，有助于尿酸随尿液排出。

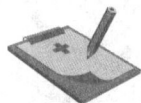

3. 运动指导 鼓励患者进行定期且适度的运动,并教导患者保护关节的技巧。

（1）运动后疼痛超过 1~2h,应暂时停止此项运动。

（2）尽量使用大块肌肉群运动,如能用肩部负重不用手提,能用手臂者不用手指。

（3）交替完成轻、重不同的工作,不要长时间持续进行重的工作。

（4）经常改变姿势,保持受累关节舒适,若有关节局部温热和肿胀感,应尽可能避免其活动。

4. 病情监测指导 教导患者自我检查方法。如平时用手触摸耳轮及手足关节处是否产生痛风石,定期复查血尿酸等。

知识链接

痛风小贴士

1. 高嘌呤饮食易引发和加重痛风症状,所以必须把住入口关。含有高嘌呤食物主要有:动物内脏(包括心、肝、肠、肚)、松鸡、鹧鸪、沙丁鱼、鱼子、海参、干贝、蚝、酵母等。

2. 饮酒是诱发急性痛风的重要因素,故必须杜绝饮酒。含有酒精类液体主要有白酒、啤酒、葡萄酒、干红等。

3. 中等含嘌呤类食物主要有:淡水鱼、猪肉、花生、扁豆、菠菜、龙须菜、蘑菇、芹菜等。

4. 适当食用低含量的嘌呤类食物:如小麦、大麦、燕麦、大米、小米、玉米、面、奶油、植物油、咖啡、蜜蜂、核桃等。

第三节 高脂血症老年患者照护

导入情景

张奶奶,65 岁,近 3 年无明显诱因下逐渐出现头晕、失眠、乏力,健忘伴眼睑周围黄色瘤,于 2020 年 8 月 2 日 10 点步行入院。

查体:体温 36.3℃,脉搏 70 次 /min,呼吸 17 次 /min,血压 165/85mmHg。

实验室检查:血清总胆固醇:8.56mmol/L、甘油三酯:5.68mmol/L、低密度脂蛋白:6.32mmol/L、高密度脂蛋白:0.53mmol/L。

工作任务:

1. 为张奶奶制订饮食照护计划。

2. 教会张奶奶健康促进的方法与措施。

【疾病学概要】

（一）概念

高脂血症指血浆脂质中一种或多种成分含量超过正常高限。其主要成分有三酰甘油、胆固醇酯、磷脂、游离脂肪酸等。胆固醇酯与三酰甘油受年龄、性别、生活习惯、进食质量等影响。根据病因分为原发性高血脂症和继发性高血脂症;根据检查结果分为高胆固醇血症、高三酰甘油血症、混合性高脂血症、低高密度脂蛋白血症。

（二）病因

1. 原发性高脂血症 大多数原发性高脂血症常原因不明、呈散发性,认为是多个基因与环境因素综合作用的结果。临床上高脂血症常与肥胖症、高血压、冠心病、糖耐量异常或糖尿病等疾病同时发生,并伴有高胰岛素血症,这些被认为均与胰岛素抵抗有关,称为代谢综合征。高脂血症可能参与上述疾病的发病,至少是其危险因素,或与上述疾病有共同的遗传或环境发病基础。有关的环境因素包括不良的饮食习惯、体力活动不足、肥胖、年龄增加以及吸烟、酗酒等。

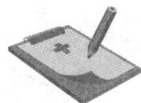

2. 继发性高脂血症　某些全身系统性疾病如糖尿病、肝肾疾病、系统性红斑狼疮、骨髓瘤等可引起继发性高脂血症。使用某些药物如噻嗪类利尿药、某些 β 受体阻断药等,长期大量使用糖皮质激素可促进脂肪分解、血浆总胆固醇和甘油三酯水平升高。

（三）临床表现

根据程度不同,高血脂的临床表现主要包括:

1. 黄色瘤和老年环　由于脂质局部沉积,可引起黄色瘤,表现为黄色、橘黄色丘疹,结节或斑块,常见于眼睑周围。少数血脂异常患者可出现角膜弓和脂血症眼底改变。角膜弓又称老年环,若发生在 40 岁以下,则多伴有血脂异常,以家族性高胆固醇血症多见,严重的高三酰甘油血症可产生脂血症眼底改变。

2. 一般血脂异常者　多表现为头晕、耳鸣、神疲乏力、失眠健忘、肢体麻木、胸闷、心悸等,部分患者血脂高但无症状,常常是在体检时发现高脂血症。

3. 血脂异常较重者　出现头晕目眩、头痛、胸闷、气短、心慌、胸痛、乏力、口角歪斜、失语、肢体麻木等症状,最终导致脑卒中等严重疾病,并出现相应表现。

4. 长期血脂高者　脂质在血管内皮沉积所引起的动脉粥样硬化,引发冠心病和周围动脉疾病等,表现为心绞痛、心肌梗死、脑卒中和间歇性跛行（肢体活动后疼痛）。

（四）治疗要点

1. 医学营养治疗　营养治疗是治疗血脂异常的基础,需长期坚持。根据患者血脂异常的程度、分型以及性别、年龄和劳动强度等制订食谱。要注意限制总热量,避免高胆固醇饮食,避免高饱和脂肪酸,可增加摄取不饱和脂肪酸食品,限制糖类摄入等。

2. 适量的体育锻炼　适当的运动,如散步、慢跑、游泳、练太极拳和气功等可以增强心肺功能,加快血液循环,增强机体代谢,提高体内某些酶,尤其是脂蛋白酯酶的活性,有利于三酰甘油的运输和分解,从而降低血中的脂质。

3. 减轻体重　对体重超过正常标准的人,应在医生指导下逐步减轻体重,以每月减重 1~2kg 为宜。降体重时的饮食原则是低脂肪、低糖、充足蛋白质。

4. 戒烟　吸烟可使血管收缩,血液黏度升高,因此,让吸烟者戒烟是降低血黏度的有效途径。

5. 避免过度紧张　情绪紧张、过度兴奋,可以引起血中胆固醇及三酰甘油含量增高。嘱患者保持情绪稳定,必要时遵医嘱应用小剂量的镇静剂。

6. 药物治疗　应选用副作用较少的药物,最常用的有阿托伐他汀、辛伐他汀、非诺贝特、烟酸、血脂康、新清宁片、脂必妥等,注意观察药物的副作用。适当补充维生素,对于降低血脂有积极的预防和辅助治疗作用。

7. 血液稀释疗法　将患者的血液抽出适当数量然后输入等量的血浆或其他液体（如低分子右旋糖酐）,使患者在血容量不减少的前提下降低红细胞比积,以达到降低血液黏度的作用。本法适用于红细胞比积增加的患者,如红细胞增多症、慢性肺心病等患者。

【照护措施】

（一）一般照护

1. 饮食照护　饮食治疗是首要的基本治疗措施,应长期坚持。原则为限制热量和脂肪摄入,保持均衡营养。帮助患者制订饮食行为干预计划。其内容如下:

（1）食物的选择:避免高脂、高胆固醇饮食。如少食脂肪含量高的肉类尤其是肥肉;进食禽肉应去皮;少食用动物油脂、棕榈油等富含饱和脂肪酸的食物以及蛋黄、动物内脏、鱼子、鱿鱼、墨鱼等高胆固醇食物。

（2）低热量饮食:减少总热量摄入,可减少胆固醇合成,促使超体重的患者增加脂肪消耗,有利于降低血脂,控制碳水化合物的摄入量,防止多余的糖分转化为血脂。

（3）进食含丰富纤维素的食物,可减少胆固醇吸收。

（4）养成良好的生活习惯　多饮水,避免不良生活嗜好,不宜过多饮酒。控制体重,避免肥胖。

2. 运动照护　鼓励适当运动,可增加脂肪消耗,改善脂质代谢,防止体脂和血脂增多。运动可使

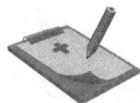

高三酰甘油血症患者的血脂含量完全降至正常水平,还可以提高高密度脂蛋白-胆固醇的含量,改善心脏功能,防治冠心病。所以血脂异常老年人应积极锻炼身体,进行如长跑、骑自行车、游泳、打球、爬山等运动或参加适当的体力劳动。

（二）心理照护

鼓励患者重视疾病,提高对高脂血症的认识,减少精神压力,保持心情愉快,坚持终身治疗。血脂异常患者易出现两种极端做法。部分患者因临床症状不明显,从而造成对疾病危害认识不足,也不够重视;部分患者对疾病缺乏正确的了解,出现情绪问题甚至恐惧,进而影响治疗效果。因此,在防治血脂异常的过程中,应当给予高脂血症患者以专业的引导,缓解患者的不良情绪和额外负担,有助于治疗疾病。同时还应指导患者养成良好的生活习惯,合理膳食,科学运动。

（三）用药照护

对使用调节血脂药物者,应指导患者正确服用,并观察和处理药物不良反应。

1. 他汀类药物　少数老年患者大剂量服用时可引起血转氨酶升高、肌肉疼痛,严重者可引起横纹肌溶解、急性肾衰竭等,若与其他调节血脂药（如烟酸、氯贝丁酯类等）合用,应特别注意观察。用药期间需定期监测肝功能。

2. 贝特类药物　不良反应一般较轻微,主要有恶心、腹胀、腹泻等胃肠道反应,可有一过性血清转氨酶升高。肝、肾功能不全者忌用。此类药可增强抗凝药作用,若联合服用时宜减少抗凝药物的剂量。

3. 烟酸类药物　不良反应包括面部潮红、瘙痒、胃肠道症状,严重可使消化性溃疡恶化,偶见肝功能损害。指导患者饭后服用。

（四）健康指导

1. 预防措施

（1）注意饮食的量和质:一般老年人每日摄入 1 480kcal 热量即可满足身体需要（从事体力劳动的人,摄入热量可稍增加）。饮食要有节制,不可暴食暴饮;做到低脂肪、低胆固醇、低糖、高纤维素"三低一高"控制饮食,三餐定时,合理膳食,搭配好营养。

（2）避免不良的精神刺激:人的情绪与血脂高低关系极为密切。精神过度紧张、抑郁、焦虑等,会导致大脑功能失调,中枢神经兴奋与抑制这一生物节律紊乱,使血液循环不畅,心功能和脂质代谢发生障碍,从而引起血脂异常。因此,老年患者应学会控制情绪,保持心情愉快、情绪稳定。

（3）参加体育锻炼:体育锻炼可提高大脑功能,增强机体抗病能力,有利于生物钟的运转,使人精力充沛;还可提高心、肺、胃肠及内分泌等器官的功能,促进新陈代谢;运动可使血中高密度脂蛋白增加,使动脉壁中的胆固醇转运到肝脏进行代谢,促使血中胆固醇降低。因此,中老年人应选择适合自己的体育锻炼项目,持之以恒地进行体育锻炼。

（4）控制体重:监测体重变化,计算体质指数（BMI）= 体重（kg）/ 身高（m）^{2}。体质指数正常值为 18.5~24.9,<18.5 提示体重过低,25~29.9 提示超重,≥30 提示肥胖。

（5）其他:生活有规律,保证充足睡眠,不酗酒、不吸烟,均有助于防止血脂异常。

2. 健康促进的方法与措施

（1）疾病知识教育:向患者说明高血脂对健康的危害,使患者了解高血脂与心血管疾病,尤其与冠心病有关,了解血脂异常是终生疾病,需要终生控制治疗。部分老年患者虽无典型症状,但仍要明确血脂异常的危害。健康人群定期体格检查有助于早期发现血脂异常者。

（2）疾病防治:指导老年患者坚持长期的饮食、运动及适当的药物治疗,使血脂保持在适当的水平,以减少对心脑血管的进一步损害。提倡低脂、低胆固醇的科学饮食,饮食中注意增加纤维素的摄入,限制总热量;控制体重;戒烟减少饮酒和戒饮烈性酒,坚持适当的体育运动。

（3）自我病情监测:要定期体检,监测血脂、肝功能和心脑血管各项指标,及时发现问题,及时就诊治疗。

第四节 骨质疏松症老年患者照护

导入情景

刘奶奶,65岁,家住农村,育有7个子女,生活非常节俭,平时以素食为主,只在逢年过节孩子回家欢聚时才改善伙食。5年前因劳作时出现过腰背酸痛,经休息后可缓解,自认为是劳累所致,没到医院进行治疗。近2年来腰酸背痛症状逐渐加重,长期站立后腰背疼痛难忍,且驼背明显,因担心影响子女学习工作、遇有不适时进行简单的对症治疗,未接受正规治疗。

工作任务:

1. 为刘奶奶制订运动照护计划。

2. 教会刘奶奶健康促进的方法与措施。

【疾病学概要】

（一）概念

骨质疏松症是一种以骨量减少和骨组织微细结构被破坏为特征,导致骨脆性增加和易于骨折的代谢性骨病。可分为原发性和继发性两类。

（二）病因及发病机制

正常成熟骨的代谢主要以骨重建形式进行。更年期后,男性的骨密度下降速度一般慢于女性,因为后者除增龄外,还有雌激素缺乏因素的参与。凡使骨吸收增加和（或）骨形成减少的因素都会导致骨丢失和骨质量下降,脆性增加,直至发生骨折。常见的病因有性激素缺乏、活性维生素D缺乏和甲状旁腺素增高、细胞因子表达紊乱、峰值骨量降低、骨重建功能衰退、骨质量下降、不良的生活方式和生活环境等,均可引起骨质疏松症。

（三）临床表现

1. 疼痛　骨质疏松症起病和病程进展缓慢,早期多无明显表现。疼痛是本病最常见的症状,以腰背痛多见,多为酸痛。其次是膝关节、肩背部、手指、前臂。夜间和清晨醒来时加重,日间减轻,负重能力减弱,活动后常导致肌肉劳损和肌肉痉挛,疼痛加重。

2. 身高变矮和驼背　多在剧烈的腰背部疼痛后出现。其原因是支持人体的脊椎骨发生骨质疏松后椎体内部骨小梁变细,数量减少。椎体压缩性骨折是老年人身材变矮、驼背的主要原因。

3. 骨折　其骨折的危险性明显高于正常人。轻微的外力就可能引发骨折,以胸、腰椎压缩性骨折最多见。脊椎后弯、胸廓变形,可使肺活量和最大换气量显著减少,导致呼吸功能下降,易并发肺部感染。其次是桡骨骨折和股骨颈骨折,股骨颈骨折易导致老年人长期卧床,加重骨质丢失,常因并发感染心血管病和慢性衰竭而引起死亡。

（四）治疗要点

原发性骨质疏松症的预防比治疗更为重要。老年人应膳食合理,少饮酒和咖啡,不吸烟,不滥服镇静药。妇女绝经后如无禁忌可应用雌激素替代治疗5~10年。注意防止跌倒,减少骨折的发生。药物治疗方面可采用钙剂和维生素D;性激素补充疗法;二膦酸盐、降钙素等抑制骨吸收的药物和刺激骨形成的药物如依普黄酮、氟化物等。

【照护措施】

（一）一般照护

1. 饮食照护　应进食高蛋白、高热量、高维生素、高纤维素饮食,老年患者应适当增加钙质和维生素D摄入,一般每日钙质应不少于850mg。含钙高的食品有牛奶、乳制品、大豆、豆制品、芝麻酱、海带、虾米等。富含维生素D的食品有禽、蛋、肝、鱼肝油等。若已发生骨质疏松症,则每日应不少于1 000~2 000mg。而且食物中钙磷比值要高于2:1,才有利于骨质疏松症的预防和治疗。补钙同时外加维生素A、维生素C及含铁丰富的食物,以利于钙的吸收。戒烟酒,少饮咖啡、浓茶。

2. 运动照护　根据老年人身体状况,制订适宜的活动计划。每天坚持适当的活动,可增加骨密度,降低骨丢失;对因疼痛而活动受限者,可指导其每天进行关节的活动训练,同时进行肌肉的等长等张收缩训练,以保持肌肉的张力;对因骨折而固定或牵引者,可指导其做上下甩动臂膀、扭动足趾,足背屈和趾屈等动作。

思政元素:全民健康,全面小康

思政融入知识点:老年患者的运动照护

思政素材:全民健身日

每年的 8 月 8 日是全民健身日。全民健身是全体人民增强体魄、健康生活的基础和保障,人民身体健康是全面建成小康社会的重要内涵。全民健身是一个国家现代化程度的重要标志。国务院印发《国务院关于实施健康中国行动的意见》是为加快推动从以治病为中心转变为以人民健康为中心,动员全社会落实预防为主方针,实施健康中国行动,提高全民健康水平而制定的法规,《意见》明确将实施全民健身行动列为主要任务,充分明确了全民健身在"健康中国"中的地位与作用。

"没有全民健康,就没有全面小康。要把人民健康放在优先发展的战略地位,加快推进健康中国建设,努力全方位、全周期保障人民健康","推进健康中国建设,是我们党对人民的郑重承诺"。这是习近平总书记对于全国老百姓健康问题的亲切关怀和深情重托。老年照护人员应该主动参与全民健身活动,并应用自己的专业技能指导老年人参与符合自身病情的健身活动,落实全民健身国家战略,探索形成中国特色的体医融合疾病管理和健康服务模式,切实使重大慢性病发病率上升趋势得到遏制,重点人群健康状况得到改善。

(二)心理照护

骨质疏松症患者因疼痛或害怕骨折而不敢活动,从而影响日常生活。当骨折发生时需要限制活动,给患者和家属带来较大压力,患者和家属都需要角色适应,面对现实。应理解患者,不能歧视患者,并给予适当说明,耐心解释,减轻患者思想负担。在生活上和经济上争取患者家属的配合,给予患者最大可能的帮助,使其尽快康复。

(三)对症照护

1. 用药照护

(1)钙制剂:使用碳酸钙、葡萄糖酸钙时,不可与绿叶蔬菜一起服用,防止因钙整合物形成而降低钙的吸收,服药过程中要增加饮水量,通过增加尿量减少泌尿系统结石形成的机会,并防止便秘。

(2)钙调节剂:包括降钙素、维生素 D 和雌激素,使用降钙素时要观察有无低血钙和甲状腺功能亢进的表现。在服用维生素 D 的过程中要监测血清钙和肌酐的变化,对使用雌激素的老年女性,应详细了解家族中有无肿瘤和心血管疾病方面的病史,严密监测子宫内膜的变化,注意阴道出血情况,定期做乳房检查,防止肿瘤和心血管疾病的发生。

(3)二磷酸盐:如依替膦酸二钠、帕米膦酸二钠、阿仑膦酸钠等,此类晨起空腹服用,同时饮清水 200~300ml,至少 30min 内不能进食或喝饮料,也不能平卧,以减轻对消化道的刺激。静脉注射要注意血栓性疾病的发生,同时应监测血钙、磷和骨吸收生化标志物。

2. 疼痛照护　卧床休息,洗热水浴、按摩、擦背可使肌肉放松,有效减轻疼痛。因病情需要长时间处于同一体位,如仰卧位时,可在膝下垫软枕,患肢置于膝关节屈曲位,减轻腰部压力可缓解疼痛。同时,可应用音乐治疗、暗示疏导等方法缓解疼痛,对疼痛严重者可遵医嘱使用止痛剂、肌肉松弛剂等药物,对骨折者应通过牵引或手术方法最终缓解疼痛。

(四)健康指导

1. 预防并发症　尽量避免弯腰、负重等行为,同时为老年人提供安全的生活环境或装束,防止跌倒和损伤。对已发生骨折者,应每 2h 翻身一次,保护和按摩受压部位,指导老年人进行呼吸和咳嗽训

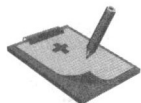

练,做被动和主动的关节活动训练,定期检查,防止并发症的发生。

2. 健康促进的方法与措施

（1）疾病预防指导:卫生宣教,早期发现骨质疏松症易患人群,以提高峰值骨量,降低骨质疏松症的风险。本病多发于老年人,特别是绝经后妇女雌激素水平降低是骨质疏松症的主要原因。妇女围绝经期和绝经后 5 年内适量补充雌激素是降低骨质疏松症的关键。

（2）疾病知识指导:养成良好的生活习惯,吸烟、酗酒、饮浓茶和咖啡等是骨质疏松症发病的危险因素。应多吃含钙、蛋白质丰富的食物,如牛奶、虾皮、芝麻、豆制品等。增加户外活动,多晒太阳,生成更多可利用的维生素 D,多晒太阳可促进肠钙吸收及肾小管对钙磷的重吸收。经常适量的运动,运动时肌肉收缩是增加骨质的重要因素,其中运动和保证充足的钙质摄入是行之有效的方法。

（3）预防跌倒指导:加强预防跌倒的宣传教育和保护措施,如家庭、公共场所防滑、防绊、防碰撞措施。指导患者维持良好姿势,改变姿势时动作应缓慢。必要时建议患者使用手杖或助行器,以增强其活动时的稳定性。衣服和鞋穿着要合适,大小适中,且有利于活动。

（4）用药指导:嘱老年患者按时服用各种药物,学会自我监测药物的不良反应。应用激素治疗的患者应定期检查,以早期发现可能出现的不良反应。

本章小结

1. 本章讲述了老年内分泌系统常见疾病（糖尿病、痛风、高脂血症及骨质疏松症）的特点、照护措施和老年人血糖的测量与记录的照护技术。

2. 重点是老年内分泌系统疾病糖尿病、痛风、高脂血症及骨质疏松症患者照护措施。

3. 难点是老年人血糖的测量与记录的实践。

4. 学习过程中应注意以老年内分泌系统常见疾病患者照护措施为重要考点,形成关爱老年人、尊重老年人的职业素养和团队协作精神。

（黄素芬）

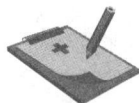

第五篇　安宁疗护

第十六章　老年人安宁疗护

第十六章
数字内容

学习目标

1. 掌握：脑死亡的判断标准；临终老年人生理、心理变化及护理；遗体照护的注意事项；终末消毒的方法。
2. 熟悉：安宁疗护、濒死、死亡的概念和内容；死亡过程的分期。
3. 了解：安宁疗护的理念、意义；老年人死亡教育的作用和内容；临终老年人及家属的照护。
4. 学会：遗物处理和遗体照护技术。
5. 具有：文化自信，弘扬和传承中华优秀传统文化；高度的责任心和同理心；敬畏生命，维护临终老年人及家属的尊严和权利。

随着社会的进步和卫生事业的发展，安宁疗护在整个卫生保健体系中的地位日益突显，老年人的安宁疗护逐渐成为老年照护的重要组成部分。本章将介绍安宁疗护的概念、发展历史、脑死亡的概念、临终老年人的生理心理特点及照护以及安宁疗护技术，为临终老年人及其家属提供照护和指导。

导入情景

李奶奶，81 岁，入院前 3 个月腹部疼痛伴进行性消瘦，诊断为胃癌晚期。其精神状态差，痛苦面容，四肢水肿，夜间躁动。Barthel 量表评分 30 分，疼痛数字评价表评分 7 分，洼田饮水试验 3 级。现口服止痛药，疼痛评分控制在 2 分。老伴 83 岁，有一个儿子，已退休。她跟她儿子说："我这个坎我是过不去了，死我是不怕，谁都要死的，但我希望没有痛苦！"一天，她告诉老伴"如果我已经没救，不要靠机器维生，不要给我插鼻饲管"。2 天后的下午，李奶奶说"我要回家"。应她的意愿，李奶奶在家人的陪同下出院了，出院后医院的医护人员定期电话随访，李奶奶不久后在家人的陪伴下安详离世。

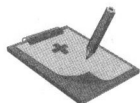

工作任务：
1. 做好临终老年人的生理和心理照护。
2. 安宁疗护团队达成理解共识，并尊重临终老年人和家属的决定。
3. 提供临终老年人所期望的安宁疗护服务模式。

第一节 安宁疗护概述

随着社会的发展，疾病谱不断发生变化，急性病和传染病的发病率逐渐降低，慢性病的发病率逐年增高，同时随着医学技术的进步，慢性病老年患者的生存时间明显延长，由此，慢性病老年患者及其照顾者的生活质量日益受到关注。安宁疗护在整个卫生保健体系中的地位日益突显，它和预防、治疗一起成为当代卫生保健系统的三大基本组成部分。安宁疗护事业的发生发展反映了人对自身和社会环境认识的提高，是社会文明进步的标志。在人口老龄化日趋加剧的背景下，探索和完善老年人的安宁疗护，有其深刻的社会意义。

一、安宁疗护的概念

安宁疗护是一种针对终末期患者的缓解性与支持性的医疗护理方式，以患者的需求为主体，由多学科、多方面的专业人员组成的临终关怀团队，为临终患者及其家属提供包括生理、心理、社会、精神等全方位的身心舒缓疗护。其目的是提高临终患者最后的生命质量，使他们能够最大限度地减轻痛苦、有尊严并且舒适地走完人生的旅程。

安宁疗护的服务对象开始以癌症患者为主，后逐渐扩展到其他重症晚期患者。在长期的临床实践中，医疗和护理根据各自的专业侧重点逐渐形成了姑息治疗 / 缓和医疗和姑息护理学科，并在实践中不断得到发展和完善。姑息治疗 / 缓和医疗均起源于临终关怀，它是临终关怀理念和模式的扩展和延伸，而安宁疗护则等同于临终关怀，是姑息照护模式在患者生命终末期的实践。

二、安宁疗护的理念

安宁疗护不以延长临终患者生存时间为目的，而以提高患者生命质量为宗旨，注重生命的宽度重于长度。不追求猛烈的、可能给患者增加痛苦的无意义的治疗，而是提供姑息性治疗，控制症状，解除痛苦，消除焦虑、恐惧，获得心理、社会上的支持，使其在最后的旅程上得到安宁。将临终患者从无望的机械性救治中解放出来，赋予其自由支配生命的权利。不让生命留下遗憾，维护临终患者的尊严和权利。注重对家属提供心理支持，可使他们保持正常的心态，在患者临终阶段的心理和精神方面起到他人所不能替代的作用。

三、安宁疗护的服务模式

（一）家庭照料

在家庭中照顾临终患者，这种方式是一个古老的关怀形式。根据北京市"9064"养老方案，即 90% 的人希望家庭养老，6% 的人希望社区养老，4% 的人希望机构养老。家庭养老可使老年患者处于熟悉、舒适的环境，通过家庭成员和医疗机构医护人员的共同合作，对临终老年患者进行临终医疗、护理。对家属而言，能尽最后一份孝心，使逝者死而无憾，生者问心无愧。如今，现代家庭病床与现代医疗模式相结合，使安宁疗护的实践方式有了长足的发展。因此，开启家庭病床安宁疗护是一种非常可行的临终实践方式。

（二）社区卫生服务站

社区卫生服务站作为离老年患者最近的医疗资源，既可以开设安宁疗护病房，又可以通过与临终老年人家庭建立固定联系，开展上门医疗服务，建立上门访问制度。当前医疗资源相对紧缺、多数老年人愿意生活在家中，加之社区服务收费低，适合于普通老年人的经济承受能力。利用社区卫生服务站的资源实施临终关怀是可以两全其美的服务模式。

（三）专门机构

专门机构指不隶属于任何服务机构的独立的安宁疗护医院，它可以集中配备专业的设备和医护

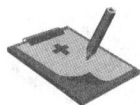

人员,主要接收患有癌症、即使全力治疗也无法治愈的老年患者,也包括那些备受折磨的家属。提供适合临终老年人的陪伴制度,配备一定的专业人员,给临终老年人及家属提供服务。

（四）安宁疗护病房

在现有的一般综合医院、养老院,特别是老年医院和肿瘤医院开设安宁疗护病房,配备一批经过安宁疗护培训的医护人员。尽可能根据老年患者病情的需要配备相关医疗设备,允许老年患者在房间内布置自己喜欢的物品,使老年患者在舒适、温馨的环境中度过有限的时光。如中国医学科学院肿瘤医院的温馨病房和北京市朝阳门医院的老年临终关怀病区。

四、安宁疗护的工作内容

1. 开展死亡教育。
2. 做好临终患者的全面照护,包括姑息性医疗护理、生活护理、社会服务等,内容包括身、心、社会、精神四个方面。
3. 给予临终患者家属及丧亲者关怀。
4. 进行安宁疗护团队的构成与培训。
5. 选择安宁疗护的具体形式。

第二节　濒死与死亡

一、濒死及死亡的定义

（一）濒死的定义

濒死期是死亡过程的开始阶段,各种迹象显示生命即将终结。此期脑干以上神经中枢功能抑制,脑干以下功能尚存,表现为意识模糊或丧失,肌张力减退或消失,排尿、排便失禁,各种反射减弱或迟钝,心搏减弱,血压降低,出现潮式呼吸或间断呼吸。此期生命处于可逆阶段,若得到及时的救治生命可复苏。反之,则进入下一阶段临床死亡期。

（二）死亡的定义

死亡是个体生命活动和新陈代谢的永久终止。

从医学上定义死亡十分复杂。传统死亡标准是以心跳、呼吸停止作为判断死亡的标准。传统死亡标准更着重于人的生物性,比较容易被民众接受,但心肺死亡,并非会引起脑、肾、肝等组织和器官的很快死亡,尤其是人工器官移植技术和替代技术,还可以挽救心肺死亡的患者。可见,传统的死亡标准已经失去了诊断死亡的权威性,因此,传统的死亡标准被摒弃,医学界人士提出新的较为客观的判断标准,就是脑死亡标准。脑死亡即包括脑干在内全脑功能完全、不可逆转地停止,是生命活动结束的象征。1968 年,在世界第 22 次医学大会上,美国哈佛医学院脑死亡定义审查特别委员会提出"脑功能不可逆性丧失",并制定了世界上第一个脑死亡诊断标准:①不可逆的深度昏迷;②自发呼吸停止;③脑干反射消失;④脑电波消失(平坦)。凡符合以上标准,并在 24h 内反复测试,多次检查,结果无变化,即可宣告死亡。但需排除体温过低(<32.2℃)或刚服用过巴比妥类药物等中枢神经系统抑制剂两种情况,即可作出脑死亡的诊断。

2013 年国家卫生和计划生育委员会脑损伤质控评价中心制定了《脑死亡判定标准与技术规范(成人质控版)》,并于 2019 年进行修订、完善后推出中国成人《脑死亡判定标准与操作规范(第二版)》。中国有了脑死亡判定行业标准,使相关工作更加科学、严谨,更加具有可操作性和安全性。把脑死亡作为整体死亡的标准,是因为脑死亡一旦确定,人体各种组织和器官将会很快死亡,这种变化是不可逆转的。脑死亡的标准是器官移植的前提基础,然而,要民众接受脑死亡标准,尚需一个漫长的过程,因为后者远远超出了医学范围,涉及伦理学、法律学、社会学等各个方面。

二、死亡过程的分期

死亡不是骤然降临的,而是一个持续进展的过程。一般分为三个阶段。

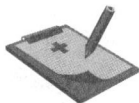

（一）濒死期

濒死期是死亡过程的开始阶段,各种迹象显示生命即将终结。此期脑干以上神经中枢功能抑制,脑干以下功能尚存,表现为意识模糊或丧失,肌张力减退或消失,排尿、排便失禁,各种反射减弱或迟钝,心搏减弱,血压降低,出现潮式呼吸或间断呼吸。此期生命处于可逆阶段,若得到及时的救治生命可复苏。反之,则进入下一阶段临床死亡期。

（二）临床死亡期

临床死亡期是中枢神经系统的抑制过程由大脑皮质扩散至皮质下,延髓处于深度抑制状态。表现为心跳、呼吸完全停止,瞳孔散大,但组织细胞仍有微弱代谢活动。此期维持时间一般为 4~6min,若得到及时、有效的抢救,生命仍有复苏的可能。但在低温条件下,此期可延长达 1h 或更久。

（三）生物学死亡期

生物学死亡期是死亡过程的最后阶段。此期整个中枢神经系统及机体各个器官的新陈代谢相继停止,并出现不可逆的变化,机体已不可能复活。随着时间的进展,尸体相继出现以下变化:

1. 尸冷　最先发生的尸体现象,死亡后因体内产热停止,散热继续,尸体温度逐渐降低,称尸冷。一般死亡后 24h 接近环境温度,测温以直肠温度为标准。

2. 尸斑　指死亡后血液循环停止,由于地心引力的作用,导致坠积性充血而使尸体最低部位的皮肤出现暗红色斑块或条纹。尸斑出现时间是死亡后 2~4h。

3. 尸僵　三磷酸腺苷酶缺乏,肌肉收缩,而使尸体肌肉僵硬,并使关节固定的现象。尸僵从咬肌、颈肌开始,向下至躯干、上肢和下肢。死后 1~3h 开始出现,4~6h 扩展至全身,12~16h 发展至高峰,24h 后开始缓解,3~7d 后完全缓解。

4. 尸体腐败　死亡后机体的组织蛋白、脂肪和糖类因腐败细菌的作用而分解自溶称尸体腐败。常见的表现有尸臭、尸绿等,一般在死后 24h 先从右下腹出现,逐渐扩展至全腹,最后波及全身。天气炎热时可提前出现。

三、老年人死亡教育

对死亡的恐惧是人类最常见、最深刻的恐惧之一。人类为什么恐惧死亡,最重要的原因是不了解死亡。

死亡教育又称优死教育,是指向社会大众传达适当的死亡相关知识,并因此造成人们在态度和行为上有所转变的一种持续的过程。死亡不应该是人们恐惧的对象,它存在于我们的生命之中,是人类生命中不可缺少的一个组成部分,没有死亡,生命也就不是一个完整的生命。人的全优生命质量系统工程,不仅需要优生、优育、优活,而且还要优死。优死关注人最后时刻的生命质量,使临终者不仅能在临终护理服务中维持其应有的尊严,还能安宁、平静、无痛苦地走完人生的最后阶段。

死亡教育起源于 20 世纪 20 年代的美国,并在 20 世纪中后期正式兴起、推广。1963 年,Robert Fulton 在美国明尼苏达州立大学首设死亡教育课程,随后逐渐成为美国高等教育的重要内容。目前,国外的死亡教育较为成熟,而且开展得比较全面,荷兰、美国等国家甚至把死亡教育引入学生教育的每一个阶段。在我国,现代的临终关怀教育是从 20 世纪 80 年代初开始的。医学伦理学界学者开展安乐死和死亡伦理等研究,揭开了当代中国临终关怀教育的序幕。

（一）死亡教育的作用

对临终老年人及其家属的死亡教育,不仅可以帮助老年人树立正确的生死观,帮助人们认清生命的本质,接受生命的自然规律,缓解其心理压力和心理上的痛苦,减轻、消除其失落感或自我丧失的恐怖,同时能够减轻临终老年人亲属的精神痛苦,保持身心健康。还可以打破谈论死亡的禁忌,促进社会的文明进步。

（二）老年人对待死亡的心理类型

老年人对待死亡的态度受到许多因素的影响,如文化程度、社会地位、宗教信仰、心理成熟程度、年龄、性格、身体状况、经济情况和身边重要人物的态度等。老年人对待死亡的心理类型主要有以下几种表现:

1. 理智型　这类老年人一般文化程度和心理成熟程度比较高,老年人当意识到死亡即将来临时,能从容地面对死亡,并在临终前安排好自己的工作、家庭事务及后事,他们往往在精神还好时,就已经认真地写好了遗嘱,交代自己死后的财产分配、遗体的处理或器官捐赠等事宜。尽量避免自己的死亡给亲友带来太多的痛苦和影响。

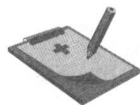

2. 积极应对型　这类老年人大多是低龄老年人,并且有很强的斗志和毅力。老年人有强烈的生存意识,他们能用顽强的意志与病魔作斗争,如忍受着病痛的折磨和诊治带来的痛苦,寻找各种治疗方法以赢得生机。

3. 接受型　这类老年人分为两种表现,一种是无可奈何地接受死亡的事实,如在农村,有些老年人一到60岁,子女就开始为其准备后事,做寿衣、做棺木、修坟墓等。老年人也只能沉默,无可奈何地接受。另一种老年人把此事看得很正常,认为死亡是到天国去,是到另一个世界去。因此,自己要亲自过问后事准备,甚至做棺木的寿材要亲自看着买、坟地也要亲自看着修,担心别人办不好。

4. 恐惧型　老年人极端害怕死亡、十分留恋人生。这类老年人一般都有较好的社会地位、经济条件和良好的家庭关系,期望能在老年享受天伦之乐,看到儿女成家立业、兴旺发达。往往会表现为不惜代价,冥思苦想。寻找起死回生的药方、全神贯注于自己机体的功能上,如喜欢服用一些滋补、保健药品,千方百计延长生命。

5. 解脱型　此类老年人大多有着极大的生理、心理问题。可能是家境贫苦、饥寒交迫、衣食无着,缺乏子女的关爱,或者身患绝症、病魔缠身极度痛苦。他们对生活已毫无兴趣,觉得活着是一种痛苦,因而希望早些了结人生。

6. 无所谓型　有的老年人不理会死亡,对死亡持无所谓的态度。

（三）死亡教育的内容

死亡教育是实施临终关怀的先决条件,其最终目的是提高人们生活质量。死亡教育的内容包括:死亡基本知识教育、死亡与生命辩证关系教育、死亡心理教育、死亡权利教育等。在死亡教育中,老年人与其亲属是比较特殊的对象,亦是最需要立见效果的对象。著名的健康学教育专家黄敬亨教授认为,对老年人进行死亡教育的内容主要是:

1. 克服怯懦思想　目前,在老年人中,因疾病迁延无法治愈或生活质量低下导致的自杀是一个值得重视的问题。照护人员应该引导教育老年人,自杀本身就是怯懦的表现,从一定意义上讲,生比死更有意义。

2. 正确地对待疾病　照护人员对于临终老年人应以"患者为中心",而不是以"疾病为中心",以支持患者、控制症状、姑息治疗与全面照护为主,让他们知道积极的心理活动有利于提高人的免疫功能,良好的情绪、乐观的态度和充足的信心是战胜疾病的良药。

3. 树立正确的生命观　任何人都不是为了等待死亡而来到这个世界上的。因此,正确的人生观、价值观,是每个人心理活动的关键。生活、学习、工作、娱乐等才构成了人生的意义。

思政元素:敬畏生命,增强文化自信,传承中华优秀传统文化

思政融入知识点:树立正确的生命观

思政素材:《鼓盆而歌》——庄子的故事

庄子的妻子死了,惠子(惠施)前往庄子家吊唁,只见庄子岔开两腿,像个簸箕似地坐在地上,一边敲打着瓦缶一边唱着歌。惠子说:"你的妻子和你一起生活,生儿育女直至衰老而死,你不哭泣也就算了,竟然敲着瓦缶唱歌,不觉得太过分了吗!"庄子说:"不对的,我妻子初死之时,我怎么能不感慨伤心呢!然而考察她开始原本就不曾出生,不仅不曾出生而且本来就不曾具有形体,不仅不曾具有形体而且原本就不曾形成气息。夹杂在恍恍惚惚的境域之中,变化而有了气息,气息变化而有了形体,形体变化而有了生命,如今变化又回到死亡,这就跟春夏秋冬四季运行一样。死去的那个人将她静静地寝卧在天地之间,而我却呜呜地随之而啼哭,自认为这是不能通达天命,于是就停止了哭泣。"(《庄子·至乐》)

庄子说,生死如日夜之常,是自然规律。在庄子的哲理中,生与死同为自然现象,就好像春夏秋冬四时运行一般;人"生"的从无到有,人"死"的从有到无,也都是自然的变化。世事无常,生命有时很脆弱,脆弱到一场地震、一次海啸、一次车祸……就让生命之花凋落。正因为生命的短暂无常,我们才更应该带着思索去过充实、有价值的人生,坦然面对生老病死。

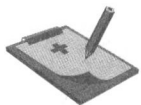

4. 做好充分的心理准备　当人们步入老年期以后,面临的是走向人生的终极——死亡。认识和尊重临终的生命价值,尽量使剩余的时间过得有意义。虽然人们都明白"人生自古谁无死"的道理,但是要做到很平静地对待死亡、从心理上接受死亡、战胜死亡,并不是容易的事。重点在于了解他们的文化素养和宗教背景,以及原来对死亡的看法,现在自己面对死亡或即将丧亲的情况下,最恐惧、担心、忧虑的是什么? 根据他们的有关情况,运用生死学的知识,帮助老年人解决对死亡的焦虑、恐惧和各种思想负担,使他们能坦然面对可能的死亡,同时使老年人家属有准备地接受丧亲之痛。

第三节　临终老年人及家属照护

一、临终老年人的生理变化及照护

(一)循环系统变化及照护

由于循环系统功能的减退,心肌收缩无力,出现循环衰竭的表现。表现为皮肤苍白或发绀、湿冷、斑点,大量出汗,脉搏微弱而不规律或测不出,血压下降或测不出,少尿,心音低钝,口唇、指甲呈灰白色,四肢发硬,心尖搏动常最后消失。

1. 密切观察　应密切观察老年患者生命体征、瞳孔、意识状态、末梢皮肤色泽和温度、尿量等,并做好记录。注意保持皮肤清洁、干燥,大量出汗时应及时为其擦洗干净。加强保暖,四肢冰冷时给予热水袋或加温毯。

2. 做好抢救药品和器材的准备　为防止老年患者死后面部因淤积充血而变紫,可在心搏停止时,抬高其头部和肩部。

(二)呼吸系统变化及照护

由于呼吸中枢麻痹,呼吸肌收缩作用减弱,分泌物在支气管中潴留,出现呼吸困难、痰鸣音及鼾声呼吸,口唇、指甲床甚至皮肤发绀。呼吸频率变快或变慢,呼吸深度变深或变浅,出现抬肩、鼻翼呼吸、潮式呼吸、张口呼吸等,最终呼吸停止。临终老年人呼吸系统的主要问题是痰液堵塞和呼吸困难。

1. 护理上病室应安静、空气新鲜、通风良好、温度和湿度适宜,物品摆放有序。

2. 床旁准备好吸引器,及时吸出痰液和口腔分泌液,意识不清的老年患者应采取仰卧位头偏向一侧或侧卧位,以利于呼吸道分泌物引流,防止呼吸道分泌物误吸入气管,引起窒息或肺部并发症。昏迷者,采用仰卧位视病情给予患者叩背、雾化吸入、吸痰、吸氧等改善呼吸功能。

3. 呼吸困难时,根据医嘱及时给予吸氧,病情允许时可采用半卧位,扩大胸腔容量,减少回心血量,或抬高头与肩,改善呼吸困难。对张口呼吸者,用湿巾或棉签湿润口腔,或用护唇膏湿润嘴唇,老年患者睡着时用薄湿纱布覆盖口部。

(三)消化系统变化及照护

表现为恶心、呕吐、食欲缺乏、腹胀、便秘或腹泻、脱水、口干、体重减轻等。

1. 做好口腔护理　口唇干裂者可涂液状石蜡,也可用湿棉签湿润口唇,有口腔溃疡或真菌感染者酌情局部用药。

2. 加强营养支持　临终老年人缺乏食欲,为保证营养,应充分了解老年患者饮食习惯,尽量满足老年患者的饮食要求。给予流质或半流质饮食,便于老年患者吞咽。必要时用鼻饲法或完全胃肠外营养,保证老年患者营养供给。加强监测,观察老年患者电解质指标及营养状况。

3. 向老年患者和家属解释恶心、呕吐的原因,以减少焦虑,取得心理支持。腹胀气、便秘等可采用腹部按摩、遵医嘱用药、插肛管等方法,以解除老年患者的痛苦。

(四)肌张力变化及照护

表现为大小便失禁、吞咽困难,无法维持良好舒适的功能体位,肌肉失去张力,全身肌肉弛缓性瘫痪,脸部外观改变呈现希氏面容(面部呈铅灰色、眼眶凹陷、双眼半睁呆滞、下颌下垂、嘴微张)。

1. 应维持良好、舒适的体位,定时翻身,更换卧位,床单位保持清洁、干燥、平整、无碎屑,经常按摩受压和骨突处,以防压疮发生。

2. 大小便失禁者,注意会阴、肛门附近皮肤的清洁、干燥,必要时留置导尿。如出现尿潴留,则做好相应的护理。

（五）感知、意识变化及照护

表现为视觉逐渐减退,由视觉模糊发展到只有光感,最后视力消失;眼睑干燥,分泌物增多。临终前老年患者语音逐渐困难、混乱,但听觉常是临终老年人最后消失的一个感觉。意识改变可神志清醒状态转为嗜睡、意识模糊、昏睡、昏迷,各种反射逐渐消失。

1. 提供适当的照明,消除老年患者因视觉模糊而产生的恐惧心理。

2. 眼部护理 用湿纱布从内眦向外眦拭去眼部分泌物,禁忌用肥皂水洗眼。对有分泌物结痂黏着眼睛的,可用温湿毛巾或棉球、纱布等蘸湿生理盐水或淡盐水进行湿敷,直至结痂的分泌物或痂皮变软后,再轻轻将其洗去。如老年患者眼睑不能闭合,可涂金霉素、红霉素眼膏或覆盖凡士林纱布,以保护角膜,防止角膜干燥发生溃疡或结膜炎。

3. 听觉是临终老年人最后消失的感觉,应避免在老年患者周围窃窃私语,以免增加老年患者的焦虑。可采用触摸老年患者的非语言交流方式,配合柔软温和的语调、清晰的语言交谈,使临终者感到即使生命的最后时刻,也并不孤单。

（六）疼痛照护

疼痛是临终老年人特别是癌症晚期老年患者最严重的症状。表现为烦躁不安,血压及心率改变,呼吸变快或减慢,瞳孔散大,大声呻吟,疼痛面容（五官扭曲、眉头紧锁、眼睛睁大或紧闭、神情呆滞、咬牙）。

1. 应注意观察疼痛的性质、部位、程度、持续时间及发作规律,可缓解的药物和方法等,帮助老年患者选择减轻疼痛的最有效方法。

2. 若老年患者选择药物止痛,可采用世界卫生组织推荐的三阶梯疗法（见第六章 老年人舒适与体位照护）。

3. 结合非药物疗法镇痛 如松弛术、冷热疗法、按摩疗法、音乐疗法、催眠意象疗法、外周神经阻断术、针灸疗法、生物反馈法等。照护人员采用同情、安慰、鼓励方法与老年患者交流,稳定老年患者情绪,并适当引导使其注意力转移,以减轻疼痛。

二、临终老年人的心理变化及照护

临终阶段,老年患者除了生理上的痛苦,更重要的是对死亡的恐惧。美国心理学家罗斯博士提出"人在临死前精神上的痛苦大于肉体上的痛苦"。临终老年人接近临终时会产生非常复杂的心理,并随着老年人的年龄、文化程度、性格和社会家庭背景、经济状况等因素的不同而有所差别。因此,一定要在控制和减轻老年患者机体上痛苦的同时,帮助老年人树立正确的生死观,缓解心理恐惧,维护尊严,提高生命质量,使老年人平静、安宁、舒适地抵达人生终点。罗斯博士观察了数百位临终患者,提出临终患者通常经历五个心理反应阶段,即否认期、愤怒期、协议期、忧郁期、接受期。

（一）否认期照护

当老年患者间接或直接获知不治之症时,第一个心理反应是"不,不可能是我,他们一定搞错了"。对死亡常常会感到震惊和否认,老年患者往往怀着侥幸的心理四处求医,希望是误诊,直至权威医院和专家做出结论为止。或随着病情的逐渐加重,临终老年人已不再否认。为了避免家属过度悲伤,临终老年人表面上保持乐观的精神,假装不知道,但在真正了解他的人面前会诉说真情、哭泣,以减轻内心痛苦。多数临终老年人心理上还期望有新的治疗或奇迹的出现。这个阶段为期短暂,可能持续数小时或几天,是为了暂时逃避现实的压力,每个人经历否认期的时间有所不同。否认是老年患者应对突然降临的不幸的一种正常心理防御机制。

1. 此期照护人员应与老年患者坦诚沟通,既不要揭穿心理防卫,也不要对老年患者撒谎,耐心倾听老年患者的诉说,维持老年患者适当的希望,顺势诱导,给予关心和支持,坦诚温和地回答老年患者对病情的询问,注意与其他医护人员及家属言语的一致性。

2. 老年患者对医护人员持信任和依赖的态度,对医护人员的一句话,一个动作,一个眼神和表情很敏感。医护人员要热情安慰,进行周到的治疗护理,充分发挥老年患者的社会关系,使其心情处于

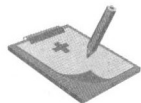

轻松状态。

3. 对于癌症等预后不良的疾病，是否将其真实情况告诉本人，要看其心理适应能力。对于意志坚强，能够正确对待死亡的人，将其真实情况告诉本人反而会激发他的斗志，有利于更好地配合医务人员进行治疗，有利于延长寿命，同时与他们公开谈论病情，有利于交流感情，给予心理支持。

（二）愤怒期照护

当老年患者经过短暂的否认而确认无望时，随之而来的心理反应是怨恨、暴怒和嫉妒，这一阶段老年患者会产生"为什么是我，这太不公平了"的心理，此期的老年患者表现出生气与易激怒，事事处处不合心意，甚至将怒气转移到他的家属和照护人员身上，以此发泄自己的苦闷与无奈，甚至拒绝治疗，拔出针头和导管。

1. 照护人员千万不要把老年患者的攻击看作是针对某一个人的并予以还击，而是应该把这种愤怒看作是临终老年人一种健康的适应性反应，也不要用愤怒的表现去反击他，不要告诉临终老年人"不应该怎样做""不应该那样说"，对临终老年人不礼貌的行为应当忍让，同时也应作好老年患者家属的工作，共同给予老年患者关爱、宽容和理解，使他们能发泄他的愤怒和倾泻他的感情。

2. 必要时辅以药物稳定他们的情绪，同时注意预防意外事件的发生，并取得家属的配合。

（三）协议期照护

随着老年患者愤怒的心理消失，开始接受自己临终的事实，不再怨天尤人，而是请求医生想尽办法治疗疾病并期望奇迹出现。为了延长生命，有的老年患者会作出承诺以换取生命的延续。出现"请让我好起来，我一定……"的心理，此期老年患者变得和善，对自己的病情抱有希望，能配合治疗。这个时期对临终老年人是有益的，因为老年人在尽量地用合作和友好的态度来推迟死亡的命运。

1. 此期老年患者尽量用合作和友好的态度来试图推迟和扭转死亡的命运。处于这一时期的老年患者治疗是积极的，照护人员应当给予指导和关心，加强护理，如及时补充营养和体液，做好基础护理，严防感染及压疮，请技术高明的医生会诊，用特效药治疗等。

2. 尽量满足老年患者的要求，使其更好地配合治疗，以减轻痛苦，控制症状，并加强安全防护。

（四）忧郁期照护

尽管经过多方努力但病情日益恶化，老年患者已充分认识到自己接近死亡，因此产生很强的失落感，表现为"好吧，不幸的人就是我"，表现明显的忧郁、深沉的悲哀，并时常哭泣，郁郁寡欢甚至有自杀的想法。此期老年患者很关心家人和自己的身后事，并急于做出安排，要求与亲朋好友见面，希望由他喜爱的人陪伴照顾。

1. 忧郁和悲伤对此期老年患者而言都是正常的，照护人员应允许其以不同的方式发泄情感如忧伤、哭泣等。并耐心倾听，不断鼓励与支持老年患者增加和疾病作斗争的信心和勇气。

2. 允许家属陪伴，让老年患者有更多时间和亲人及喜欢的人待在一起，并尽量帮助其完成未尽事宜。虽然老年患者会有独自静静的想法，但不可误解为喜欢独处，注意心理疏导，预防意外发生。

3. 若老年患者因心情忧郁忽视个人清洁卫生，照护人员应协助并鼓励老年患者保持良好的自我形象。

（五）接受期照护

经历了强烈的心理痛苦与挣扎后，老年患者对病情已不再有侥幸心理，已作好接受死亡降临的准备，变得平和、安静，产生"好吧，既然是我，那就去面对吧"的心理，已看不出恐惧、焦虑和悲哀，精神和肉体均极度疲劳，他们不抱怨命运，喜欢独处，常处于嗜睡状态，对外界反应淡漠。

1. 此期照护人员应让老年患者宁静、安详地告别人间，不应过多打搅老年患者，不要勉强与之交谈，但要保持适度的陪伴。

2. 和临终人讲话时，必须注意语言亲切、清晰，不要耳语，避免在临终老年人面前议论不利于临终老年人病情的话。

3. 对于癌症临终老年人，不要过分控制使用镇静药和麻醉剂，使临终老年人较舒适地过最后的日子。

4. 照护人员应尊重老年患者的信仰、意愿，通过一些非语言行为传递关怀、安抚的信息，使其安静地离开人间。

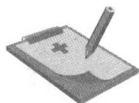

临终老年人心理发展的个体差异很大,并不是所有临终老年人的心理发展都表现为上述的五个阶段,即使有些老年患者五种心理状态都存在,但其表现也不一定按照上述顺序进行,可能会有所颠倒。

三、临终老年人家属心理变化及照护

（一）临终老年人家属心理变化

一般情况下,临终老年人家属要经历震惊、否认、愤怒、悲伤和接受等几个阶段,而这几个阶段并非都必然发生的次序也有可能有所改变。其中一般阶段次序如下:

1. 震惊、冲击　当得知自己的亲人患癌症或不治之症后十分惊讶,难以接受既成的事实,想起以往的生活即将破灭,心潮起伏,感慨万千,无限悲痛。

2. 否认　临终老年人经过一段时间的治疗,病情暂时有些缓解,家属这时往往会幻想可以治愈,或是怀疑医生诊断错了,抱有一线希望而四处求医问药。

3. 愤怒、接受　当临终老年人经过治疗不见好转,且病情日益加重,家属确认医治无望时,就很自然地产生了愤怒、怨恨、嫉妒的情绪,是一种求生无望的表现。同时,临终老年人家属此时已开始接受临终老年人即将死亡的事实。

4. 悲伤、抑郁　自得知临终老年人不能治愈到临终老年人死亡后一年甚至两年时间。此时,家属往往有负罪感,觉得对死者生前没有照顾好,甚至觉得自己对死者的死亡要负责任,同时有失落和孤独感。空着的床位,生前的遗物,都能引发家属的悲伤抑郁情绪。

5. 接受、解脱、重组　终于接受老年人离开的事实,一切都已成为过去,角色逐步调整,逐步解脱,重新寻找新的生活方向,准备过新的生活,重组的过程是渐进的。

（二）临终老年人家属的照护

针对临终老年人家属在心理上往往面临诸多心理压力,其中包括个人需求的推迟或放弃。失去亲人是生活中最强烈的应激事件,家属此时会因悲伤的情绪,压抑个人的需求,由此导致身心损害。家庭中角色与职务的调整与再适应。家属所担任的角色缺失、变更,再适应新的角色与职务,也会承担巨大的压力,为此需要采取及时有效的护理措施进行心理干预,具体护理方法如下:

1. 满足家属照顾临终老年人的需要　了解和满足临终老年人家属的需求,是实施医院临终关怀的良好切入点,同时已成为目前提高满意度、减少医疗纠纷,增强医院竞争力的关键。安排家属与临终老年人的主管医生会谈,使家属正确了解临终老年人的病情进展及预后;与家属讨论临终老年人的身心状况的变化,让他们参与制订护理计划;为家属提供与临终老年人单独相处的时间和环境,如设立临终单间等。教会家属为临终老年人做一些力所能及的看护,如翻身、喂水等。使临终老年人得到心理满足,也使家属在护理过程中心理得到慰藉,同时降低亲属在失去亲人之后的悲痛。

2. 鼓励家属表达情感　照护人员积极与家属沟通,建立良好的关系,取得家属的信任。家属会谈时,提供安静,私密的环境,耐心倾听,鼓励家属说出内心的感受和遇到的困难,积极解释临终老年人生理、心理变化的原因,减少家属的疑虑。

3. 协助维持家庭完整性　协助家属安排日常的家庭活动,增进临终老年人及家属的心理调适,保持家庭的完整性。如与临终老年人共同进餐、读报、看电视、下棋等。

4. 满足家属本身的生理需求　照护人员对家属要多关心体贴,指导老年患者家属在陪伴老年患者期间的生活、饮食等,提高自身的营养,帮助安排期间的生活,尽量解决其实际困难。维持老年患者家属生命健康与完好状态,确保自身功能健全,以应对临终老年人将出现的各种问题。

5. 帮助家属建立社会支持系统　调动家属的社会支持系统,如亲朋好友、单位同事等,使家属获得尊重、支持、理解,为家属分忧并解决他们的实际困难,帮助其维持家庭生活的完整性。

（三）丧偶老年人的照护

丧偶是生活中最震撼心灵的事件之一,尤其对老年人来说更是沉重的打击。一旦配偶亡故,常会悲痛欲绝、不知所措,持续下去可能引发包括抑郁症在内的各种精神疾患,加重原有的躯体疾病,甚至导致死亡。有资料报道,在近期内失去配偶的老年人因心理失衡而导致死亡的人数是一般老年人死亡的 7 倍。丧偶老年人的心理承受能力、夫妻关系等都可能影响丧偶老年人的心理。一般来说,丧偶

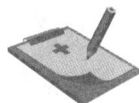

老年人的心理反应一般要经历麻木（这个阶段可能持续几个小时至 1 周）、内疚、怀念（这种状态可能持续几周甚至几年）、恢复 4 个阶段。

1. 加强对丧偶老年人的关怀　给予安慰与支持，比如陪伴在老年人身旁，轻轻握住他（她）的手或扶住他（她）的肩。

2. 及时帮助老年人料理家务、处理后事，提醒老年人的饮食起居，保证充分的休息。

3. 诱导发泄　允许并鼓励丧偶的老年人痛哭、诉说和回忆，或鼓励用写日记的形式寄托自己的哀思。应该告诉老年人，哭泣是一种很自然的情感表现，不是软弱，而是一种很好的疏解内心忧伤情绪的方法，诱导老年人把悲哀宣泄出来。同时，鼓励老年人说出自己的内疚感和引起内疚感的想法、事件等，并帮助他（她）分析，学会原谅自己，避免自责。

4. 转移注意力　老年人易睹物思人，可让老年人把已故的配偶的遗物暂时收藏起来，这样可以减轻精神上的痛苦。心理学家认为，利他行为可以有效地减轻丧偶者的悲哀，从而缓解紧张、焦虑的情绪，使自己尽早摆脱孤独和抑郁，增进健康。建议老年人多参与外界交往，多与子孙交谈，或到亲戚朋友家小住一段时间，或到外面走一走；鼓励老年人培养一些业余爱好，如书法、绘画、垂钓等，或做一些有利于他人的力所能及的事，以转移注意力，减轻悲伤情绪。

5. 建立新的生活方式　心理学研究表明，老年人最怕的就是孤独。丧偶后，老年人需要在家庭生活中寻找一种新的依恋关系，这种依恋关系可补偿丧偶后的心理失落感。应该帮助老年人调整生活方式，使之与子女、亲友重新建立和谐的依恋关系，使老年人感受到虽然失去了一个亲人，但家庭成员间的温暖与关怀依旧。

总之，了解丧偶老年人的心理状态，进行有效的心理干预，使他们尽快摆脱和缩短丧偶后因过度悲伤而引起的心理失衡，对维护丧偶老年人的身心健康十分重要。

安宁疗护是一门新学科，对照护人员来说是护理观念和护理方式上新的变革和发展。照护工作被视为是对"生命的守候"，更应当在安宁疗护这一生命的最终关怀领域当中大有作为，进一步推动我国安宁疗护事业的完善和发展。

第四节　老年人死亡后照护技术

死亡后照护技术包括遗物处理、遗体照护及终末处理。照护人员应尊重死者和家属的民族习惯和要求，以唯物主义死亡观和严肃认真的态度尽职尽责地做好遗体照护，同时应及时准确地对遗物进行处理并做好老年人床单位的终末处理，这些工作不仅仅是对死者的尊重，也是对其家属的支持和安慰。

一、遗物处理原则及法律规范

（一）整理遗物的原则

1. 物品经两名照护人员清点后交予家属。

2. 贵重物品由家属直接保管。

3. 若为传染病老年患者，应将物品单独放置，按相关规定对其进行消毒处理。

（二）整理遗物的方法

1. 整理遗物的时机　整理遗物最好在家属在场的情况下进行，若家属不在场应由两名照护人员同时清点并登记。

2. 清点遗物　先将遗物整理归类，再清点记录。衣物类：清洁衣物，叠放整齐，污染衣物打包；书籍类：书籍码放整齐，放入纸箱中；贵重物品类：遗嘱、钱财或首饰等贵重物品应直接由家属整理，若家属不在场，由两人清理后登记，暂时交予主管领导保管。

3. 登记　两人清点记录老年人遗物的名称数量，并签全名交予家属，核对无误后家属签全名后领取遗物，记录单留家属拍照保存。

（三）整理遗物的要求

1. 整理遗物要认真，易损物品轻拿轻放。

2. 登记要准确全面,并由两名照护人员分别签全名。

（四）整理遗物的注意事项

1. 老年人遗物需两人同时在场清点。贵重物品先行记录并由主管领导妥善保管。

2. 遗物清单至少保存一年。

二、遗体照护

（一）遗体照护基本知识

遗体照护是对临终患者实施整体护理的最后步骤,也是临终关怀的重要内容之一。遗体照护应在确认老年患者死亡,医生开具死亡诊断证明书后尽快进行,即可减少对家属的影响,又可防止尸体僵硬。遗体照护,不仅是一种必要的专业操作手段,也是涉及死者、亲属、家庭、医院,以及心理学、社会学、宗教学、民俗学、伦理学等多方面的问题。

要仔细、严谨、肃穆,注意遮挡,保护死者的隐私,尊重死者,使其有尊严的、干净整洁的离开人世间,并认真做好记录。要有同理心能充分体会死者家属的内心感受,从安宁疗护的角度对死亡老年人的家属进行有效的丧亲辅导,认真听取死者家属的哭诉,力所能及帮助家属解决合理问题,让其配合遗体照护。整个遗体照护过程中,操作过程应熟练,与死者家属进行沟通语言要得当,将敬老,爱老,尊重死者,安慰生者的职业素养融入举手投足之中。

（二）遗体照护技术

【操作目的】

1. 尊重生命价值,保持容貌端正安详,肢体舒展,清洁无臭、无渗液,易于辨认。

2. 安慰家属,减少哀痛。

【操作程序】

1. 评估

（1）老年患者经抢救无效,由医生证明,确已死亡,方可进行遗体料理。

（2）评估老年患者的诊断,治疗抢救过程,死亡原因及时间。

（3）评估遗体清洁程度,有无伤口,引流管等。

（4）评估死者家属对死亡的态度。

2. 计划

（1）环境准备:整洁、安静、肃穆、屏风遮挡。

（2）老年人家属准备:能配合遗体护理,了解遗体护理的目的、方法、注意事项。

（3）照护人员准备:着装整洁,洗手,戴医用外科防护口罩,必要时穿防护服、护目镜、隔离衣。

（4）用物准备

1）治疗车上层:血管钳、剪刀、松节油、绷带、不脱脂肪棉球、梳子、大单、清洁衣裤、治疗碗、毛巾、记录单、擦洗用具、手消毒液等;有伤口者备换药敷料;必要时备隔离衣、防护服、护目镜。

2）治疗车下层:热水瓶、水盆、生活垃圾桶、医用垃圾桶。

3）其他:酌情准备屏风 1 个。

3. 实施

操作流程	操作步骤	要点说明
1. 准备工作	核对死亡医嘱,核对姓名,诊断,治疗抢救过程,死亡原因及时间,备齐用物携至老年人遗体旁,与家属进行充分沟通,劝其离开房间,用屏风遮挡	● 严格核对死亡医嘱,给患者家属做好沟通解释,维护死者隐私,减少对同病室其他患者情绪的影响
2. 操作过程	（1）撤去一切治疗用品,如输液管、胃管、氧气管、导尿管及各种引流管,拔出前应抽尽管内容物,拔除后告知医护人员必要时予以缝合伤口,覆盖纱布,有伤口者需更换敷料,用松节油或者酒精擦净胶布痕迹	● 便于遗体护理,尊重死者,擦浸胶痕迹,以使遗体清洁

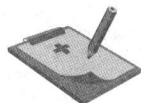

367

续表

操作流程	操作步骤	要点说明
2. 操作过程	（2）体位：将床支架放平，使遗体仰卧，头下垫一软枕	• 防止面部淤血变色；避免面部变形，使面部稍显丰满
	（3）清洁面部，整理遗容。洗脸，有义齿者代为装上，闭合口、眼，若眼睑不能闭合，可用毛巾湿敷，或于上眼睑下垫少许棉花，使上眼睑下垂闭合。嘴不能紧闭者，轻揉下颌或用四头带固定	• 口眼闭合以维持机体外观，符合习俗；防止体液外溢，注意棉花勿外露
	（4）堵塞孔道。用血管钳将纱布或消毒棉球依次塞于七窍：口咽、双鼻孔、双耳孔、肛门及阴道	• 保持遗体的清洁，维持良好的遗体外观
	（5）清洁全身。脱去衣裤，用温水毛巾擦净全身，用梳子顺着头发自然梳理，长发可梳理后扎成辫子，头发整齐，无打结，更换清洁衣裤	• 便于辨识遗体
	（6）覆盖大单。将大单盖于遗体上，露出头部	
3. 整理用物	整理用物，清洗消毒双手，请家属向遗体告别	
4. 洗手记录	（1）按七步洗手法洗手 （2）记录死者姓名、遗体照护时间、照护者签名	• 预防交叉感染 • 死者有遗物或遗嘱时，应及时报告并做好记录

4. 评价

（1）家属了解遗体照护的相关知识，配合遗体照护。

（2）照护人员做到人文、尊重、肃穆，无差错，记录完整。

【注意事项】

1. 必须先由医生开出死亡通知，并得到家属许可后，方可进行遗体护理。

2. 老年患者死亡后应及时进行遗体护理，以防遗体僵硬。

3. 照护人员应以严肃认真的态度做好遗体料理工作，尊重老年人的遗愿，满足家属的合理要求。

4. 传染病老年患者的遗体应使用消毒液擦洗，并用消毒液浸泡的棉球填塞孔道，遗体用尸单包裹后装入不透水的袋中，并作出传染标识。

5. 注意安全风险因素

（1）照护质量问题：未跟家属进行有效沟通和疏导，使家属误解不充分配合，造成满意度不高的后果。

（2）记录差错：未核对死者信息，漏填、错填遗体照料记录，遗物清单记录不全或未及时记录，产生相应严重后果；

（3）感染：照护人员进行传染病老年患者遗体照护时，未按照相关规定进行自我防护，造成交叉感染。

三、终末消毒

老年患者死亡后需要对其所住的房间和用物进行终末消毒，这是照护工作中重要的一项工作。

1. 准备工作　照护人员穿着工作服，衣帽整齐，戴口罩、手套，必要时穿隔离衣；物品准备：紫外线灯、消毒液、抹布、水桶、医疗垃圾袋、生活垃圾袋、衣物袋。

2. 消毒工作　照护人员撤掉被服；一次性口杯、便盆、脸盆等，按感染性废物处理；打开各种柜门、抽屉，翻转床垫，关闭门窗；选用熏蒸、紫外线灯等不同的方法首先对房间空气、物体表面消毒，然后用消毒液擦拭家具、床具、地面等；患者的遗物经两人清点无误后，交与家属带出；消毒处理后打开门窗通风，铺好床单位，整理用物。

3. 注意事项　操作过程中注意个人防护。根据消毒剂的说明按要求配比，合理使用消毒剂。如果是传染病老年患者按传染患者消毒隔离制度进行消毒。房间内所有的物品需要经过终末消毒后方可进行清洁、处理。

本章小结

1. 本章讲述了安宁疗护的概念、理念、模式及内容、脑死亡的概念、临终老年人及家属照护和老年人死亡后照护技术。

2. 重点是脑死亡的判断标准、临终老年人生理心理变化及护理、遗体照护的注意事项和终末消毒方法。

3. 难点是死亡过程的分期、老年人的死亡教育、遗物处理原则及法律规范。

4. 学习过程中应具有高度的责任心和同理心,传承中华优秀传统文化,关爱老年人、敬畏生命、恪尽职守,维护临终老年人及家属的尊严和权利。

（刘一群　杨晓玲　李　馨）

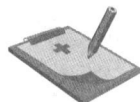

实训 1　老年人睡眠照护

【实训目的】

1. 学会对老年人实施睡眠照护,遵循"节力原则",保证操作过程准确无误。

2. 具有人文关怀理念和"慎独"的职业素养,尊重老年人,体现敬老、孝老、爱老理念。

【实训建议】

1. 采用演练法等理实一体教学方法,案例导入,情景模拟,由教师示教操作程序,演示操作过程,展现真实工作场景。强调危险因素,讲解注意事项。

2. 学生在情景模拟下分组实训,练习操作过程,训练沟通技巧,体现人文关怀,提升职业素养和职业能力。

【实训学时】

2 学时。

【实训标准】

项目	操作标准	分值	扣分标准	扣分
素质要求 (2分)	1. 考生仪表得体,表达清晰、自然大方	1	不得体,不大方	1
	2. 考生准备:着装整齐,洗手、戴口罩,符合照护师岗位要求	1	着装不符合要求 未洗手 未戴口罩	1 1 1
评估要求 (10分)	1. 环境评估:整洁、安静、舒适、安全,温湿度适宜	1	未评估	1
	2. 老年人评估 (1)辨识老年人,沟通顺畅 (2)评估老年人的性别、年龄、体重、病情、用药史、睡眠习惯等。评估老年人肢体活动度,身体有无留置管道;有无睡前用药;有无身体不适;评估床铺、被褥是否适合	5	未评估 评估项每缺一项扣1分,扣完为止 未辨识老年人	5 1 3
	3. 用物评估:干净床褥、被褥(必要时备一次性中单)、3~5个软枕或体位垫	4	缺或多一项物	2
操作步骤 (68分)	1. 核对、解释 (1)核对老年人,与老年人解释操作的目的、方法;询问老年人睡眠习惯,对床铺及环境温湿度有无特殊要求 (2)解释操作过程中老年人的注意事项	8	未核对 未询问 未解释	2 2 4

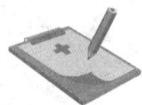

项目	操作标准	分值	扣分标准	扣分
操作步骤 （68分）	2. 铺好被褥,调整舒适度 （1）关闭门窗,闭合窗帘 （2）检查床单位 （3）展开被褥平铺 （4）拍松枕头 （5）展开盖被,呈"S"形折叠对侧	10	未关闭门窗 未检查床单位 被褥不平整 枕头不松软 盖被未呈"S"形折叠对侧	2 2 2 2 2
	3. 睡眠环境布置 （1）调节室内空调或暖气开关 （2）调整适宜睡眠的温湿度 （3）物品布局合理	10	未调节室温 未调节室内湿度 轮椅、拐杖等助行器、便盆等放置不合理（每一项扣2分,扣完为止）	2 2 6
	4. 椅-床转移 （1）搀扶老人站立 （2）搀扶老人坐在床沿	15	未能一次站立 未能一次坐上床沿 未遵循节力原则	5 8 2
	5. 协助睡眠体位 （1）协助老年人脱鞋、脱裤子 （2）将老年人的双腿先后移到床上 （3）协助老年人取舒适的体位（以健侧卧位为宜） （4）盖好盖被,拉好床挡,询问老人有无其他需求	10	未能正确协助 未协助取舒适卧位 盖被未盖好 未拉床挡 未询问需求	2 2 2 2 2
	6. 关门退出 （1）开启地灯、关闭大灯 （2）轻步退出房间,轻关门	5	未关大灯 未开地灯 关门不轻柔	1 2 2
	7. 操作后处置 （1）整理物品,将未用物品放回护理车,操作结束后带回 （2）洗手 （3）记录 　　1）记录老年人上床时间、入睡时间,入睡时状态,有无异常睡眠。照护人员签名 　　2）如老年人服用助眠药物时,应及时记录服用药物名称、剂量,服用方法和时间	5	未整理用物 未洗手 未记录 记录内容缺项（缺一项扣1分,扣完为止）	1 1 3 1
	8. 巡视 每2h巡视一次老年人房间,观察老年人睡眠情况	5	未巡视 未按时巡视和观察	5 2
质量评价 （20分）	1. 操作准确、熟练	4	操作不熟练 操作细节错误（每一处扣1分,扣完为止）	2 1
	2. 沟通技巧应用恰当,健康指导正确,尊重老年人隐私权,敬老爱老助老意识强	4	指导不正确 指导不到位	2 2
	3. 安全风险因素	10	不当操作,造成风险,视情节扣分	10
	4. 操作时间:10min	2	每超过1min	1

（郭　飐）

371

实训 2 老年人口腔照护

【实训目的】

1. 学会为老年人清洁口腔,遵循操作流程,保证操作过程准确无误。

2. 具备仁爱之心,尊重老年人,体现敬老、孝老、爱老理念。

【实训建议】

1. 采用理实一体教学方法,情景案例导入,情景模拟,由教师示教操作程序,演示操作过程,展现真实场景。强调危险因素,讲解注意事项。

2. 学生情景模拟分组实训,练习操作过程,训练沟通技巧,体现人文关怀,提升职业素养和职业能力。

【实训学时】

2 学时。

【实训标准】

项目	操作标准	分值	扣分标准	扣分
素质要求 (2分)	1. 考生仪表得体,表达清晰、自然大方	1	不得体,不大方	1
	2. 考生准备:着装整齐,洗手、戴口罩,符合照护师岗位要求	1	着装不符合要求、未洗手	1
评估要求 (10分)	1. 环境评估:整洁、安静、舒适、安全	1	未评估	1
	2. 老年人评估 (1)辨识老年人,沟通顺畅 (2)评估老年人的性别,年龄,体重,病情,意识状态,合作程度,口腔情况,有无口腔出血、溃疡、感染、异味、活动性义齿、舌的颜色、湿润度,有无溃疡、肿胀及舌面积垢、舌苔颜色及厚薄等	4	未评估 未辨识老年人 每缺一项	4 2 2
	3. 用物评估:执行单、口腔照护包(治疗碗及棉球若干、镊子、止血钳、弯盘、压舌板、纱布、治疗巾)、水杯、吸水管、手电筒、液体石蜡、手消毒液、手套,必要时备舌钳、开口器,根据病情准备漱口液及口腔外涂药物	5	缺或多一项用物	2
操作步骤 (68分)	1. 准备:告知老年人及家属口腔照护的目的、方法及注意事项,取得配合,备齐用物携至老年人床旁	8	未核对 未检查 缺或少一项检查	4 4 2
	2. 核对老年人信息,解释操作目的、方法、重要性	5	未核对 未解释	2 3
	3. 协助老年人采取合适体位:协助老年人取安全舒适卧位,头偏向一侧,取下活动性义齿,在老年人颌下铺治疗巾,置弯盘于颌下,清醒老年人漱口,湿润口唇	10	未采取体位 采取体位不适宜 未取下义齿 昏迷老年人漱口	3 1 4 3
	4. 清洁口腔 (1)嘱老年人咬合上下牙齿,一手用压舌板轻轻撑开左侧颊部,另一手用弯血管钳夹紧含有漱口液的棉球,沿牙缝由上至下,由臼齿到门齿,擦洗左侧外面。同法擦洗右侧。 (2)按顺序擦拭一侧上齿内侧面、咬合面,下齿内侧面、咬合面,弧形擦拭同侧颊黏膜,方向:从里向外擦至门齿;同法擦拭另一侧 (3)擦拭硬腭、舌面、舌下	24	擦洗方法错误 擦洗顺序错误 未告知注意事项 未擦洗硬腭、舌面、舌下	5 5 5 5

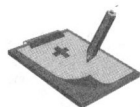

项目	操作标准	分值	扣分标准	扣分
操作步骤 （68分）	5. 擦拭过程要求：棉球不可过湿，镊子、血管钳使用正确，避免损伤黏膜	8	棉球过湿 镊子、血管钳使用不正确 损伤黏膜	2 3 3
	6. 协助清醒老年人漱口	3	未漱口	3
	7. 观察上药：检查口腔，根据老年人情况按医嘱涂药，润唇	3	未按医嘱涂药、润唇	3
	8. 整理物品，清点棉球数量，分类处理用物，洗手，协助老年人取安全舒适体位，整理床单位	5	未整理 未洗手	3 2
	9. 记录：老年人口腔清洁彻底，黏膜、牙龈无损伤	2	未记录	2
质量评价 （20分）	1. 操作准确、熟练，动作轻柔、准确、节力，老年人口腔清洁、舒适、无异味	4	操作不熟练	4
	2. 沟通恰当，指导正确，敬老爱老观念强	4	指导不正确 指导不到位	2 2
	3. 安全风险因素	10	不当操作，造成风险，视情节扣分	10
	4. 操作时间：10min	2	每超过1min	1

（谭 庆）

实训3 卧床老年人床上洗头照护

【实训目的】

1. 学会为卧床老年人床上洗头，遵循操作流程，注意节力，保证操作过程准确无误。

2. 具备仁爱之心，尊重老年人，体现敬老、孝老、爱老理念。

【实训建议】

1. 采用理实一体教学方法，情景案例导入，情景模拟，由教师示教操作程序，演示操作过程，展现真实场景。强调危险因素，讲解注意事项。

2. 学生情景模拟下分组实训，练习操作过程，训练沟通技巧，体现人文关怀，提升职业素养和职业能力。

【实训学时】

2学时。

【实训标准】

项目	操作标准	分值	扣分标准	扣分
素质要求 （2分）	1. 考生仪表得体，表达清晰、自然大方	1	不得体，不大方	1
	2. 考生准备：着装整齐，洗手、戴口罩，符合照护师岗位要求	1	着装不符合要求、未洗手	1
评估要求 （10分）	1. 环境评估：整洁、安静、舒适、安全	1	未评估	1
	2. 老年人评估 （1）辨识老年人，沟通顺畅 （2）评估老年人的性别，年龄，体重，病情，健康状况，头发清洁程度，自理能力；评估老年人意识状态，合作程度	5	未评估 未辨识老年人 每缺一项	5 3 2

续表

项目	操作标准	分值	扣分标准	扣分
评估要求（10分）	3. 用物评估：治疗盘内备橡胶单及大毛巾（或一次性中单）、毛巾、纱布或眼罩、耳塞或棉球2个（以非脱脂棉为宜）、量杯、洗发液、梳子、纸袋；治疗盘外备橡胶马蹄形垫或洗头车、脸盆、水壶（内盛40~45℃的热水）、手消毒液。扣杯式洗头法另备搪瓷杯和橡胶管，必要时备电吹风。治疗车下层备污水桶、生活垃圾桶、医用垃圾桶	4	缺或多一项用物	2
操作步骤（68分）	1. 物品齐全，放置合理，环境安排合理（关闭门窗，调节室温）	8	未准备环境 未准备物品 缺或少一项检查	4 4 2
	2. 核对老年人，与老年人沟通，向老年人解释操作目的、方法、注意事项及配合要点	5	未核对 未解释	2 3
	3. 移开桌椅，调节护理床高度，放平床头，按需给予便器，协助老年人采取合适体位	10	未采取合适体位 未给予便器	5 5
	4. 清洗头发 （1）铺橡胶单、大毛巾于枕头上，将枕头置于老年人肩颈部，头部枕于床上洗发器的头托上 （2）用棉球塞住双耳，眼罩或纱布遮住双眼 （3）确定水温合适后，充分湿润头发，倒洗发液于手掌，涂遍头发并搓揉头发和按摩头皮，力度适中，由发际到发顶搓揉 （4）用温水冲洗头发，直至冲净为止 （5）完毕后，撤去双耳的棉球和眼罩或纱布，用围在颈部的毛巾包裹头发，撤去用物，擦干头发，必要时用电吹风吹干头发	27	洗发器放置不正确 未铺橡胶单 操作错误 未确认洗头效果 未告知注意事项	5 5 10 2 5
	5. 协助老年人取舒适的卧位	3	未采取舒适体位	3
	6. 洗发过程中，注意观察老年人的身体情况	3	未查对	3
	7. 洗发过程中观察老年人情况，发现异常情况立即报告医生	3	未观察	3
	8. 整理物品，将物品放回原处，整理床铺，洗手	5	未整理 未洗手	3 2
	9. 记录 （1）记录老年人姓名、洗头时间、洗头效果 （2）老年人发生异常情况，应及时报告并做好记录	4	未记录 异常情况未报告 未记录	4 2 2
质量评价（20分）	1. 操作准确、熟练	4	操作不熟练	4
	2. 沟通恰当，指导正确，敬老爱老观念强	4	指导不正确 指导不到位	2 2
	3. 操作过程中安全、节力，无意外事件发生	10	不当操作，造成风险，视情节扣分	10
	4. 操作时间：10min	2	每超过1min	1

（谭　庆）

实训 4　老年人床上擦浴照护

【实训目的】

1. 学会为老年人床上擦浴,操作时动作轻稳,节力,确保老年人感觉安全、舒适。

2. 具备仁爱之心,尊重老年人,维护老年人隐私,体现敬老、孝老、爱老理念。

【实训建议】

1. 采用理实一体教学方法,情景案例导入,情景模拟,由教师示教操作程序,演示操作过程,展现真实场景。强调危险因素,讲解注意事项。

2. 学生情景模拟下分组实训,练习操作过程,训练沟通技巧,体现人文关怀,提升职业素养和职业能力。

【实训学时】

2 学时。

【实训标准】

项目	操作标准	分值	扣分标准	扣分
素质要求 （2分）	1. 考生仪表得体,表达清晰、自然大方	1	不得体,不大方	1
	2. 考生准备:着装整齐,洗手、戴口罩,符合照护师岗位要求	1	着装不符合要求、未洗手	1
评估要求 （10分）	1. 环境评估:整洁、安静、舒适、安全,调节室温为 24~26℃	1	未评估	1
	2. 老年人评估 （1）辨识老年人,沟通顺畅 （2）评估老年人的意识状态、自理能力、疾病情况、个人沐浴习惯、心理状态及合作程度;评估老年人的皮肤状况	5	未辨识老年人 每缺一项	3 2
	3. 用物评估:脸盆 3 个（分别用于清理身体、臀部、脚）、毛巾 3 条（分别用于擦拭身体、臀部、脚）、浴巾、小方毛巾、沐浴液或浴皂、橡胶手套、暖瓶（盛 40~45℃的温水）、护理垫、清洁衣裤和被单、污水桶、洗手液、必要时备屏风或隔帘、50%乙醇或按摩油 / 乳 / 膏、护肤用品（爽身粉、润肤剂）	4	缺或多一项用物	2
操作步骤 （68分）	1. 携用物至老年人床旁,辨识老年人并做好解释	4	未核对 未解释	2 2
	2. 浴前准备 （1）关闭门窗,调节室温 24~26℃ （2）用屏风或隔帘遮挡老年人,按需给便盆 （3）协助老年人脱去衣裤,盖好被子 （4）脸盆内倒入温水,浸湿小方毛巾	4	未关窗 未遮挡 缺或少一项检查	2 2 2
	3. 擦洗面部 （1）将浴巾覆盖在枕巾及胸前被子上 （2）将小方毛巾拧干,横向对折,再纵向对折。用小方毛巾的四个角分别擦拭双眼的内眼角和外眼角 （3）洗净小方毛巾,包裹于手上,洒上沐浴液 （4）由额中间分别向左,再向右擦洗额部 （5）由鼻根向鼻尖擦洗,由鼻翼一侧向下至鼻唇部横向擦,沿一侧唇角向下,再横向擦拭下颌 （6）由唇角向鬓角方向擦拭一侧面颊,同法擦拭另一侧 （7）由中间分别向左,再向右擦洗颈部 （8）由上向下擦拭耳及耳后 （9）洗净小方毛巾,同法擦净脸上沐浴液,再用浴巾沾干脸上水渍	8	擦拭顺序错误 未擦净 未洗小毛巾	4 2 2

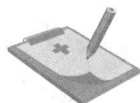

项目	操作标准	分值	扣分标准	扣分
操作步骤 （68分）	4. 擦拭手臂 （1）暴露老年人近侧手臂,将浴巾半铺半盖于手臂 （2）小方毛巾包手,涂上沐浴液,打开浴巾由前臂向上臂擦拭,擦手,擦拭后用浴巾遮盖 （3）洗净小方毛巾,同法擦净上臂沐浴液,再用浴巾包裹沾干手臂上的水渍。同法擦拭另一侧手臂	6	未及时遮盖 擦洗方向错误 未擦净 未洗小毛巾	2 1 2 1
	5. 擦拭胸部 （1）将老年人盖被向下折叠,暴露其胸部,用浴巾遮盖胸部 （2）将清洁的小方毛巾包裹于手上,倒上沐浴液,打开浴巾上部,环形擦拭老年人胸部,擦拭后用浴巾遮盖 （3）洗净小方毛巾,同法擦净胸部沐浴液,再用浴巾沾干胸部水渍	6	未及时遮盖 擦洗手法错误 未擦净 未洗小毛巾	2 1 2 1
	6. 擦拭腹部 （1）将盖被向下折至大腿根部,用浴巾遮盖胸腹部 （2）将清洁的小方毛巾包裹在手上涂上沐浴液,掀开浴巾下角向老年人胸部反折,暴露老年人腹部,顺时针螺旋形擦拭腹部,由上向下擦拭腹部两侧,擦拭后用浴巾遮盖 （3）洗净小方毛巾,同法擦净腹部沐浴液,再用浴巾沾干腹部水渍	6	未及时遮盖 擦洗手法错误 未擦净 未洗小毛巾	2 1 2 1
	7. 擦洗背臀 （1）协助老年人翻身侧卧,使其面部朝向照护人员 （2）将被子向上折起暴露老年人背部和臀部。将浴巾一侧边缘铺于老年人背臀下,向上反折遮盖背部和臀部 （3）将清洁的小方毛巾包裹于手上倒上沐浴液,打开浴巾,由老年人腰部沿脊柱向上擦至肩颈部,再螺旋向下擦洗背部一侧,同法擦洗另一侧,用清水擦洗干净后再用浴巾沾干水渍 （4）打开浴巾,先用沐浴液再用清水分别环形擦洗臀部两侧,擦拭后用浴巾擦干遮盖 （5）撤去浴巾,协助老年人取平卧位,盖好被子	8	未做好床旁保护 未及时遮盖 擦洗手法错误 未擦净 未洗小毛巾	2 2 1 2 1
	8. 擦拭下肢 （1）暴露一侧下肢,浴巾半铺半盖 （2）将清洁的小方毛巾包裹于手上涂上沐浴液,打开浴巾,一手固定老年人下肢踝部呈屈膝状,另一手由小腿向大腿方向擦拭,擦洗后用浴巾遮盖 （3）洗净小方毛巾,同法擦净下肢沐浴液,再用浴巾沾干下肢水渍 （4）同法擦洗另一侧下肢	6	未及时遮盖 擦洗方向错误 未擦净 未洗小毛巾	2 1 2 1
	9. 擦拭会阴 （1）使用专用水盆,盛装温水 1/3 盆 （2）协助老年人侧卧,臀下垫护理垫后呈平卧位。暴露近侧下肢及会阴部,展开浴巾盖在近侧下肢上 （3）戴好橡胶手套,将专用毛巾浸湿后拧干进行擦拭。随时清洗毛巾,直至局部清洁无异味	9	未使用专盆 未铺护理垫 未戴手套 未使用专用毛巾 擦洗顺序错误 弄湿床褥	2 1 1 2 1 1

续表

项目	操作标准	分值	扣分标准	扣分
操作步骤 （68分）	1）老年女性擦洗顺序：由阴阜向下至尿道口、阴道口、肛门，边擦洗边转动毛巾，清洗毛巾后分别擦洗两侧腹股沟 2）老年男性擦洗顺序：尿道口、阴茎、阴囊、腹股沟、肛门，边擦洗边转动毛巾，清洗毛巾后分别擦洗两侧腹股沟 （4）盖好被子，撤下浴巾，撤去护理垫		未擦净	1
	10. 足部清洗 （1）更换脚盆，盛装半盆温水 （2）将老年人被尾向一侧打开，暴露双足 （3）将浴巾卷起垫在老年人膝下支撑，足下铺护理垫，将水盆放在上面 （4）将老年人一只脚浸没在水中搓洗 （5）抬起老年人的这只脚，涂沐浴液，并揉搓脚掌、足背、足跟、趾缝、脚踝 （6）将老年人的脚再次浸没在水中，洗净沐浴液 （7）用专用脚巾擦干足部，放入被子中，同法清洗另一只脚 （8）撤去水盆、护理垫和膝下浴巾，盖好被子 （9）协助老年人更换清洁衣裤，盖好被子	7	未使用专盆 未铺护理垫 未使用专门毛巾 弄湿床褥 未擦净	2 1 2 1 1
	11. 整理用物 （1）撤去屏风，开窗通风 （2）整理用物，倾倒污水桶，刷洗水盆、污水桶，清洗浴巾、毛巾、污衣裤 （3）洗手，记录	4	未整理 未洗手 未记录	2 1 1
质量评价 （20分）	1. 操作准确、熟练	4	操作不熟练	4
	2. 沟通恰当，敬老爱老观念强	4	沟通不恰当 敬老爱老观念弱	2 2
	3. 安全风险因素	10	不当操作，造成风险，视情节扣分	10
	4. 操作时间：20min	2	每超过1min	1

（王珊珊）

实训 5　卧有老年人床整理法

【实训目的】
1. 学会整理卧有老年人的床单位，操作时动作轻稳，节力，确保老年人感觉安全、舒适。
2. 具备仁爱之心，尊重老年人，体现敬老、孝老、爱老理念。
【实训建议】
1. 采用理实一体教学方法，情景案例导入，情景模拟，由教师示教操作程序，演示操作过程，展现真实场景。之后强调危险因素，讲解注意事项。
2. 学生情景模拟下分组实训，采用角色扮演法体验老年人需求，练习操作过程，训练沟通技巧，体现人文关怀，提升职业素养和职业能力。
【实训学时】
2学时。

【实训标准】

项目	操作标准	分值	扣分标准	扣分
素质要求（2分）	1. 考生仪表得体,表达清晰、自然大方	1	不得体,不大方	1
	2. 考生准备:着装整齐,洗手、戴口罩,符合照护师岗位要求	1	着装不符合要求、未洗手	1
评估要求（10分）	1. 环境评估:整洁、安静、舒适、安全,居室内无老年人进餐或治疗	1	未评估	1
	2. 老年人评估 （1）辨识老年人,沟通顺畅 （2）评估老年人的意识状态、自理能力、心理状态及合作程度、疾病情况;评估老年人身上有无伤口,肢体活动度;评估床单位的清洁程度	5	未辨识老年人 每缺一项	3 2
	3. 用物评估:扫床车、床刷、床刷套（略湿）	4	缺或多一项用物	2
操作步骤（68分）	1. 携用物至老年人床旁,辨识老年人并做好解释	5	未核对 未解释	2 3
	2. 移开桌椅:移开床旁桌离床约20cm,移床旁椅至床尾	2	未移开桌椅	2
	3. 放下近侧床挡,松开床尾盖被,协助老年人翻身至对侧,背向照护人员,移枕,盖好被子	10	未放下床挡 未松开盖被 未协助老年人翻身 未做好床旁保护 未盖好被子	2 2 2 2 2
	4. 清扫床单 （1）取床刷,套好一只清洁潮湿刷套 （2）轻抬近侧枕头,从床头纵向至床尾,靠近床中线清扫床单上的渣屑,每一刷要重叠上一刷的1/3,避免遗漏 （3）将近侧床尾部床单打开,拉平反折于床褥下,将近侧床单边缘平整塞于床褥下 （4）协助老年人翻身侧卧于铺好的一侧,拉起近侧床挡,转至对侧同法清扫并铺平床单,协助老年人平卧	22	未套床刷套 操作错误 床单未铺平整 未塞床单边缘 未做好床旁保护 未清扫干净	2 11 2 2 3 2
	5. 整理好盖被叠成被筒,被尾内折与床尾齐	8	被尾未内折 被尾未与床尾平齐	4 4
	6. 取下枕头,拍松后放入老年人头下	6	未取枕头 未拍枕头	3 3
	7. 拉起床挡,确认两侧床挡已拉起且牢固	10	未拉起床挡	10
	8. 整理用物 （1）整理床单位,移回床旁桌、椅,清理用物 （2）洗手	5	未整理用物 未移回桌椅 未洗手	3 1 1
质量评价（20分）	1. 操作准确、熟练	4	操作不熟练	4
	2. 沟通恰当,敬老爱老观念强	4	沟通不恰当 敬老爱老观念弱	2 2
	3. 安全风险因素	10	不当操作,造成风险,视情节扣分	10
	4. 操作时间:10min	2	每超过1min	1

（王珊珊）

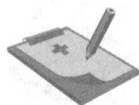

实训6　卧有老年人床更换床单法

【实训目的】

1. 能规范、熟练地完成卧有老年人床更换床单操作,操作时动作轻稳,节力,确保老年人感觉安全、舒适。

2. 具备仁爱之心,慎独精神,尊重老年人,体现敬老、孝老、爱老理念。

【实训建议】

1. 采用演练法等理实一体教学方法,案例导入,情景模拟,由教师示教操作程序,演示操作过程,展现真实场景。强调危险因素,讲解注意事项。

2. 学生情景模拟下分组实训,采用角色扮演法体验老年人需求,练习操作过程,训练沟通技巧,体现人文关怀,提升职业素养和职业能力。

【实训学时】

2学时。

【实训标准】

项目	操作标准	分值	扣分标准	扣分
素质要求 (2分)	1. 考生仪表得体,表达清晰、自然大方	1	不得体,不大方	1
	2. 考生准备:着装整齐,洗手、戴口罩,符合照护师岗位要求	1	着装不符合要求、未洗手	1
评估要求 (10分)	1. 环境评估:整洁、安静、舒适、安全,居室内无老年人进餐或治疗	1	未评估	1
	2. 老年人评估 (1)辨识老年人,沟通顺畅 (2)评估老年人的评估老年人的意识状态、自理能力、心理状态及合作程度、疾病情况;评估老年人身上有无伤口,肢体活动度;评估床单位的清洁程度	5	未辨识老年人 每缺一项	3 2
	3. 用物评估:扫床车、清洁床单、被罩、枕套、床刷、床刷套(略湿)、洗手液,需要时备清洁衣裤	4	缺或多一项用物	2
操作步骤 (68分)	1. 携用物至老年人床旁,辨识老年人并做好解释	5	未核对 未解释	2 3
	2. 移桌距床约20cm,移椅至床尾,将物品按使用顺序放在床尾椅上(上层床单,中层被罩,下层枕套)	4	未移开桌椅 未按顺序放好	2 2
	3. 松被翻身 (1)照护人员站在床右侧,放下近侧床挡 (2)一手托起老年人头部,一手将枕头平移向床的对侧,协助老年人卧于床的对侧,背向照护人员,盖好被子	6	未放下床挡 未协助老年人翻身 未做好床旁保护 未盖好被子	1 2 1 2
	4. 松单扫床 (1)从床头至床尾松开近侧床单,将床单向上卷入老年人身下 (2)将床刷套套在床刷外面,从床头扫至床尾,靠近床中线清扫近侧床褥上的渣屑,每扫一刷要重叠上一刷的1/3,避免遗漏	8	未向上卷床单 未套床刷套 操作错误 未清扫干净	1 1 4 2

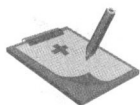

项目	操作标准	分值	扣分标准	扣分
操作步骤 （68分）	5. 取清洁床单,床单的纵向中线对齐床中线,展开近侧床单平整铺于床褥上,余下的一半床单向上卷起塞于老年人身下,分别将近侧床单的床头、床尾部分反折于床垫下,绷紧床单,将近侧下垂部分的床单平整塞于床垫下	8	未对齐床中线 操作错误 未塞床单边缘	2 4 2
	6. 将枕头移至近侧,协助老年人翻转身体侧卧于清洁床单上（面向照护人员）,盖好被子,拉起近侧床挡	8	未移枕头 未协助老年人翻身 未做好床旁保护 未盖好被子	2 2 2 2
	7. 铺对侧单 （1）照护人员转至床对侧,放下床挡 （2）从床头至床尾松开床单,将床单向上卷起,再将污染床单分别从床头、床尾向中间卷起放在污衣袋内 （3）清扫床褥上的渣屑（方法同上）,取下床刷套放于污衣袋内 （4）拉平老年人身下的清洁床单,平整铺于床褥上（方法同上）,协助老年人平卧于床中线上,盖好被子	8	未放下床挡 操作错误 未清扫干净 床单未铺平整 未盖好被子	1 2 2 1 2
	8. 更换被罩 （1）照护人员站在床右侧,将盖于老年人身上的被子两侧及被尾展开 （2）打开被罩被尾开口端,一手揪住被罩边缘,另一手伸入被罩中分别将两侧棉胎向中间对折 （3）一手抓住被罩被头部分,另一手抓住棉胎被头部分,将棉胎呈S形从被罩中撤出,折叠置于床尾。被罩仍覆盖于老年人身上 （4）取清洁被罩平铺于污被罩上,被罩中线对准床中线。清洁被罩的被头部分置于老年人颈肩部 （5）打开清洁被罩被尾开口端,一手抓住棉胎被头部分将棉胎装入清洁被罩内,棉胎被头处充满被罩被头部分 （6）在被罩内将棉胎侧边分别向两侧展开铺平,棉胎四角充实于被罩四角,系好床尾侧被罩系带 （7）从床头向床尾方向翻卷撤出污染被罩,放在污衣袋内 （8）将棉胎两侧向内反折,与床沿平齐,被尾向内反折,与床尾平齐	10	遮住老年人口鼻 操作错误 未注意保暖 中线未对齐 棉胎未充实 棉胎未与床沿平齐	2 3 2 1 1 1
	9. 更换枕套 （1）照护人员一手托起老年人头颈部,另一手取出枕头 （2）在床尾处将枕芯从枕套中撤出,将污枕套放在污衣袋内 （3）在床尾部,取清洁枕套反转内面朝外,双手伸进枕套内撑开揪住两内角 （4）抓住枕芯两角,反转枕套套好 （5）将枕头从老年人胸前放在左侧头部旁边,照护人员右手托起老年人头部,左手从老年人头下方将枕头拉至头下适宜位置。枕套为侧开口时,开口端应背向门	6	未在床尾更换枕套 操作错误 枕头四角未充实 枕头开口未背门	1 3 1 1
	10. 整理用物 （1）协助老年人取舒适卧位 （2）移回床旁桌椅,开窗通风,清理用物,污被单送洗 （3）洗手	5	未整理用物 未移回桌椅 未记录	3 1 1

项目	操作标准	分值	扣分标准	扣分
质量评价 （20分）	1. 操作准确、熟练	4	操作不熟练	4
	2. 沟通恰当，敬老爱老观念强	4	沟通不恰当 敬老爱老观念弱	2 2
	3. 安全风险因素	10	不当操作，造成风险，视情节扣分	10
	4. 操作时间：15min	2	每超过1min	1

（王珊珊）

实训7 为老年人更衣

【实训目的】

1. 学会为老年人更衣，操作时动作轻稳，节力，确保老年人感觉安全、舒适。

2. 具备仁爱之心，尊重老年人，维护老年人隐私，体现敬老、孝老、爱老理念。

【实训建议】

1. 采用理实一体教学方法，案例导入，情景模拟，由教师示教操作程序，演示操作过程，展现真实场景。强调危险因素，讲解注意事项。

2. 学生情景模拟分组实训，采用角色扮演法体验老年人需求，练习操作过程，训练沟通技巧，体现人文关怀，提升职业素养和职业能力。

【实训学时】

2学时。

【实训标准】

项目	操作标准	分值	扣分标准	扣分
素质要求 （2分）	1. 考生仪表得体，表达清晰、自然大方	1	不得体，不大方	1
	2. 考生准备：着装整齐，洗手、戴口罩，符合照护师岗位要求	1	着装不符合要求、未洗手	1
评估要求 （8分）	1. 环境评估：整洁、安静、舒适、安全	1	未评估	1
	2. 老年人评估 （1）辨识老年人，沟通顺畅 （2）评估老年人的意识状态、自理能力、疾病情况、心理状态及合作程度；评估老年人衣物污染部位及污染物的情况	5	未辨识老年人 每缺一项	3 2
	3. 用物评估：清洁衣物、鞋袜、洗手液	2	缺或多一项用物	2
操作步骤 （70分）	1. 携用物至老年人床旁，辨识老年人并做好解释	4	未核对 未解释	2 2
	2. 更换上衣 （1）开襟式： 　1）协助老年人取坐位或摇起床头，使老年人呈半坐位 　2）为老年人解开衣扣，衣领向下拉，露出双肩。脱去一侧衣袖，将衣服从背后绕到另一侧，褪下衣袖	26	未取体位 未解衣扣 未辨别衣身、衣袖 操作错误	4 1 5 10

续表

项目	操作标准	分值	扣分标准	扣分
操作步骤 （70分）	3）展开清洁的开襟式上衣,辨别衣身、衣袖 4）从一侧袖口端套入手臂,握住老年人手部套入衣袖,提拉至肩部。让老年人身体稍前倾,捏住衣领将衣身从背后展开,将另一侧手臂向斜下方或斜上方伸入衣袖 5）拉平老年人上衣的衣身,整理衣领 （2）套头式: 1）协助老年人取坐位或摇起床头,使老年人呈半坐位 2）将老年人套头上衣的下端向上拉至胸部,一手扶住老年人肩部,另一手从背后向前脱下衣身部分 3）拉住近侧衣袖袖口,脱下衣袖,用同样的方法脱下另一侧衣袖 4）辨别套头衣服前后面 5）一只手从袖口处伸入衣身开口处,握住老年人手腕,将衣袖套入老年人手臂,用同样的方法穿好另一侧衣袖 6）双手握住衣身前后片下沿至领口开口处,套过老年人头部 7）将衣身向下拉至平整		脱、穿衣顺序错误 未注意保暖 未拉平衣服	2 2 2
	3. 穿脱裤子 （1）为老年人松开裤带、裤扣。协助老年人身体左倾,将裤子右侧部分向下拉至臀下,再协助老年人身体右倾,将裤子左侧部分向下拉至臀下 （2）协助老年人屈膝,两手分别拉住老年人两侧裤腰向下褪至膝部以下,分别抬起左右下肢,逐一褪出裤腿 （3）取清洁裤子,辨别正反面 （4）一手从裤管口套入至裤腰开口处,轻握老年人脚踝,另一手将裤管向老年人大腿提拉。同法穿上另一条裤管 （5）协助老年人屈膝,两手分别拉住两侧裤腰部分向上提拉至老年人臀部 （6）协助老年人身体左倾,将右侧裤腰部分向上拉至腰部,再协助老年人身体右倾,将裤子左侧部分向上拉至腰部。系好裤带、裤扣 （7）将裤子拉至平整	17	未松开裤带、裤扣 操作错误 未辨别正反面 未系裤带、裤扣 裤子未拉平整 未注意保暖	1 6 5 1 2 2
	4. 穿脱鞋袜 （1）为老年人解开鞋带,握住鞋的足跟部分脱下鞋子,同法脱下另一只鞋子 （2）两手分别拉住脚踝两侧袜口向下脱下袜子 （3）取清洁袜子并辨别正反面及袜子的足跟位置 （4）双手分别捏住袜子开口至袜头处,套入脚趾,向脚踝方向提拉 （5）一手握住鞋跟部分,另一手托起老年人足跟,将脚趾部分套入鞋内,直至脚掌、脚跟与鞋底内面贴合 （6）系好鞋带	17	未解开鞋带 未辨别正反面 操作错误 袜子未与脚贴合 未检查鞋子 未系鞋带	1 5 6 2 2 1
	5. 将更换的衣物整理平整	2	未整平衣物	2
	6. 洗手,记录	4	未洗手 未记录	2 2

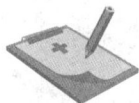

项目	操作标准	分值	扣分标准	扣分
质量评价（20分）	1. 操作准确、熟练	4	操作不熟练	4
	2. 沟通恰当，敬老爱老观念强	4	沟通不恰当 敬老爱老观念弱	2 2
	3. 安全风险因素	10	不当操作，造成风险，视情节扣分	10
	4. 操作时间：15min	2	每超过1min	1

（王珊珊）

实训 8　协助老年人进食技术

【实训目的】

1. 学会协助老年人进食操作，遵循"三查八对"，保证操作过程准确无误。

2. 具备仁爱之心，慎独精神，尊重老年人，体现敬老、孝老、爱老理念。

【实训建议】

1. 采用理实一体教学方法，情景案例导入，情景模拟，由教师示教操作程序，演示操作过程，展现真实场景。强调危险因素，讲解注意事项。

2. 学生分组，情景模拟，练习操作过程，训练沟通技巧，体现人文关怀，提升学生职业素养和职业能力。

【实训学时】

2学时。

【实训标准】

项目	操作标准	分值	扣分标准	扣分
素质要求（2分）	1. 考生仪表得体，表达清晰、自然大方	1	不得体，不大方	1
	2. 考生准备：着装整齐，七步洗手法清洗双手、戴口罩，符合照护师岗位要求	1	着装不符合要求、未洗手	1
评估要求（10分）	1. 环境评估：整洁、安静、舒适、安全	1	未评估	1
	2. 老年人评估 （1）辨识老年人，沟通顺畅 （2）评估老年人的性别、年龄、体重、病情、身体活动能力、生活居住地、意识状态、合作程度、对食物需求的量，评估老年人有无口腔疾患，食管疾患，有无呕吐，吞咽障碍	5	未评估 未辨识老年人 每缺一项	5 3 2
	3. 用物评估：免洗消毒液、食物、餐具（碗、筷、汤匙）、围裙、毛巾或纸巾、移动餐桌、漱口杯、吸管、温开水（38~40℃）、记录卡	4	缺或多一项用物	2
操作步骤（68分）	1. 核对老年人姓名，饮食单、菜品的种类、量等，备齐用物携至老年人床旁	8	未核对 未检查 缺或少一项检查	4 4 2
	2. 核对老年人，与老年人沟通向老年人解释，协助老年人清洁双手，根据老年人需要协助排便	5	未核对 未解释 未帮助排便	2 2 1

续表

项目	操作标准	分值	扣分标准	扣分
操作步骤 （68分）	3. 协助老年人采取舒适、安全的进食体位： （1）身体无特殊的自理老年人，可自行下床进食 （2）特殊老年人进食可采取的体位：床上坐位、轮椅坐位、半坐卧位、侧卧位	10	未采取体位 采取体位不适宜	6 4
	4. 协助老年人进食：检查食物温度合适后，协助老年人进食 （1）鼓励自理老年人自行进食，准备好餐具，照护人员将食物摆放于餐桌上，并告诉注意事项 （2）帮助失能老年人进食：测试食物温度（前臂掌侧下缘测温不烫为宜）使用汤匙进食，每次一口，实物量为汤匙的1/3为宜，等老年人完全吞下后，再喂食下一口 （3）协助视力障碍的老年人进食：如果老年人要求自行进食，可按照时钟平面图放置食物（12点钟放汤、6点钟放饭、3点钟和9点钟放菜），并告知指定方向食物的名称，老年人按顺序摄取。有骨头的食物，备餐时将骨头剔除	22	未测试食物温度 未指导自理老年人进食 操作错误 未帮助失能老人进食 未告知注意事项	5 3 10 5 5
	5. 进食结束协助老年人漱口，清洁口腔，保持进食体位20~30min后，取舒适的体位	10	未漱口 未保持进食体位 未采取舒适体位	2 4 4
	6. 用餐后观察有无不适，发现异常情况立即报告医生	4	未观察	4
	7. 整理餐具，清理食物残渣，将进食物品放回原处，七步洗手法清洗双手	5	未整理 未用七步洗手法清洗双手	3 2
	8. 记录 （1）记录老年人姓名、用餐时间、种类、量、照护人员签名 （2）老年人未进食时，应及时报告并做好记录	4	未记录 未服进食时未报告 未记录	2 2
质量评价 （20分）	1. 操作过程中动作轻柔、准确、熟练、安全	4	操作不熟练	4
	2. 沟通恰当，指导正确，敬老、爱老观念强	4	指导不正确 指导不到位	2 2
	3. 安全风险因素	10	不当操作，造成风险，视情节扣分	10
	4. 操作时间：15min	2	每超过1min	1

（杨晓玲　闫学敏）

实训9　协助老年人进水技术

【实训目的】

1. 学会协助老年人进水操作，遵循"三查八对"，保证操作过程准确无误。

2. 具备仁爱之心，慎独精神，尊重老年人，体现敬老、孝老、爱老理念。

【实训建议】

1. 采用理实一体教学方法，情景案例导入，情景模拟，由教师示教操作程序，演示操作过程，展现

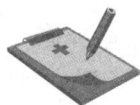

真实场景。之后强调危险因素,讲解注意事项。

2. 学生分组,情景模拟,练习操作过程,训练沟通技巧,体现人文关怀,提升学生职业素养和职业能力。

【实训学时】

2 学时。

【实训标准】

项目	操作标准	分值	扣分标准	扣分
素质要求 (2分)	1. 考生仪表得体,表达清晰、自然大方	1	不得体,不大方	1
	2. 考生准备:着装整齐,七步洗手法清洗双手、戴口罩,符合照护师岗位要求	1	着装不符合要求、未七步洗手法清洗双手	1
评估要求 (10分)	1. 环境评估:整洁、安静、舒适、安全	1	未评估	1
	2. 老年人评估 (1)辨识老年人,沟通顺畅 (2)评估老年人的性别,年龄,体重,病情,身体活动能力,生活居住地,缺水程度,意识状态,合作程度,对饮品需求量,有无口腔疾患,食管疾患,有无呕吐,吞咽障碍	5	未评估 未辨识老年人 每缺一项	5 3 2
	3. 用物评估:免洗消毒液,喝水杯或者小水壶盛有 1/2~2/3 的温开水,吸管、汤匙、小毛巾(或纸巾)	4	缺或多一项用物	2
操作步骤 (68分)	1. 核对老年人姓名,饮水单、量等,备齐用物携至老年人床旁	8	未核对 未检查 缺或少一项检查	4 4 2
	2. 核对老年人,与老年人沟通向老年人解释,协助老年人清洁双手,根据老年人需要协助排便	5	未核对 未解释 未帮助排便	2 3 3
	3. 协助老年人采取舒适、安全的进食体位: (1)身体无特殊的自理老年人,可自行下床进食 (2)特殊老年人进食可采取的体位:床上坐位、轮椅坐位、半坐卧位、侧卧位	12	未采取体位 采取体位不适宜	12 6
	4. 协助老年人进水:将小毛巾围在老年人颌下,检查水温合适后,协助老年人进水 (1)鼓励自理老年人自行进水,照护人员将盛有温开水的水杯交于老年人手中自饮,嘱咐老年人小口饮用 (2)帮助失能老年人进水:测试水的温度(前臂掌侧下缘测温不烫为宜),照护人员可以帮助采用吸管进水;使用汤匙进水时,水装至汤匙的 1/2~2/3 为宜,等老年人完全吞下后,再喂下一口	20	未测试水的温度 操作错误 未帮助失能老人进水	5 10 5
	5. 进水结束帮助老年人撤下小毛巾,保持进水体位20~30min 后,取舒适的体位	8	未漱口 未保持进食体位 未采取舒适体位	2 3 3
	6. 进水后观察有无不适,发现异常情况立即报告医生	5	未观察	5
	7. 整理用物,将旧物品放回原处,七步洗手法清洗双手	6	未整理 未用七步洗手法清洗双手	3 2
	8. 记录 (1)记录老年人姓名、进水时间、量、照护人员签名 (2)老年人长时间未进水时,应及时报告并做好记录	4	未记录 未进水时未报告未记录	4 2

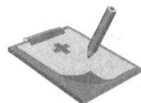

续表

项目	操作标准	分值	扣分标准	扣分
质量评价 （20分）	1. 操作过程中动作轻柔、准确、熟练、安全	4	操作不熟练	4
	2. 沟通恰当,指导正确,敬老、爱老观念强	4	指导不正确 指导不到位	2 2
	3. 安全风险因素	10	不当操作,造成风险,视情节扣分	10
	4. 操作时间:15min	2	每超过1min	1

（杨晓玲　闫学敏）

实训 10　老年人鼻饲饮食照护技术

【实训目的】

1. 学会帮助老年人鼻饲饮食照护,遵循"三查八对",保证操作过程准确无误。

2. 具备仁爱之心,慎独精神,尊重老年人,体现敬老、孝老、爱老理念。

【实训建议】

1. 采用理实一体教学方法,情景案例导入,情景模拟,由教师示教操作程序,演示操作过程,展现真实场景。强调危险因素,讲解注意事项。

2. 学生分组,情景模拟,练习操作过程,训练沟通技巧,体现人文关怀,提升学生职业素养和职业能力。

【实训学时】

2 学时。

【实训标准】

项目	操作标准	分值	扣分标准	扣分
素质要求 （2分）	1. 考生仪表得体,表达清晰、自然大方	1	不得体,不大方	1
	2. 考生准备:着装整齐,七步洗手法清洗双手、戴口罩,符合照护师岗位要求	1	着装不符合要求、未七步洗手法清洗双手	1
评估要求 （10分）	1. 环境评估:整洁、安静、舒适、安全	1	未评估	1
	2. 老年人评估 （1）辨识老年人,沟通顺畅 （2）评估老年人的性别,年龄,病情,意识状态,合作程度,鼻饲管长度、是否在胃内,胃管固定周围的皮肤情况 （3）老年人准备:帮助排便,摆放安全舒适的进餐体位,盖好盖被,拉好床挡	5	未评估 未辨识老年人 每缺一项	5 3 2
	3. 用物评估:鼻饲食物（温度 38~40℃）200ml、水杯（内有温水）、无菌纱布一块、灌注器、毛巾及纸巾、胶布、棉签、软枕、笔和记录表	4	缺或多一项用物	2
操作步骤 （68分）	1. 核对老年人姓名,房间号,床号。在规定时间内将鼻饲食物推至老年人床前	5	未核对 未检查 缺或少一项检查	5 3 2
	2. 核对老年人,与老年人沟通,向老年人解释鼻饲进食的目的,方法,注意事项,鼻饲食物的种类、量和温度,帮助排便,取得配合	8	未核对 未解释 未帮助排便	3 3 2

续表

项目	操作标准	分值	扣分标准	扣分
操作步骤（68分）	3. 帮助老年人取安全舒适的体位 （1）坐位：摇高床头至脊柱直立位，将枕头置于后背支撑，肩关节处垫软枕，上肢垫软枕或置于移动餐桌上，肘关节放松伸直，膝关节下垫一软枕保持膝关节屈曲 （2）半坐卧位：协助老年人平卧，先摇起床头支架使上半身抬高，与床成30°~50°，膝关节处垫软枕，防止下滑，床尾置于一软枕，垫于足底，防止足底触及床尾栏杆	10	未采取体位 采取体位不适宜	10 5
	4. 进食 （1）照护人员检查老年人鼻饲管固定是否完好，插入的长度是否在与标记的长度一致，如果出现松动或者管道滑脱，立即告知医护人员进行处理 （2）查看老年人的鼻饲管是否在胃内，常用方法为照护人员打开鼻饲管末端的盖帽，将灌注器的乳头与鼻饲管末端链接抽吸，能够抽出胃液或胃内容物，表明鼻饲管在胃内，推回液体，盖上盖帽 （3）测试鼻饲的温度，一般为38~40℃，照护人员取少量鼻饲食物滴在自己前臂掌侧下缘，感觉温热不烫为宜 （4）照护人员用灌注器从水杯中抽取20ml的温开水，连接鼻饲管末端缓慢注入，盖好盖帽，确定鼻饲管通畅 （5）照护人员用灌注器抽取20~50ml的鼻饲液，打开鼻饲管末端并连接，缓慢推注，推注后立即盖好盖帽，再次抽吸鼻饲饮食，同法至鼻饲饮食推注结束 （6）鼻饲过程中，观察老年人表现，发现有恶心、呕吐、胃液中混有咖啡样物等异常，立即停止操作，及时报告医护人员 （7）鼻饲推注结束后，再次抽吸20ml温水推注鼻饲管内	22	未检查鼻饲管 未测试食物温度 操作错误 未检查鼻饲管是否在胃内 鼻饲过程中未观察老年人	2 5 5 7 3
	5. 鼻饲管末端反折，用无菌纱布包好，固定于老年人的枕边或老年人的衣领上	4	未用纱布包裹 未固定	2 2
	6. 帮助老年人撤去颌下毛巾，保持现有体位20~30min	4	未漱口 未保持进食体位未采取舒适体位	1 1 2
	7. 鼻饲结束后观察有无不适，发现异常情况立即报告医生	5	未观察	5
	8. 整理床单位，灌注器及餐具清洗、消毒、晾干备用，七步洗手法清洗双手	6	未整理 未洗手	3 3
	9. 记录 （1）记录老年人姓名、鼻饲食物的种类和量、照护人员签名 （2）老年人未进食，或者进食过程中出现意外情况应及时记录	4	未记录 未给予进食时未报告，未记录	2 2
质量评价（20分）	1. 操作过程中动作轻柔、准确、熟练、安全	4	操作不熟练	4
	2. 尊重老年人，与老人沟通，语言恰当，沟通贯穿于全程，老年人出现不良情绪时，能及时、有效疏导	4	指导不正确 指导不到位	2 2
	3. 安全风险因素	10	不当操作，造成风险，视情节扣分	10
	4. 操作时间：15min	2	每超过1min	1

（杨晓玲　闫学敏）

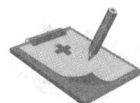

实训 11　老年人尿垫、纸尿裤更换

【实训目的】

1. 学会为老年人更换尿垫、纸尿裤,避免因尿失禁引起臀部压疮。

2. 以人为本,尊重老年人,维护老年人隐私;具有慎独精神。

【实训建议】

1. 采用理实一体教学方法,情景案例导入,情景模拟,由教师示教操作程序,演示操作过程,展现真实场景。强调危险因素,讲解注意事项。

2. 学生分组,情景模拟,练习操作过程,训练沟通技巧,体现人文关怀,提升职业素养和职业能力。

【实训学时】

2 学时。

【实训标准】

项目	操作标准	分值	扣分标准	扣分
素质要求 (2分)	1. 考生仪表得体,表达清晰、自然大方	1	不得体,不大方	1
	2. 考生准备:着装整齐,洗手、戴口罩,符合照护师岗位要求	1	着装不符合要求、未洗手	1
评估要求 (10分)	1. 环境评估:整洁、安静、舒适、安全	1	未评估	1
	2. 老年人评估 (1)辨识老年人,沟通顺畅 (2)评估老年人的性别,年龄,体重,病情,治疗史等,肝肾功能状态;评估老年人意识状态,合作程度,对疾病的态度,对所患疾病的认知程度、生活自理能力;评估老年人尿失禁类型,会阴部皮肤有无破损	5	未评估 未辨识老年人 每缺一项	5 3 2
	3. 用物评估:尿垫,纸尿裤、手纸、屏风、水盆、毛巾、温热水(水温38~40℃)、洗手液	4	缺或多一项用物	2
操作步骤 (68分)	1. 核对老年人信息,备齐用物携至老年人床旁	2	核对	2
	2. 核对老年人,照护人员向老年人解释更换尿垫目的,取得老年人的配合	4	未核对 未解释	2 2
	3. 关闭门窗,用屏风遮挡,放下床挡	3	未用屏风遮挡 未放床挡	1 2
	4. 更换尿垫 (1)协助老年人取左侧卧位 (2)观察会阴部及臀部皮肤情况,在水盆内倒入少许温水,用掌面手腕测试水温适宜,将专用毛巾沾湿、拧干,以不滴水为宜,手套样包裹于右手上,用温热毛巾由外向内环形擦拭右侧臀部和会阴部皮肤 (3)将污染的一次性尿垫向内折叠,塞于老年人身体下面,然后将清洁的尿垫一半卷起来塞于老年人身下,另一半向自己一侧打开 (4)协助老年人翻身至右侧卧位,如果是规格较小的尿垫可以直接从对侧撤下污染的一次性尿垫,如果是规格较大的尿垫,需要转至对侧撤下污染的尿垫时,就需要拉起右侧床挡,转至对侧撤下污染的尿垫,放入污物桶内 (5)同法擦拭老年人左侧臀部及会阴部皮肤 (6)将清洁尿垫另一半拉平铺好,协助老年人翻转身体至平卧位,拉平清洁尿垫	22	未采取体位或体位不适宜 未检查水温 操作错误 撤尿垫污染床单位 擦拭方法错误 清洁尿垫未拉平	2 1 5 5 5 2

续表

项目	操作标准	分值	扣分标准	扣分
操作步骤 （68分）	5. 更换纸尿裤 （1）协助老年人取平卧位，解开污染纸尿裤粘扣，揭开两翼放至老年人身体两侧，将前片折叠于臀下 （2）观察会阴部及臀部皮肤情况，水盆内倒入少许温水，用掌面手腕测试水温适宜，将专用毛巾沾湿、拧干，以不滴水为宜，手套样包裹于右手上，自上向下轻轻擦拭会阴部，再用干毛巾沾干 （3）协助老年人向近侧侧卧，用同样的方法由外向内环形擦拭臀部，再用干毛巾沾干；将污染的纸尿裤从对侧向近侧内面对折反卷于老年人右侧臀下 （4）将卷好的清洁纸尿裤（贴皮肤面朝内）由对侧向近侧平铺于老年人臀下，协助老年人翻身至另一侧，撤下污染的纸尿裤，放入污物桶内 （5）打开身下的纸尿裤铺平，协助老年人取平卧位 （6）从两腿间向前向上兜起纸尿裤前端，整理大腿内侧边缘，将前片覆盖在小腿部，两翼与前片粘贴、固定 （7）将腹股沟两侧防侧漏折翻出，检查松紧适宜	22	未采取体位或体位不适宜 未检查水温 擦拭方法错误 撤污染纸尿裤、污染床单位物品 未拉平 两腿之间松紧适宜 粘贴、固定过松或过紧	2 1 5 5 2 3 2
	6. 协助老年人躺好舒适卧位	3	卧位不舒适	3
	7. 盖好盖被，拉起床挡	3	未拉床挡	3
	8. 整理床单位，整理用物，洗手	5	未整理 未洗手	3 2
	9. 记录：记录老年人姓名、更换尿垫、纸尿裤时间，臀部及会阴部皮肤情况、排泄物情况等	4	未记录 未观察局部皮肤情况	2 2
质量评价 （20分）	1. 操作准确、熟练	4	操作不熟练	4
	2. 沟通恰当，指导正确，敬老爱老观念强	4	指导不正确 指导不到位	2 2
	3. 安全风险因素	10	不当操作，造成风险，视情节扣分	10
	4. 操作时间：15min	2	每超过1min	1

（王艾青）

实训12　留置导尿老年人的导管照护

【实训目的】

1. 学会为留置导尿的老年人进行导管照护，避免泌尿系统感染。

2. 以人为本，尊重老年人，维护老年人隐私；具有慎独精神。

【实训建议】

1. 采用理实一体教学方法，情景案例导入，情景模拟，由教师示教操作程序，演示操作过程，展现真实场景。强调危险因素，讲解注意事项。

2. 学生分组，情景模拟，练习操作过程，训练沟通技巧，体现人文关怀，提升职业素养和职业能力。

【实训学时】

2学时。

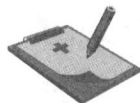

【实训标准】

项目	操作标准	分值	扣分标准	扣分
素质要求 （2分）	1. 考生仪表得体,表达清晰、自然大方	1	不得体,不大方	1
	2. 考生准备:着装整齐,洗手、戴口罩,符合照护师岗位要求	1	着装不符合要求、未洗手	1
评估要求 （10分）	1. 环境评估:整洁、安静、舒适、安全	1	未评估	1
	2. 老年人评估 （1）辨识老年人,沟通顺畅 （2）老年人的性别,年龄,体重,病情、治疗史等;评估老年人意识状态,对疾病的态度,对所患疾病的认知程度、生活自理能力;评估老年人留置导尿管留置时间,会阴部皮肤有无破损	5	未评估 未辨识老年人 每缺一项	5 3 2
	3. 用物评估:一次性手套、治疗巾、弯盘、碘伏棉球、止血钳、污物碗、便盆、口罩、洗手液	4	缺或多一项用物	2
操作步骤 （68分）	1. 核对:核对老年人信息,备齐用物携至老年人床旁	2	核对	2
	2. 照护人员向老年人解释留置导尿管的目的,取得老年人的配合	4	未核对 未解释	2 2
	3. 关闭门窗,用屏风遮挡,放下床挡	3	未用屏风遮挡	3
	4. 留置导尿管的照护 （1）协助老年人取平卧位 （2）照护人员站在床右侧中间,打开盖被,暴露留置导尿管和引流管,臀部铺治疗巾,弯盘放在治疗巾上 （3）用消毒棉球擦拭外阴及尿道口,顺序尿道口、小阴唇、尿道口,再从尿道口沿导尿管向外擦拭消毒,如为男性老年人用消毒棉球擦拭尿道口、龟头及包皮,每天1~2次 （4）排空及更换集尿袋,并记录尿量,必要时留取尿标本 （5）定期更换导尿管,一般导尿管每周更换1次,硅胶导尿管可一月更换1次(口述) （6）老年人如离床活动时要妥善固定引流袋及导尿管,引流袋不能高于膀胱,以防尿液反流 （7）膀胱功能训练,留置导尿管期间采用间歇性夹管方式,阻断引流,一般每3~4h开放1次 （8）每周查尿常规1次,若发现尿液混浊、沉淀或出现结晶时,及时报告医生(口述)	38	未采取体位或体位不适宜 未铺治疗巾 未消毒或消毒顺序错误 未更换 未口述 未固定或固定错误 方法错误 未口述	2 4 10 6 4 4 4 4
	5. 协助老年人躺好舒适卧位	3	卧位不舒适	3
	6. 盖好盖被,拉起床挡	3	未拉床挡	3
	7. 用过的治疗巾、棉签、尿袋按医疗垃圾处理,脱去手套,按医疗垃圾处理	3	处理错误	3
	8. 整理 整理床单位,为老年人盖好被子,整理用物,洗手	8	未整理 未洗手	4 4
	9. 记录:留置导尿管消毒时间、尿袋更换时间,臀部及会阴部皮肤情况等	4	未记录 未观察局部皮肤情况	2 2

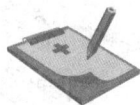

项目	操作标准	分值	扣分标准	扣分
质量评价 （20分）	1. 操作准确、熟练	4	操作不熟练	4
	2. 沟通恰当、指导正确，敬老爱老观念强	4	指导不正确 指导不到位	2 2
	3. 安全风险因素	10	不当操作，造成风险，视情节扣分	10
	4. 操作时间：10min	2	每超过1min	1

（王艾青）

实训 13　留置导尿老年人一次性集尿袋的更换

【实训目的】

1. 学会为留置导尿的老年人更换一次性集尿袋，避免泌尿系统感染。

2. 以人为本，尊重老年人，维护老年人隐私；具有慎独精神。

【实训建议】

1. 采用理实一体教学方法，情景案例导入，情景模拟，由教师示教操作程序，演示操作过程，展现真实场景。强调危险因素，讲解注意事项。

2. 学生分组，情景模拟，练习操作过程，训练沟通技巧，体现人文关怀，提升职业素养和职业能力。

【实训学时】

2学时。

【实训标准】

项目	操作标准	分值	扣分标准	扣分
素质要求 （2分）	1. 考生仪表得体，表达清晰、自然大方	1	不得体，不大方	1
	2. 考生准备：着装整齐，洗手、戴口罩，符合照护师岗位要求	1	着装不符合要求、未洗手	1
评估要求 （10分）	1. 环境评估：整洁、安静、舒适、安全	1	未评估	1
	2. 老年人评估 （1）辨识老年人，沟通顺畅 （2）老年人的性别、年龄、体重、病情、治疗史等，肝肾功能状态；评估老年人意识状态，对疾病的态度，对所患疾病的认知程度、生活自理能力；评估老年人尿失禁的时间长短，会阴部皮肤有无破损	5	未评估 未辨识老年人 每缺一项	5 3 2
	3. 用物评估：一次性手套，一次性防逆流集尿袋、治疗巾、弯盘、碘伏、止血钳、棉签、别针、污物碗、便盆、口罩、洗手液	4	缺或多一项用物	2
操作步骤 （68分）	1. 核对：核对老年人信息，备齐用物携至老年人床旁	2	核对	2
	2. 核对老年人，照护人员向老年人解释更换一次性尿袋的目的，取得老年人的配合	4	未核对 未解释	2 2
	3. 关闭门窗，用屏风遮挡，放下床挡	3	未用屏风遮挡	3

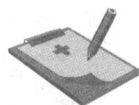

续表

项目	操作标准	分值	扣分标准	扣分
操作步骤 （68分）	4. 更换集尿袋 （1）协助老年人取平卧位 （2）照护人员站在床右侧中间,打开盖被,暴露尿管和引流袋接口,在尿管和引流袋接口处铺治疗巾,弯盘放在接口下 （3）检查集尿袋有效期,撕开外包装,平铺在治疗巾上 （4）关闭集尿袋放尿端口,打开引流管开关,观察尿液引流通畅 （5）用止血钳夹住留置导尿管开口上端3~5cm处,夹闭尿袋引流管开关 （6）取棉签袋打开,抽出两支,棉头部分在棉签袋内。戴手套 （7）断开尿管和引流管接口,尿管末端向上,用左手中指和无名指夹住,拇指和示指捏住新集尿袋引流管的接口处,右手取下引流管端口蓝色盖帽,放在治疗巾上 （8）右手取棉签蘸碘伏,从尿管外口向上螺旋消毒2次。用过的棉签放入弯盘内。右手拿起新引流管端口与尿管相连,旋紧 （9）将新引流管盖帽套在换下的引流管端口上,引流管放在床边 （10）松开止血钳,观察尿液引流通畅,夹闭尿袋引流管开关 （11）用别针将新集尿袋固定在床旁,取下治疗巾和弯盘,放在治疗车下层	38	未采取体位或体位不适宜 未铺治疗巾 未检查 未关闭 未夹闭 未戴手套或污染 消毒方法错误 未观察 未固定	2 4 2 4 3 3 2 2 4
	5. 协助老年人躺好舒适卧位	3	卧位不舒适	3
	6. 盖好盖被,拉起床挡,每2h松开集尿袋底部开关放尿一次（口述）	3	未拉床挡	3
	7. 提起换下的集尿袋,观察尿液颜色、性状、尿量后,打开尿袋底部开关,将尿液放入尿盆内	3	未观察	3
	8. 整理 （1）整理床单位,为老年人盖好被子,整理用物,洗手 （2）用过的治疗巾、棉签、尿袋按医疗垃圾处理,脱去手套,按医疗垃圾处理	8	未整理 未洗手 垃圾未处理	2 2 4
	9. 记录:记录尿液颜色、性状、尿量、尿袋更换时间,臀部及会阴部皮肤情况等	4	未记录 未观察局部皮肤情况	2 2
质量评价 （20分）	1. 操作准确、熟练	4	操作不熟练	4
	2. 沟通恰当,指导正确,敬老爱老观念强	4	指导不正确 指导不到位	2 2
	3. 安全风险因素	10	不当操作,造成风险,视情节扣分	10
	4. 操作时间:10min	2	每超过1min	1

（王艾青）

实训 14　老年人如厕照护

【实训目的】

1. 协助老年人正常排便。

2. 以人为本,尊重老年人,维护老年人隐私;具有慎独精神。

【实训建议】

1. 采用理实一体的教学方法,情景案例导入,情景模拟。由教师示教操作程序,演示操作过程,展现真实场景。之后强调危险因素,讲解注意事项。

2. 学生分组,情景模拟,练习操作过程中,训练沟通技巧,体现人文关怀,提升学生职业素养和职业能力。

【实训学时】

2 学时。

【实训标准】

项目	操作标准	分值	扣分标准	扣分
素质要求 (2分)	1. 考生仪表得体,表达清晰、自然大方	1	不得体,不大方	1
	2. 考生准备:着装整齐,洗手、戴口罩,符合照护师岗位要求	1	着装不符合要求、未洗手	1
评估要求 (10分)	1. 环境评估:整洁、安静、舒适、安全	1	未评估	1
	2. 老年人评估 (1)辨识老年人,沟通顺畅 (2)评估老年人的性别、年龄、体重、病情;评估老年人意识状态,合作程度,对正确排便的意识程度;评估老年人有无便秘、腹泻、排便失禁、粪便嵌顿、肠胀气	5	未评估 未辨识老人 每缺一项	5 3 2
	3. 用物评估:卫生纸、视情况准备拐杖或者助行器、轮椅	4	缺或多一项用物	2
操作流程 (68分)	1. 准备:核对老年人信息,备齐用物携至老年人床旁	8	未核对 未检查 缺或少一项检查	4 4 2
	2. 与老年人沟通、向老年人解释	5	未沟通 未解释	2 3
	3. 使用轮椅推行或搀扶老年人进入卫生间,协助其转身面对照护人员,双手扶住坐便器旁的扶手	10	未协助老年人 未叮嘱老年人扶稳扶手	10 6
	4. 照护人员一只手搂抱老年人腋下(或腰部),另一只手协助老年人(或老年人自己)脱下裤子。双手环抱老年人腋下,协助老年人缓慢坐于坐便器上,双手扶稳扶手进行排便	15	双手放置位置不对 未叮嘱老年人扶稳扶手	10 5
	5. 老年人便后自己擦净肛门或身体前倾由照护人员协助用手纸擦净肛门。老年人自己借助卫生间扶手支撑身体(或照护人员协助老年人)起身,老年人自己(或照护人员协助)穿好裤子	15	未清洁到位 未协助好老年人整理衣物	7 8
	6. 按压坐便器开关冲水	3	未按压	3
	7. 能采取坐位但行走不便的老年人,照护人员可协助其在床旁使用坐便椅排便,方法同上	3	未协助	3

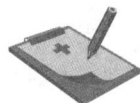

项目	操作标准	分值	扣分标准	扣分
操作流程 (68分)	8. 照护人员使用轮椅推行或搀扶老年人回房间休息,卫生间开窗通风或开启抽风设备清除异味,之后将其关闭。协助老年人使用坐便椅排便后,倾倒污物,清洗消毒便盆,晾干备用	5	卫生间未通风 马桶未处于备用状态	2 3
	9. 整理床单位,为老年人盖好被子,整理用物,洗手	2	未整理 未洗手	2 2
	10. 记录老年人大便的颜色、性状及量	2	未记录 缺或少一项	2 1
质量评价 (20分)	1. 操作熟练	4	操作不熟练	4
	2. 沟通恰当,指导正确,敬老爱老观念强	4	指导不正确 指导不到位	2 2
	3. 安全风险因素	10	不当操作造成风险,视情节扣分	10
	4. 操作时间:10min	2	每超过1min	1

(沈 荣)

实训 15 老年人床上便器的使用

【实训目的】

1. 协助老年人正常排便。

2. 具备仁爱之心,尊重老年人,维护老年人隐私,体现敬老、孝老、爱老的理念。

【实训建议】

1. 采用理实一体的教学方法,情景案例导入,情景模拟。由教师示教操作程序。演示操作过程,展现真实场景。强调危险因素,讲解注意事项。

2. 学生情景模拟下分组实训,练习操作过程中,训练沟通技巧,体现人文关怀,提升职业素养和职业能力。

【实训学时】

2学时。

【实训标准】

项目	操作标准	分值	扣分标准	扣分
素质要求 (2分)	1. 考生仪表得体,表达清晰、自然大方	1	不得体,不大方	1
	2. 考生准备:着装整齐,洗手、戴口罩,符合照护师岗位要求	1	着装不符合要求、未洗手	1
评估要求 (10分)	1. 环境评估:整洁、安静、舒适、安全	1	未评估	1
	2. 老年人评估 (1)辨识老年人,沟通顺畅 (2)评估老年人的性别、年龄、体重、病情;评估老年人意识状态,合作程度,对正确排便的意识程度;评估老年人有无腰部活动异常	5	未评估 未辨识老人 每缺一项	5 3 2

项目	操作标准	分值	扣分标准	扣分
评估要求 （10分）	3. 用物评估：便盆（加温后或加垫子）、便盆里放卫生纸、橡胶布或一次性护理垫、毛巾被、卫生纸、屏风、尿壶（男性），必要时，备水盆、毛巾	4	缺或多一项用物	2
操作流程 （68分）	1. 准备：核对老年人信息，备齐用物携至老年人床旁	8	未核对 未检查 缺或少一项检查	4 4 2
	2. 与老年人沟通、向老年人解释	5	未沟通 未解释	2 3
	3. 协助老年人平卧 （1）照护人员关闭门窗，必要时用屏风遮挡 （2）轻轻掀开下身盖被放于照护人员的对侧 （3）协助老年人取仰卧位	10	未协助老年人取合适卧位 未屏风遮挡	10 6
	4. 铺橡胶单（或护理垫）：一只手拖起老年人的臀部，另一只手将橡胶单（或一次性护理垫）垫于老年人腰及臀部下	10	未放置橡胶单	10
	5. 脱裤：脱裤子至膝部，将老年人两腿屈膝（肢体活动障碍者用软枕垫于膝下）	5	未为肢体活动障碍者垫软枕	5
	6. 放置便盆 （1）一只手托起老年人的臀部，臀部抬高 20~30cm，另一只手将便盆放置于老年人的臀下（开口向足部） （2）腰部不能抬起的老年人，应先协助老年人取侧卧位，腰部放软枕，将便盆开口紧贴臀部放好，再协助老年人平卧，调整便盆位置	10	开口放置错误 步骤错乱	5 5
	7. 防止尿液飞溅：为防止尿液飞溅，女性老年患者在会阴部盖上卫生纸；男性老年患者放上尿壶，膝盖并拢，盖上毛巾被	3	未做防止尿液飞溅的措施	3
	8. 取出便盆 （1）嘱老年人双腿用力，将臀部抬起，一只手抬起老年人腰骶部，另一只手取出便盆 （2）臀部不能抬起的老年人，可一只手扶住便盆，另一只手帮老年人侧卧，取出便盆	3	协助步骤错误	3
	9. 擦净肛门：为老年人擦净肛门（将卫生纸在手上绕3层左右，把手绕至臀部后，从前至后擦肛门，污物较多者单独擦 2~3 次）	3	未清洁干净	3
	10. 清洗：用温水清洗肛门，擦干，协助老年人穿好裤子。撤下橡胶单，盖好被子	2	未清洗	2
	11. 照护人员使用轮椅推行或搀扶老年人回房间休息，卫生间开窗通风或开启抽风设备清除异味，之后将其关闭。协助老年人使用坐便椅排便后，倾倒污物，清洗消毒便盆，晾干备用	5	未通风 便盆未处于备用状态	2 3
	12. 整理床单位，为老年人盖好被子，整理用物，洗手	2	未整理 未盖被子	1 1
	13. 记录老年人大便的颜色、性状及量	2	未记录 缺或少一项	2 1

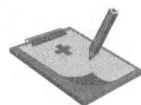

续表

项目	操作标准	分值	扣分标准	扣分
质量评价 （20分）	1. 操作熟练	4	操作不熟练	4
	2. 沟通恰当,指导正确,敬老爱老观念强	4	指导不正确 指导不到位	2 2
	3. 安全风险因素	10	不当操作造成风险, 视情节扣分	10
	4. 操作时间：10min	2	每超过1min	1

（沈　荣）

实训 16　老年人简易通便的协助

【实训目的】

1. 协助老年人排便。

2. 具备仁爱之心,尊重老年人,体现敬老、孝老、爱老的理念。

【实训建议】

1. 采用理实一体的教学方法,情景案例导入,情景模拟。由教师示教操作程序。

2. 演示操作过程,展现真实场景。之后强调危险因素,讲解注意事项。

3. 学生分组,情景模拟,练习操作过程中,训练沟通技巧,体现人文关怀,提升学生职业素养和职业能力。

【实训学时】

2学时。

【实训标准】

项目	操作标准	分值	扣分标准	扣分
素质要求 （2分）	1. 考生仪表得体,表达清晰、自然大方	1	不得体,不大方	1
	2. 考生准备：着装整齐,洗手、戴口罩,符合照护师岗位要求	1	着装不符合要求、未洗手	1
评估要求 （10分）	1. 环境评估：整洁、安静、舒适、安全	1	未评估	1
	2. 老年人评估 （1）辨识老年人,沟通顺畅 （2）评估老年人的性别、年龄、体重、病情;评估老年人意识状态,合作程度,对正确排便的意识程度;评估老年人便秘程度、身体状况	5	未评估 未辨识老人 每缺一项	5 3 2
	3. 用物评估：开塞露（每支20ml）、一次性手套、卫生纸、便盆、橡胶单或一次性尿垫。必要时准备剪刀、屏风	4	缺或多一项用物	2
操作流程 （68分）	1. 准备：核对老年人信息,备齐用物携至老年人床旁	8	未核对 未检查 缺或少一项检查	4 4 2
	2. 与老年人沟通、向老年人解释	5	未沟通 未解释	2 3

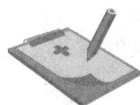

续表

项目	操作标准	分值	扣分标准	扣分
操作流程 （68分）	3. 沟通 （1）向老人说明操作方法、目的 （2）照护人员关闭门窗，必要时用屏风遮挡 （3）取下开塞露瓶盖（或用剪刀剪开）	16	未协助老年人 未取合适体位 未屏风遮挡	10 6 2
	4. 摆放体位：协助老年人取左侧卧位	5	体位错误	5
	5. 脱裤：裤子脱至大腿部	5	方法错误	5
	6. 铺橡胶单（或护理垫）：一只手托起老年人的臀部，另一只手将橡胶单（或一次性护理垫）垫于老年人腰及腰部以下	5	未铺垫橡胶单（或护理垫）	5
	7. 开塞露插入肛门：照护人员戴好手套，左手分开老年人臀部，右手持开塞露球部，挤出少量的药液润滑开塞露前端及肛门口。叮嘱老年人深吸气，将开塞露前端缓慢插入肛门深部，将药液全部挤入肛门。一只手拿取卫生纸靠近肛门处，另一只手快速拔出开塞露外壳，嘱老年人尽量保持左侧卧位10min左右，同时脱去手套，作为污物回收	15	操作步骤错误 未同时脱去手套并处理污物	10 5
	8. 协助老年人排便后，撤去橡胶单（或一次性护理垫），整理衣物、床单位。开窗通风。照护人员洗手	5	未整理 未开窗通风	5 2
	9. 记录老年人大便的颜色、性状及量	4	未记录 缺或少一项	4 1
质量评价 （20分）	1. 操作熟练	4	操作不熟练	4
	2. 沟通恰当，指导正确，敬老爱老观念强	4	指导不正确 指导不到位	2 2
	3. 安全风险因素	10	不当操作。造成风险，视情节扣分	10
	4. 操作时间：10min	2	每超过1min	1

（沈　荣）

实训 17　协助老年人更换体位

【实训目的】

1. 能协助老年人更换舒适体位，操作正确、轻稳、动作熟练，符合节力原则。

2. 具备仁爱之心，尊重老年人，维护老年人隐私，体现敬老、孝老、爱老理念。

【实训建议】

1. 采用理实一体教学方法，情景案例导入，情景模拟，由教师操作程序，演示操作过程，展现真实场景。操作后强调危险因素，讲解注意事项。

2. 学生分组，情景模拟，练习操作过程，训练沟通技巧，体现人文关怀，提升职业素养和职业能力。

【实训学时】

2学时。

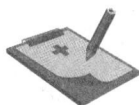

【实训标准】

项目	操作标准	分值	扣分标准	扣分
素质要求 （2分）	1. 考生仪表得体，表达清晰、自然大方	1	不得体、不大方	1
	2. 考生准备：着装整齐、洗手、戴口罩，符合照护师岗位要求	1	着装不符合要求、未洗手	1
评估要求 （10分）	1. 环境评估：整洁、安静、舒适、温度适宜、光线充足、安全	1	未评估	1
	2. 老年人评估 （1）辨识老年人，沟通顺畅 （2）评估老年人的性别、年龄、体重、病情、身体状况、自理能力、皮肤完整性；评估老年人意识状态、合作程度；评估老年人有无偏瘫或肢体障碍及程度	6	未评估 未辨识老年人 每缺一项	6 3 2
	3. 用物评估：照护车、软枕、楔形垫、洗手液	3	缺或多一项用物	1
操作步骤 （68分）	1. 核对床号、姓名，备齐用物携至老年人床旁，与老年人沟通，向老年人解释	6	未核对 缺或多一项物品 未解释	2 1 3
	2. 固定床脚轮	2	未固定	2
	3. 将各种导管安置妥当，根据季节进行遮盖	6	导管安置不当或未安置 未遮盖	4 2
	4. 协助老年人平卧，两手放于腹部，两腿屈曲	3	体位不合适 双手未安置	2 1
	5. 翻身侧卧 （1）一人协助老年人翻身侧卧法 　1）先将老年人双下肢移向靠近照护人员的床沿，再将老年人肩、腰、臀部向照护人员移动 　2）一手托肩，一手托膝部，轻轻将老年人推向对侧，协助老年人翻身呈侧卧位，使其背对照护人员 （2）二人协助老年人翻身侧卧法 　1）两名照护人员站在床的同一侧，一人托住颈、肩部及腰部，另一人托住臀部及腘窝部，同时将老年人抬起移向近侧 　2）一人托老年人的肩、腰部，另一人托老年人的臀、膝部，轻推使老年人转向对侧协助老年人翻身呈侧卧位	20	移动顺序混乱 翻身托住的位置不正确 姿势一处不正确	5 5 5
	6. 将楔形垫放于老年人背后支撑身体，一软枕置于胸前，上肢置于软枕上，另一软枕放于两膝之间，使老年人体位安全、舒适、稳定	10	一处未放置 体位一项不符合要求	2 2
	7. 将老年人肢体处于功能位置，各种导管固定在位，保持通畅	6	肢体未处于功能位 导管一项不符合要求	4 2
	8. 观察皮肤颜色是否发红，是否有压疮、皮疹、瘀斑等，并进行皮肤照护	4	未观察 未照护	2 2
	9. 整理床单位，上好床挡，将物品放回原处，洗手	5	未整理 未洗手	3 2

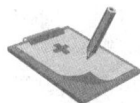

项目	操作标准	分值	扣分标准	扣分
操作步骤 （68分）	10. 记录，交接班 （1）记录老年人姓名、翻身时间、体位及皮肤状况 （2）做好床头交接班	6	未记录 记录缺一项 未床头交接	2 1 1
质量评价 （20分）	1. 操作准确、熟练	4	操作不熟练	4
	2. 沟通恰当，指导正确，敬老爱老观念强	4	指导不正确 指导不到位	2 2
	3. 安全风险因素	10	不当操作，造成风险，视情节扣分	10
	4. 操作时间：10min	2	每超过1min	1

（李敏青）

实训18　老年人助行器的使用

【实训目的】

1. 学会使用助行器，指导老年人正确使用助行器，确保老年人活动安全。

2. 具有高度的责任心，敬老、孝老、爱老，以人为本，树立爱伤观念。

【实训建议】

1. 采用理实一体教学方法，情景模拟导入，由教师示教操作程序，演示操作过程，展现真实场景。强化护理操作要点和注意事项。

2. 学生情景模拟下实训分组，练习操作过程，训练沟通技巧，体现人文关怀，提升职业素养和职业能力。

【实训学时】

1学时。

【实训标准】

项目	操作标准	分值	扣分标准	扣分
素质要求 （2分）	1. 考生仪表得体，表达清晰、自然大方	1	不得体，不大方	1
	2. 考生准备：着装整齐，洗手、戴口罩，符合照护师岗位要求	1	着装不符合要求、未洗手	1
评估要求 （10分）	1. 环境评估：路面宽敞、平整、干燥，无障碍物，光线充足	1	未评估	1
	2. 老年人评估 （1）辨识老年人 （2）老年人的病情：躯体活动能力、意识状态等基本情况。肢体活动能力，有无跌倒等危险因素；是否使用过助行器；衣着是否适合运动；心理状态，合作程度	6	未评估 未辨识老年人 每缺一项	6 3 2
	3. 用物评估：合适的助行器、卷尺、记录单	3	缺一项用物	3
操作步骤 （68分）	1. 准备 （1）助行器：检查助行器安全性能 （2）老年人服装准备：合体着装，裤子长度合适，鞋子防滑合脚等	8	未核对 缺或少一项检查	4 4

399

项目	操作标准	分值	扣分标准	扣分
操作步骤 （68分）	2. 核对老年人，与老年人沟通向老年人解释	5	未做好解释工作	2
	3. 调定助行器高度 （1）测量高度：老年人直立或卧位，髋关节到足底的高度为助行器扶手的高度 （2）调节高度并检查	10	未测量高度 未调整高度 每缺一项	10 5 2
	4. 行走训练 （1）讲解行走训练的目标和注意事项 （2）助行器置于床旁，协助老年人平稳站起 （3）使用助行器行走：重心移置助行器后，提起助行器或推动步行器置于身体前约一步远的距离，迈出患肢，健肢再跟进	20	未讲解指导 损伤错误 动作生硬 每缺一项	5 10 4 5
	5. 注意事项 （1）嘱老年人坐下或站起时，不要依靠助行器，易引起跌倒 （2）行走时要保持背部挺直，速度不宜过快，步幅要小于平时行走，助行器前移距离不要超过老年人行走约一步的距离 （3）行走前，先确认老年人两足底均已踏在地面上，呈立位平衡。助行器未熟练使用前，应有人陪伴、扶持，防止跌倒	14	未说明注意事项 安置助行器距离过大 没确定老年人平稳站立 每缺一项	8 5 5 2
	6. 观察老年人行走时的身体状态，积极询问与沟通，有不适反应及时休息或报告医生	3	未观察 未询问	3 2
	7. 整理物品；协助老年人更衣	5	未整理物品	3
	8. 记录 （1）老年人基本情况等 （2）记录使用助行器训练情况	3	未记录 未评估	3 2
质量评价 （20分）	1. 操作准确、熟练	4	操作不熟练	4
	2. 沟通恰当，指导正确，敬老爱老观念强	4	指导不正确 指导不到位	2 2
	3. 安全风险因素	10	不当操作，造成风险，视情节扣分	10
	4. 操作时间：10min	2	每超过1min	1

（类彦妍）

实训 19 老年人伤口初步止血

【实训目的】

1. 学会对伤口进行初步止血，熟练掌握操作要领。

2. 具有高度的责任心，敬老、孝老、爱老，以人为本，树立爱伤观念。

【实训建议】

1. 采用理实一体教学方法，情景模拟导入，由教师示教操作程序，演示操作过程，展现真实场景。强化操作要点和注意事项。

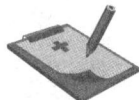

2. 学生情景模拟下分组实训,练习操作过程,训练沟通技巧,体现人文关怀,提升职业素养和职业能力。

【实训学时】

1学时。

【实训标准】

项目	操作标准	分值	扣分标准	扣分
素质要求 （2分）	1. 考生仪表得体,表达清晰、自然大方	1	不得体,不大方	1
	2. 考生准备:着装整齐,洗手、戴口罩,符合照护师岗位要求	1	着装不符合要求、未洗手	1
评估要求 （10分）	1. 环境评估:清洁、安全、用屏风遮挡保护老年人隐私	1	未评估	1
	2. 老年人评估 （1）辨识老年人 （2）老年人的病情:意识状态,生命体征等;受伤过程和出血肢体状况;心理状态,合作程度;有无药物过敏史	5	未评估 未辨识老年人 每缺一项	5 3 2
	3. 用物评估:止血带,止血敷料,一次性铺巾,治疗巾,弯盘,剪刀,胶布,手套,防水笔等	4	缺或多一项用物	2
操作步骤 （68分）	1. 准备 （1）核对老年人信息,评估伤口出血情况,确定止血方法 （2）携用物至老年人身旁 （3）协助老年人取舒适且利于止血的体位	8	未核对 未确定受伤部位 未有效沟通 每缺一项	4 4 3 2
	2. 核对老年人,核对伤肢、伤口,与老年人沟通,向老年人解释	5	未核对 未沟通	2 2
	3. 止血操作 （1）戴无菌手套,迅速选用止血带、手或毛巾等物品对伤口进行止血,用无菌镊子取止血敷料和用物置于伤口出血处 （2）对伤口出血迅速、剧烈者,采用止血带止血法（或加压止血法等）:以拇指、示指和中指持止血带的头端,将另一端绕肢体2圈,每圈都压在起头端之上,此时将止血带尾端放于示指和中指之间夹住,将尾端从2圈下拉出,形成一个活结 （3）对伤口出血中量的选用绷带包扎止血或加压包扎止血。抬高伤肢,24h内出血者采取冷敷 （4）在老年人胸前等明显地方标识清楚止血时间和止血方法 （5）定时放松止血带,放松止血带时将尾端拉出,密切观察老年人状况,根据情况适当调整止血带放松时间	20	未判断 操作错误 未有效沟通 无菌操作不严格 每缺一项	3 10 3 8 2
	4. 止血后操作 （1）评估伤口情况,对伤口进行初步检查,注意保护组织,检查肢体末端血液循环情况 （2）对伤口进行简单包扎	10	未正确操作	4

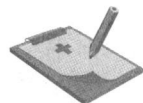

项目	操作标准	分值	扣分标准	扣分
操作步骤（68分）	5. 注意事项 （1）使用止血带时不能直接接触皮肤,应先加衬垫再止血 （2）止血部位:止血带应扎在伤口的近心端,尽量靠近伤口 （3）松紧适宜:以出血停止、远端摸不到动脉搏动,止血带最松状态为宜 （4）做好标记:在手腕或胸前衣服上做明显的标记,注明止血带使用的时间（以 24h 制为标准） （5）定时放松:应每隔 30~60min 放松 1 次,每次放松 2~3min。严禁快速放松止血带,以防血压波动引起再出血 （6）严密观察老年人肢体远端皮肤颜色及温度,出现发绀或皮肤温度下降,应立即松开止血带,做好其他止血的准备	12	未告知 告知有误 动作粗暴 每缺一项	10 5 8 2
	6. 操作后照护:协助老年人取舒适体位,患肢功能位。抬高伤肢,观察伤肢血液循环情况	5	未观察	2
	7. 整理用物,洗净消毒器械,洗手	4	每缺一项	2
	8. 记录 （1）老年人基本情况,伤肢情况等 （2）止血方法,时间及观察等	4	未记录 未评估	4 2
质量评价（20分）	1. 操作准确、熟练	4	操作不熟练	4
	2. 沟通恰当,指导正确,敬老爱老观念强	4	指导不正确 指导不到位	2 2
	3. 安全风险因素	10	不当操作,造成风险,视情节扣分	10
	4. 操作时间:12min	2	每超过 1min	1

（类彦妍）

实训 20 老年人骨折后初步固定、搬运

【实训目的】

1. 学会骨折后初步固定、搬运的操作方法和注意事项。

2. 具有高度的责任心,敬老、孝老、爱老,以人为本,树立爱伤观念。

【实训建议】

1. 采用理实一体教学方法,情景模拟导入,由教师示教操作程序,演示操作过程,展现真实场景。强化护理操作要点和注意事项。

2. 学生分组,情景模拟,练习操作过程,训练沟通技巧,体现人文关怀,提升学生职业素养和职业能力。

【实训学时】

2 学时。

【实训标准】

项目	操作标准	分值	扣分标准	扣分
素质要求 （2分）	1. 考生仪表得体，表达清晰、自然大方	1	不得体，不大方	1
	2. 考生准备：着装整齐，洗手、戴口罩，符合照护师岗位要求	1	着装不符合要求、未洗手	1
评估要求 （10分）	1. 环境评估：地面平坦、安全	1	未评估	1
	2. 老年人评估 （1）辨识老年人 （2）老年人的病情：意识状态，生命体征等；受伤原因、伤肢情况；心理状态，合作程度	6	未评估 未辨识老年人 每缺一项	6 3 2
	3. 用物评估：固定工具，如夹板、捆扎带、保护具、棉垫、无菌敷料、卷轴绷带、三角巾、胶布、剪刀、担架和木板等	3	未合理准备 每缺一项	3 1
操作步骤 （68分）	1. 固定前准备 （1）核对老年人和伤肢 （2）告知老年人固定搬运的目的和注意事项 （3）协助肢体摆放于合适体位，嘱伤肢不随意移动和加压。严重时需平卧于平整的地面 （4）根据骨折部位、类型确定固定方法	5	未核对 未确定受伤部位 未有效沟通 未判断固定方法 未安置合适体位 每缺一项	3 4 3 4 4 2
	2. 固定操作 （1）将伤肢置于功能位，嘱老年人勿活动，以免引起疼痛 （2）使用合适的夹板倚托骨折部位的肢体，骨隆突处用棉垫加以保护 （3）使用捆扎带固定，指（趾）端外露，观察伤肢血运情况 （4）用三角巾等固定物将伤肢固定于合适的位置 （5）检查固定效果；松紧度是否牢固美观。嘱保持肢体功能位，不要随意活动伤肢	17	未有效沟通 伤肢安置不适宜 未正确操作 未观察记录 每缺一项	3 5 10 5 2
	3. 包扎注意事项 （1）保持肢体功能位，勿随意活动伤肢 （2）固定后的伤肢发生剧烈疼痛时，怀疑骨筋膜室综合征，应立即报告医生 （3）固定后立即进行功能锻炼 （4）患肢抬高并制动，以减轻疼痛和肿胀	8	未告知注意事项 未告知错误 注意事项错误操作 每缺一项	8 4 4 2
	4. 搬运前准备 （1）核对老年人和伤肢 （2）告知搬运目的和注意事项 （3）根据伤肢情况，确定搬运方法	5	未判断搬运方法 缺或少一项操作	5 3
	5. 搬运操作 （1）核对并解释，检查固定是否牢固妥当 （2）根据受伤情况确定搬运人数和站位，将担架平行放置老年人身边；将老年人双手臂交叉置于胸腹部 （3）通过多人平托法、滚动法或4人搬运，将老年人抬到担架或硬木板上	16	未核对 担架员站位不妥 未正确操作 缺或少一项检查	4 5 10 3

续表

项目	操作标准	分值	扣分标准	扣分
操作步骤 （68分）	（4）由一人喊口令"开始"，四人同时用力抬起老年人，身体轴向伸直，平移到担架硬板上 （5）担架固定，头和身体两侧用枕头或衣物塞紧，用带子绕担架1~2圈固定牢靠 （6）担架员同时起步，平稳移动老年人到指定地点，后面担架员随时观察老年人情况 （7）搬运后检查老年人身体状况，伤口出血情况，固定夹板松紧度，体位及肢体远端皮肤颜色、感觉有无异常			
	6. 搬运注意事项 （1）严禁抱持、拖拽、背驮，防止躯干扭转，避免震动，保持脊柱中立位。嘱老年人平卧，不得随意移动和活动 （2）搬运时，应头朝后、足朝前放置；四肢不可靠近担架边缘，以免碰撞造成损伤 （3）脊柱损伤使用硬板担架保护脊柱和脊髓	8	未告知注意事项 告知错误 每缺一项	2 2 2
	7. 操作后处理：协助老年人取舒适体位，患肢功能位。抬高伤肢，观察伤肢血液循环情况	3	未观察 未询问	3 2
	8. 整理物品、洗手；告知老年人肢体勿随意移动，保持功能位，避免受压	3	未整理 未告知	3 2
	9. 记录 （1）老年人基本情况，伤肢情况等 （2）固定、搬运的方法、时间等	3	未记录 未评估	3 2
质量评价 （20分）	1. 操作准确、熟练	4	操作不熟练	4
	2. 沟通恰当，指导正确，敬老爱老观念强	4	指导不正确 指导不到位	2 2
	3. 安全风险因素	10	不当操作，造成风险，视情节扣分	10
	4. 操作时间：12min	2	每超过1min	1

（类彦妍）

实训 21　轮 椅 转 运

【实训目的】

1. 学会正确使用轮椅运送老年人入院、检查、治疗、外出活动等，保证操作过程安全无误。

2. 具备仁爱之心，尊重老年人，体现爱老、敬老、孝老理念。

【实训建议】

1. 采用理实一体教学方法，情景案例导入，情景模拟，由教师示教操作程序，演示操作过程，展现真实场景。强调危险因素，讲解注意事项。

2. 学生情景模拟下分组实训，练习操作过程，训练沟通技巧，体现人文关怀，提升职业素养和职业能力。

【实训学时】

1 学时。

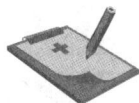

【实训标准】

项目	操作标准	分值	扣分标准	扣分
素质要求（2分）	1. 考生仪表得体,表达清晰、自然大方	1	不得体,不大方	1
	2. 考生准备:着装整齐,洗手、戴口罩,符合照护师岗位要求	1	着装不符合要求、未洗手	1
评估要求（10分）	1. 环境评估 地面整洁、干燥、平坦,环境宽敞、温度适宜	1	未评估	1
	2. 老年人评估 （1）老年人的病情（躯体活动能力、意识状态）、年龄、体重等基本情况 （2）对轮椅运送的认识,心理反应、合作程度	5	未评估 未辨识老年人 每缺一项	5 3 2
	3. 用物评估 轮椅、毛毯及外套（根据季节准备）、别针和软枕、氧气枕（按需要准备）	4	缺或多一项用物	2
操作步骤（68分）	1. 检查轮椅性能,将轮椅推至病床旁;核对老年人床号、姓名并解释,以取得合作;按需给予便器	4	未检查轮椅性能 未核对解释 核对不仔细 未按需给予便器	2 2 1 1
	2. 将轮椅背与床尾平齐,面朝床头,与病床成30°~45°夹角	3	一项不符合要求	1
	3. 固定车闸,翻起脚踏板。（可卸下近床侧轮椅扶手,移开近床侧脚踏板;必要时铺毛毯于轮椅上,毛毯上端高过老年人头颈部15cm）,撤盖被于床尾	6	未固定车闸 未翻起脚踏板 未注意保暖	2 2 2
	4. 扶老年人坐于床沿,嘱老年人双手掌撑在床面上维持坐姿	4	老年人坐姿不正确	2
	5. 协助老年人穿衣裤、鞋袜	4	一项未执行	2
	6. 嘱老年人双手置于照护人员肩上;照护人员两腿前后分开、屈髋屈膝,双手环抱老年人腰部,提住老年人两侧的裤腰并转移身体,把老年人移到轮椅上（老年人可用近轮椅手扶住轮椅外侧把手;转移瘫痪老年人照护人员应用自己膝部抵住老年人膝部）嘱老年人手扶把手,尽量靠后坐,系好安全带	12	老年人双手放置不当 照护人员未屈髋屈膝 未环抱老年人腰部 老年人坐姿不正确 未系安全带	2 2 2 2 4
	7. 翻下脚踏板,协助老年人将双脚置于脚踏板上（如下肢水肿、溃疡时双脚垫以软枕保护）	4	未翻下脚踏板 未将脚置于脚踏板上	2 2
	8. 寒冷时将毛毯翻折围在老年人颈部,双侧毛毯做成袖筒状,再用毛毯将身体和下肢包裹好,分别用别针固定	4	毛毯固定不妥当 未固定	2 2
	9. 整理床单位,铺暂空床	2	未做	2
	10. 观察老年人,若无不适,松闸,推老年人至目的地	4	一项未做	2
	11. 协助老年人从轮椅到床:同2	3	一项不符合要求	1
	12. 固定车闸,翻起脚踏板;解除老年人身上固定的毛毯和别针;解开安全带	4	一项未做	1

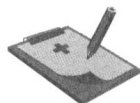

项目	操作标准	分值	扣分标准	扣分
操作步骤 (68分)	13. 同第6条方法协助老年人站立、转身、坐于床沿	10	老年人双手放置不当 照护人员未屈髋屈膝 未环抱老年人腰部	2 2 2
	14. 帮助老年人脱去鞋和外套,取舒适卧位,整理床单元	4	一项未做	1
质量评价 (20分)	1. 操作准确、熟练	4	操作不熟练	4
	2. 沟通恰当,指导正确,敬老、爱老观念强	4	指导不正确 指导不到位	4 2
	3. 安全风险因素	10	不当操作,造成风险,视情节扣分	10
	4. 操作时间:8min	2	每超过1min	1

(李文平)

实训 22　平 车 转 运

【实训目的】

1. 学会正确使用平车运送老年人入院、检查、治疗、手术等,保证操作过程安全无误。

2. 具备仁爱之心,尊重老年人,体现爱老、敬老、孝老理念。

【实训建议】

1. 采用理实一体教学方法,情景案例导入,情景模拟,由教师示教操作程序,演示操作过程,展现真实场景。之后强调危险因素,讲解注意事项。

2. 学生情景模拟下分组实训,练习操作过程,训练沟通技巧,体现人文关怀,提升职业素养和职业能力。

【实训学时】

1学时。

【实训标准】

项目	操作标准	分值	扣分标准	扣分
素质要求 (2分)	1. 考生仪表得体,表达清晰、自然大方	1	不得体,不大方	1
	2. 考生准备:着装整齐,洗手、戴口罩,符合照护师岗位要求	1	着装不符合要求、未洗手	1
评估要求 (10分)	1. 地面整洁、干燥、平坦,环境宽敞,便于平车通行,室外温度情况	1	未评估	1
	2. 老年人评估 (1)老年人的病情(躯体活动能力、意识状态)、年龄、体重等基本情况 (2)对平车运送的认识,心理反应、合作程度	5	未评估 未辨识老年人 每缺一项	5 3 2
	3. 用物评估 平车(性能良好,平车上置以被单和橡胶单包好的垫子和枕头),根据季节准备带套的毛毯或棉被,按需要备大单、中单、木板、氧气枕等	4	缺或多一项用物	2

续表

项目	操作标准	分值	扣分标准	扣分
操作步骤 （68分）	1. 检查平车性能,铺好平车,将平车推至床旁,核对老年人床号、姓名,向老年人或家属说明操作目的、方法和配合事项,按需给便器	5	未检查平车性能 未核对解释 核对不仔细	2 2 1
	2. 安置好老年人身上的导管等,避免导管脱落、受压或液体逆流。有伤口者检查伤口敷料是否清洁,干燥,如有浸湿或血迹应先更换后搬运	6	未安置好导管 一项未做	3 2
	3. 移床旁椅至床尾,将平车推至老年人床尾,使平车头端与床尾呈钝角,将闸制动。松开盖被,协助老年人穿好衣服	5	方法错误 一项未做	4 1
	4. 照护人员甲、乙二人站在床的同一侧(身高者托老年人上半身,使老年人处于头高位,以减轻不适)将老年人上肢交叉于胸腹部或老年人双臂交叉放于照护人员甲颈后	5	位置错误 一项未做	3 2
	5. 将老年人移至床边,照护人员甲一手抬起老年人头、颈、肩部,另一手抬起老年人腰部;照护人员乙一手抬起老年人臀部,另一手抬起老年人膝部(腘窝处)	8	一项部位不正确	2
	6. 由一人发出口令,二人同时抬起,使老年人身体稍向照护人员倾斜,并移步将老年人放于平车中央,盖好盖被,并注意保暖,检查各种管道,有输液治疗者保持治疗不中断,保持通畅	10	未发口令 动作不协调 未保暖 管道处理不当 治疗中断	2 2 2 2 2
	7. 整理床单位,铺暂空床	2	未做	2
	8. 观察老年人病情,拉起护栏,松闸,平稳地推老年人到目的地	6	未观察 未拉护栏 推行不平稳	2 2 2
	9. 协助老年人从平车到床:同2	6	一项未做	2
	10. 固定车闸,放下护栏;解除老年人身上的盖被,解开安全带	4	一项未做	1
	11. 方法同5转移老年人于床上	8	一项部位不正确	2
	12. 帮助老年人脱去鞋和外套,取舒适卧位,整理床单位	3	一项未做	1
质量评价 （20分）	1. 操作准确、熟练	4	操作不熟练	4
	2. 沟通恰当,指导正确,敬老、爱老观念强	4	指导不正确 指导不到位	4 2
	3. 安全风险因素	10	不当操作,造成风险,视情节扣分	10
	4. 操作时间:8min	2	每超过1min	1

（李文平）

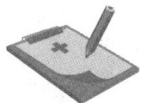

407

实训 23 七步洗手法

【实训目的】

学会正确的七步洗手方法,除去手上的污垢及致病菌,防止感染与交叉感染。

【实训建议】

1. 采用理实一体教学方法,情景模拟,由教师示教操作程序,演示操作过程,并带领学生按步骤进行操作,讲解注意事项,并注意评价操作效果。

2. 学生独立练习,练习操作技术,训练揉搓手法。

【实训学时】

0.5 学时。

【实训标准】

项目	操作标准	分值	扣分标准	扣分
素质要求（2分）	1. 考生仪表得体,表达清晰、自然大方	1	不得体,不大方	1
	2. 考生准备:着装整齐,修剪指甲、戴口罩,符合照护师岗位要求,在准备时取下手部饰物,卷袖过肘	1	着装不符合要求	1
评估要求（6分）	1. 环境评估:整洁、明亮、干燥、安全	1	未评估	1
	2. 手评估:评估手污染的程度	2	未评估	2
	3. 用物评估:洗手池相关设施、清洁剂、干手设施等	3	缺或多一项用物	1
操作步骤（72分）	1. 准备:打开水龙头,调节合适的水流和水温	4	未准备	4
	2. 洗手 （1）在流动水下,充分淋湿双手 （2）关闭水龙头,取适量清洁剂(肥皂或皂液)均匀涂抹整个手掌、手背、手指、指缝、手腕等处 （3）揉搓双手 　1）掌心相对,手指并拢,相互揉搓 　2）掌心对手背,手指分开,双手交叉沿指缝相互揉搓,交换进行 　3）掌心相对,手指分开,双手交叉沿指缝相互揉搓 　4）弯曲一手手指关节,并置于另一手掌心旋转揉搓,交换进行 　5）一手握住另一手大拇指旋转揉搓,交换进行 　6）一手五个手指尖并拢,并置于另一掌心旋转揉搓,交换进行	58	未按步骤操作 方法错误 缺或少一个步骤	20 10 5
	3. 冲净:打开水龙头,流动水彻底冲净双手	5	未冲净	5
	4. 干手:关闭水龙头,以消毒小毛巾或一次性纸巾擦干双手,有干手机可用干手机烘干双手,必要时取护手霜护肤	5	未擦干 造成二次污染	2 5
质量评价（20分）	1. 操作准确、熟练	4	操作不熟练	4
	2. 洗手指征正确,洗手效果满意	4	洗手效果不佳	3
	3. 安全风险因素	10	不当操作,造成风险,视情节扣分	10
	4. 操作时间:2min	2	揉搓双手不足15s	1

（王　晶）

实训 24 卫生手消毒

【实训目的】

学会正确的卫生手消毒方法,去除洗手不能洗净的污垢及致病菌,防止感染与交叉感染。

【实训建议】

1. 采用理实一体教学方法,情景模拟,由教师示教操作程序,演示操作过程,并带领学生按步骤进行操作,讲解注意事项,并注意评价操作效果。

2. 学生独立练习,辨别消毒剂类型,练习操作技术,训练揉搓手法。

【实训学时】

0.5 学时。

【实训标准】

项目	操作标准	分值	扣分标准	扣分
素质要求 (2分)	1. 考生仪表得体,表达清晰、自然大方	1	不得体,不大方	1
	2. 考生准备:着装整齐,修剪指甲、戴口罩,符合照护师岗位要求,准备时取下手部饰物,卷袖过肘	1	一项不符合要求	1
评估要求 (6分)	1. 环境评估:整洁、明亮、干燥、安全	1	未评估	1
	2. 评估手污染的程度	2	未评估	2
	3. 用物评估:洗手池相关设施、清洁剂、干手设施、手消毒剂等	3	缺或多一项用物	3
操作步骤 (72分)	1. 洗手:按洗手步骤洗手,干手后保持手的干燥	7	未洗手 未保持手干燥	5 2
	2. 卫生手消毒 (1)取适量速干手消毒剂于掌心,均匀涂抹整个手掌。手背、手指、指缝,必要时增加手腕及腕上10cm (2)按洗手的步骤搓揉,直到手部干燥	60	涂剂不均匀 方法错误 未按步骤操作一次 少揉搓一个部位	5 15 20 5
	3. 干手:自然干燥	5	造成二次污染	5
质量评价 (20分)	1. 操作准确、熟练	4	操作不熟练	4
	2. 卫生手消毒指征正确,揉搓方法正确,效果满意	4	洗手效果不佳	3
	3. 安全风险因素	10	不当操作造成风险,视情节扣分	10
	4. 操作时间:5min	2	揉搓双手不足15s	1

（王　晶）

实训 25 无菌技术基本操作

【实训目的】

1. 能完成无菌技术基本操作。

2. 具有无菌观念,遵守无菌技术操作原则。

【实训建议】

1. 采用理实一体教学方法,情景案例导入,情景模拟,由教师示教操作程序,演示操作过程,并带领学生按步骤进行操作,讲解注意事项,并注意评价操作效果。

2. 学生分组实训,练习单项技能动作要点和综合技能操作流程,教师巡回指导,实训结束前教师进行检查并总结。

【实训学时】

2 学时。

【实训标准】

项目	操作标准	分值	扣分标准	扣分
素质要求 （2分）	1. 考生仪表得体,表达清晰、自然大方	1	不得体,不大方	1
	2. 考生准备:着装整洁,剪指甲,洗手,戴口罩,帽子,符合照护师岗位要求	1	着装不符合要求、未洗手	1
评估要求 （10分）	1. 环境评估:整洁、安静、舒适、宽敞;操作前半小时已经停止地面清扫;避免不必要的人群流动	5	未评估 每缺一项	5 1
	2. 用物评估 （1）物品齐全:无菌持物钳、缸、无菌包(内有两块治疗巾)、无菌容器(内有治疗碗)、无菌溶液、无菌手套、治疗盘、安尔碘、棉签、胶布、弯盘 （2）符合无菌要求 （3）摆放合理	5	未评估 每缺一项 不符合无菌要求 不合理	5 1 5 1
操作步骤 （68分）	1. 将用物合理放置于操作台面上	4	用物未合理放置	2
	2. 无菌持物钳使用 （1）无菌持物钳检查灭菌日期、有效期等 （2）取放无菌钳时,应尖端闭合向下,不可触及容器口边,不可低于腰部,不可随意甩动,钳取远处的无菌物品时应将持物钳连同容器一起搬移,就地使用 （3）干保存无菌持物钳每 4h 更换 1 次	8	未检查 一项不符合要求	4 2
	3. 无菌容器使用 （1）检查标记、灭菌日期、化学指示胶带、侧孔关闭情况 （2）打开无菌容器盖,内面朝上放置或拿在手上,手不可触及容器内面及边缘,取用物品后立即盖严容器 （3）手持无菌容器时,应托住底部 （4）注明开启的日期、时间,超过 24h 不能使用	8	未检查 一项不符合要求	4 2
	4. 无菌包使用 （1）查对无菌包名称、有效灭菌日期、化学指示带变色及包布是否潮湿或破损 （2）将无菌包放于清洁、平坦、干燥处,解开系带并卷放于包布下,内层使用无菌持物钳打开 （3）用无菌持物钳夹取治疗巾,将治疗巾放于治疗盘内 （4）包内有剩余物品,则按原折痕包起来,"一"字形包扎,注明开包日期、时间,超过 24h 不能使用	8	未检查 一项不符合要求	4 2
	5. 铺无菌盘 （1）双手捏住无菌巾一边外面两角,轻轻抖开,双折铺于治疗盘上,上层扇形折叠,开口边向外 （2）放入无菌物品后,展开扇形折叠层,盖住物品,上下层边缘对齐。开口处向上反折 2 次,两侧边缘向下反折 1 次后备用 （3）注明铺盘日期及时间,无菌盘有效时间为 4h	8	未检查 一项不符合要求	4 2

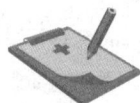

项目	操作标准	分值	扣分标准	扣分
操作步骤 （68分）	6. 取无菌溶液法 （1）擦净瓶口及瓶体,核对瓶签及有效期等,检查瓶盖、瓶身及溶液质量 （2）起开铝盖,用拇指、示指或用双手拇指于标签侧翻起瓶塞,用醮消毒液的棉签消毒瓶口,拉开瓶塞,手握标签,倒出少量溶液冲洗瓶口,再由原处倒出适量溶液至无菌治疗碗内 （3）及时盖好瓶塞,注明开瓶日期和时间,已打开的溶液有效期是 24h	8	未检查 一项不符合要求	4 2
	7. 戴无菌手套 （1）取下手表 （2）选择号码合适的手套,核对灭菌日期,检查外包装是否完好 （3）打开手套包 （4）一手掀起手套袋开口处,另一手捏住一只手套的翻折部分（手套内面）,取出手套,对准五指戴上。再用戴好无菌手套的手插入另一手套翻折内面（手套外面）,同法将手套戴好,翻手套边,扣套在衣袖外面。可进行无菌操作 （5）脱手套时,一手捏住另一手套腕部外面,翻转脱下,再以脱下手套的手插入另一手套内,将其往下翻转脱下	10	污染一次 一项不符合要求	5 2
	8. 操作顺序为:无菌持物钳的使用—打开无菌包—取无菌治疗巾—铺无菌盘—取无菌治疗碗—倒无菌溶液盖无菌盘—戴无菌手套—脱无菌手套	5	操作顺序一项颠倒	2
	9. 整理物品,用物处理正确	5	未整理 用物处理错误	3 2
	10. 洗手、记录	4	未记录 未洗手	4 2
质量评价 （20分）	1. 操作准确、熟练、连贯、规范、准确	4	操作不熟练	4
	2. 遵守无菌操作原则,无污染	4	违法无菌操作原则	4
	3. 安全风险因素	10	不当操作,造成风险,视情节扣分	10
	4. 操作时间:10min	2	每超过 1min	1

（林　婕）

实训 26　穿脱隔离衣

【实训目的】

1. 能完成穿、脱隔离衣的基本操作。

2. 具有隔离观念,遵守隔离消毒原则。

【实训建议】

1. 采用理实一体教学方法,情景案例导入,情景模拟,由教师示教操作程序,演示操作过程,并带领学生按步骤进行操作,讲解注意事项,并注意评价操作效果,强调危险因素。

2. 学生分组实训,练习动作要领;教师巡回指导,实训结束前教师进行形成性评价并总结。

【实训学时】

2 学时。

【实训标准】

项目	操作标准	分值	扣分标准	扣分
素质要求 （2分）	1. 考生仪表得体,表达清晰、自然大方	1	不得体,不大方	1
	2. 考生准备:着装整洁,剪指甲,洗手,戴口罩、帽子,符合照护师岗位要求	1	着装不符合要求、未洗手	1
评估要求 （10分）	1. 环境评估:整洁、安静、舒适、宽敞	1	未评估	1
	2. 老年人评估 （1）辨识老年人,评估老年人的病情及需要采取的照护措施 （2）评估照护人员照护的老年患者的隔离种类	5	未评估 未辨识老年人 每缺一项	5 2 2
	3. 用物评估 （1）用物准备:隔离衣、挂衣架及铁夹、刷手及浸泡消毒双手用物（或手消毒液） （2）用物评估:隔离种类,隔离衣大小是否合适,挂放是否得当,消毒液配制浓度是否合适	4	未评估 每缺一项	4 1
操作步骤 （68分）	1. 取下手表、卷袖过肘、洗手	5	一处不符合要求	2
	2. 手持衣领取下隔离衣,两手将衣领的两端向外折,使内面向着操作者,并露出袖子内口	5	污染工作服 一处不符合要求	5 2
	3. 将左臂入袖,举起手臂,使衣袖上抖,用左手持衣领,同法穿右臂衣袖	5	污染一处 一处不符合要求	3 2
	4. 两手持领子中央,沿着领边向后将领扣扣好	5	污染一处 一处不符合要求	3 2
	5. 扣袖扣	4	漏扣一侧扣	2
	6. 解开腰带活结	2	未解腰带扣	2
	7. 将隔离衣的一边渐向前拉,直至触到边缘后用手捏住,同法捏住另一侧,两手在背后将两侧边缘对齐,向一侧折叠,以一手按住,另一手将腰带拉至背后压住折叠处,将腰带在背后交叉,再回到前面打一活结	8	污染一处 隔离衣内面外露 一处不符合要求	2 4 2
	8. 双手置胸前	2	双手未置胸前	2
	9. 解腰带、在前面打一活结	4	不打结扣 活结脱落 打死结	2 1 1
	10. 解开两袖扣,在肘部将部分袖子塞入工作服衣袖下,使两手露出	4	污染一处扣 一处不符合	2 2

项目	操作标准	分值	扣分标准	扣分
操作步骤 （68分）	11. 洗手 （1）流动水洗手：用消毒液浸泡双手、用手刷蘸肥皂水自前臂向下经手背、手掌、手指、指缝到指尖顺序用旋转的方法刷洗，每只手刷洗 30s 后用水冲净，腕部应低于肘部，不使污水倒流 （2）无洗手池设备洗手：将双手浸泡在盛有消毒液的盆中，按要求刷洗双手，然后在清水盆内洗净，用毛巾或纸巾擦干	8	方法不正确一处 不符合要求	3 1
	12. 解衣领	3	不洗手解衣领 不解衣领	3 3
	13. 左手伸入右手袖口内拉下衣袖过手，再用衣袖遮住的右手在衣袖外面拉下左手衣袖过手，双手轮换握住袖子，手臂逐渐退出	5	污染一处 一处不符合要求	3 2
	14. 一手自衣内握住肩缝，随即用另一手拉住衣领，使隔离衣外面向外两边对齐，挂在衣架上。不再穿的隔离衣将清洁面向外卷好，投入污衣桶	5	污染一处 一处不符合要求	3 2
	15. 清理用物	3	未清理用物扣	3
质量评价 （20分）	1. 操作后评估：脱隔离衣时是否污染面部、颈部、洗手，隔离衣是否被溅湿、污染，洗手、手消毒是否符合规范	4	未评估 评估不全一处	4 1
	2. 用后物品处置符合消毒技术规范	2	不符合规范	3
	3. 安全风险因素	10	不当操作，造成风险，视情节扣分	10
	4. 终末质量：全过程稳、准、轻、快、美观，符合操作原则 时间：全程 10min，其中准备用物 2min，操作流程 6min，回答问题 2min	4	顺序颠倒、重复一次 物品掉地一件 隔离衣规格不符合要求 时间每超过 30s	1 1 1 1

（林　婕）

实训 27　老年人口服给药照护

【实训目的】

1. 学会对老年人进行口服药给药操作，遵循"三查八对"，保证操作过程准确无误。

2. 具有尊老、爱老、助老的服务理念，有慎独的品行，有良好的沟通能力。

【实训建议】

1. 采用理实一体教学方法，情景案例导入，情景模拟，由教师示教操作程序，演示操作过程，展现真实场景，强调危险因素，讲解注意事项。

2. 学生分组，情景模拟，练习操作过程，训练沟通技巧，体现人文关怀，提升学生职业素养和职业能力。

【实训学时】

2 学时。

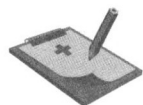

【实训标准】

项目	操作标准	分值	扣分标准	扣分
素质要求（2分）	1. 考生仪表得体,表达清晰、自然大方	1	不得体,不大方	1
	2. 考生准备:着装整齐,洗手,戴口罩,符合照护师岗位要求	1	着装不符合要求、未洗手	1
评估要求（10分）	1. 环境评估:整洁、安静、舒适、安全	1	未评估	1
	2. 老年人评估 （1）辨识老年人,沟通顺畅 （2）评估老年人的性别,年龄,体重,病情,用药史,过敏史,治疗史,肝肾功能状态;评估老年人意识状态,合作程度,对疾病的态度,对所用药物的认知程度,有无药物依赖史;评估老年人有无口腔疾患,食管疾患,有无呕吐,吞咽障碍	5	未评估 未辨识老年人 每缺一项	5 3 2
	3. 用物评估:发药车、药物、药杯、水杯、吸管、温开水、服药单、洗手液	4	缺或多一项用物	2
操作步骤（68分）	1. 备药:核对医嘱,核对姓名,药名,剂量,给药时间、途径,检查药物质量,备齐用物携至老年人床旁	8	未核对 未检查 少一项检查	4 4 2
	2. 核对老年人信息,与老年人沟通,向老年人解释	5	未核对 未解释	2 3
	3. 协助老年人采取合适体位 （1）坐位:坐正直,上身稍向前倾,头略低,下颌微向前 （2）半坐卧位:抬高床头30°~50°,头面向照护人员或坐起,背后垫软枕	10	未采取体位 采取体位不适宜	10 6
	4. 检查温开水温度合适后,用清洁药杯和水杯,协助老年人服药 （1）指导自理老年人准确服药:做好讲解示范,告知服药注意事项,确认吞服成功。可指导老年人借助分药盒,定闹钟等方式指导老年人按时准确服药 （2）协助半自理老年人服药:协助老年人先喝一口温水,将药物放入口中,再喝水约100ml,将药物咽下,确认吞服成功 （3）协助失能失智老年人服药:根据老年人病情,可用吸管或汤匙给水,将药置于老年人口中,再给水,指导协助老年人吞药,失智老年人根据情况教会并指导用药,确认吞服成功	22	未检查水温 未指导自理老年人 操作错误 未确认吞服效果 未告知注意事项	5 5 10 10 5
	5. 协助老年人擦净口周,保持服药体位5~10min后,采取舒适的体位	8	未擦净口周 未保持服药体位 未采取舒适体位	2 3 3
	6. 服药后再次查对所服药物是否正确	3	未查对	3
	7. 用药后观察药物疗效和副作用,发现异常情况立即报告医生	3	未观察	3
	8. 整理物品,将物品放回原处,洗净药杯,洗手	5	未整理 未洗手	3 2

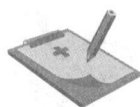

项目	操作标准	分值	扣分标准	扣分
操作步骤 （68分）	9. 记录 （1）记录老年人姓名、药名、剂量、给药时间、途径、副作用、 　　发药者签名 （2）老年人未服药时，应及时报告并做好记录	4	未记录 未服药时未报告、 记录	4 2
质量评价 （20分）	1. 操作准确、熟练	4	操作不熟练	4
	2. 沟通恰当，指导正确，敬老爱老观念强	4	指导不正确 指导不到位	2 2
	3. 安全风险因素	10	不当操作，造成风险，视情节扣分	10
	4. 操作时间：10min	2	每超过1min	1

（单伟颖　李　馨）

实训 28　老年人吸入给药照护

【实训目的】

1. 学会对老年人进行雾化吸入给药操作，严格遵医嘱给药和查对制度，保证操作安全准确。

2. 具有尊老、爱老、助老的服务理念，有慎独的品行，有良好的沟通能力。

【实训建议】

1. 采用理实一体教学方法，情景案例导入，情景模拟，由教师示教操作程序，演示操作过程，展现真实场景，强调危险因素，讲解注意事项。

2. 学生分组，情景模拟，练习操作过程，训练沟通技巧，体现人文关怀，提升学生职业素养和职业能力。

【实训学时】

2 学时。

【实训标准】

项目	操作标准	分值	扣分标准	扣分
素质要求 （2分）	1. 考生仪表得体，表达清晰、自然大方	1	不得体，不大方	1
	2. 考生准备：着装整齐，洗手，戴口罩，符合照护师岗位要求	1	着装不符合要求、未洗手	1
评估要求 （10分）	1. 环境评估：整洁、安静、舒适、安全	1	未评估	1
	2. 老年人评估 （1）辨识老年人，沟通顺畅 （2）评估老年人的性别、年龄、病情、用药史、过敏史、治疗史、排痰情况及有无药物依赖史；老年人意识状态、心理状态、合作程度，对疾病及所用药物的认知程度；老年人面部、口腔及鼻腔有无异常	5	未评估 未辨识老年人 每缺一项	5 3 2
	3. 用物评估：雾化吸入器（氧气雾化吸入需备氧气装置）、注射器、用药单、医嘱用药、治疗巾、洗手液	4	缺或多一项用物	2

续表

项目	操作标准	分值	扣分标准	扣分
操作步骤 （68分）	1. 核查：核对医嘱,核对姓名、药名、剂量、给药时间、途径、检查药物质量和有效期,备齐用物携至老年人床旁	8	未核对 未检查 缺少一项检查	4 4 2
	2. 核对老年人信息,与老年人沟通与解释	5	未核对 未解释	2 3
	3. 协助老年人采取坐位或半坐卧位的舒适体位,颌下铺治疗巾	5	未采取体位 采取体位不适宜 未铺治疗巾	5 3 2
	4. 协助老年人雾化吸入 （1）超声波雾化吸入法 　　1）水槽内加冷蒸馏水 　　2）稀释药液放入雾化罐内,雾化罐放入水槽 　　3）接通电源,先开电源开关,调整定时器 　　4）设定雾化时间,调节雾量大小 　　5）将面罩罩住老年人口鼻或放置好口含嘴,紧闭口唇,指导老年人用口深吸气、用鼻呼气 　　6）雾化结束,先关雾化开关,再关电源开关,取下面罩或口含嘴 （2）氧气雾化吸入法 　　1）再次核对,配制药液,注入氧气雾化器内 　　2）检查氧气雾化吸入装置是否完好,连接雾化器和给氧装置 　　3）打开氧气开关,调节氧流量6~8L/min 　　4）指导老年人手持雾化器,用口深吸气,用鼻呼气,如此反复,直至药液全部吸完 　　5）雾化结束,取下雾化器,关闭氧气开关	30	未放冷蒸馏水 未稀释药液 开关顺序不正确 未调节雾量大小 未指导呼吸 未告知注意事项 操作程序错误 未正确配制药物 未连接给氧装置 未检查是否漏气 未调节氧流量 流量调节不正确	3 3 3 3 5 5 8 3 3 3 3 2
	5. 协助老年人漱口,擦净面部,取舒适卧位	5	未协助漱口 未擦净面部 未取舒适体位	3 2 2
	6. 询问老年人有无不适	3	未询问	3
	7. 整理物品,清洗消毒,洗手	4	未消毒 未洗手	2 2
	8. 记录老年人姓名、药名、剂量和雾化时间	3	未记录 记录不全	3 2
	9. 观察老年人雾化后疗效和反应,并做好记录	5	未观察 异常未记录	3 2
质量评价 （20分）	1. 操作准确、熟练	4	操作不熟练	4
	2. 沟通恰当,指导正确,尊老、爱老、敬老观念强	4	指导不正确 指导不到位	2 2
	3. 注意安全风险因素	10	不当操作,造成风险,视情节扣分	10
	4. 操作时间：10min	2	每超过1min	1

（郝庆娟）

实训 29　老年人滴入给药照护

【实训目的】

1. 学会对老年人进行滴入给药操作,严格遵医嘱给药和查对制度,保证操作安全准确。

2. 体现人文关怀,树立尊老、爱老、助老的服务理念,有慎独的品行,有良好的沟通能力。

【实训建议】

1. 采用理实一体教学方法,情景案例导入,情景模拟,由教师示教操作程序,演示操作过程,展现真实场景,强调危险因素,讲解注意事项。

2. 学生分组,情景模拟,练习操作过程,训练沟通技巧,体现人文关怀,提升学生职业素养和职业能力。

【实训学时】

2 学时。

【实训标准】

项目	操作标准	分值	扣分标准	扣分
素质要求 (2分)	1. 考生仪表得体,表达清晰、自然大方	1	不得体,不大方	1
	2. 考生准备:着装整齐,洗手,戴口罩,符合照护师岗位要求	1	着装不符合要求、未洗手	1
评估要求 (10分)	1. 环境评估:整洁、安静、舒适、安全	1	未评估	1
	2. 老年人评估 (1)辨识老年人,沟通顺畅 (2)评估老年人的性别、年龄、病情、用药史、过敏史、治疗史;老年人意识状态、合作程度、对疾病的态度、对所用药物的认知程度、有无药物依赖史;上药部位有无疾患	5	未评估 未辨识老年人 每缺一项	5 3 2
	3. 用物评估:医嘱备药、用药单、消毒棉签或棉球、污物桶、纸巾、洗手液	4	缺或多一项用物	2
操作步骤 (68分)	1. 核查:核对医嘱,核对姓名、药名、剂量、给药时间、检查药物质量和有效期,备齐用物携至老年人床旁	8	未核对 未检查 缺或少一项检查	4 4 2
	2. 核对老年人信息,与老年人沟通与解释	5	未核对 未解释	2 3
	3. 根据给药途径和病情,协助老年人采取舒适体位	5	未采取体位 采取体位不适宜	5 3
	4. 协助老年人滴入给药 (1)滴眼药法 　1)清洁眼部,用棉签或棉球拭净眼部分泌物 　2)嘱老年人头稍后仰,眼往上看 　3)协助滴眼药水或涂眼药膏 ①滴眼药:照护人员用左手(或棉签或棉球)轻轻拉下眼睑并固定,右手持眼药水瓶、摇匀,距眼睑1~2cm,将眼药水滴入下结膜囊内 1~2 滴 ②涂眼药膏:照护人员用左手(或棉签或棉球)轻轻拉下眼睑并固定,右手挤大约 1cm 眼药膏自内眼角向外眼角方向挤入下穹窿部,最后以旋转方式将药膏膏体离断	30	未清洁眼部 未嘱眼往上看 未患耳朝上 未清洁耳道 未向后上方轻拉耳郭 未轻提耳郭或轻压耳屏 未嘱头向后仰 未清洁鼻腔 未充分暴露鼻腔 滴鼻管进入鼻孔	3 3 2 2 3 3 2 2 2 2

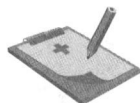

项目	操作标准	分值	扣分标准	扣分
操作步骤 （68分）	4）轻提上眼睑，嘱老年人闭上眼睛，轻轻转动眼球，用棉签或棉球擦拭眼部外溢眼药，用棉球紧压泪囊部1~2min （2）滴耳药法 1）嘱老年人头偏向健侧，患耳朝上 2）清洁耳道，用棉签将耳道分泌物反复清洗至干净，再用棉球擦干 3）滴入滴耳剂，一手将老年人耳郭向后上方轻轻牵拉，使耳道变直，另一手持药瓶且掌跟轻靠耳旁，将药液滴入耳道3~5滴 4）轻提耳郭或轻轻压住耳屏将气体排出，使药液充分进入中耳，用棉球塞入外耳道 5）嘱老年人保持原体位3~5min （3）滴鼻药法 1）嘱老年人头向后仰，如治疗上颌窦、额窦炎时，则取头后仰并向患侧倾斜 2）清洁鼻部，协助老年人将鼻涕等分泌物排出，并擦拭干净 3）用一手轻轻推鼻尖以充分显露鼻腔，另一手持滴管距鼻孔约2cm处滴入药液，每侧2~3滴 4）轻揉鼻翼，轻轻按揉鼻翼两侧，使药液均匀分布于鼻黏膜 5）嘱老年人滴药后保持原体位3~5min		未轻揉鼻翼两侧 上药部位错误 未告知注意事项 操作程序错误	2 5 5 5
	5. 协助老年人取舒适卧位	3	未取舒适体位	3
	6. 询问老年人有无不适	5	未询问	5
	7. 整理物品，清理污物，洗手	4	未整理 未洗手	2 2
	8. 记录老年人姓名、药名、剂量、给药时间、操作者签名	3	未记录 记录不全	3 2
	9. 观察老年人用药后疗效和反应，并做好记录	5	未观察 异常未记录	3 2
质量评价 （20分）	1. 操作准确、熟练	4	操作不熟练	4
	2. 沟通恰当，指导正确，尊老、爱老、助老观念强	4	指导不正确 指导不到位	2 2
	3. 注意安全风险因素	10	不当操作，造成风险，视情节扣分	10
	4. 操作时间：10min	2	每超过1min	1

（郝庆娟）

实训 30　老年人生命体征的测量技术

【实训目的】

1. 学会为老年人测量生命体征，保证操作过程准确无误。

2. 培养严肃认真、规范准确操作的严谨态度，具备仁爱之心，慎独修养和敬老、孝老、爱老理念。

【实训建议】

1. 采用理实一体教学方法,情景案例导入,情景模拟,由教师示教操作程序,演示操作过程,展现真实场景。之后强调危险因素,讲解注意事项。

2. 学生分组,情景模拟,练习操作过程,训练沟通技巧,体现人文关怀,提升学生职业素养和职业能力。

【实训学时】

4 学时。

【实训标准】

项目	操作标准	分值	扣分标准	扣分
素质要求（2分）	1. 考生仪表得体,表达清晰、自然大方	1	不得体,不大方	1
	2. 考生准备:着装整齐,修剪指甲、洗手、戴口罩,符合老年照护人员岗位要求	1	着装不符合要求、未洗手	1
评估要求（8分）	1. 环境评估:环境安静、光线充足、温湿度适宜、舒适安全	1	未评估	1
	2. 老年人评估 （1）辨识老年人,沟通顺畅 （2）向老年人解释操作目的,取得配合 （3）评估老年人的病情、意识及配合程度 （4）评估测量部位是否有不宜进行测量的情况,确定测量肢体和部位 （5）了解老年人用药及基础血压情况	4	未辨识老年人 其余每缺一项	2 1
	3. 用物评估:治疗车上层放置:洗手液、秒表、记录本、笔、体温计（水银柱在35℃以下）、纱布、清洁容器（放置清洁体温计）、盛放消毒液容器（放置测温后的体温计）、血压计、听诊器;若测肛温另备润滑剂、棉签和纸巾;治疗车下层放置医用垃圾桶和生活垃圾桶	3	缺一项用物	1
操作步骤（70分）	1. 携用物至老年人床旁,核对老年人床号、姓名,核对床头卡	3	未核对	3
	2. 告知老年人配合方法,协助老年人取舒适体位,解释操作目的并取得配合	2	未取体位 未解释	1 1
	3. 体温测量 根据情况选择测温方法,实训时测量腋温 （1）检查腋下是否适合测温,有汗液应先擦干。将体温计水银端放于老年人腋窝深处并贴紧皮肤,嘱老年人屈臂过胸夹紧体温计防止滑落 （2）10min后取出规范读数 （3）读取体温值后将体温计置于盛放消毒液的容器中	15	未检查腋下 放置不正确 未夹紧体温计 测量不足10min 读数不规范 未放入消毒容器	2 3 3 3 3 1
	4. 脉搏测量 （1）示指、中指、无名指指腹,用适中的力度按放于老年人前臂掌侧桡动脉处或其他浅表大动脉处诊脉 （2）一般老年人可测30s,所得数字乘以2。脉搏异常者,测量1min,核实后报告医生 （3）（口述）若发现老年人有心律不齐或脉搏短绌,应由两个人同时测量1min,一人听心率,另一人测脉率,记录为心率/脉率	10	用拇指测量脉搏 测量位置错误 测量时间错误 未口述或口述错误	10 5 5 5

项目	操作标准	分值	扣分标准	扣分
操作步骤 （70分）	5. 呼吸测量 诊脉后检查手指仍放于原处,保持脉诊姿势 （1）观察老年人的胸腹部,一起一伏为一次呼吸,测量 30s, 结果乘以 2 （2）危重老年患者呼吸微弱不易观察时,用少许棉絮置于 老年人鼻孔前,观察棉花被吹动次数,计数 1min	10	一处不符合要求	5
	6. 血压测量 （1）协助老年人取坐位或卧位,露出手臂并伸直,驱尽袖带 内空气,平整地缠于老年人上臂中部,松紧以能伸入一 指为宜,下缘距肘窝 2~3cm （2）使用台式血压计测量时,保持血压计零点、肱动脉与心 脏同一水平,将听诊器胸件放在肱动脉搏动最强处固 定,均匀充气至动脉搏动音消失,再加压使压力升高 20~30mmHg,缓慢放气,正确判断收缩压与舒张压,测 得血压数值并记录 （3）测量完毕,解开袖带,排尽袖带余气,右倾45° 关闭水 银槽开关,整理袖带,合上血压计	25	体位不当 袖带位置不当 袖带松紧度不当 血压计位置不对 听诊器位置不对 充气方式不对 放气方式不对 观测数值未平视 整理血压计方式不对	2 2 3 3 3 3 3 3 4
	7. 协助老年人取舒适体位,整理床单位及用物	3	未整理或体位不适	2
	8. 洗手,记录	2	未洗手记录	2
质量评价 （20分）	1. 操作准确、熟练	4	操作不熟练	4
	2. 沟通恰当,指导正确,敬老爱老观念强	4	指导不正确 指导不到位	4 2
	3. 安全风险因素	10	不当操作,造成风险,视情节扣分	10
	4. 操作时间:10min	2	每超过 1min	1

（宋艳苹）

实训 31　老年人冰袋的使用

【实训目的】

1. 了解对老年人进行冰袋疗护操作,遵循查对制度,保证操作过程正确安全。

2. 具备仁爱之心,慎独精神,尊重老年人,体现敬老、孝老、爱老理念。

【实训建议】

1. 采用理实一体教学方法,情景案例导入,情景模拟,由教师示教操作程序,演示操作过程,展现真实场景。之后强调危险因素,讲解注意事项。

2. 学生分组,情景模拟,练习操作过程,训练沟通技巧,体现人文关怀,提升学生职业素养和职业能力。

【实训学时】

0.5 学时。

【实训标准】

项目	操作标准	分值	扣分标准	扣分
素质要求（2分）	1. 考生仪表得体，表达清晰、自然大方	1	不得体，不大方	1
	2. 考生准备：着装整齐，七步法洗手、戴口罩，不留长指甲，不戴指环，符合照护师岗位要求	1	着装不符合要求、未洗手	1
评估要求（10分）	1. 环境评估：整洁、安全，室温适宜，如有需要关闭门窗，拉布帘或使用屏风遮挡	1	未评估	1
	2. 老年人评估 （1）辨识老年人，与老年人沟通，核对老年人信息 （2）评估老年人的体温、脉搏、呼吸、血压 （3）评估老年人的性别、年龄、既往病史、手术史、用药史、过敏史、康复史 （4）评估老年人意识状态、认知功能、活动能力、合作程度、心理状态 （5）评估局部皮肤状况，如完整性、颜色、温度、有无硬结、淤血等，有无感觉障碍及对冷过敏等现象	5	未辨识老年人 未评估 每缺一项	2 3 2
	3. 用物评估：自制橡胶冰袋或市售化学冰袋、布套、毛巾、体温计、手消毒液等	4	缺一项用物	2
操作步骤（68分）	1. 核实医嘱：确认使用冰袋，核对老年人信息，检查冰袋无漏水，装入布套，备齐用物，携至老年人床旁	8	未核对 未检查	4 4
	2. 查对与沟通：再次核对老年人信息，与老年人沟通，向老年人解释使用冰袋的目的、部位、预期效果、注意事项等，态度和蔼，语言亲切	8	未核对 未沟通解释 态度生硬	3 3 2
	3. 摆体位：协助老年人取适宜体位，充分暴露冰袋作用部位	5	动作粗暴 未采取适宜体位	3 2
	4. 再评估：再次评估老年人局部皮肤情况	3	未评估	3
	5. 放置冰袋：用毛巾包裹冰袋，置于使用部位	10	未包裹冰袋 操作错误	3 7
	6. 观察与询问：询问老年人感受并观察老年人面部表情及肢体动作	5	未询问或观察	5
	7. 巡视与调整：每隔10min观察局部皮肤颜色，触摸皮肤，询问老年人感觉	8	无巡视观察 缺少一项巡查	5 3
	8. 时长与处置：使用冰袋20~30min，物理降温后30min须选择没有使用冰袋一侧复测腋温或使用肛表测温	8	用冷超时 测温错误	4 4
	9. 安顿老年人：治疗结束，取出冰袋，整理床单位，安置好老年人，使其体位舒适	4	未整理床单位 未安置老年人	2 2
	10. 整理物品：倒空冰袋内冰水，倒挂晾干后吹入空气拧紧袋口塞子，置于通风阴凉处。袋套清洗消毒备用	4	未整理物品 未消毒	2 2
	11. 洗手记录：操作者洗手，记录使用冰袋起止时间、老年人治疗后全身及局部情况变化，其他要记录的内容，操作者签名	5	未洗手 未记录 每缺一项	2 3 1

续表

项目	操作标准	分值	扣分标准	扣分
质量评价 （20分）	1. 操作准确、熟练	4	操作不熟练	4
	2. 沟通恰当,指导正确,尊老、敬老、爱老观念强	4	指导不正确 指导不到位	2 2
	3. 安全风险因素	10	不当操作,造成风险,视情节扣分	10
	4. 操作时间:15min	2	每超过1min	1

（康素娴）

实训 32　老年人冷湿敷的使用

【实训目的】

1. 学会对老年人实施冷湿敷操作,遵循查对制度,保证操作过程正确安全。

2. 具备仁爱之心,慎独精神,尊重老年人,体现尊老、敬老、爱老理念。

【实训建议】

1. 采用理实一体教学方法,情景案例导入,情景模拟,由教师示教操作程序,演示操作过程,展现真实场景。之后强调危险因素,讲解注意事项。

2. 学生分组,情景模拟,练习操作过程,训练沟通技巧,体现人文关怀,提升学生职业素养和职业能力。

【实训学时】

0.5学时。

【实训标准】

项目	操作标准	分值	扣分标准	扣分
素质要求 （2分）	1. 考生仪表得体,表达清晰、自然大方	1	不得体,不大方	1
	2. 考生准备:着装整齐,七步法洗手、戴口罩,不留长指甲,不戴指环,符合照护师岗位要求	1	着装不符合要求、未洗手	1
评估要求 （10分）	1. 环境评估:整洁安全,室温适宜,如有需要关闭门窗,拉布帘或使用屏风遮挡	1	未评估	1
	2. 老年人评估 （1）辨识老年人,与老年人沟通,核对老年人信息 （2）评估老年人的体温、脉搏、呼吸、血压 （3）评估老年人的性别、年龄、既往病史、手术史、用药史、过敏史、康复史 （4）评估老年人意识状态、认知功能、活动能力、合作程度、心理状态 （5）评估老年人冷湿敷局部皮肤状况,测试皮肤有无感觉障碍及对冷过敏等现象	5	未评估 未辨识老年人 每缺一项	2 3 2
	3. 用物评估:水盆（内盛冰水混合物）、棉质布巾2块、防水垫1块、体温计、干毛巾、凡士林、消毒纱布、手消毒液等。有伤口者配备换药包	4	缺一项用物	2

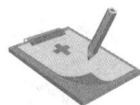

项目	操作标准	分值	扣分标准	扣分
操作步骤（68分）	1. 核实医嘱：确认采取冷湿敷，核对老年人信息，备齐用物，携至老年人床旁	8	未核对 未检查	4 4
	2. 查对与沟通：再次核对老年人信息，与老年人沟通，解释冷湿敷的目的、部位、预期效果、注意事项等，态度和蔼，语言亲切	8	未核对 未沟通解释 态度生硬	3 3 2
	3. 摆体位：协助老年人取适宜体位，充分暴露冷疗部位，下铺防水垫	5	动作粗暴 未采取适宜体位 未铺防水垫	2 2 1
	4. 再评估：再次评估老年人局部皮肤情况，冷敷部位涂抹凡士林，上覆消毒纱布以保护皮肤	3	未评估 未涂抹凡士林	3 1
	5. 敷湿巾：棉质布巾一块放入水盆中浸透，取出拧干，以不滴水为宜，叠成适宜的大小，置于冷敷部位上	10	操作错误	10
	6. 观察与询问：询问老年人感受并观察老年人面部表情及肢体动作	5	未询问或观察	5
	7. 巡视与调整：每隔 3~5min 更换湿敷布巾，观察局部皮肤颜色，触摸皮肤，询问老年人感觉	8	无巡视观察 更换敷布不正确 未抚触询问	3 3 2
	8. 时长与处置：冷湿敷 20min 后去除湿布巾，用干毛巾拭干皮肤	8	用冷超时 没拭干皮肤	4 4
	9. 安顿老年人：治疗结束，整理床单位，安置好老年人，使其体位舒适	4	未整理床单位 未安置老年人	2 2
	10. 整理物品：倒掉盆中水，棉质布巾清洗消毒备用	4	未整理物品 未消毒	2 2
	11. 洗手记录：操作者洗手，记录冷湿敷起止时间，老年人治疗后全身及局部情况变化，其他需要记录的内容，操作者签名	5	未洗手 未记录 每缺一项	2 3 1
质量评价（20分）	1. 操作准确、熟练	4	操作不熟练	4
	2. 沟通恰当，指导正确，尊老、敬老、爱老观念强	4	指导不正确 指导不到位	2 2
	3. 安全风险因素	10	不当操作，造成风险，视情节扣分	10
	4. 操作时间：15min	2	每超过 1min	1

（康素娴）

实训 33　老年人温水（乙醇）拭浴

【实训目的】

1. 学会为老年人实施温水拭浴（乙醇拭浴）操作，遵循查对制度，保证操作过程正确安全。

2. 具备仁爱之心，慎独精神，尊重老年人，体现尊老、敬老、爱老理念。

【实训建议】

1. 采用理实一体教学方法,情景案例导入,情景模拟,由教师示教操作程序,演示操作过程,展现真实场景。之后强调危险因素,讲解注意事项。

2. 学生分组,情景模拟,练习操作过程,训练沟通技巧,体现人文关怀,提升学生职业素养和职业能力。

【实训学时】

1 学时。

【实训标准】

项目	操作标准	分值	扣分标准	扣分
素质要求 (2分)	1. 考生仪表得体,表达清晰、自然大方	1	不得体,不大方	1
	2. 考生准备:着装整齐、七步法洗手、戴口罩,不留长指甲,不带指环,符合照护师岗位要求	1	着装不符合要求、未洗手	1
评估要求 (10分)	1. 环境评估:整洁、安全,室温适宜,关闭门窗,拉布帘或使用屏风遮挡	1	未评估	1
	2. 老年人评估 (1)辨识老年人,与老年人沟通,核对老年人信息 (2)评估老年人的体温、脉搏、呼吸、血压 (3)评估老年人的性别、年龄、既往病史、手术史、用药史、过敏史、康复史 (4)评估老年人意识状态、认知功能、活动能力、合作程度、心理状态 (5)评估老年人皮肤状况,测试皮肤有无感觉障碍及对冷过敏等现象	5	未评估 未辨识老年人 每缺一项	2 3 2
	3. 用物评估:水盆(内盛 32~34℃左右温水约 2/3 满)或治疗碗内盛放 30℃ 25%~35% 的乙醇 200~300ml、暖瓶、棉质布巾 2 块、大浴巾 1 条、防水垫 1 块、温度计、体温计、热水袋(内装 50℃热水约 2/3 满,装入布套中)、冰袋(装入布套中)、手消毒液等,酌情备衣裤	4	缺一项用物	2
操作步骤 (68分)	1. 核实医嘱:确认采取温水(乙醇)拭浴,核对老年人信息,备齐用物,携至老年人床旁	8	未核对 未检查	4 4
	2. 查对与沟通:再次核对老年人信息,与老年人沟通,解释温水(乙醇)拭浴的目的、部位、预期效果、注意事项等,态度和蔼,语言亲切	8	未核对 未沟通解释 态度生硬	3 3 2
	3. 再评估:再次评估老年人一般情况	5	未评估	5
	4. 脱衣:松开床尾盖被,协助老年人脱去衣裤,置冰袋于老年人头部,热水袋置于足底	6	未协助脱衣 未置冰袋 未置热水袋 操作不正确	2 2 2 2
	5. 顺序拭浴 (1)协助老年人暴露拍拭部位,将防水垫和大浴巾垫于拍拭部位下,棉质布巾浸湿拧至半干(不滴水),右手拇指外展布巾缠绕其余四掌指,末端反折,叠入掌心成澡巾形状。先以离心方向拍拭,每个部位拍拭完毕后用大浴巾拭干皮肤;或用棉质布巾蘸取乙醇顺序拍拭	15	手法错误 未铺防水垫浴巾 顺序错误 每缺一项	8 2 3 2

续表

项目	操作标准	分值	扣分标准	扣分
操作步骤 （68分）	（2）拭浴顺序：双上肢—腰背部及臀部—双下肢 　　1）上肢：颈外侧—肩峰—上肢外侧臂—手背；颈前— 　　　　侧胸部—腋窝—上肢内侧—手心 　　2）肩背—腰部—骶尾部—臀部 　　3）下肢：髋部—下肢外侧—足背；腹股沟—下肢内 　　　　侧—踝部；臀下—下肢后部—腘窝—足跟			
	6. 穿衣：拭干后穿好衣裤，除去足部热水袋，盖好盖被	5	操作错误	5
	7. 时长与处置：拭浴20min，拭浴完成后30min复测体温如 　　低于39℃，取下头部冰袋	8	用冷超时 操作错误	4 4
	8. 安顿老年人：治疗结束，整理床单位，安置好老年人，使 　　其体位舒适	4	未整理床单位 未安置老年人	2 2
	9. 整理物品：倒掉盆中水，棉质方巾、浴巾清洗消毒备用， 　　冰袋热水袋处置见前述	4	未整理物品 未消毒	2 2
	10. 洗手记录：操作者洗手，记录操作起止时间及老年人治 　　疗后情况变化，其他需要记录的内容，操作者签名	5	未洗手 未记录 每缺一项	2 3 1
质量评价 （20分）	1. 操作准确、熟练	4	操作不熟练	4
	2. 沟通恰当，指导正确，尊老、敬老、爱老观念强	4	指导不正确 指导不到位	2 2
	3. 安全风险因素	10	不当操作，造成风 险，视情节扣分	10
	4. 操作时间：15min	2	每超过1min	1

（康素娴）

实训34　老年人热水袋的使用

【实训目的】

1. 掌握为老年人使用热水袋的操作，遵循查对制度，保证操作过程正确安全。

2. 具备仁爱之心，慎独精神，尊重老年人，体现尊老、敬老、爱老理念。

【实训建议】

1. 采用理实一体教学方法，情景案例导入，情景模拟，由教师示教操作程序，演示操作过程，展现真实场景。之后强调危险因素，讲解注意事项。

2. 学生分组，情景模拟，练习操作过程，训练沟通技巧，体现人文关怀，提升学生职业素养和职业能力。

【实训学时】

1学时。

【实训标准】

项目	操作标准	分值	扣分标准	扣分
素质要求 （2分）	1. 考生仪表得体，表达清晰、自然大方	1	不得体，不大方	1
	2. 考生准备：着装整齐，七步法洗手、戴口罩，不留长指甲， 　　不戴指环，符合照护师岗位要求	1	着装不符合要求、未 洗手	1

项目	操作标准	分值	扣分标准	扣分
评估要求 （10分）	1. 环境评估：整洁安全，室温适宜，关闭门窗，拉布帘或使用屏风遮挡	1	未评估	1
	2. 老年人评估 （1）辨识老年人，与老年人沟通，核对老年人信息 （2）评估老年人的体温、脉搏、呼吸、血压 （3）评估老年人的性别、年龄、既往病史、手术史、用药史、过敏史、康复史 （4）评估老年人意识状态、认知功能、活动能力、合作程度、心理状态 （5）评估老年人全身皮肤状况，如完整性、色泽、水肿、硬结等，测试皮肤有无感觉障碍及对热的耐受程度	5	未评估 未辨识老年人 每缺一项	2 3 2
	3. 用物评估：热水袋或电暖宝及布套、水壶（内盛50℃热水）、温度计、手消毒液等。酌情备毛巾	4	缺一项用物	2
操作步骤 （68分）	1. 核实医嘱：确认使用热水袋，核对老年人信息，检查热水袋或电暖宝，携至老年人床旁	8	未核对 未检查 缺少一项检查	4 4 2
	2. 查对与沟通：再次核对老年人信息，与老年人沟通，向老年人解释使用热水袋的目的、部位、预期效果、注意事项等，态度和蔼，语言亲切	8	未核对 未沟通解释 态度生硬	3 3 2
	3. 摆体位：协助老年人取适宜体位，充分暴露热水袋作用部位	5	动作粗暴 体位不适宜 未协助暴露	2 2 1
	4. 再评估：再次评估老年人局部皮肤情况	3	未评估	3
	5. 用热水袋 （1）灌装橡胶热水袋：温度计测量水壶中的水温为50℃，注入已经准备好的橡胶袋内，大约1/2~2/3满，置于平台上排尽袋内剩余空气，拧紧塞子，查无漏水，擦干外壁水渍放入布套中；电暖宝充电，自动断电后拔除电源线，放入布套中 （2）用布套或毛巾包裹热水袋置于作用部位	10	热水袋准备错误 未包裹热水袋 放置部位错误	4 2 4
	6. 观察与询问：询问老年人感受并观察老年人面部表情及肢体动作	5	未询问或观察	5
	7. 巡视与调整：每隔10min观察局部皮肤颜色，触摸皮肤，询问老年人感觉	8	无巡视观察 时间间隔错误 未抚触询问	8 3 5
	8. 时长与处置：使用热水袋30min后撤掉热水袋	8	用热超时 未撤热水袋	4 4
	9. 安顿老年人：治疗结束，整理床单位，安置好老年人，使其体位舒适	4	未整理床单位 未安置老年人	2 2
	10. 整理物品：将橡胶热水袋中的水倒空，倒挂晾干后吹入空气拧紧袋口塞子，置于通风阴凉处，袋套清洗消毒备用。电暖宝待变凉后放入包装盒备用	4	未整理物品 未消毒	2 2
	11. 洗手记录：操作者洗手，记录热水袋放置部位、起止时间、老年人治疗后全身及局部情况变化，其他要记录的内容，操作者签名	5	未洗手 未记录 每缺一项	2 3 1

续表

项目	操作标准	分值	扣分标准	扣分
质量评价 （20分）	1. 操作准确、熟练	4	操作不熟练	4
	2. 沟通恰当,指导正确,尊老、敬老、爱老观念强	4	指导不正确 指导不到位	2 2
	3. 安全风险因素	10	不当操作,造成风险,视情节扣分	10
	4. 操作时间:15min	2	每超过1min	1

（康素娴）

实训 35　老年人湿热敷的使用

【实训目的】

1. 学会为老年人实施湿热敷操作,遵循查对制度,保证操作过程正确安全。

2. 具备仁爱之心,慎独精神,尊重老年人,体现尊老、敬老、爱老理念。

【实训建议】

1. 采用理实一体教学方法,情景案例导入,情景模拟,由教师示教操作程序,演示操作过程,展现真实场景。之后强调危险因素,讲解注意事项。

2. 学生分组,情景模拟,练习操作过程,训练沟通技巧,体现人文关怀,提升学生职业素养和职业能力。

【实训学时】

1 学时。

【实训标准】

项目	操作标准	分值	扣分标准	扣分
素质要求 （2分）	1. 考生仪表得体,表达清晰、自然大方	1	不得体,不大方	1
	2. 考生准备:着装整齐,七步法洗手、戴口罩,不留长指甲,不戴指环,符合照护师岗位要求	1	着装不符合要求、未洗手	1
评估要求 （10分）	1. 环境评估:整洁安全,室温适宜,关闭门窗,拉布帘或使用屏风遮挡	1	未评估	1
	2. 老年人评估 （1）辨识老年人,与老年人沟通,核对老年人信息 （2）评估老年人的体温、脉搏、呼吸、血压 （3）评估老年人的性别、年龄、既往病史、手术史、用药史、过敏史、康复史 （4）评估老年人意识状态、认知功能、活动能力、合作程度、心理状态 （5）评估老年人全身皮肤状况,如完整性、色泽、水肿、硬结等,测试皮肤有无感觉障碍及对热的耐受程度	5	未评估 未辨识老年人 每缺一项	2 3 2
	3. 用物评估:水盆（内盛50~60℃热水）、温度计、热水瓶（内盛热水）棉质长方布巾2块（大小视热敷的面积而定）、防水垫1块、凡士林、消毒纱布、干毛巾、手消毒液、有伤口者需备换药包等	4	缺一项用物	2

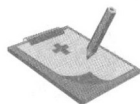

续表

项目	操作标准	分值	扣分标准	扣分
操作步骤 （68分）	1. 核实医嘱：确认采取湿热敷，核对老年人信息，备齐用物，携至老年人床旁	8	未核对 未检查	4 4
	2. 查对与沟通：再次核对老年人信息，与老年人沟通，解释湿热敷的目的、部位、预期效果、注意事项等，态度和蔼，语言亲切	8	未核对 未沟通解释 态度生硬	3 3 2
	3. 摆体位：协助老年人取适宜体位，充分暴露热敷部位，下铺防水垫	5	动作粗暴 体位不适宜 未铺防水垫	2 2 1
	4. 再评估：再次评估老年人局部皮肤情况，热敷部位涂抹凡士林，上覆消毒纱布	3	未评估	3
	5. 敷湿巾：棉质长方布巾一块，手持两端，中间1/2部分完全进入水盆中浸透，两手反方向用力拧干，以不滴水为宜，抖开，折叠成适宜大小，手腕掌侧皮肤试温无烫感，湿面在下干面在上置于热敷部位	10	操作错误	10
	6. 观察与询问：询问老年人感受并观察老年人面部表情及肢体动作	5	未询问或观察	5
	7. 巡视与调整：每隔3~5min观察局部皮肤颜色，触摸皮肤，询问老年人感觉，同时调整盆中水温，更换另一块敷布巾	8	时间间隔错误 未抚触询问 未调整水温	3 3 2
	8. 时长与处置：湿热敷20min后，去除湿布巾，用干毛巾拭干局部	8	用热超时 未拭干局部	4 4
	9. 安顿老年人：治疗结束，整理床单位，安置好老年人，使其体位舒适	4	未整理床单位 未安置老年人	2 2
	10. 整理物品：倒掉盆中水，棉质方巾和毛巾等清洗消毒备用	4	未整理物品 未消毒	2 2
	11. 洗手记录：操作者洗手，记录湿热敷作用部位、起止时间、老年人治疗后全身及局部情况变化，其他要记录的内容，操作者签名	5	未洗手 未记录 每缺一项	2 3 1
质量评价 （20分）	1. 操作准确、熟练	4	操作不熟练	4
	2. 沟通恰当，指导正确，尊老、敬老、爱老观念强	4	指导不正确 指导不到位	2 2
	3. 安全风险因素	10	不当操作，造成风险，视情节扣分	10
	4. 操作时间：15min	2	每超过1min	1

（康素娴）

实训 36　老年人心肺复苏术

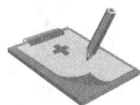

【实训目的】

1. 学会心肺复苏术，保证操作过程准确无误。

2. 具有尊老、爱老、助老的服务理念，有慎独的品行，有良好的沟通能力。

【实训建议】

1. 采用理实一体教学方法,情景案例导入,情景模拟,由教师示教操作程序,演示操作过程,展现真实场景,讲解注意事项。

2. 学生分组,情景模拟,练习操作过程,训练沟通技巧,体现人文关怀,提升职业素养和职业能力。

【实训学时】

2学时。

【实训标准】

项目	操作标准	分值	扣分标准	扣分
素质要求（4分）	报告考核项目,语言流畅,态度认真	2	未报告	2
	仪表大方,举止端庄,轻盈矫健	1	不得体、大方	1
	服装鞋帽整洁,头发、着装符合要求	1	不符合要求	1
评估要求（10分）	1. 用物准备 （1）必备用物有硬木板、简易呼吸器、纱布、手电筒、抢救记录卡等 （2）摆放合理	2	缺一项必备用物 摆放不合理	1 1
	2. 评估患者（开始计时） （1）判断意识:大声呼唤老年人,轻拍老年人肩部。10s内完成。口述无意识 （2）判断呼吸:脸颊感觉,无气流呼出;眼看,无胸廓起伏。口述无呼吸。5~10s内完成 （3）判断颈动脉搏动:气管旁开1~2cm触摸。口述无动脉搏动。5~10s内完成 （4）大声呼救,寻求帮助（快来人啊,救命啊,请拨打120,请准备除颤仪）;口述呼救时间	8	每缺一项 未评估	2 8
操作步骤（62分）	1. 体位准备 （1）立即将患者置于硬板床,仰卧位 （2）去枕,头、颈、躯干在同一轴线上 （3）双手放于两侧,身体无扭曲（口述）	3	一项不符合要求	1
	2. 胸外心脏按压（C） （1）抢救者立于患者一侧（视情况） （2）解开衣领、腰带,暴露患者胸腹部 （3）按压部位:胸骨中下1/3交界处 （4）按压方法:两手掌根部重叠,手指翘起不接触胸壁,上半身前倾,两臂伸直,垂直向下用力;按压间隙,双手离开胸壁,保证胸廓充分回弹 （5）按压幅度:胸骨下陷5~6cm（口述） （6）按压频率:100~120次/min（口述）,连续按压30次	30	站立位置错误 不符合要求 部位错误 方法错误 按压过深或不够 不符合要求	2 1 5 15 2 5
	3. 开放气道（A） （1）清除口鼻腔分泌物 （2）取出活动义齿（口述） （3）判断颈部无损伤（口述） （4）开放气道	10	未完成 无口述	2 6

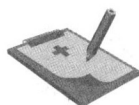

续表

项目	操作标准	分值	扣分标准	扣分
操作步骤 （62分）	4. 口对口人工呼吸（B） （1）保持患者口部张开状态,捏住患者鼻孔 （2）包裹住老年人口部,吹气,直至胸廓抬起 （3）吹气毕,观察胸廓情况 （4）连续吹气2次 （5）按压与人工呼吸之比为30∶2,连续5个循环	15	不符合要求 未达标 未观察胸廓 未完成 不符合比例	2 5 2 2 4
	5. 操作5个循环后,判断并报告复苏效果（口述） （1）颈动脉恢复搏动 （2）自主呼吸恢复 （3）瞳孔缩小有对光反射 （4）面色、口唇、甲床和皮肤色泽转红	4	漏一项	1
操作后处理（4分）	整理用物 七步洗手法洗手 记录 报告操作结束（计时结束）	4	未完成 未洗手 无记录 无报告	1 1 1 1
质量评价 （20分）	1. 复苏效果:正确完成5个循环复苏,人工呼吸与心脏按压指标显示有效（以打印单为准）	5	无效果	5
	2. 熟练程度:符合抢救程序,操作规范、敏捷,动作熟练	3	不规范	3
	3. 人文关怀:关怀体贴患者,充分体现人文关怀,根据病情进行适当的健康指导	12	无人文关怀	12
备注	特殊扣分 1. 允许操作时间5.5min,到时间停止操作 2. 任何一项扣除分值的总和不得超过该项总分值,完该项总分为止 3. 人工呼吸每不合格一次扣0.5分,心脏按压每不合格一次扣0.2分（以打印单为准）。操作5个循环后未判断复苏效果倒扣10分			

（杨礼芳）

实训37 老年人吸痰照护

【实训目的】

1. 学会为老年人进行吸痰操作,严格无菌技术,保证操作过程准确无误。

2. 具备仁爱之心,慎独精神,尊重老年人,体现爱老、敬老、孝老理念。

【实训建议】

1. 采用理实一体教学方法,情景案例导入,情景模拟,由教师示教操作程序,演示操作过程,展现真实场景。之后强调危险因素,讲解注意事项。

2. 学生分组,情景模拟,练习操作过程,训练沟通技巧,体现人文关怀,提升职业素养和职业能力。

【实训学时】

2学时。

项目	操作标准	分值	扣分标准	扣分
素质要求 （2分）	1. 考生仪表得体,表达清晰、自然大方	1	不得体,不大方	1
	2. 考生准备:着装整齐,洗手、戴口罩,符合照护师岗位要求	1	着装不符合要求、未洗手	1

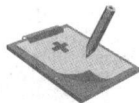

项目	操作标准	分值	扣分标准	扣分
评估要求 （10分）	1. 整洁、安静、光线充足、温湿度适宜	1	未评估	1
	2. 老年人评估 （1）意识及情绪状态、对吸痰的认识情况、心理反应及合作程度 （2）年龄、诊断、生命体征、呼吸困难的程度、缺氧状况 （3）口鼻黏膜情况,有无义齿,有无痰鸣音及痰液性状	5	未评估 未辨识老年人 每缺一项	5 3 2
	3. 用物评估 （1）电动吸引器或中心吸引装置,无菌手套、弯盘2个、听诊器、电筒 （2）无菌治疗盘放治疗碗2个,内盛无菌生理盐水,无菌吸痰管数根（成人12~14号）,纱布数张 （3）必要时备压舌板、开口器及简易呼吸器,电极板	4	缺或多一项用物	2
操作步骤 （68分）	1. 携用物至老年人床旁,核对老年人床号、姓名、腕带,向老年人解释操作目的、过程及方法	4	未核对 未解释	2 2
	2. 接通电源,打开开关,检查吸引器性能,调节负压	4	每缺一项 调节负压不当	1 1
	3. 老年人头转向照护人员	2	不符合要求	2
	4. 检查老年人口腔、鼻腔,取下活动义齿,昏迷老年人可使用压舌板或开口器帮助开口	2	未检查 其余一项不符合要求	2 1
	5. 检查并打开无菌盘,打开开关,戴手套,检查并连接吸痰管,试吸生理盐水检查管道是否通畅	5	一项未执行 方法不当	1 1
	6. 折叠导管末端,将吸痰管插入鼻腔或口腔,放开导管末端,左右旋转,上提吸引;吸净口、鼻、咽部分泌物,吸生理盐水冲洗吸痰管	8	未及时折叠、放开导管 方法不当 未冲洗导管 动作粗暴	2 2 1 2
	7. 观察老年人气道是否通畅;老年人的反应,如面色、呼吸、心率、血压等;吸出痰液的颜色、性状及量;询问老年人感受	4	未观察 观察不全面 未询问	2 1 2
	8. 更换吸痰管,折叠导管末端,插入气管内适宜深度,放开导管末端,左右旋转,上提吸引	8	未更换吸痰管 未及时折叠、放开导管 方法不当 动作粗暴	3 2 2 2
	9. 每次吸痰时间不超过15s,如痰未吸尽,连续吸痰不超过4次	6	超时 超次 痰未吸尽	2 2 2
	10. 吸痰毕吸水冲洗吸痰管,取下吸痰管,放入感染性医疗废物袋内,将吸引管头端放入盛有消毒液的小瓶内	4	一项未做	2
	11. 询问老年人有无不适,有效交流;关闭吸引器	2	一项未做	1
	12. 擦净老年人口、鼻部分泌物,取下手套,消毒手,关闭治疗盘	4	一项未做	1

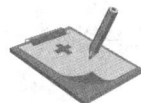

续表

项目	操作标准	分值	扣分标准	扣分
操作步骤 （68分）	13. 观察老年人口、鼻黏膜有无损伤，呼吸道是否通畅；评价老年人反应（面色、呼吸、心率、血压等）；听诊呼吸音	8	未观察 观察不仔细 未评价 评价不完整 未听呼吸音 方法不当	2 1 2 1 2 1
	14. 协助患者取舒适卧位，整理床单位和用物	3	一项未做	1
	15. 消毒手，记录患者情况，痰量、性状等	4	一项未做 记录不准确	2 1
质量评价 （20分）	1. 操作准确、熟练	4	操作不熟练	4
	2. 沟通恰当，指导正确，敬老、爱老观念强	4	指导不正确 指导不到位	4 2
	3. 安全风险因素	10	不当操作，造成风险，视情节扣分	10
	4. 操作时间：12min	2	每超过1min	1

（郭莎莎　李文平）

实训 38　老年人氧疗照护

【实训目的】

1. 学会为老年人进行氧疗操作，做到"安全用氧"，保证操作过程正确无误。

2. 具备仁爱之心，慎独精神，尊重老年人，体现爱老、敬老、孝老理念。

【实训建议】

1. 采用理实一体教学方法，情景案例导入，情景模拟，由教师示教操作程序，演示操作过程，展现真实场景。之后强调危险因素，讲解注意事项。

2. 学生分组，情景模拟，练习操作过程，训练沟通技巧，体现人文关怀，提升职业素养和职业能力。

【实训学时】

2学时。

项目	操作标准	分值	扣分标准	扣分
素质要求 （2分）	1. 考生仪表得体，表达清晰、自然大方 2. 考生准备：着装整齐，洗手、戴口罩，符合照护师岗位要求	1 1	不得体，不大方 着装不符合要求、未洗手	1 1
评估要求 （10分）	1. 环境评估：整洁、安静、舒适、安全（无明火或高温）	1	未评估	1
	2. 老年人评估 （1）辨识老年人，沟通顺畅 （2）老年人病情、意识状态、呼吸困难程度、肢端皮肤颜色等 （3）呼吸道通畅情况和鼻腔黏膜情况 （4）老年人的情绪、心理反应及合作程度等	5	未评估 未辨识老年人 每缺一项	5 3 2
	3. 用物评估：治疗巾内有输氧管、鼻导管、氧气表（湿化瓶内装 1/3 至 1/2 蒸馏水）、平镊、棉签、纸巾或纱布和盛有少量冷开水的治疗碗。治疗巾外有扳手、胶布、别针、弯盘、氧气记录卡和用氧装置	4	缺或多一项用物	2

项目	操作标准	分值	扣分标准	扣分
操作步骤 （68分）	1. 装氧气表前先打开总开关，随后关上总开关	4	每缺一项	2
	2. 将氧气表接在气门上；用手初步拧紧，使氧气表稍后倾；再用扳手旋紧，使其直立	6	每缺一项 不符合要求	2 1
	3. 湿化瓶接在氧气表上	2	不符合要求	2
	4. 打开总开关，再打开流量开关，检查是否漏气及通畅，关上流量开关	5	未检查 其余一项不符合要求	2 1
	5. 将用氧装置推到老年人的床旁，流量表向着便于操作的方向	2	不符合要求	2
	6. 将准备好的用物携至老年人床旁，核对并向老年人解释操作目的、过程及方法	4	未核对 未解释	2 2
	7. 检查、选择老年人鼻腔，用棉签蘸水后清洁鼻腔	4	未检查、选择鼻腔 未清洁鼻腔或不合要求	2 2
	8. 把鼻导管连接到流量表上，开流量开关调节氧流量，确定氧气流出通畅后，再把鼻导管放入水中润滑	8	未开流量开关调节氧流量 氧流量不正确 未检查氧气是否通畅 未润滑鼻导管	2 2 2 2
	9. 将鼻导管轻轻插入老年人鼻孔1cm	3	动作不轻柔	3
	10. 观察无呛咳现象以后，将导管环绕老年人耳部向下放置并调节松紧度	6	未观察患者情况 未固定鼻导管 固定不妥善	3 3 2
	11. 记录开始用氧时间和氧流量等。老年人用氧期间加强巡视，向老年人及家属宣传用氧安全知识	9	未记录 记录不正确 未宣讲用氧安全 宣讲不全面	2 1 5 2
	12. 停止吸氧时，先拔出鼻导管，再关闭总开关，余气放完以后再关好流量开关	9	未先拔鼻导管 未关闭总开关 未放余气 未关流量开关	3 2 2 2
	13. 准确记录停止用氧时间，整理床单位，清理用物，询问老年人无其他需要以后，再携用物离开病室。用物进行常规消毒处理（口述）	6	未记录 未整理床单元及询问患者 用物清理、消毒处理不符合要求	2 2 2
质量评价 （20分）	1. 操作准确、熟练	4	操作不熟练	4
	2. 沟通恰当，指导正确，敬老、爱老观念强	4	指导不正确 指导不到位	4 2
	3. 安全风险因素	10	不当操作，造成风险，视情节扣分	10
	4. 操作时间：8min	2	每超过1min	1

（郭莎莎　李文平）

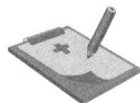

实训 39　老年人血糖的测量与记录

【实训目的】

1. 掌握血糖测量的操作方法,正确记录血糖值,监测患者血糖水平,评价代谢指标,为临床治疗提供依据。

2. 具备仁爱之心,慎独精神,尊重老年人,体现敬老、孝老、爱老理念。

【实训建议】

1. 采用理实一体教学方法,情景案例导入,情景模拟,由教师示教操作程序,演示操作过程,展现真实场景。强调危险因素,讲解注意事项。

2. 学生分组,情景模拟,练习操作过程,训练沟通技巧,体现人文关怀,提升职业素养和职业能力。

【实训学时】

2 学时。

【实训标准】

项目	操作标准	分值	扣分标准	扣分
素质要求 (2分)	1. 考生仪表得体,表达清晰、自然大方	1	不得体,不大方	1
	2. 考生准备:着装整齐,洗手、戴口罩,符照护师岗位要求	1	着装不符合要求、未洗手	1
评估要求 (10分)	1. 环境评估:整洁、安静、舒适、安全	1	未评估	1
	2. 老年人评估 (1)辨识老年人,沟通顺畅 (2)核对老年人信息;评估老年人意识状态,合作程度,对疾病的态度,对所用药物的认知程度、有无药物依赖史;告知血糖监测的目的、方法、注意事项及配合要点	5	未评估 未辨识老年人 每缺一项	5 3 2
	3. 用物评估:洗手、戴口罩,检查血糖仪性能、血糖试纸的有效期	4	缺或多一项用物	2
操作步骤 (68分)	1. 备物:核对老年人信息,备齐用物携至老年人床旁	8	未核对 未检查 缺或少一项检查	4 4 2
	2. 核对老年人信息,与老年人沟通向老年人解释	5	未核对 未解释	2 3
	3. 开机,确认血糖试纸的编号与血糖仪设置的编号一致,准备好血糖试纸	10	未调节机器 未确认试纸与血糖仪设置的编号	5 10
	4. 采血测试:指导老年人手臂下垂5~10s。安装采血针头,调节深浅适宜,使采血笔处于备用状态。用酒精消毒手指的指腹,手指向上直立待干	7	手臂未下垂 未调节采血针深浅 未消毒手或待干	2 3 2
	5. 选择手指两侧任一部位(避开指腹神经末梢丰富部位,减轻疼痛),将采血笔紧紧压住采血部位,按下释放按钮,采血。不要挤压出血点局部,以防组织液析出影响测量结果。弃去第一滴血液,用第二滴血液进行测试	10	挤压出血点局部 未弃去第一滴血液 操作错误	3 3 4
	6. 从试纸瓶内取出试纸,随即盖紧瓶盖。将血样滴于试纸的采血区,当血糖仪显示插入图样时,将试纸平直插入血糖仪,倒计时开始,同时干棉棒按压采血部位,至不出血为止	10	污染试纸 采血后未按压 血糖仪试纸未插好	3 3 4

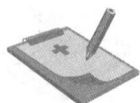

项目	操作标准	分值	扣分标准	扣分
操作步骤（68分）	7. 等待测试结果,棉签按压测试点至无出血,发现异常情况立即报告医生	3	未报告医生	3
	8. 整理物品,将试纸条、采血针取出分别放入弯盘和利器盒内,关闭血糖仪。将物品放回原处,洗手	11	垃圾分类错误 未整理用物	5 6
	9. 记录血糖结果、测量日期、时间于化验单上,检验者签名	4	未记录 记录不全	4 2
质量评价（20分）	1. 操作准确、熟练	4	操作不熟练	4
	2. 沟通恰当,指导正确,敬老爱老观念强	4	指导不正确 指导不到位	2 2
	3. 安全风险因素	10	不当操作,造成风险,视情节扣分	10
	4. 操作时间:10min	2	每超过1min	1

（黄素芬）

实训 40 遗 体 照 护

【实训目的】

1. 学会对老年人遗体进行照护操作,保证操作过程准确无误。

2. 具备仁爱之心,慎独精神,尊重老年人遗体,体现人文理念。

【实训建议】

1. 采用理实一体教学方法,情景案例导入,情景模拟,由教师示教操作程序,演示操作过程,展现真实场景。之后讲解注意事项。

2. 学生分组,情景模拟,练习操作过程,体现人文关怀,提升学生职业素养和职业能力。

【实训学时】

2学时。

【实训标准】

项目	操作标准	分值	扣分标准	扣分
素质要求（2分）	1. 考生仪表得体,表达清晰、自然大方	1	不得体,不大方	1
	2. 考生准备:着装整齐,洗手、戴口罩、必要时穿防护服、戴护目镜,符合照护师岗位要求	1	着装不符合要求、未洗手	1
评估要求（10分）	1. 环境评估:整洁、安静、肃穆、隐私	1	未评估	1
	2. 老年人评估 （1）接到医生开出的死亡通知后,进行再次核对,辨识遗体 （2）评估老年人的诊断,治疗抢救过程,死亡原因及时间 （3）评估遗体清洁程度,有无伤口,引流管等 （4）评估死者家属对死亡的态度	5	未评估 未辨识遗体 每缺一项	5 3 2

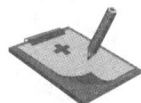

续表

项目	操作标准	分值	扣分标准	扣分
评估要求（10分）	3. 用物评估 （1）治疗车上层：血管钳、剪刀、松节油、绷带、不脱脂肪棉球、梳子、大单、清洁衣裤、治疗碗、毛巾、记录单、擦洗用具，手消毒液等；有伤口者备换药敷料，必要时备隔离衣、防护服、护目镜 （2）治疗车下层：热水瓶、水盆、生活垃圾桶、医用垃圾桶。其他：酌情准备屏风1个	4	缺或多一项用物	2
操作步骤（68分）	1. 准备：核对死亡医嘱，核对姓名，诊断，治疗抢救过程，死亡原因及时间，备齐用物携至老年人遗体旁，与家属进行充分沟通，劝其离开房间，用屏风遮挡	7	未核对 未放置屏风 未与家属进行沟通	2 2 3
	2. 撤去一切治疗用品，如输液管、胃管、氧气管、导尿管及各种引流管，拔出前应抽尽管内容物，拔除后告知医护人员必要时予以缝合伤口，覆盖纱布，有伤口者更换敷料，用松节油或者酒精擦净胶布痕迹	14	未撤掉管道 缺或少一项 未更换敷料 未缝合伤口 未擦净痕迹	3 2 3 3 3
	3. 体位：将床支架放平，使遗体仰卧，头下垫一软枕，用一层大单遮盖遗体	2	未采取体位	2
	4. 清洁面部，整理遗容。洗脸，有义齿者代为装上，闭合口、眼，若眼睑不能闭合，可用毛巾湿敷，或于上眼睑下垫少许棉花，使上眼睑下垂闭合。嘴不能紧闭者，轻揉下颌或用四头带固定	12	未清洁面部 未检查义齿 未进行眼睑不能闭合的处理 未进行嘴不能闭合的处理	3 3 3 3
	5. 堵塞孔道：用血管钳将纱布或消毒棉球依次塞于七窍：口咽、双鼻孔、双耳孔、肛门及阴道	15	未填塞口咽 未填塞双鼻孔 未填塞双耳孔 未填塞肛门 未填塞阴道	3 3 3 3 3
	6. 清洁全身：脱去衣裤，用温水毛巾擦净全身，用梳子顺着头发自然梳理，长发可梳理后扎成辫子使头发整齐，无打结，更换清洁衣裤	9	未清洁全身 未更换清洁衣裤 未梳理头发	3 3 3
	7. 整理用物，清洗消毒双手，请家属向遗体告别	5	未整理 未洗手 未请家属向遗体告别	2 2 1
	8. 记录 （1）记录死者姓名、遗体照护时间、照护者签名 （2）死者有遗物或医嘱时，应及时报告并做好记录	4	未记录 未报告	2 2
质量评价（20分）	1. 操作准确、熟练	4	操作不熟练	4
	2. 与家属沟通恰当，指导正确，敬老爱老观念强	4	指导不正确 指导不到位	2 2
	3. 安全风险因素	10	不当操作，造成风险，视情节扣分	10
	4. 操作时间：10min	2	每超过1min	1

（杨晓玲）

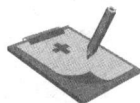

附　录　老年人照护文件书写

老年人照护文件记录是照护人员在照护老年人过程中照护活动的记录,是照护活动重要的文字性资料,也是老年人诊疗文件的重要组成部分。既是养老机构、医养结合机构老年人重要的档案资料,也是机构管理、科研、教学以及法律上的重要参考资料。

（一）照护文件书写的目的

通过评估、采集、记录老年人照护信息,照护人员可以随时掌握老年人身体变化,确定老年人的现存问题,并制订个性化的照护措施。

（二）照护文件书写的意义

1. 提供信息资料　照护文件是关于老年人病情变化、诊疗、照护以及疾病转归全过程的客观、全面、及时、动态的记录,是老年人在机构中身体整体状况的连续性记录,也是照护人员下一步进行准确、科学照护的基本依据。

2. 提供教学与科研资料　标准、完整的照护文件记录是教学的第一手资料,也是最好的教材,一些特殊案例还可以作为个案分析与讨论的良好素材,可为相关照护人员提供服务的规律和经验,促进老年照护教学方向的发展。照护文件记录是科研工作的宝贵资料,同时也为流行病学调查、传染病管理等提供了统计学方面的相关资料,是卫生管理机构制订和调整政策的重要依据。

3. 提供评价依据　照护文件记录在一定程度上反映该机构医疗照护质量、业务开展、照护技术以及照护水平,也是衡量机构照护管理水平的重要标志之一,可作为机构等级评定、照护人员考核评定的参考资料,是机构中照护管理的重要资料。

4. 提供法律依据　根据国家《养老机构安全管理》《养老护理员国家职业标准》等规定,照护文件在法律上可作为医疗纠纷、人身伤害、保险索赔、刑事案件及遗嘱查验的证明。凡涉及以上诉讼案件,调查处理时都要将照护文件记录作为依据加以判断,以明确机构及照护人员有无法律责任。因此,只有认真对待各项记录的书写,对老年人住院期间的病情、治疗及照护做好及时、完整、准确地记录,才能提供有效的法律依据并保护照护人员自身的合法权益。

（三）照护文件书写的基本要求

1. 规范　字体应端正、字迹清晰、语句通顺、表述准确、标点正确、不得滥用简化字或自造字,不得涂改、刮擦、剪贴或使用修正贴。使用蓝黑墨水笔或碳素墨水笔书写。

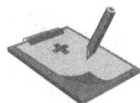

2. 及时 记录必须及时,不得拖延或提早,更不能漏记、错记,以保证记录的时效性,维持最新资料。如因抢救急危重症老年患者未能及时记录的,相关照护人员应配合医护人员在抢救结束后 6h 内据实补记,并注明抢救时间和补记时间。

3. 准确 记录的内容必须在时间、内容及可靠程度上真实、准确,尤其是老年患者的主诉和行为应详细、真实、客观地描述。老年患者病情进展的科学记录必要时可成为重要的法律依据,所以记录的内容不应是照护人员的主观臆断和有偏见的资料。

4. 简要 记录内容应尽量简洁、流畅、重点突出,使用专业术语、公认的中文和外文缩写、符号及计量单位,避免含糊不清或过多修辞,以方便照护人员快速获取所需信息。记录的日期、时间以公元纪年,24h 计时,以阿拉伯数字表示。

5. 完整 照护文件的眉栏、页码要填写完整,各项记录按要求逐项填写,避免遗漏。记录应连续,不留空白,记录者必须签全名。老年人请假外出、发生意外、有自杀倾向,病情发生变化或危重,拒绝转入医院进行救治等特殊情况,应及时汇报,详细记录,做好交接班。

（四）老年人照护文件的保管

1. 个案照护文件与老年人健康档案归档后放于固定位置,按照年限顺序放置,如需借阅应办理借阅手续,用后应立即归还放回原位。

2. 出院或死亡老年人的个案照护文件按顺序整理成册,按编号排列上架归档,填写分类索引卡片,以便查阅。老年人出院或死亡后,照护文件整理归档,由机构统一保管,保存期限按有关部门规定执行。

3. 照护文件应保持清洁无污渍,防止破损、丢失,更不可涂改和伪造。

4. 保管照护文件的档案室应清洁、干燥、通风、防霉、防蛀、防火、防盗。

（五）常见老年人照护文件

老年人照护文件主要用来记录老年人病情的动态变化,并可通过记录分析可能发生的问题以便采取相应照护措施。因当前暂未出台养老机构照护文件及记录单的规范要求,在参考多家机构照护文件和记录单的基础上,制定了 7 个示例,供学习者借鉴（附表 1~ 附表 9）。

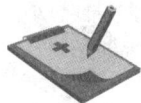

附表 1 老年人照护计划表

姓名: 性别: 年龄: 照护级别: 房号: 床号: 入区时间:

注:请在选择项上打√

日常生活照护	1. 每日清洁房间 1~2 次,保持环境整洁、空气清新无异味。 2. 每天整理床铺 2~3 次,定期更换床上用品、清洗衣物。 3. 每天提供开水 2 次、提供理发、订餐服务。 4. 照护人员每 2~3h 巡视 1 次。 5. 协助老年人洗澡。 6. 协助老年人如厕。 7. 做好老年人个人卫生指导或照护,保持口腔、皮肤清洁无异味。 8. 保持老年人会阴部皮肤清洁、干燥,及时更换纸尿裤、集尿器或尿垫。 9. 协助老年人翻身,保持床单位平整和干净。 10. 做好饮食指导或照护(鼻饲):进餐速度不宜过快,出现呛咳应立即停止进餐,进餐后应保持原位 30min 以上,喂食物前翻身、拍背、床头抬高。 11. 评估老年人的心理状况,做好老年人心理疏导,鼓励老年人参加适当的社会活动、娱乐活动及体育活动。 12. 根据老年人情况提供相应的康复服务。
医疗照护服务	1. 观察老年人生命体征、病情变化、阳性体征等。 2. 坚持医护查房,适时发现老年人身心变化,并做出相应处理。 3. 对常见老年慢性病进行监测、健康指导及用药指导。 4. 定期进行卫生知识宣讲,加强对传染病的预防。 5. 帮助服药或遵医嘱特殊用药。 6. 加强管道照护,按时更换。
安全照护	1. 防跌倒、防坠床。 2. 防走失、防烫伤。 3. 防误吸、防窒息。 4. 防自伤、防伤人。 5. 防误食、防误服。
备注	

照护员签字: 楼层主管签字:

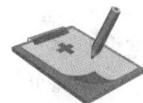

附表 2 自理老年人日常照护记录表

房间号	照护服务项目	月 日	月 日	月 日	月 日	月 日	月 日	月 日
	晨间护理							
	晚间护理							
	洗衣							
	洗澡（照看）							
	送水							
	床单元整理							
	户外活动（协助）							
	送餐							
	泡脚（协助）							
	床上用品更换							
	心理、精神慰藉							
	交班事项							

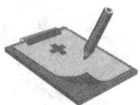

附表 3　老年人日常照护执行单

床号：　　　姓名：

级别	照护服务内容	服务方式	次/天	次/周	月 日		月 日		月 日		月 日		月 日		月 日		月 日	
					白	夜	白	夜	白	夜	白	夜	白	夜	白	夜	白	夜
轻度失能	晨间护理	介护	1	7														
	晚间护理	介护	1	7														
	穿脱衣服	介护	2	14														
	房间清洁	全护	1	7														
	洗外衣（机洗）	全护	1	7														
	洗内衣（手洗）	介护	1	7														
	洗澡	介护	0	1														
	上下马桶	介护	随时															
	泡脚	介护	1	7														
	喂饭	介护	3	21														
	特殊饮食（必要时）	介护	3	21														
	送水	介护	2	14														
	饮水	介护	3	21														
	床单元整理	介护	随时															
	剪发	介护	0	1														
	打理胡须	介护	0	2														
	室内行走	介护	2	14														
	户外活动	介护	0	1														
	上下床	介护	2	14														
	吸痰	全护	必要时															
	保护性约束	全护	必要时															
	心理、精神护理	介护	0	1														
	照护人员签名																	
	交班事项																	
	照护组长签名																	

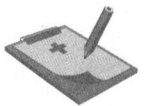

附表 4　老年人日常照护执行单

床号：　　　姓名：

级别	照护服务内容	服务方式	次/天	次/周	月 日		月 日		月 日		月 日		月 日		月 日		月 日	
					白	夜	白	夜	白	夜	白	夜	白	夜	白	夜	白	夜
中度失能	晨间护理	介护	1	7														
	晚间护理	介护	1	7														
	穿脱衣	介护	2	14														
	房间清洁	全护	1	7														
	机洗外衣	全护	2	14														
	手洗内衣	全护	2	14														
	洗澡或擦身	全护	0	1														
	排尿	全护	4	28														
	排大便	全护	1	7														
	便后洗浴	全护	随时															
	泡脚	全护	1	7														
	喂饭	介护	3	21														
	特殊饮食	介护	3	21														
	送水	全护	2	14														
	饮水	介护	3	21														
	床单元整理	全护	随时															
	翻身拍背	全护	12	84														
	更换尿布	全护	随时															
	剪发	介护	0	1														
	打理胡须	全护	0	2														
	泡脚	全护	1	7														
	上下床	介护	2	14														
	协助肢体锻炼	全护	必要时															
	吸痰	全护	必要时															
	安全保护（约束）	全护	必要时															
	协助肢体锻炼	介护	必要时															
	个性化照护	全护	0	1														
	心理、精神护理	介护	0	2														
	照护人员签名																	
	交班事项																	
	照护组长签名																	

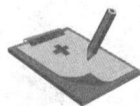

附表 5　老年人日常照护执行单

床号：　　　姓名：

级别	照护服务内容	服务内容	次/天	次/周	月　日		月　日		月　日		月　日		月　日		月　日		月　日	
					白	夜	白	夜	白	夜	白	夜	白	夜	白	夜	白	夜
重度失能	晨间护理	全护	1	7														
	晚间护理	全护	1	7														
	穿脱衣	全护	2	14														
	房间清洁	全护	1	7														
	机洗外衣	全护	0	2														
	手洗内衣	全护	0	2														
	洗澡或擦身	全护	0	1														
	排尿	全护	4	28														
	排大便	全护	1	7														
	便后洗浴	全护	随时															
	喂饭（鼻饲）	全护	3	21														
	胃瘘注射																	
	特殊饮食	全护	3	21														
	送水	全护	2	14														
	饮水	全护	3	21														
	床单元整理	全护	随时															
	翻身拍背	全护	12	84														
	更换尿布	全护	随时															
	剪发	介护	0	1														
	打理胡须	全护	0	2														
	特殊饮食	全护	3	21														
	吸痰	全护	必要时															
	保护性约束	全护	必要时															
	个性化照护	全护	0	1														
	姑息护理	全护	1	7														
	家属交流及心理疏导	介护	1	7														
	照护人员签名																	
	交班事项																	
	照护组长签名																	

附表 6 照护人员交接班记录表

日期	床号	卫生情况				皮肤完整	本班工作完成情况	交班人	接班人	备注
		地面	床单位	长者	公共区					

附表7 老年照护巡查记录单

姓名： 性别： 年龄： 照护级别： 房号： 床号： 入区时间：

日期	时间	老年人情况						医护干预			备注	照护员签名
		体温℃	脉搏 次/min	呼吸 次/min	血压 mmHg	症状 体征	情绪 心理	指导 服药	情绪 调节	健康 指导		
月 日												
月 日												
月 日												
月 日												
月 日												
月 日												
月 日												
月 日												
月 日												
月 日												
月 日												
月 日												
月 日												

症状：①疼痛；②胸闷、心悸；③呼吸困难；④多饮、多食、多尿；⑤咳嗽、咳痰；⑥发热；⑦呕吐、腹泻。

情绪心理：①焦虑；②恐惧；③孤独；④淡漠。

情绪调节：①安慰、鼓励；②陪伴。

健康指导：①饮食；②用药；③休息与活动；④心理指导；⑤就医。

附表 8　压疮风险评估表

居住区域：　　　　　床号：　　　　　姓名：　　　　　性别：　　　　　年龄：

评估内容			分数	得分
感知能力	完全受限	对疼痛刺激无反应。	1	
	非常受限	对疼痛刺激有反应,但不能用语言表达,只能用呻吟,烦躁不安表示。	2	
	轻微受限	对指令性语言有反应,但不能总是用语言表达不适,或部分肢体感受疼痛能力或不适能力受损。	3	
	无损害	对指令性语言有反应,无感觉受损。	4	
潮湿度	持续潮湿	每次移动或翻动时总是看到皮肤被分泌物、尿液浸湿。	1	
	非常潮湿	床单由于频繁受潮至少每班更换一次。	2	
	偶尔潮湿	皮肤偶尔潮湿,床单约每日更换一次。	3	
	罕见潮湿	皮肤通常是干的,床单按常规时间更换。	4	
活动能力	卧床不起	被限制在床上。	1	
	能坐轮椅	不能步行活动,必须借助椅子或轮椅活动。	2	
	扶助行走	白天偶尔步行,但距离非常短。	3	
	活动自如	能自主活动,经常步行。	4	
移动能力	完全受限	在他人帮助下方能改变体位。	1	
	重度受限	偶尔能轻微改变身体或四肢的位置,但不能独立改变体位。	2	
	轻度受限	只是轻微改变身体或四肢位置,可经常移动且独立进行。	3	
	不受限	可独立进行随意体位的改变。	4	
营养摄取能力	非常差	从未吃过完整一餐,或禁食和/或进无渣流质饮食。	1	
	可能不足	每餐很少吃完,偶尔加餐或进少量流质饮食或管饲饮食。	2	
	充足	每餐大部分能吃完,但会常常加餐;不能经口进食,能通过鼻饲或静脉营养补充大部分营养需求。	3	
	良好	三餐基本正常。	4	
摩擦力剪切力	存在问题	需要协助才能移动,移动时皮肤与床单表面没有完全托起,坐床上或椅子上经常会向下滑动。	1	
	潜在问题	很费力地移动,大部分时间能保持良好的体位,偶尔有向下滑动。	2	
	不存在问题	在床上或椅子里能够独立移动,并保持良好的体位。	3	
评估分值				

评估者签名：　　　　　　　　　　　　　　　评估日期：

　　表注:评估分值最高 23 分,最低 6 分。评估分值越低压疮风险越高。评估分值≤9 分为极高危风险,10~12 分为高危风险,13~14 分为中度高危风险,15~18 分为低度高危风险。风险越高,评估周期越短。

附表 9　老年人跌倒风险评估表

运动	权重	得分	睡眠状况	权重	得分
步态异常 / 假肢	3		多醒	1	
行走需要辅助设施	3		失眠	1	
行走需要旁人帮助	3		夜游症	1	
跌倒史			用药史		
有跌倒史	2		新药	1	
因跌倒住院	3		心血管药物	1	
精神状态不稳定			降压药	1	
谵妄	3		镇静、催眠药	1	
痴呆	3		戒断治疗	1	
兴奋 / 行为异常	2		糖尿病用药	1	
意识恍惚	3		抗癫痫药	1	
自控能力			麻醉药	1	
大便 / 小便失禁	1		其他	1	
频率增加	1		相关病史		
保留导尿	1		神经科疾病	1	
感觉障碍			骨质疏松症	1	
视觉受损	1		骨折史	1	
听觉受损	1		低血压	1	
感觉性失语	1		药物 / 乙醇戒断	1	
其他情况	1		缺氧症	1	
			年纪 80 岁以上	3	

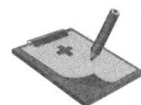

参考文献

［1］李小寒,尚少梅.基础护理学［M］.6版.北京:人民卫生出版社,2017.

［2］周春美,陈焕芬.基础护理技术［M］.2版.北京:人民卫生出版社,2019.

［3］化前珍,胡秀英.老年护理学［M］.4版.北京:人民卫生出版社,2017.

［4］谢增豪,王芳.实用老年照护技术［M］.北京:科学出版社,2019.

［5］孙建萍,张先庚.老年护理学［M］.4版.北京:人民卫生出版社,2018.

［6］马秀芬,王婧.内科护理学［M］.2版.北京:人民卫生出版社,2020.

［7］郭姣.健康管理学［M］.北京:人民卫生出版社,2017.

［8］林海英,朱启华.内科护理学［M］.北京:人民卫生出版社,2015.

［9］尤黎明,吴瑛.内科护理学［M］.6版.北京:人民卫生出版社,2018.

［10］周郁秋,张会君.老年健康照护与促进［M］.北京:人民卫生出版社,2019.

［11］陆再英,钟南山.内科学［M］.7版.北京:人民卫生出版社,2011.

［12］臧少敏,陈刚.老年健康照护技术［M］.北京:北京大学出版社,2017.

［13］章晓幸,邢爱红.基础护理技术［M］.北京:高等教育出版社,2018.

［14］李乐之,路潜.外科护理学［M］.6版.北京:人民卫生出版社,2017.

［15］王社芬,黄玉荣.基础照护知识与技能［M］.北京:中国科学技术出版社,2019.

［16］张连辉,邓翠珍.基础护理学［M］.4版.北京:人民卫生出版社,2019.

［17］周更苏,王芳.基础护理学［M］.北京:人民卫生出版社,2016.

［18］何国平,王红红.实用护理学(上册)［M］.2版.北京:人民卫生出版社,2018.

［19］陈孝平,汪建平,赵继宗.外科学［M］.9版.北京:人民卫生出版社,2018.

［20］黄一凡.手术室护理［M］.北京:人民卫生出版社,2017.

［21］刘原,曾学军.临床技能培训与实践［M］.北京:人民卫生出版社,2015.

［22］陶莉,刘美萍,唐布敏.护理学基础［M］.2版.北京:北京大学医学出版社,2016.

［23］刘世晴,丁亚萍.实用老年照护"三基"［M］.南京:东南大学出版社,2020.

［24］连建奇,郎红娟,李沛.传染科专科护士手册［M］.西安:世界图书出版公司,2017.

［25］吴丽荣,张春梅.护理学基础［M］.2版.北京:人民卫生出版社,2019.

［26］李小寒,尚少梅.基础护理学实践与学习指导［M］.北京:人民卫生出版社,2018.

［27］胡维勤.帕金森病老人家庭照护枕边书［M］.广东:广东科技出版社,2017.

［28］倪晶晶,李伟东.老年人生理结构与功能［M］.北京:海洋出版社,2015.

［29］刘玉锦,李春玉,刘兴山.现代老年护理技术［M］.北京:人民卫生出版社,2018.

［30］孙红.老年护理学——问题与实践［M］.北京:人民卫生出版社,2018.

［31］张美琴,刘美萍.护理学基础［M］.2版.北京:科学出版社,2018.

［32］王丽芹,张俊红,谢金凤.老年专科护士临床实用手册［M］.北京:科学出版社,2019.

［33］张波,桂莉.急危重症护理学［M］.4版.北京:人民卫生出版社,2020.

［34］范利,王陇德,冷晓.中国老年医疗照护(基础篇)［M］.北京:人民卫生出版社,2017.

［35］肖新丽,储奕.老年护理［M］.2版.北京:高等教育出版社,2017.

［36］胡维勤.失智症老人家庭照护枕边书［M］.广东:广东科技出版社,2017.

［37］金肖青,许瑛.失智症长期照护［M］.北京:人民卫生出版社,2019.

［38］刘东梅.认知障碍照护手册［M］.合肥:安徽科学技术出版社,2020.

［39］宋岳涛,杨兵.老年长期照护［M］.北京:中国协和医科大学出版社,2015.

［40］钟代曲,钱春荣.脑卒中三级预防护理手册［M］.北京:北京师范大学出版社,2016.

［41］皮红英,张立力.中国老年医疗照护　技能篇(日常生活和活动)［M］.北京:人民卫生出版社,2017.

［42］郭燕红,李秀华.脑卒中专科护理学［M］.北京:人民卫生出版社,2016.

［43］王天明.老年人照顾护理全图解［M］.北京:北京出版社,2015.

［44］杨莘,程云.老年专科护理［M］.北京:人民卫生出版社,2019.

［45］郭宏,尹安春.老年护理学［M］.北京:科学出版社,2020.

［46］邹文开,赵红岗,杨根来.教育部1+X失智老年人照护职业技能教材(初级)［M］.北京:化学工业出版社,2020.

［47］袁鹏斌,陈诗磊,林晓琪,等.“互联网+”模式下安宁疗护服务研究进展［J］.全科护理,2021,19(02):206-208.

［48］陆宇晗.我国安宁疗护的现状及发展方向［J］.中华护理杂志,2017,52(06):659-664.

［49］王梦莹,王宪.国内外安宁疗护的发展现状及建议［J］.护理管理杂志,2018,18(12):878-882.

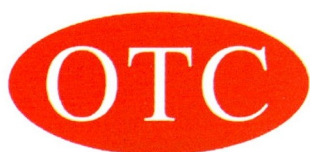

甲类非处方药

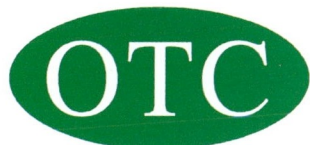

乙类非处方药

彩图 9-1　甲类和乙类非处方药标识

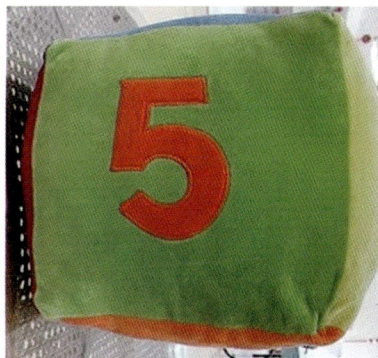

彩图 13-3　大骰子

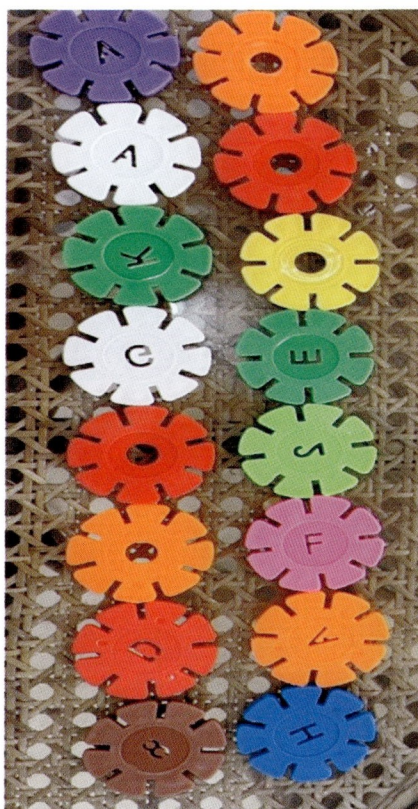

彩图 13-4　雪花图拼片